Die ärztliche Diagnose

Die ärztliche Diagnose

Norbert Donner-Banzhoff

Programmbereich Medizin

Norbert Donner-Banzhoff

Die ärztliche Diagnose

Erfahrung – Evidenz – Ritual

hogrefe

Prof. Dr. med. Norbert Donner-Banzhoff
Philipps-Universität Marburg
Abteilung für Allgemeinmedizin, Präventive
und Rehabilitative Medizin
Karl-von-Frisch-Straße 4
D-35043 Marburg
norbert@staff.uni-marburg.de

Bibliografische Information der Deutschen Nationalbibliothek
Die Deutsche Nationalbibliothek verzeichnet diese Publikation in der Deutschen Nationalbibliografie; detaillierte bibliografische Daten sind im Internet über http://www.dnb.de abrufbar.

Anregungen und Zuschriften bitte an:
Hogrefe AG
Lektorat Medizin
Länggass-Strasse 76
3012 Bern
Schweiz
Tel. +41 31 300 45 00
info@hogrefe.ch
www.hogrefe.ch

Lektorat: Susanne Ristea, Wiebke Erchinger
Bearbeitung: Thomas Koch-Albrecht, Münchwald/Hunsrück
Herstellung: Daniel Berger
Umschlagabbildung: Solskin, GettyImages
Umschlag: Claude Borer, Riehen
Satz: punktgenau GmbH, Bühl
Druck und buchbinderische Verarbeitung: Multiprint Ltd., Kostinbrod
Printed in Bulgaria

1. Auflage 2022

(E-Book-ISBN_PDF 978-3-456-96194-1)
(E-Book-ISBN_EPUB 978-3-456-76194-7)
ISBN 978-3-456-86194-4
https://doi.org/10.1024/86194-000

Inhaltsverzeichnis

Danksagungen

Ich danke dem Team der Allgemeinmedizin an der Philipps-Universität Marburg für die vielfältigen Anregungen und Hilfen; dieses wunderbare Netz war fachlich wie menschlich so eng geknüpft, dass die Nennung einzelner Namen ungerecht gegenüber den Nichtgenannten wäre. Danken möchte ich auch den Patientinnen und dem Team der Praxisgemeinschaft am Marburger Richtsberg, die mich immer wieder inspiriert, aber auch auf den Boden zurückgeführt und mir gezeigt haben, was geht und was nicht. Weiterhin haben Jamal Abushi, Marie Barais, Svenja Baumann, Miriam Becker, Markus Feufel, Wolfgang Gaissmaier, Gerd Gigerenzer, Ralph Hertwig, Eyke Hüllermeier, Frank Mader, Stefan Sauerland, Judith Seidel, Anna Maria Sikeler, Erik Stolper und Jef van den Ende mir wertvolle Anregungen und Unterstützung gegeben. Zu ganz speziellem Dank verpflichtet bin ich gegenüber denjenigen, die durch die kritische Durchsicht einzelner Kapitel mich auf neue Aspekte aufmerksam gemacht, aber auch vor Unfug bewahrt haben: Sofia Banzhoff, Sandra Blumenthal, Karl Braun, Ulrich Freudenstein, Johannes Hauswaldt, Dominikus Herzberg, Peter Hühn, Eckhardt Koch, Tanja Krones, Thomas Kühlein, Armin Mainz, Beate Müller, Helmut Schäfer, Tina Stibane, Carolin Tillmann, Hanna Traupe, Odette Wegwarth, Urban Wiesing. Trotzdem liegt die Verantwortung für den gesamten Text bei mir. Schließlich danke ich Susanne Ristea und Wiebke Erchinger vom Hogrefe Verlag für ihr Verständnis und ihre Unterstützung.

Vorwort

Die diagnostische Einschätzung ist die komplexeste und aufregendste Aufgabe, die Ärztinnen und Ärzte in ihrem Alltag zu lösen haben. Während eine therapeutische Entscheidung sich meist auf wenige Optionen reduzieren lässt, sind in der diagnostischen Situation die Möglichkeiten der Erklärung und damit die Unsicherheiten wesentlich größer, ja geradezu unendlich. Obwohl ein ganzer Park von diagnostischen Gerätschaften den Blick zu verstellen scheint, wissen wir, dass die diagnostische Einschätzung sich vor allem im Kopf abspielt; das erste Material, mit dem wir arbeiten, sind die Beschwerden und Schilderungen der Patientin, gefolgt vom sicht- und hörbaren Eindruck und dem Berühren des Körpers mit der tastenden und klopfenden Hand. Labor und Bildgebung können erst dann sinnvoll zum Einsatz kommen, wenn eine gewisse Einengung der Möglichkeiten geschafft worden ist. Die ärztliche Diagnose ist eine außerordentliche Leistung, die sicher nicht ohne Fehler, aber doch mit großem pragmatischem Erfolg erledigt wird. Wie das alles zustande kommt, verdient eine nähere Betrachtung.

Die Corona-Pandemie hat Fragen der Diagnose bis in die allgemeine Öffentlichkeit, in Parlamente und Regierungsentscheidungen gebracht: prädiktive Werte, Sensitivität und Spezifität, die Fehlermöglichkeiten und Unsicherheiten werden jenseits von Fachkreisen diskutiert.

Dieses Buch wendet sich an Ärztinnen, die über den diagnostischen Aspekt ihrer Tätigkeit nachdenken wollen, sich weiterentwickeln und in ihrer Arbeit besser werden wollen. Dazu habe ich sehr verschiedene Wissenschaftsbereiche auf ihre Relevanz abgeklopft, die von der klinischen Epidemiologie über die Psychologie, die Ethnologie bis hin zur Philosophie reichen. Bei diesem Streifzug habe ich mich an das gehalten, was zum Verständnis der ärztlichen Alltagspraxis beitragen kann. Im ausführlichen Hintergrund-Text, dem zusätzlichen Online-Material (Information und Link siehe Seite 343), finden sich detaillierte Belege und Anregungen zum Weiterlesen. Am Ende der Kapitel habe ich lediglich ausgewählte Kern-Referenzen aufgeführt. Damit ist der Haupttext – so hoffe ich zumindest – flüssig zu lesen.

Dieses Buch fällt vielleicht aus dem Rahmen des Gewohnten: Wissenschaftliche Autorinnen beginnen meist mit der Theorie und stellen diese umfassend dar; die Lebens- oder Anwendungsbeispiele, die sie diskutieren, sind eher illustrativer oder didaktischer Natur, d.h. sie werden danach ausgewählt, ob sie der Argumentation dienen. Ich gehe einen genau entgegengesetzten Weg: Ich beginne bei der ärztlichen Praxis oder Klinik (beide Begriffe verwende ich synonym) mit all ihren bunten Facetten, Unklarheiten und Widersprüchen und prüfe die Wissenschaften darauf, ob sie zum Verständnis der diagnostischen Situation etwas beitragen können. Das Ergebnis ist ein sehr breites Spektrum von Erkenntnissen und dahinterstehenden methodischen Vorgehensweisen. Damit wirkt die Welt wesentlich komplexer und unsortierter, als wenn man sie aus der Perspektive einer einzigen Wissenschaft betrachtet.

Ich vertrete deshalb auch keine „große Theorie“, mit deren Beachtung in der Versorgung dann alles besser würde. Die „großen Theorien“ haben den Nachteil, dass man mit ihnen nicht durch den Alltag kommt. In der Versorgung Tätige haben immer etwas Pragmatisch-Bastelndes an sich. Dies zu ändern, ist m.E. nicht nur unmöglich, sondern auch gar nicht erstrebenswert, um die Anliegen unserer Patientinnen nicht aus den Augen zu verlieren.

Öffentliche Diskussionen fokussieren nur allzu oft auf Innovationen; die Wörter „bahnbrechend“ oder „disruptiv“ werden gerne in den Mund genommen und eine Lösung vieler Probleme versprochen. Hier tut der Blick auf das reale Diagnostizieren gut, denn da findet man erstaunlich viel Tradition: Die diagnostisch wegweisenden Informationen werden immer noch mit den menschlichen Sinnen aufgenommen, das Hören auf die Beschwerden der Patientin ist immer noch wegweisend und wird es bleiben, auch wenn technischen Untersuchungen immer mehr geglaubt wird. Auch wenn diese Entwicklungen sehr „modern“ zu sein scheinen, werde ich zeigen, dass hier archaische Prozesse am Werk sind. Diese gilt es zu reflektieren und gleichzeitig kritisch zu fragen, ob ein neuer Labortest oder ein Verfahren der Bildgebung einen diagnostischen Mehrwert bringen.

Studierende der Medizin oder anderer Heilberufe, die ich ebenfalls zur Lektüre einladen möchte, finden manches in diesem Text vielleicht verstörend. Wenn man dabei ist, überhaupt ein Bein auf den Boden zu bekommen, ist es ist ausgesprochen unangenehm, wenn dieser plötzlich anfängt zu schwanken. Alte Praktiker (= Kliniker), die längst ihren Stil gefunden haben, mögen sich diesen Überlegungen mit weniger Angst nähern. Andererseits nimmt in den höheren Altersklassen oft die Neugier ein wenig ab, und bei den Jungen besteht für mich als Autor eher die Hoffnung, etwas zu bewirken. Vielleicht kann dieses Buch helfen, die neugierige Frage von Studierenden: „Was machen Sie da eigentlich? Und warum so und nicht anders?“, zu beantworten; Lehrende und Lernende können hier Antworten finden, die sie bisher nur geahnt haben.

Ich hoffe, dass Angehörige aller medizinischen Fächer und Disziplinen hier ihre Probleme und hoffentlich auch einige Lösungen dargestellt finden – je größer die diagnostische Herausforderung in ihrem Alltag, desto eher. Hier habe ich vor allem die hausärztliche Medizin (Primärversorgung) und die Krankenhaus-Notaufnahme vor Augen gehabt.

Fragen wie „Dürfen wir das überhaupt (z.B. Reproduktionsmedizin)?“ oder „Wie lange wollen wir das überhaupt (z.B. End-of-Life-Entscheidungen)?“ sind in der Mitte der Gesellschaft angekommen. Fragen nach den Grundlagen medizinischen Wissens sind jedoch kaum von der fachlichen und allgemeinen Öffentlichkeit diskutiert worden. Es herrscht in diesem Punkt offenbar eine große Ehrfurcht vor der Medizin, zu welcher der Wissenschaftsbezug der Evidenzbasierten Medizin noch einen zusätzlichen Beitrag geleistet hat.

Es ist jedoch davon auszugehen, dass die Fragen weitergehen werden. Das Infragestellen von Wissensgebäuden (*wessen* Evidenz ist dies bitte schön?) wird nicht aufhören, die Mythen und Selbsttäuschungen, auf denen unser Alltagshandeln neben der Wissenschaft auch noch beruht, werden infrage gestellt werden – auch wenn uns andere Berufe bzw. Handlungswissenschaften darum beneiden, wie lange wir den Prozess haben hinauszögern können... Dieses Buch will Sie bereits heute darauf vorbereiten.

Ich habe mich bemüht, die Kapitel dieses Buches so zu schreiben, dass sie jeweils für sich verstanden werden können. Eine Ausnahme bildet das Kapitel „Voraussetzungen“, dass Sie vor den übrigen Kapiteln gelesen haben sollten. Trotzdem gibt es Verbindungslinien, die – hoffentlich – eine schlüssige Gesamtargumentation entstehen lassen. Um deren Verständnis zu erleichtern, habe ich mit Querverweisen nicht gespart. Im Kapitel 16 „Schichten und Widersprüche" knüpfe ich die verschiedenen Fäden wieder zusammen, und zwar unter dem Gesichtspunkt der Brauchbarkeit im klinischen Kontext.

Ich verwende in diesem Buch in der Regel die weiblichen Formen; wenn nicht ausdrücklich darauf hingewiesen wird oder es um konkrete Beispiele geht, sind damit alle Geschlechter gemeint. Ausnahmen mache ich gelegentlich, wenn die weibliche Form allzu holprig wirkt oder aus der Perspektive historischer Gegebenheiten empirisch nicht korrekt ist.

1 Voraussetzungen

Dieses Kapitel sollten Sie lesen, bevor Sie sich die übrigen Themen, durchaus in gemischter Reihenfolge, vornehmen. Ich kläre hier Begriffe wie Intuition, Rationalität, Unsicherheit, die immer wieder in Diskussionen über diagnostische Entscheidungen auftauchen. Hier geht es auch darum, was wir grundsätzlich unter Diagnosen verstehen, welche Formen diese annehmen können und was wir damit erreichen wollen. Oft verstecken sich Wertvorstellungen, Erwartungen und Interessen in den Positionen, die, wenn sie nicht offen angesprochen werden, die Diskussion mehr erschweren als fördern.

1.1 Warum diagnostizieren?

In den meisten Heilberufen ist das Stellen einer Diagnose so allgegenwärtig und selbstverständlich, dass die Frage nach dem Warum schon fast stutzig macht. Trotzdem lohnt es sich, über die Gründe nachzudenken.

1.1.1 Diagnostizieren heißt Verstehen

Aus einer diagnostischen Zuordnung ergeben sich Aussagen über die Ursache der Beschwerden, welche die Patientin präsentiert. Eine diagnostische Kategorie impliziert oft eine Krankheitsursache (es war wohl ein Virus...), Risikofaktoren (ja, der Stress...), die dann vielleicht sogar in einer individualisierenden und erklärenden Geschichte miteinander verflochten werden können; das allgemeine Krankheitswissen stellt dafür ein Gerüst zur Verfügung. Diagnostische Einschätzungen sind manchmal sehr allgemein, vielleicht sogar schnoddrig formuliert, trotzdem können diese sehr groben Kategorisierungen höchst Relevantes mitteilen, wie z. B. „Nichts Schlimmes“ oder „Da können wir ganz beruhigt sein“. Diagnosen reichen in die Vergangenheit – sie erklären bereits Erlebtes und Empfundenes –, sie weisen aber auch in die Zukunft: Sie beinhalten, wenn auch implizit, meist eine Prognose. Schließlich, aber das ist oft gar nicht das Wichtigste, lassen sich aus dem Diagnosebegriff therapeutische Konsequenzen ableiten. Menschen gehen häufig nur deshalb zu einer Ärztin, damit sie eine Antwort auf die ersten beiden Fragen bekommen: Was ist mit mir los? Was wird aus mir? Die Diagnose im weitesten Sinne des Wortes ist also ihr zentrales Anliegen.

1.1.2 Diagnostizieren heißt, Kontrolle über eine Situation zu haben

Erkrankte haben oft das Gefühl, in ihren eigenen Kapazitäten eingeschränkt und einem Krankheitsprozess ausgeliefert zu sein. Die weitere Entwicklung der Krankheit liegt im Dunklen, ebenso ihre Ursache. Unsicherheit und Kontrollverlust wiegen subjektiv oft noch schwerer als die eigentlichen Beschwerden.

Eine Diagnose ändert an den Beschwerden zunächst einmal nichts. Sie verspricht aber, die damit verbundenen Unsicherheiten über Krankheitsursache und Prognose zu mindern; in einem ganz allgemeinen Sinne gibt sie uns das Gefühl, die Dinge unter Kontrolle zu haben. Dies ist der Grund, warum eine Diagnose vor dem Beginn einer definierten Behandlung (oder ohne dass überhaupt eine wirksame Behandlung zur Verfügung steht) schon therapeutisch wirken kann.

1.1.3 Diagnosen bringen Ordnung

Wenn Studierende ihre ersten Gespräche mit Patientinnen führen, ist alles ein großes, ungeordnetes Durcheinander. Erst mit der Zeit verbinden sich die einzelnen Informationen zu Bildern bzw. Strukturen. Große Mengen von Sputum, Fieber und die Atemnot bei einem älteren Mann verbinden sich zum Bilde einer exazerbierten COPD, die drei kleinen Pickel auf der Stirn bringen das Bild eines Zoster ophthalmicus in den Sinn. Was vorher ohne Zusammenhang dastand, verbindet sich zu einer sinnvollen Einheit. Die so wahrgenommene und interpretierte Einheit eines diagnostischen Bildes verbindet sich mit der Hypothese über eine zugrunde liegende pathophysiologische oder pathoanatomische Störung, Risikofaktoren, möglichen Komplikationen, einer Prognose und Möglichkeiten der Behandlung.

1.1.4 Diagnosen ermöglichen den Zugriff auf allgemeines Wissen

Eine Patientin, der von ärztlicher Seite gesagt wird, ihr Fall sei wirklich einmalig, mag sich zunächst geschmeichelt fühlen. Ihr wird allerdings bald die Schwierigkeit ihrer Situation klar werden, denn „Einmaligkeit" bedeutet, dass für ihr Problem keine auf Wirksamkeit und Sicherheit geprüften Behandlungsverfahren zur Verfügung stehen. Gehen wir davon aus, dass die Charakterisierung ihrer Symptom- und Befundkonstellation als „einmalig" zutrifft, wird diese nie das Einschlusskriterium für eine prognostische oder therapeutische Studie gewesen sein; selbst Fallbeobachtungen wird es nicht geben. Ihre Ärztin wird sich mit symptomatischen Maßnahmen, Analogien zu anderen Erkrankungen u. Ä. behelfen müssen.

Nur wenn ich die Patientin einem definierten Kollektiv von Erkrankten zugeordnet habe, die ein diagnostischen Etikett gemeinsam haben, kann ich ihr Behandlungen, weitere diagnostische Maßnahmen oder prognostische Informationen anbieten. Nur nach dieser Zuordnung habe ich die Möglichkeit, allgemeine bzw. überlieferte Wissensbestände für ihre Behandlung zu nutzen.

1.1.5 Diagnosen geben dem Leiden einen Namen

Diagnostizieren als „Verstehen" und als „Kontrollieren" trifft für Ärztinnen wie Patientinnen zu. Dabei sind Patientinnen nicht nur passive Empfänger eines professionellen Etiketts. Vielmehr machen sie Vorschläge, stellen manchmal ärztliche Diagnosen infrage und suchen sich ggf. alternative Erklärungen. Der Wunsch nach einem Namen für die bis dahin rätselhaften Beschwerden steht jedenfalls für die Patientin ganz im Vordergrund.

Mit einer ärztlichen Diagnose sind die Betroffenen in den Augen ihrer Umgebung (Familie, Arbeitsplatz, Freundeskreis) als Kranke legitimiert und akzeptiert. Sie haben eine Recht auf Rücksichtnahme, falls nötig auch informelle Unterstützung oder soziale Leistungen.

Heute kommt hinzu, dass die medizinische Diagnose die Zugehörigkeit zu einer Community von Betroffenen markiert. Die digitalen Medien machen es möglich, sich einer überregionalen Gruppe von Betroffenen anzuschließen, Erfahrungen, alternative Deutungen und Hinweise auf Behandlungen auszutauschen. Für die Präsenz einer Erkrankung in der allgemeinen Öffentlichkeit und in den Entscheidungsgremien des Gesundheitssystems sind diese Communities und Verbände immer wichtiger geworden.

1.1.6 Diagnostizieren heißt Priorisieren und Ignorieren von Information

Bei jeder Patientin, der sie sich widmen, nehmen Ärztinnen – theoretisch – eine unendliche Flut von Informationen wahr, oder zumindest können sie sich diese Informationen beschaffen. Diese reichen von der Vorgeschichte, den direkten sinnlichen Eindrücken (z.B. Anblick, Geruch) über die bewusste körperliche Untersuchung hin zu Daten aus Labor oder Bildgebung. Durch den technischen Fortschritt, der die diagnostischen Möglichkeiten immer weiter anwachsen lässt, vergrößert sich diese Datenflut beständig. Um handlungsfähig zu bleiben, müssen sie einen Großteil dieser Informationen entweder ignorieren oder beschließen, dass sie die Information nicht brauchen und sie deshalb nicht suchen (d.h. eine Frage nicht stellen, eine Untersuchung nicht veranlassen usw.). Dass wir diagnostische Hypothesen im Kopf haben – wie allgemein, wie spezifisch auch immer – hilft also schon bei der Datenerhebung, um die Informationsflut zu strukturieren und zu bewältigen. Nur durch die Begrenzung und Filterung von Information sind also Ärztinnen überhaupt entscheidungs- und handlungsfähig.

Diese Möglichkeit birgt allerdings auch den Nachteil in sich, dass unsere vorgefassten Meinungen dazu führen, dass wir widersprechende, aber wichtige Information übersehen bzw. nicht an uns heranlassen. Die Patientin wird vielleicht bemerken, dass einiges unter den Tisch gefallen ist. Verschiedene Ärztinnen fokussieren auf unterschiedliche diagnostische Information und kommen deshalb zu unterschiedlichen diagnostischen Schlussfolgerungen.

1.1.7 Diagnostizieren heißt Information komprimieren

„Die Galle auf der Sieben ist heute erster Tag postoperativ."

Solche Aussprüche werden immer wieder als Beispiel für Respektlosigkeit und Entmenschlichung kritisiert. Dass sie trotzdem nicht verschwinden, hängt mit einem wesentlichen Charakteristikum jeder diagnostischen Zuordnung zusammen: In einem einzigen diagnostischen Ausdruck können wir eine Vielzahl von Informationen zusammenfassen (komprimieren). Über den Flur einer chirurgischen Station gerufen, enthält der obige Satz ganz viel Information: eine Aussage zur Erkrankung (meist Gallensteine), dem durchgeführten Eingriff (Gallenblasen-OP nach Art des Hauses, meist laparoskopisch), was heute zu tun ist (z.B. orale Ernährung, Infusionsbehandlung, Mobilisierung). „Die Galle" kommt dem Stationsteam deshalb zuerst in den Sinn, wenn tatsächlich Frau Müller gemeint ist. Ihr Name „Frau Müller" taugt natürlich besser zur persönlichen Identifizierung; der Ausdruck „die Galle" transportiert jedoch einen umfassenden medizinischen Sinn.

Allerdings kann die Kompression von Daten zu Verlusten führen. Wer die Frau Müller nicht kennt, stellt sich unter der „Galle" die Normalpatientin und den Normalablauf vor. Tatsächlich ist „die Galle" ein ängstlicher Mittfünfziger, der in der Nacht vor der OP die Station aufmischt, statt des üblichen laparoskopischen Eingriff wird der Operateur den offenen Zugang wählen, und als Komplikation gibt es postoperativ eine Pneumonie...

Die Informationskompression ist erforderlich, sobald die Heilkunst in einem differenzierten sozialen System praktiziert wird. Wenn wir über einen Fall – jetzt ist die Person zum Fall geworden – kommunizieren wollen, muss das Wissen über eine Patientin auf wenige, essenzielle Informationsstücke reduziert werden. Der Hausarzt, der durch Anruf bei seinem Facharztkollegen einen baldigen Termin ausmacht, teilt ein besorgniserregendes Symptom, vielleicht Atemnot, eine unklare Hautveränderung oder eine Gewichtsabnahme mit, außerdem seine Verdachtsdiagnose – und das reicht für eine Entscheidung über Annahme und Terminplanung

(„Schicken Sie ihn vorbei"). Zeit ist die kostbarste Ressource im Gesundheitssystem, deshalb muss jede Informationssuche, -dokumentation und -übermittlung auf das für Entscheidungen Notwendige reduziert werden. Die homöopathische Anamnese mit ihrem sorgfältigen Abklopfen vielfältiger Aspekte mag der *einzelnen* Patientin und der *einzelnen* Ärztin ein großes Wohlgefühl bereiten, aus moderner Sicht ist ein großer Teil dieser Informationen nicht relevant und in einem System mit eng aufeinander abgestimmten, zwangsläufig auf Effizienz getrimmten Komponenten ein glattes Desaster.

Die bisher genannten Funktionen des Diagnostizierens werden in jeglichem Medizin- bzw. Gesundheitssystem bewerkstelligt, seien dies die Systeme vergangener Epochen oder die gesundheitliche Versorgung in uns fremden, nicht westlichen Kulturen. Nur die folgenden zwei kann man als „spezifisch" für die moderne Medizin bzw. entsprechend organisierte Gesundheitssysteme ansehen.

1.1.8 Diagnosen sind Voraussetzung wissenschaftlicher Erkenntnis

Keine epidemiologische oder klinische Forschung kommt ohne diagnostische Festsetzung aus. Dabei muss es gar nicht um diagnostische Fragestellungen gehen, auch Studien zu Krankheitsursachen oder Risikofaktoren, zur Prävention oder Therapie von Krankheiten arbeiten mit diagnostischen Kriterien. Outcomes einschließlich unerwünschter Effekte müssen charakterisiert, Ein- und Ausschlusskriterien müssen festgelegt, Stichproben in Bezug auf Risikofaktoren und Erkrankungen beschrieben werden. Diagnostische Kategorien sind für all diese Funktionen unverzichtbar.

1.1.9 Diagnosen sind das Gelenk zu anderen gesellschaftlichen Bereichen

Arbeitsunfähigkeitsbescheinigungen, Berentung wegen Erwerbsunfähigkeit, Grade der Behinderung müssen sämtlich mit einer Diagnose versehen sein, auch wenn ihnen primär funktionelle und soziale Einschränkungen als Rechtfertigung zugrunde liegen.

Ähnliches gilt für Abrechnungen: Die stationären Fallpauschalen sind zu einem gewichtigen Teil über Diagnosen (Aufnahme, Komplikationen) definiert; bei Systemen der Einzelabrechnung bieten möglichst viele und möglichst schwere Diagnosen eine Rechtfertigung, wenn es kritische Nachfragen geben sollte.

Und selbst das Ende unseres Lebens ist grundsätzlich mit einer Diagnose verknüpft: Auf dem Totenschein muss eine Diagnose als Todesursache angegeben sein. Damit ist jede Verstorbene weiterhin in den Statistiken ihres Landes präsent. Keine Gesundheits- oder Sozialbürokratie kann funktionieren, ohne dass der betroffenen Person ein diagnostisches Etikett angehängt wird.

Vor einigen Jahren noch traten Krankenkassen an niedergelassene Ärztinnen heran und schlugen vor, diagnostische Codierungen „zu korrigieren". Dabei wurden ihnen Listen von angeblich fehlenden oder „inkorrekten" Diagnosen vorgelegt; eine Korrektur würde zur Vermeidung von Wirtschaftlichkeitsprüfungen führen. Den Kenner überrascht nicht, dass die „verbesserten" Diagnosen zu höheren Zahlungen an die jeweilige Krankenkasse im Rahmen des Risikostrukturausgleichs führten.

1.2 Diagnose als Kategorie und Prozess

Bei den zuvor diskutierten Gründen für unser Diagnostizieren habe ich zwei Momente nicht ganz sauber getrennt. Zum einen sprechen wie von Diagnosen als Kategorien, zum anderen gibt es einen Prozess, der zu einer diagnostischen Einschätzung führt.

Jede medizinische Lehre hält ein System von „Schubladen" bereit, in die wir die hilfesuchenden Individuen einordnen. Ob wir uns dabei vor allem auf die angegebenen Beschwerden stützen, Qualitäten des Pulses oder technische Befunde nutzen: Wir gehen davon aus, dass die

Bewohner einer Schublade einander stärker ähneln als denjenigen, die wir einer anderen Schublade zugeordnet haben. Die Schubladen mögen formalisiert und international vereinbart sein, wie z. B. in der Internationalen Klassifikation der Krankheiten (ICD). Es kann sich aber auch um ganz formlose Einstufungen handeln („viraler Infekt", „etwas Psychosomatisches"), die trotzdem das weitere Vorgehen wesentlich beeinflussen (Kap. 11).

Davon lässt sich grundsätzlich der Prozess unterscheiden, der zu der Einordnung führt: Datenerhebung (Anamnese, körperliche Untersuchung, technische Untersuchungen), Abwägen, Filtern, Verwerfen von Information, Formulieren und Testen von Hypothesen usw. (siehe Kap. 2 und Kap. 3). Diesem Prozess können wir uns deskriptiv und analytisch nähern (wie stellen Ärztinnen eine Diagnose?), aber auch normativ bzw. präskriptiv (wie sollten Ärztinnen vorgehen, um dem Anliegen ihrer Patientinnen gerecht zu werden?).

Beide Momente – Diagnose als Kategorie wie auch als Prozess – sind so eng miteinander verknüpft, dass sie sich oft nicht vollständig trennen lassen. Bei vielen Fragestellungen ist die Unterscheidung jedoch wichtig und sollte – zumindest – im Hinterkopf behalten werden. Da ich mich möglichst an den allgemeinen Sprachgebrauch halten möchte, verwende ich im Folgenden den Begriff „Diagnose" für beide Sachverhalte.

1.3 Vier Funktionen eines Tests

Diagnostische Tests – dies mag die Frage nach dem Stuhlgang sein, die Bestimmung der Harnsäure im Serum oder die Röntgenaufnahme nach einer Krebsbehandlung – setzen wir mit unterschiedlichen Absichten ein. Diese sind zu klären, wenn wir diagnostische Verfahren und Prozesse diskutieren. Hier kommen infrage:

1. *Diagnose im engeren Sinn:* Welche aktuelle Störung bzw. welches Problem liegt den Beschwerden zugrunde? Ein Beispiel wäre eine Röntgenaufnahme der Lunge mit der Frage nach einem pneumonischen Infiltrat bei einer Patientin mit Husten, Atemnot, Auswurf und Fieber.
2. *Screening (Früherkennung):* Erhebung von Daten, um eine Erkrankung in einem frühen Stadium bzw. einen Risikozustand für künftige Probleme zu erkennen und entsprechen zu beeinflussen, z. B. jegliche Früherkennung von Krebs, des Bauchaortenaneurysmas, aber auch kardiovaskuläre Risikorechner, Bestimmung des Cholesterins oder die Blutdruckmessung bei (bisher) Normotonikerinnen.
3. *Monitoring:* Bestimmung einer Messgröße, mit der Krankheitsaktivität und/oder Therapiewirkung erfasst werden, z. B. HbA_{1C} bei Diabetes mellitus
4. *Therapie-Stratifizierung:* Messung eines oder mehrerer Biomarker, um eine Behandlung möglichst nur den Patientinnen zukommen zu lassen, bei denen Nutzen und Gefahren in einem sinnvollen Verhältnis stehen, z. B. Hormonrezeptoren beim Mamma-CA vor der Verordnung von Antiöstrogenen oder tumorgenetische Profile (Multigen-Assays) für die Entscheidung über eine Chemotherapie.

Wir können die offiziell empfohlenen und GKV-finanzierten Untersuchungen zur Früherkennung unschwer dem Screening (2) zuordnen. Es gibt jedoch in Krankenhaus und Praxis eine breite Grauzone von verdecktem Screening. Wenn wir von „Routine" sprechen bzw. eine Untersuchung bei jeder Patientin einer Einrichtung durchgeführt wird, handelt es bei näherem Hinsehen meist um ein Screening. Die in regelmäßigen Abständen wiederholte arbeits- bzw. betriebsmedizinische Untersuchung, der Urinstatus bei jedem Patienten einer urologischen Praxis, Blutbild und Blutzucker bei jeder Krankenhausaufnahme – all diese Prozeduren stellen letztlich Screening-Tests dar. Eine Ärztin, die bei akuten Gelenkschmerzen den Harnsäure-Spiegel bestimmt, ist damit diagnostisch tätig. Wenn dieser dagegen bei fehlenden Beschwerden angefordert wird – vielleicht weil die Patientin übergewichtig ist (nicht dass ich dies für einen plausiblen Grund halten würde) – handelt es sich um ein Screening, also eine Untersuchung, die nur durch den Bezug auf künftige Gesundheitsprobleme gerechtfertigt werden kann. Man könnte es auch so sagen: Wenn ein auffälliges Untersuchungsergebnis den Prozess abschließt bzw. abschließen hilft, handelte es sich um die diagnostische Funktion („Aha, also Gicht"). Wenn der pathologische Befund jedoch eine neue Frage aufwirft („Wieso hat er erhöhte Leberwerte?"), dann habe ich eine Screening-Untersuchung durchgeführt. Für diese gelten andere fachliche und ethische Gesichtspunkte als für eine diagnostische Maßnahme (siehe Kap. 7 und Kap. 8).

Etwas leichter fällt es, die Diagnose vom Monitoring abzugrenzen. Erstere ist die Antwort auf eine *offene* Frage: Was ist hier los? Was könnte dahinterstehen? Diese eröffnet meist ein weiteres Feld von Möglichkeiten. Deshalb sind Art und Menge der diagnostischen Tests schwer im Voraus festzulegen, sie hängen von den Beschwerden der Patientin und ersten Befunden ab. Ein „Monitoring" entspricht der Antwort auf eine *geschlossene* Frage: Wie aktiv ist die (bekannte) Erkrankung X? Reicht die Behandlung aus oder muss deren Intensität verändert werden? Dazu werden standardisiert in regelmäßigen Abständen unabhängig von Beschwerden dieselben Erhebungs- bzw. Messinstrumente eingesetzt. Die Bestimmung von Blutdruck und HbA_{1C} beim Diabetes mellitus, von Tumormarkern oder Ultraschalluntersuchungen in der Krebsnachsorge, der Serumspiegel von Antiepileptika, aber auch Fragebögen zur Lebensqualität bei Tumorpatientinnen sind geläufige Beispiele.

Beispiel für eine Therapie-Stratifizierung ist etwa das Staging mit bildgebenden Verfahren bei malignen Erkrankungen. Konsequenz daraus ist eine kurative oder palliative Betreuung der Patientin. Wenn eine Chirurgin glaubt, bei einem Abszess das CRP bestimmen zu müssen, geht es ihr ebenfalls um eine Therapie-Stratifizierung. Diese Situationen haben gemeinsam, dass die klinisch drängende Frage nicht lautet: „Was steckt dahinter?", denn die Grunderkrankung ist hier bekannt, sondern: „Was soll ich tun bzw. nicht tun?". Interessant wird dies vor allem dann, wenn sowohl das Nichtbehandeln wie das Behandeln mit hohen Risiken verknüpft sind oder – mit anderen Worten – die therapeutischen Konsequenzen mit einem hohen Potenzial für Reue und Bedauern einhergehen (siehe Kap. 10). Dies ist bei den hochinvasiven Therapien in der Hämatologie und der Onkologie der Fall. Eine Therapie-Stratifizierung ist übrigens der nüchterne Kern der „personalisierten Medizin" (wahlweise auch „individualisierte" oder „Präzisions"-Medizin).

Beim Monitoring ist das Missverhältnis von Häufigkeit der Anwendung und Evidenzbasis vermutlich am größten. Jeder Routinebesuch einer chronisch Kranken bei Haus-, Fachärztin oder in der Krankenhausambulanz besteht, wenn man genauer hinsieht, aus Aktionen des Monitorings. Studien, welche die Wirksamkeit, Sicherheit und Wirtschaftlichkeit dieser Aktionen untersuchen, sind jedoch so selten wie in keinem anderen Bereich der Medizin.

Die Dimension der Prognose ist in allen vier Funktionen enthalten. Es gibt heute für viele klinische Situationen und Erkrankungen prognostische Scores. Als solche können sie helfen, den betroffenen Patientinnen eine hilfreiche Information zu vermitteln. Aber letztlich haben sie doch einen Handlungsbezug; meist geht es darum, ob bzw. in welcher Intensität behandelt werden soll – entsprechend einer Therapie-Stratifizierung.

1.4 Logische Struktur der Diagnose

Was wir im Alltag an Diagnosen verwenden, ist ein Sammelsurium von Begriffen und Vorstellungen; mal steht das schädigende Agens im Vordergrund, sei dieses lebendig (Streptokokken-Tonsillitis), nur eine Substanz (Bleivergiftung) oder ein Gegenstand (Stichverletzung). Aber auch die Reaktion des Körpers kann die Definition liefern (Entzündungen), oft in Zusammenhang mit einer Lokalisation (Pneumonie). Andere sind schließlich rein symptomatisch definiert (Depression). Trotz dieses Durcheinanders bewegen wir uns beim Stellen einer Diagnose in wenigen logischen Formen: Diagnosen bzw. unser diagnostisches Denken sind von kategorialer, sequenzieller oder dimensionaler Struktur.

Das kategoriale Vorgehen ist das, was uns als Erstes einfällt, wenn wir über Diagnosen nachdenken: Der Einzelfall (Patientin) wird unter eine allgemeine Kategorie subsumiert. Wenn wir zu Dokumentations- und Abrechnungszwecken einer Patientin einen ICD-Code zuteilen, tun wir genau dies. Diagnostische Kategorien sind diskontinuierlich, auch wenn sie auf der Einteilung einer stetigen Größe (z. B. Blutdruck, Harnsäure im Serum, Punkte eines symptomatischen Scores) beruhen: An einem Punkt müssen wir uns eben entscheiden, wohin unsere Patientin gehört. Auch die Beschwerden, die unsere Patientinnen uns präsentieren, gehen meist kontinuierlich in ein symptomfreies oder ein akzeptiertes und normalisiertes Beschwerdemaß über (Beispiel: Nicht mit jedem Husten suchen die Menschen eine ärztliche Praxis auf).

Wenn sie ihre realen Patientinnen behandeln, denken Ärztinnen häufig in einer zeitlichen Abfolge, einem Narrativ – dies ist die zweite logische Form einer medizinischen Diagnose. Schädigungen treffen auf den Körper, lösen Mechanismen der Verbreitung, Abwehr und Symptombildung aus. Während die Kategorien einer Diagnose-Nomenklatur nur im zeitlichen Querschnitt definiert sind, stellen Ärztinnen eine Geschichte von kausalen Schritten zusammen; dabei bemühen sie sich um Plausibilität und Stimmigkeit (engl. *scripts* = Drehbücher). Neben der zeitlichen Komponente kommt gegenüber der kategorialen Einordnung ein weiteres entscheidendes Moment hinzu: die Individualisierung. Während Patientinnen für die Kategorien eines diagnostischen Systems nach Art des Prokrustes zurechtgesägt werden müssen, erlaubt das sequenzielle Denken, vielfältige Einflüsse und Eigenschaften in die Überlegungen einzubringen: Aus dem aktuellen Zustand des Körpers („Er war geschwächt"), der familiären, weiteren sozialen und physikalischen Umgebung („Er stand unter großem Druck"), früheren Erkrankungen usw. entsteht ein sehr differenziertes und individualisiertes Bild. – Dies ist die positive Seite des Narrativs; dieses hat auch eine problematische, nämlich eine mögliche Täuschung oder Verführung (siehe Kap. 3.2).

Die dritte Art, diagnostisch vorzugehen, ist die dimensionale. Wir finden diese Logik in aktuellen Leitlinien zum geriatrischen Assessment; hier werden etwa Funktionen (Hören, Sehen, Mobilität, Ernährung usw.) in den Vordergrund gestellt, kategoriale Diagnosen (klassische Krankheiten) spielen nur eine nachrangige Rolle. Eine ähnliche Entwicklung sehen wir in der Psychiatrie, hier werden die elaborierten Schubladen der etablierten Regelwerke (ICD, DSM-V) zunehmend infrage gestellt. Stattdessen wird versucht, die Problematik einer einzelnen Patientin dadurch zu erfassen, dass man sie auf mehreren Kontinua lokalisiert. Gerade für die Depression und Persönlichkeitsstörungen gewinnt dieses Vorgehen an Bedeutung. So versuchen wir herauszubekommen, in welchem Maße eine Patientin an den einzelnen Symptomen leidet, die wir landläufig im Syndrom der Depression zusammenfassen: Traurigkeit, Schlaflosigkeit, Konzentrationsprobleme, Schuldgefühle, Müdigkeit bzw. Gefühl der Erschöpfung. Während wir im früheren Verständnis diese auf eine gemeinsame Ursache („die Depression") zurückgeführt haben, können wir sie auch separat erfassen und versuchen, sie für die jeweilige Person zu einem kausalen Netzwerk zusammenzuführen. So führt die Schlaflosigkeit vielleicht zu Müdigkeit/Erschöpfung und Konzentrationsproblemen. Letztere mögen mit Schuldgefühlen in einem wechselseitigen Bedingungsverhältnis stehen, die Schuldgefühle sich wiederum auf die Traurigkeit auswirken usw. Wir erreichen damit nicht nur eine genauere Erfassung der Probleme und ein kausales Verständnis im individuellen Fall, sondern identifizieren auch Stärken (Ressourcen) und finden auch Ansätze zur Behandlung. Je nachdem, wie eine Beschwerdekomponente im Netzwerk positioniert ist und wie veränderbar sie erscheint, wird sie Teil des Behandlungsplans.

Die drei logischen Formen finden wir über die gesamte Medizingeschichte hinweg.

Die bis ins 19. Jahrhundert gängige Humoralpathologie war ein dimensionales System. Gesundheit bestand hier aus einer guten Mischung von Qualitäten (warm, kalt, feucht, trocken), die sich den Elementen (Feuer, Wasser, Luft, Erde) zuordnen ließen. Die Qualitäten mischten sich in den Säften, im Temperamentum. Gesundheit resultierte aus einer guten Mischung der Qualitäten; Abweichungen und Ungleichgewichte führten zu Krankheiten. Dimensional ist auch die heute immer noch populäre Homöopathie. Hier wird eine „Diagnose" aus vielerlei anamnestischen Angaben der Patientin erstellt. Die Krankheit hat im Körper aber keine Lokalisation (deshalb verzichtet die Homöopathie auf die körperliche Untersuchung), sie besteht aus „rein dynamischen Affektionen der Lebenskraft". Die homöopathische Anamnese ist deshalb sehr aufwendig, aus zahlreichen Informationen zu Person, Empfindungen und Umgebung wird eine sehr individualisierte Diagnose erstellt. Ein Vorteil dimensionaler Systeme ist, dass jede Patientin eingeordnet werden kann; es bleibt keine Restkategorie von „Waisen" übrig (siehe Kap. 11.3).

Das Denken in einer narrativen Sequenz ist bereits in der hippokratischen Schule von Kos hoch entwickelt. Hier sind die Charakteristika der Umgebung, des Klimas zu berücksichtigen, die auf den Menschen einwirken und mit denen die Erscheinungen (Symptome, Befunde) in einen Zusammenhang gebracht werden können. Wirklich ist hier nur die einzelne Kranke mit ihren vielfältigen Bezügen, Krankheitsbegriffe seien lediglich Abstraktionen.

Diese drei logischen Strukturen setzen wir im Alltag flexibel und oft in Kombination ein. Das Gesundheitssystem stellen wir mit einer ICD-Codierung zufrieden (Kategorie). Das Verständnis für Verschlechterung des Asthmas in den letzten Tagen, das wir mit der Patientin erarbeiten, hat dagegen eine narrative Struktur. Die Faktoren, die wir dabei finden (physikalische, chemische, psychische, soziale), sehen wir in einer zeitlichen Sequenz. Für die Behandlung nehmen wir uns einzelne Dimensionen vor. Wir können also mit diesen Strukturen Komplexität erfassen und bewältigen, gerade auch das Ineinander von biologischen, seelischen und sozialen Faktoren, das eine gute Medizin ausmacht (das gilt für jede ärztliche Behandlung – deshalb gibt es in diesem Buch kein separates Psychosomatik-Kapitel).

1.5 Moralische Untertöne

> *„Eine Krankheits-Auffassung ist niemals unschuldig."* (Susan Sontag)

Sobald es eine vom Priestertum abgegrenzte ärztliche Profession gibt, verkörpert diese den Glauben daran, dass Krankheiten natürliche Ursachen haben. Wenn die Götter keine Funktion in der medizinischen Ätiologie haben, sind natürliche Mittel zur Heilung einzusetzen. Das Volk mag zu magischen Ritualen und Bittgesängen greifen, in einer sich wissenschaftlich verstehenden Medizin haben diese keinen Platz. Als erster abendländischer Vertreter einer so verstandenen Medizin gilt Hippokrates bzw. die so genannte Schule. Ganz folgerichtig sind denn auch alle Patientinnen gleich zu behandeln; niemandem darf wegen vermeintlicher oder tatsächlicher Verfehlungen eine Behandlung vorenthalten werden.

Aber schon bei den alten Griechen ist dies nicht die ganze Geschichte. In den hippokratischen Schriften wurde bereits die Bedeutung der Diätetik hervorgehoben; diese sei ein wesentliches Instrument der Krankheitsprävention. Hier liegt der Umkehrschluss nahe: Wer krank wird, hat sich Fehler in der Lebensführung geleistet, die jetzt zum Vorwurf werden können. Dieser konnte auf das Individuum zielen, es konnte daraus aber auch ein gesellschaftliches Veränderungsprogramm begründet werden, denn die Individuen handeln nicht allein aus freien Stücken. Rudolf Virchow steht wie kein anderer für die Verbindung von politischer und Gesundheitsreform.

Die organisierte Medizin hat sich nie ganz vom moralischen Urteil freimachen können. Patientinnen mit sexuell übertragbaren Krankheiten haben immer gegen Verurteilung und Diskriminierung auch durch Angehörige des Gesundheitssystems ankämpfen müssen; im noch aktuellen Beispiel der HIV-Infektion konnten die Betroffenen dem bis zu einem gewissen Maße mit einer starken Bewegung entgegenwirken (übrigens im Bündnis mit medizinischem Personal). Die HIV-Infektion war auch eine Erkrankung sozialer Randgruppen, wie auch die Tuberkulose oder die Hepatitis B und C. Mit Infektionskrankheiten ist schon immer Propaganda gemacht worden; das Fleckfieber wurde unter der NS-Besetzung als die „Geißel des Ostens" ideologisch mit dem Judentum und dem Bolschewismus identifiziert; medizinische Maßnahmen, Judenvernichtung und der Krieg gegen die Sowjetunion waren eng miteinander verbunden. Während der Corona-Pandemie sprach der damalige US-Präsident Donald Trump gezielt vom „Chinese virus".

In unserer wissenschaftlich begründeten Medizin ist dies also nicht vorbei, vielleicht hat sich der moralische Druck auf die Patientin sogar noch verschärft. Die Erkenntnisse der Epidemiologie, vor allem über die Risikofaktoren häufiger Erkrankungen, haben direkte Implikationen für den Bereich Public Health; dazu gehören politischen Entscheidungen, wie z. B. Rauchverbote in öffentlichen Räumen oder die Versorgung mit sauberem Wasser. Die Erkenntnis über die Zusammenhänge von Verhalten (Rauchen, Bewegung, Ernährung) und Erkrankungen wirken aber auch in die Begegnung von Ärztin und Patientin hinein. Menschen mit Diabetes Typ 2, vor allem wenn sie übergewichtig sind, oder auch Menschen mit chronisch-obstruktiven Lungenleiden, die häufig rauchen, stehen unter einem Generalverdacht, letztlich doch an ihrer Erkrankung schuld zu sein. Dies wird deutlich, wenn Ärztinnen „backstage" über diese Patientinnen reden; dort werden „COPDisten", Übergewichtige, vor allem solche mit Diabetes, und Menschen mit Ulcus cruris in sehr negativer Weise abgehandelt. Ich fürchte, dass sensible Patientinnen im direkten Umgang mit uns bemerken, dass sie nicht der Idealbedingung entsprechen. Diese Menschen werden zur Zielscheibe unsensibler und ungeschickter Hinweise zur Verhaltensänderung („Sie müssen erst mal abnehmen!") sowie verdeckter Rationierung.

Stigma verbindet sich auch heute noch mit psychiatrischen Diagnosen, obwohl um die Wende vom 18. zum 19. Jahrhundert ein (natur-)wissenschaftliches Verständnis psychischer Krankheit zu einer humaneren Behandlung führen sollte (Philippe Pinel). Das systematische Ermordungsprogramm an psychisch Kranken im NS-Deutschland ist weniger als 100 Jahre alt. Es wurde der Medizin bzw. Psychiatrie nicht nur aufgezwungen; der Psychiater Alfred Hoche hatte bereits 1920 von „lebensunwertem Leben" gesprochen. Zeitgleich entwickelte sich eine weltweite eugenische Bewegung, die u. a. auf die zwangsweise Sterilisierung von Menschen mit tatsächlichen oder angeblichen Erbkrankheiten zielte.

So sehr das internationale Regelwerk der ICD eine sachlich-kühle Wissenschaftlichkeit ausstrahlt, so sehr verbinden sich mit den Diagnosen unterschiedliche Wertungen. Eine Verletzung der ärztlichen Schweigepflicht oder der Vertraulichkeit der Dokumentation empfinden wir als schlimmer, wenn es um sexuelle Funktionsstörung oder Depression geht, als wenn Bluthochdruck oder gastroösophagealer Reflux das Thema sind. Wer unter einem Burn-out leidet, hat sich immerhin nicht hängen lassen, was beim Depressiven doch naheliegt – bei vielleicht identischer Symptomatik. Der Herzinfarkt war in den 1960er-Jahren noch eine Manager-Krankheit; inzwischen wissen wir, dass er umso häufiger auftritt, je mehr man sozial benachteiligt ist. Wer heute einen Herzinfarkt erleidet, dick ist, raucht und seine Medikamente nicht regelmäßig genommen hat, wird sich schon schuldig fühlen, ohne dass ihm das überhaupt jemand gesagt hat.

Aber auch innerhalb unserer Profession gibt es unterschiedliche Gewichtungen. Eine Umfrage unter norwegischen Ärztinnen und Medizinstudentinnen ergab eine interessante Hierarchie von Erkrankungen und den entsprechenden Fachgebieten. Herzinfarkt, Leukämie und intrakranielle Tumoren (bzw. deren Behandlung) wurden in der Prestigeskala hoch, Fibromyalgie und Angstneurose wurden niedrig eingestuft. Parallel dazu hatten die Fachdisziplinen Neuro- und Thoraxchirurgie ein hohes, Geriatrie und Dermato-Venerologie ein niedriges Ansehen. Die Autorinnen schlussfolgern, dass Erkrankungen oder Fächer, die invasive, technische, akute Prozeduren an wichtigen Organen der oberen Körperhälfte nutzen, auf der Skala ganz oben stehen, vor allem dann, wenn die typischen Patientinnen jüngeren oder mittleren Alters sind. Die Betreuung (!) von chronischen Erkrankungen in der unteren Körperhälfte bzw. ohne eindeutige Lokalisation, von älteren Patienten und mit wenig spektakulären Methoden führt zu einem geringen Ansehen innerhalb der ärztlichen Profession.

Diagnosen können also befreien und die Zugehörigkeit zur Gruppe Gleichbetroffener ermöglichen, sie können Leistungen begründen und Rechte verleihen, aber sie können auch stigmatisieren und die Träger zur Zielscheibe von Diskriminierung werden lassen.

1.6 Ökologie der Versorgung

Wenn eine Patientin ihre Beschwerden schildert und wir uns um eine Erklärung bemühen, dominiert die individuelle Perspektive; dieser Person gegenüber sind wir zuallererst verantwortlich – wir versuchen, ihr Problem zu verstehen und ihr eine angemessene Behandlung vorzuschlagen.

Wir müssen uns andererseits klarmachen, dass unsere Patientin irgendwo herkommt. Sie hat Beschwerden empfunden, evaluiert (ist es etwas Schlimmes?) und vielleicht andere um Rat gefragt: Freundinnen, Mütter, Frauen – es sind meist weibliche Personen, die hier eine Rolle spielen. Dieses Mal haben sich die Beschwerden nicht gelegt oder sie sind ungewohnt oder die Sorge über eine ernste Erkrankung ist zu stark. Rund ein halbes Dutzend Mal ist sie im vergangenen Jahr mit diversen Beschwerden *nicht* in die Praxis oder ein Krankenhaus gegangen, Hausmittel und Abwarten haben geholfen. Jetzt ist jedoch das Fass voll, sie hat entschieden, professionelle Hilfe in Anspruch zu nehmen.

Diese Entscheidungswege sind komplex; sie hängen von Einschätzungen und Praktiken, Vorbildern und der Erziehung, der Erfahrung mit eigenen Erkrankungen, dem Gefühl von Verwundbarkeit, von der offiziellen Gesundheitserziehung, der Struktur und den Kapazitäten des örtlichen Gesundheitssystems und vielen anderen Faktoren ab. Unterschiedliche finanzielle Anreize zeigen, dass die Nachfrage nach medizinischen Leistungen ausgesprochen „elastisch" ist. „Disease awareness campaigns" (Depression, Herzinfarkt, Krebs, sexuelle Funktionsstörungen usw.) sollen die Schwelle senken, für bestimmte Beschwerden eine Ärztin aufzusuchen. All diese Faktoren bestimmen darüber, wen wir in unseren Praxen und Ambulanzen zu sehen bekommen und wen nicht, mit welchen Prävalenzen von Symptomen, Befunden und Erkrankungen wir konfrontiert sind. Da „diagnostizieren" auch „unterscheiden" heißt, entscheidet sich hier die Schwierigkeit einer Diagnose: Die Ökologie der Versorgung macht deutlich, von wem wir Menschen mit Krankheit X unterscheiden müssen.

Selektive Inanspruchnahme und selektives Testen können dazu führen, dass wir Zusammenhänge sehen, die in der Bevölkerung vielleicht gar nicht existieren, oder nicht in der vermuteten

Stärke. Dies illustriere ich am Beispiel von Knie-, Hüft- und Rückenbeschwerden in Kap. 3.

Untersuchungen zur „Ökologie der Versorgung" versuchen, den Weg von Menschen mit gesundheitlichen Problemen im regionalen Versorgungssystem zu beschreiben. Die **Abbildung 1-1** zeigt die Ergebnisse einer US-amerikanischen Erhebung, die sich durchaus verallgemeinern lassen. Innerhalb eines Monats klagen 800 von 1000 Menschen über irgendwelche Beschwerden, jedoch nur ca. ein Drittel davon bittet dafür um professionelle Hilfe. Die meisten Probleme werden im Laiensystem abschließend diagnostiziert und behandelt. Nur eine verschwindend kleine Minderheit landet in einem Krankenhaus oder gar einer Universitätsklinik – den Orten, in denen die Standards für Ausbildung und Wissenschaft gesetzt werden.

Selbst die Beschwerden, die in das professionelle Versorgungssystem getragen werden – vorzugsweise in die Primärversorgung oder die Krankenhausaufnahme – sind zum großen Teil diffus, undifferenziert, mit anderen Worten: mit unseren medizinischen Kategorien nur schwer fassbar. Im Idealfall entscheiden Gatekeeper an den Eingangspforten zum Gesundheitssystem darüber, ob es sich um eine spezifische Problematik handelt und ob die betroffene Patientin von einer entsprechenden Abklärung und möglichen Behandlung profitieren kann, ob die Wahrscheinlichkeit für einen „abwendbar gefährlichen Verlauf" so hoch ist, dass eine spezifische Diagnostik, vielleicht Über- oder Einweisung einen Nutzen versprechen.

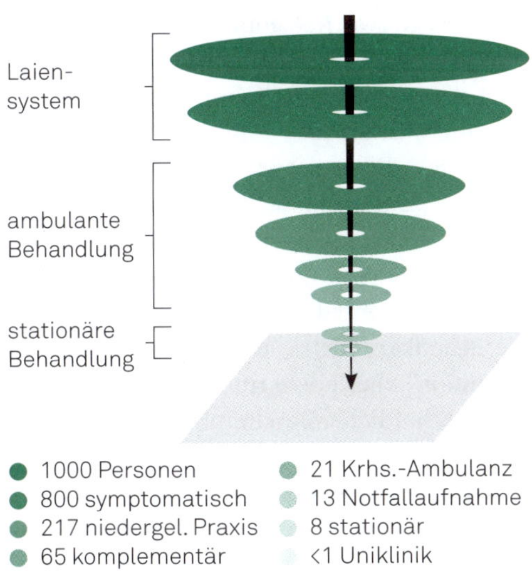

Abbildung 1-1: Symptomempfinden und Inanspruchnahme von 1000 Bürgerinnen innerhalb eines Monats (Überschneidungen durch Aufsuchen von z.T. mehr als einer Einrichtung). Nach Green LA, Fryer GE Jr, Yawn BP, Lanier D, Dovey SM. The ecology of medical care revisited. N Engl J Med. 2001;344(26):2021-5. https://doi.org/10.1056/NEJM200106283442611 [5].

Gute Allgemein- und Ambulanzärztinnen praktizieren hier Strategien wie das „abwartende Offenhalten", behandeln symptomatisch, ent-ängstigen und besprechen Sicherheitsnetze für den Fall einer Verschlechterung (siehe Kap. 16.3.3). Damit puffern sie einen großen Teil der medizinischen Unsicherheit ab, die in das System getragen wird.

Die ökologische Perspektive macht deutlich, welche spezifische Expertise an den verschiedenen Versorgungspunkten benötigt wird. In der Notaufnahme des Krankenhauses kommt es darauf an, schnell lebensbedrohliche Zustände zu erkennen und die geeigneten Maßnahmen zu ergreifen. Wie verhält sich dieser Patient? Reagiert er verzögert, leicht desorientiert? Wie ist die Hautfarbe einzuschätzen? Was hat die Sinustachykardie zu bedeuten? – dies ist das hier relevante Entscheidungsmaterial. Differenziertes Wissen um Krankheitsvarianten oder Langzeitbehandlungen ist zweitrangig. In der Allgemeinpraxis ist es ein besonderer Vorteil, den aktuellen Eindruck mit früheren Befunden und Einschätzungen der Patientin zu vergleichen, die biomedizinische und die psychosoziale Perspektive zu verbinden und mit der Patientin ein gemeinsames Verständnis zu entwickeln. Hier ist die Unterscheidung von gravierender organischer Pathologie (selten) und ätiologisch nicht näher definierbaren Beeinträchtigungen des Befindens (viel häufiger) oft nicht auf den ersten Blick zu treffen. Es kommt weniger darauf an, über bestimmte Erkrankungen möglichst viel zu wissen; viel wichtiger ist es, *in den jeweiligen Entscheidungssituationen* die richtigen Signale wahrzunehmen und zu interpretieren. Die Universitätsklinik mag in der Hierarchie ganz oben stehen, die dort entwickelten Lösungen sind an den übrigen Einrichtungen des regionalen Gesundheitssystems jedoch nicht unbedingt zielführend. Was in einer Einrichtung der Maximalversorgung angemessen ist, kann in haus- und spezialärztlicher Praxis oder Krankenhäusern der Grund- und Regelversorgung zum Überversorgungsdesaster führen. Aussagen zur Testgenauigkeit sind also immer an ein bestimmtes Setting gebunden (siehe Kap. 4.1.6).

Wir sollten übrigens ganz zufrieden damit sein, dass die Bürgerinnen ihre Beschwerden überwiegend selbst behandeln. Manche sprechen vom Eisberg der Symptome: Der größte Teil ist unsichtbar unter der Wasseroberfläche. Dies wird dann allerdings als Problem dargestellt, schließlich ging die Titanic daran zugrunde... Als seien diese Beschwerden etwas, für welches das professionelle Gesundheitssystem „zuständig" sei, um den Betroffenen durch die Feststellung bisher unerkannter Krankheiten zu „helfen". In den Entscheidungen der Laien dürfte viel Weisheit liegen; als Professionelle haben wir ein schiefes Bild, da uns nur die Beispiele von Fehleinschätzungen vor Augen sind, Episoden, die günstig verlaufen sind, bekommen wir nicht zu Gesicht. Alle Menschen mit Beschwerden in das professionelle System zu treiben, wäre eine gefährliche Einladung für Überdiagnose und Übertherapie, ganz abgesehen von der Vergeudung personeller und materieller Ressourcen.

Der Blick auf die „Ökologie der Versorgung" legt für die diagnostische Aufgabe eine andere Metapher nahe als die des Rätsels, das auf einen Detektiv wartet (siehe Kap. 9). Es handelt sich vielmehr um einen breiten Fluss von Morbidität, der in entwickelten, sozial gerechten und friedlichen Gesellschaften überwiegend ungefährlich ist bzw. vom Medizinsystem keine durchschlagende Behandlung erwarten kann (Beispiel: die meisten muskuloskelettalen Beschwerden). Der größte Teil fließt an den Augen der professionellen Systeme vorbei, wird im Laiensystem interpretiert und behandelt, vielleicht auch ignoriert, und in der weit überwiegenden Mehrzahl der Beschwerde-Episoden ist das völlig in Ordnung. Die Profis sitzen am Ufer; sie nehmen sich der Fälle an, in denen das Leiden unerträglich oder unerklärlich geworden ist, wo die Betroffenen und ihre Familien an den Rand ihrer Kompetenz gekommen sind. Diejenigen, bei denen das biomedizinische Rüstzeug eine glatte Einstufung ermöglicht, sind dabei in der Minderzahl. Viel öfter ist die Befundkonstellation vom Lehrbuchideal weit entfernt, verschiedene Ärztinnen kommen zu verschiedenen Einschätzungen und mit der Zeit muss manche Hypothese revidiert werden (siehe Kap. 1.10).

1.7 Intuition

Abhandlungen über die Intuition lassen sich, grob gesagt, zwei Kategorien zuordnen. Die Enthusiasten preisen sie als Quelle profunder Urteile, Ausdruck von Reife und langjähriger Erfahrung. Intuitives Entscheiden definiert sozusagen die Expertin. Die Konsequenz ist demnach, auf die innere Stimme zu hören und entsprechend zu handeln. Gerne wird hier eine Gegenposition zu „reduktionistischem" Denken skizziert. Auf der anderen Seite finden sich die Skeptiker. Für sie umschreibt der Begriff „Intuition" eher einen trüben Bezirk von vorwissenschaftlicher Beschränktheit, Täuschung und Irrationalität.

Praktizierende Ärztinnen stehen irgendwo dazwischen und verkriechen sich, nicht ganz ohne Opportunismus, mal hinter der einen, mal hinter der anderen Bedeutung. Je nach Situation verweisen wir entweder auf die Weisheit unserer Intuition oder auf die wissenschaftliche Transparenz unseres Handelns. Die dabei entstehenden Widersprüche fallen meistens nicht auf, da man uns aber immer noch großen Respekt entgegenbringt.

Beide Interpretationen von Intuition werden von ihren Anhängern recht vollmundig vertreten. Beide Verständnisse von Intuition empfinde ich als so überladen, dass sie für eine kritische wissenschaftliche oder klinisch-reflektierende Diskussion kaum noch taugen. Für das Lager der Intuitions-Enthusiasten ist die Diskussion mit der Etikettierung eines Vorgehens als intuitiv meist zu Ende. Ich finde dagegen, es fängt dann überhaupt erst an, interessant zu werden. Unter dem Mantel der Intuition finden sich Gewohnheiten (vielleicht die langfristige Umsetzung einer evidenzbasierten Leitlinie?), kundige Abstraktionen, im Gedächtnis gespeicherte Prävalenzen, gelernte Assoziationen von Befunden und Krankheiten, das Nachahmen örtlicher Meinungsführer und vieles mehr. Dieses Sammelsurium an Bauchgefühlen gilt es durch Reflexion aufzulösen; die Feststellung von Intuition ist also nur der Anfang weitergehender Überlegungen.

Ich halte mich hier an einen rein deskriptiven Begriff von Intuition: Überlegungen oder Verhalten, die schnell, ohne größere kognitive Anstrengung („leicht") erfolgen, bei denen die Betroffenen Schwierigkeiten haben, sich zu erklären. Ich verstehe darunter also nichts Magisches, nichts Großartiges – die Balance beim Radfahren wäre ein Beispiel. Demgegenüber steht das analytische Vorgehen: bewusst, systematisch, aber damit auch langsam, und retrospektiv erklär- und begründbar. Ich schätze, dass Ärztinnen 80 Prozent ihrer täglichen Aufgaben im intuitiven Modus bewältigen; wir stöhnen gerne über die Routine, würden aber einen höheren Anteil an bewusster, analytischer Tätigkeit wegen des hohen kognitiven Aufwands gar nicht leisten können (siehe Kap. 2). Darüber, ob wir mit unserem so verstanden intuitiven Entscheiden richtigliegen, ist mit diesem rein deskriptiven Begriff von Intuition nichts gesagt. Genaue Nachprüfung mag hier großen Blödsinn oder auch adaptive Intelligenz aufdecken. „Bauchgefühle" bei der diagnostischen Arbeit sollten beachtet werden; eine kritische Überprüfung mithilfe anderer Kriterien ist jedoch immer angezeigt, da sich die Bauchgefühle oft als falscher Alarm oder Wink in die falsche Richtung erweisen (siehe Kap. 2.2.3).

Für ein Zurechtfinden in der Welt ist das gesamte kognitive Spektrum zwischen Intuition und Analyse notwendig. Und ganz wird sich das, was wir am intuitiven Ende dieser Skala leisten, nie in Reflexion auflösen lassen, „We can know more than we can tell" (Polanyi). Die beiden durch ihre Einschätzung der Intuition gekennzeichneten Lager im Feld der Kognitionspsychologie haben hochinteressante Forschungsergebnisse geliefert, die ich in Kap. 2 und Kap. 3 darstellen werde.

1.8 Rationalität

> In dem Film „Von Menschen und Göttern" wird ein Mönch, der als Arzt die lokale Bevölkerung versorgt, von einer Mutter mit ihrem Kind konsultiert. Das Kind leidet an einem Hausausschlag des Gesichts. In einer sehr liebevollen, ausdrucksreichen Geste berührt der Mönch-Arzt die befallenen Hautpartien mit seiner Hand. (siehe auch Kap. 12)

Natürlich gibt es eine präzise lateinische Diagnose für die Hautveränderungen des Kindes, und es wird sich trefflich über Medikamente zur Behandlung diskutieren lassen. Das ist hier aber alles nicht wichtig; wichtig ist die Berührung der erkrankten Hautstellen, welche die soziale Isolation rückgängig macht, in die jeder Mensch mit einer sichtbaren Hauterkrankung geraten kann. Ist die Geste des Arztes rational oder irrational?

Ich werde den Begriff „rational" in diesem Buch fast gar nicht gebrauchen, jedenfalls nicht in einem (ab-)wertenden Sinne. Vor dem Hintergrund der vielfältigen Sicht- und Verständnisweisen innerhalb der Medizin ist die Unterscheidung – und damit meist ja auch Bewertung – von „rational" und „irrational" sinnlos. Diese verschiedenen Perspektiven stehen nicht nur für unterschiedliche intellektuelle Traditionen und analytische Zugänge; vielmehr implizieren sie auch unterschiedliche Werte und Zielsetzungen, die sich für eine Bestimmung von Zweckrationalität (ggf. auch deren Fehlen) heranziehen ließen. Das EKG ist in der Primärversorgung für einen Ausschluss der koronaren Herzkrankheit kaum tauglich, es hilft aber Patientinnen und Ärztinnen, Unsicherheit auszuhalten und Angst zu vermindern. Eine Ultraschalluntersuchung der Halsschlagader bringt bei der kardiovaskulären Risikoprädiktion gegenüber einem multifaktoriellen Algorithmus keine relevante zusätzliche Information (siehe Kap. 7), trotzdem ist der Einsatz als „IGeL“ aus der Sicht der jeweiligen Praxis ökonomisch rational.

Mit ihrem Handeln erfüllen Ärztinnen vielleicht das Zweckrationalitäts-Kriterium des *einen* Systems, verhalten sich im Urteil der *anderen* jedoch irrational. Rationales Diagnostizieren ist per se nicht möglich, dies ließe sich nur in Bezug auf eine bestimmte Ziel- und Wertperspektive behaupten; in der klinischen Situation sind jedoch immer mehrere davon zu bedenken. Trotzdem möchte ich hier keinem zynischen Relativismus das Wort reden; am Schluss möchte ich die verschiedenen Sichtweisen in einem praktikablen Konzept zusammenführen (siehe Kap. 16). Die Vielfalt möglicher und gerechtfertigter Sichtweisen empfinde ich eher als Reichtum als einen Missstand, der zu korrigieren wäre. Sie macht gerade die Faszination der Medizin aus, die sich hoffentlich in diesem Buch widerspiegelt.

1.9 Die Macht der Diagnose

Nachdem eine Diagnose gestellt ist, kann diese eine mächtige Wirkung auf Patientinnen haben. Bei gravierenden Erkrankungen unterteilen die Betroffenen ihre Lebenszeit in ein *Vorher* und ein *Nachher*. Während für die diagnostizierende Ärztin plötzlich alles *zusammenpasst*, kann für die Patientin eine Welt *auseinanderbrechen*. Allein dadurch, dass ein Mensch erfährt, dass er eine Hypertonie hat, also einen in aller Regel symptomfreien Zustand, fühlt er sich weniger gesund und ist häufiger krankheitsbedingt arbeitsunfähig. Bei Frauen, die sich einer Osteodensitometrie (Screening auf Osteoporose) unterzogen haben, ändert sich das Körpergefühl: Plötzlich werden alltägliche Beschwerden auf den Befund bezogen und der Osteoporose zugeschrieben. Die farbigen Bilder und die Kommentare der behandelnden Ärztinnen lassen ein Gefühl von Zerbrechlichkeit und Gefährdung aufkommen, vielfach werden die körperlichen Aktivitäten eingeschränkt.

Wissenschaftlerinnen am Colorado College (USA) führten ihre Versuchsteilnehmer durch ein diagnostisches Scheinprogramm mit Kreislauf- und EEG-Messungen, das angeblich den Anteil des (erholsamen) REM-Schlafs der vergangenen Nacht erfasste. Eine Gruppe von Probandinnen erhielt die Information, dass ihre Schlafqualität „überdurchschnittlich“ sei, der anderen wurde eine „unterdurchschnittliche“ Schlafqualität zurückgemeldet. Außerdem wurden die Probandinnen gefragt, wie sie selbst ihre Schlafqualität einschätzten. Dann mussten sie verschiedene kognitive Tests absolvieren, die typischerweise bei Schlafentzug schlechter bewältigt werden. Dabei zeigte sich, dass die pseudodiagnostische Einordnung (über-/unterdurchschnittliche Schlafqualität) eine wesentlich stärkere Wirkung auf die Leistung hatte als die Selbsteinstufung: Wem eine überdurchschnittliche Schlafqualität attestiert worden war, schnitt bei den Tests besser ab als diejenigen, denen der (Pseudo-)Befund einer angeblich schlechten Schlafqualität mitgeteilt worden war.

Diagnostische Begriffe und Konventionen legen also fest, was wir wahrnehmen, wie wir es interpretieren, sie beeinflussen die Leistungsfähigkeit, verleihen Legitimität und sanktionieren Verhalten. Diagnostische Prozeduren verändern Körpergefühl und das Körperselbstbild.

Auf der anderen Seite sind Menschen dankbar, wenn das medizinische System ihre Beschwerden erkennt, einordnet und in einen verstehbaren Zusammenhang bringt – dazu ist ein diagnostischer Begriff ein unverzichtbares Element. So fand sich bei Befragungen chronischer Schmerzpatientinnen als zentrales Motiv die Sehnsucht nach einer medizinischen Diagnose („Suche nach dem heiligen Gral"), nicht nur um die Beschwerden selbst zu verstehen, sondern auch um die Anerkennung der Umwelt zu erhalten. Nur so würde akzeptiert, dass die Beschwerden nicht eingebildet seien und nicht dem sekundären Krankheitsgewinn dienten, sondern eine „echte" Krankheit seien (siehe Kap. 11).

1.10 Unsicherheit

> *„For some years I thought that this inability to diagnose my patients' complaints was due to personal defects, but gradually, through consultations and other ways, I came to recognize that the kind of information I wanted did not exist."* (James Mackenzie)

Die Unsicherheit ist die düstere Schwester der Diagnose, sie wird uns deshalb durch dieses Buch begleiten und an zentralen Punkten in den Vordergrund rücken.

Vor über 40 Jahren wurden bereits Versuche unternommen, die ärztliche Diagnosestellung mithilfe von Computerprogrammen zu erfassen. Dabei hatte man durchaus die Vorstellung, Kliniker durch solche „Expertensysteme" ersetzen zu können. Trotz der Ernüchterung, die – wie wir wissen – später eingesetzt hat, lässt sich aus diesen Bemühungen einiges über das „Original", sein Funktionieren, seine Stärken, aber auch seine Schwächen lernen.

So zeigte sich bei der Befragung der Expertinnen (Kliniker), deren Wissen und Können in das System einfließen sollten, dass diese nicht in präzisen Algorithmen in Analogie zu Gesetzen und Vorschriften dachten. Vielmehr brachten sie, wenn sie auf die Erfassung und Verarbeitung diagnostischer Information reflektierten, immer wieder diffuse Begriffe und Korridore von Unsicherheit ins Spiel. Aus diesen Versuchen haben sich viele Einsichten ergeben, die ihrerseits Ärztinnen – also dem „Original" – helfen können, ihr eigenes Entscheiden besser zu verstehen (siehe u.a. Kap. 5).

Eigentlich sollte die Unsicherheit in der Medizin gar kein Diskussionspunkt sein, schließlich ist sie Teil unserer Alltagserfahrung. Wir bemerken immer wieder, dass sich unsere Patientinnen (ihr Befinden, ihr Körper) gegen ein vollständiges Wissen und eine unfehlbare Vorhersage sperren. Zum ganz speziellen Problem wird die Unsicherheit in der Medizin aus zwei Gründen:

- weil Patientinnen uns aus – oft existenzieller – Unsicherheit heraus konsultieren und es ihnen darum geht, dieses bedrohliche Gefühl zu verlieren oder zumindest zu begrenzen; für Ärztinnen ist die eigene Unsicherheit deshalb oft mit Scham und Angst behaftet.
- weil Ärztinnen während ihrer Ausbildung eine illusionäre Weltsicht von sicherem Wissen vermittelt bekommen (siehe Kap. 15). Beim Lehrpersonal der verantwortlichen Anstalten (Universitätskliniken) führt dies zu Spaltung, Verleugnung und Verdrängung, also Prozessen mit pathogenem Potenzial.

Die Kontingenz des Lebens ist also etwas, mit dem Ärztinnen ganz typische Schwierigkeiten haben. Mit „kontingent" sei hier das gemeint, was möglich, aber nicht notwendig ist, was mir von außen widerfährt, was zufällig ist, über das ich in Bezug auf das Verständnis wie auch meine Handlungsmacht nicht unbegrenzt verfügen kann.

Eine pionierhafte Formulierung der Unsicherheit in der Diagnose stammt von dem Allgemeinarzt Robert Braun. Er ist einer der Ersten gewesen, die systematisch die Beratungsanlässe und -ergebnisse in der allgemeinärztlichen Praxis erfasst und quantitativ ausgewertet haben. Ihm wurde dabei klar, dass in den meisten Fällen keine „exakte" Diagnose gestellt werden kann und dies auch gar kein Mangel ist. Nach seiner Definition kann das Ergebnis von Anamnese, Untersuchung und allgemeinärztlicher Einschätzung folgende Formen annehmen:

a. ein Symptom, z.B. Herzstolpern;
b. eine Gruppe von mehreren Symptomen, z.B. Husten und Halsschmerzen;
c. „Bild einer Krankheit", z.B. eine akute Tonsillitis mit Halsschmerzen, Fieber, weißlichen Belägen der Tonsillen und zervikaler Lymphadenopathie;
d. exakte Krankheitserkennung, von Braun vielfach auch als „wissenschaftlich" bezeichnet, die „jeder Kritik standhält".

Brauns wesentlicher Punkt ist, dass es in den meisten Fällen genügt, sich in der Klassifizierung auf den Stufen A–C zu bewegen, solange eine ernste Erkrankung (von ihm stammt der so ungemein passende Begriff des „abwendbar gefährlichen Verlaufes") mit ausreichender Wahrscheinlichkeit ausgeschlossen werden kann. Für die Patientin ist es besser, es bei dieser Stufe der Unsicherheit zu belassen, und mit der – meist unspezifischen – Behandlung zu beginnen.

Aus heutiger Sicht würden wir das Adjektiv „wissenschaftlich" nicht für die Stufe D reservieren wollen; wissenschaftlich nenne ich einen *reflektierten* diagnostischen Prozess, wie ihn dieses Buches anregen will. Mit der am Ende des Prozesses aktuellen Krankheitswahrscheinlichkeit oder gar den zuvor eingesetzten Maschinen hat dies überhaupt nichts zu tun, eher im Gegenteil (je eindrucksvoller die eingesetzten Maschinen, desto geringer ist meist der Reflexionsgrad der ärztlichen Akteure).

1.10.1 Diagnostische Unsicherheiten: eine klinische Konzeptionalisierung

Es gibt in verschiedenen Wissenschaften eine nicht mehr zu überblickende Zahl von Definitionen und Charakterisierungen des Begriffs Unsicherheit. In deren Vielfalt und Inkongruenz spiegelt sich „der Sachverhalt" in trefflicher Weise wider.

Ganz allgemein kann diagnostische Unsicherheit umschrieben werden mit dem Nicht-Wissen um die Ursache des Problems meiner Patientin. Ich will hier versuchen, die einzelnen Komponenten dieser Unsicherheit in einem funktionellen Zusammenhang darzustellen. Als Beispiel dient mir die Anamnese, die in der Regel die erste Weichenstellung für eine weitere Abklärung vorbereitet. Bei der körperlichen Untersuchung, dem Labor oder einem bildgebenden Verfahren sind die Verhältnisse kaum anders. Hier sind statt der Selbstwahrnehmung durch den Patienten technische, logistische und interpretative Schwierigkeiten einzusetzen.

Die Nummerierung in **Abbildung 1-2** folgt dem zeitlichen Ablauf einer anamnestischen Kommunikation. Ich charakterisiere die einzelnen Schritte und führe Einfluss- bzw. Störfaktoren auf.

1. *Selbstwahrnehmung der Patientin:* Zunächst muss die Patientin ihre Beschwerden selbst wahrnehmen. Diese sind vorhanden oder auch nicht, wenn ja, dann in unterschiedlichem Maße. Jeder hustet, wenn ein Krümel in die Luftröhre gerät. Für die Medizin wird eine Beschwerde erst dann zu einer solchen, wenn sich ein Phänomen im Vergleich zu einer wie immer verstandenen Normalität häuft, bedrohlich empfunden wird und/oder das Funktionieren im Alltag behindert. Dieser Prozess wird u.a. durch emotionale (Depression, Angst), kognitive (Ablenkung, Gesundheitsauffassungen und -einstellungen) Faktoren modifiziert. Hinzu kommt, dass das Anamnesegespräch meist zeitlich versetzt zur Symptomempfindung erfolgt, es muss also aus der Erinnerung berichtet werden.
2. *Äußerung der Patientin:* Als Nächstes muss die Patientin ihre Beschwerde in eine verbale Botschaft verpacken; ob und wie dies gelingt, hängt von der Person (Artikulationsfähigkeit), der Situation und damit auch dem Verhalten der Ärztin (z.B. nonverbale Kommunikation, Gesprächsatmosphäre) ab.
3. *Wahrnehmung der Ärztin:* Um bei den diagnostischen Überlegungen berücksichtigt zu wer-

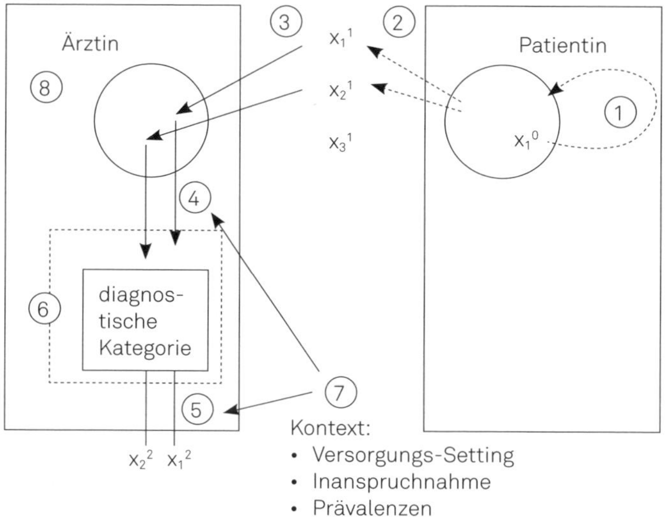

Abbildung 1-2: Quellen von Unsicherheit im diagnostischen Prozess am Beispiel der Symptomangabe durch eine Patientin (Erläuterungen im Text).

den, muss die Information auf ärztlicher Seite wahrgenommen werden. Dies hängt von der Aufmerksamkeit (Konzentration, Ausgeschlafenheit) ab, geschieht aber oft auch ohne bewusste Aufmerksamkeit und kann trotzdem in den Entscheidungsprozess einfließen.

4. *Zuordnung zu einer diagnostischen Kategorie:* Die erhobenen Daten müssen mit einer diagnostischen Kategorie verknüpft werden, d.h. es geht darum, wie die Ärztin den Zusammenhang von Symptomangabe und einer Erkrankung einschätzt. An diesem Punkt ist eine Priorisierung zu leisten, d.h. ein großer Teil der erhobenen Information ist zu ignorieren („nicht zielführend").
5. *Assoziation der erhobenen Zeichen mit der diagnostischen Kategorie:* Während es sich bei Punkt 4 um die subjektive Zuordnung einer wahrgenommenen Einzelinformation zu einer allgemeinen Kategorie (Erkrankung) handelte, geht es hier um den objektiven Nachweis einer Assoziation, z.B. mit einem Beleg durch diagnostische Studien (oder dessen Fehlen). Die klassische diagnostische Querschnittsstudie befasst sich mit diesem Aspekt; es handelt sich sozusagen um den normativen Maßstab für die unter Punkt 4 beschriebene subjektive Zuordnung (mehr dazu in Kap. 4).
6. *Schärfe der diagnostischen Kategorie:* Diagnostische Kategorien sind unterschiedlich scharf umschrieben. Die Eindeutigkeit der klinischen Symptomatik und die Abgrenzbarkeit von anderen Zuständen (einschließlich des gesunden bzw. Normalzustands), die Möglichkeit der diagnostischen Abklärung, das pathophysiologische Verständnis der Störung usw. spielen hier eine Rolle. Beispiele für präzise umschriebene Störungen sind die Chorea Huntington oder die Aortenstenose, während die sexuelle Funktionsstörung oder die Fibromyalgie sehr unscharf definiert sind. Während auf der einen Seite Erkrankungen also per se scharf oder unscharf definiert sein können, ist auch die Abgrenzung im Einzelfall ein Problem: Patientinnen präsentieren unterschiedlich typische bzw. ausgeprägt Krankheitsbilder.
7. *Berücksichtigung des Kontextes:* Obwohl jede wahrgenommene Information als diagnostische verstanden werden kann und damit den Unsicherheitsdimensionen 1 bis 6 unterliegt, gibt es zusätzliche Aspekte, die der diagnostischen Wahrnehmung und Interpretation vorangehen. Dazu gehören Krankheitsprävalenzen, d.h. die Vortestwahrscheinlichkeiten für interessierende Erkrankungen, damit zusammenhängend die Charakteristika eines

Versorgungssettings, Überweisungsstrukturen, Inanspruchnahmeverhalten von Patienten, Case Mix usw.

8. *Informationssuche der Ärztin:* Bisher haben wir den Informationsfluss von der Patientin zur Ärztin verfolgt. Dieser hängt jedoch wesentlich von der ärztlichen Seite ab: Wie sieht die Gesprächseröffnung aus? Werden Fragen gestellt? Werden nonverbale Signale der Ermutigung ausgesandt? Jeder diagnostische Prozess muss irgendwann abgebrochen werden, keine Informationssuche kann ewig andauern. Der zu erwartende Informationsgewinn muss deshalb gegen den zeitlichen, logistischen und finanziellen Aufwand abgewogen werden; der Abschluss des Prozesses ist immer eine mit hoher Unsicherheit verbundene Entscheidung.

Die Unterscheidung der verschiedenen Komponenten diagnostischer Unsicherheit sieht in dieser Darstellung sauberer und klarer aus, als sich dies im konkreten Einzelfall zeigen dürfte. Die Komponenten gehen oft ineinander über, und vielleicht erfassen sie die Unsicherheit noch nicht einmal vollständig. Zudem bezieht sich Abbildung 1-2 nur auf den Querschnitt bzw. einen Zeitpunkt. Im Längsschnitt mag sich herausstellen, dass Symptomempfindung, -kommunikation und Kontext sich verändern. In mehreren Kapiteln (vor allem in Kap. 2, Kap. 4, Kap. 5, Kap. 6) komme ich auf Aspekte von Unsicherheit zurück.

Während ich oben die mit dem diagnostischen Informationsfluss einhergehende Unsicherheit in seine Komponenten aufgelöst und diskutiert habe, lassen sich verschiedene Quellen von Unsicherheit auch aus der Sicht der ärztlichen Verantwortung zusammenfassen (siehe **Abbildung 1-3**). Kommt die Unsicherheit dadurch zustande, dass ich nicht genügend weiß? Liegt die Evidenz über die Assoziation eines Symptoms bzw. eines Befundes mit einer relevanten Erkrankung vor (siehe oben: Punkt 5), ich weiß aber nichts davon? Diese Information lässt sich mit einer Recherche einholen (innerster Kreis der Abbildung 1-3). Oder ist es so, dass eine solche Assoziation gegeben ist, sie ist aber bisher nicht untersucht und publiziert worden? Dieses Nichtwissen wäre durch Forschung zu reduzieren (zweiter Kreis von innen in Abbildung 1-3). Diese beiden Arten der Unsicherheit werden als epistemische zusammengefasst, d.h. sie beziehen sich auf das erkennende Subjekt. Jenseits davon gibt es die höchst variable und unstrukturierte Wirklichkeit („objektive“ Unsicherheit), die sich nicht vollständig in Regeln und Prognosen erfassen lässt; im Gegensatz zur epistemischen nennen wir diese Unsicherheit aleatorisch. Während letztere Art der Unsicherheit nicht in den Bereich unserer Verantwortlichkeit fällt, ist die erstere – mein individuelles Nichtwissen – besonders problematisch: Hier muss ich mir u.U. Vorwürfe machen (lassen), weil ich für meine Patientin eine Möglichkeit zur Erkenntnis und vielleicht sogar Behandlung verpasst habe.

1.10.2 Technische Untersuchungen

Aus dem Labor berichtete Messwerte erwecken durch mehrere Stellen hinter dem Komma den Eindruck großer Präzision; das verführt uns dazu, auch die kleinste Überschreitung des Re-

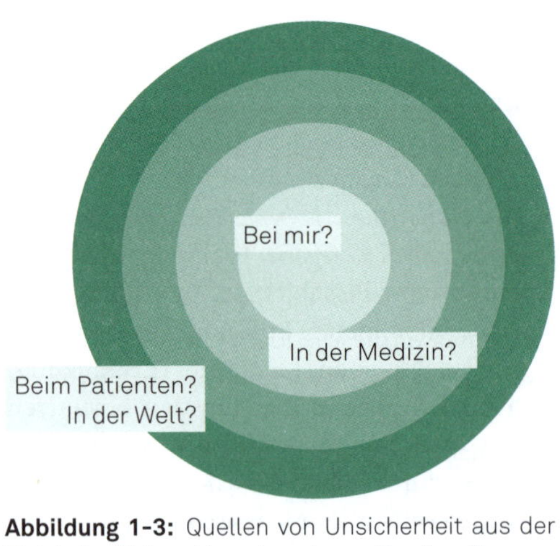

Abbildung 1-3: Quellen von Unsicherheit aus der Sicht ärztlicher Verantwortung. Quelle: Donner-Banzhoff, N. Zwischen Präzisionsmedizin und symbolischer Bewältigung: Was Ärzte wünschen. Zeitschrift fur Evidenz, Fortbildung und Qualitat im Gesundheitswesen. 2019;144–145:73–77. https://doi.org/10.1016/j.zefq.2019.05.007

ferenzwertes sehr, sehr ernst zu nehmen (zum Verständnis von Referenz- und Normalwerten siehe Kap. 8.3.1).

Die oben genannten Komponenten 1 bis 3 entfallen bei Labormessungen, denn sie ergeben sich aus der Wahrnehmung und Kommunikation der Patientin; die Aspekte 4 bis 8 treffen jedoch auch hier zu: Mit welcher Erkrankung ist der Befund (Messwert) gedanklich zu verknüpfen? Wie stark bzw. welcher Art ist diese Assoziation? Auf welcher Seite der unscharf definierten Krankheitsgrenze befindet sich meine Patientin? Welchen Einfluss hat der Kontext der Entscheidung auf meine Bewertung? Und schließlich: Wie weit ist die Informationssuche auszudehnen?

Für Laboruntersuchungen kommen spezielle Aspekte von Unsicherheit bzw. Variabilität hinzu; man unterteilt sie in drei Gruppen:

i. *präanalytisch:* die (korrekte) Entnahme des Materials, die Lagerung und Behandlung des Materials (Dauer, Transport, mechanische und thermische Einflüsse, Art der Verarbeitung [z. B. Zeitpunkt des Abserens]);
ii. *analytisch:* die technische Qualität der Bestimmung im Labor;
iii. *biologische Variabilität:* Schwankungen von Werten durch die Regulation des Organismus, die Verarbeitung äußerer und innerer Einflüsse.

Vor allem die letztere Quelle von Variabilität wird unterschätzt bzw. oft nicht verstanden. Während i) und ii) durch technische und prozedurale Verbesserungen bzw. Sorgfalt reduziert werden können, können wir an iii) nichts ändern, müssen diese jedoch bedenken, wenn wir Werte interpretieren, einer Patientin mitteilen und bei Entscheidungen berücksichtigen. Unterschiede beim HbA_{1C} oder Cholesterin werden oft vorschnell auf „verbesserte“ Therapie (beim Absinken) oder eine „Verschlechterung“ (beim Anstieg) zurückgeführt, obwohl sie tatsächlich noch im Korridor normaler biologischer Schwankungen liegen, die gar nicht mit definierten Einflussfaktoren (z. B. neues Medikament, diätetisches Fehlverhalten) erklärt werden müssen bzw. können. Nach den Fortschritten der Labortechnik in den vergangenen Jahrzehnten sind biologische Schwankungen die größte Quelle von Unsicherheit.

Für einzelne Laborbestimmungen lässt sich berechnen, wie groß die analytische und biologische Variabilität anzunehmen sind (siehe Tabelle 1-1). Ein 95 %-Konfidenzintervall gibt an, in welcher Breite um ein Laborergebnis der „wahre“ Wert bei konstanten Bedingungen schwankt; mit anderen Worten: Bei Schwankungen bzw. Differenzen innerhalb dieses Bereichs sollten wir nicht über spezielle Einflüsse (einschließlich unserer therapeutischen Interventionen) grübeln. Bei Werten, die wir im zeitlichen Verlauf mehrfach bestimmen, z. B. HbA_{1C}, Cholesterin, Knochendichte, ist der sogenannte „Reference Change Value“ (RCV)) eine Hilfe. Dies ist die Differenz zwischen zwei Messungen, die wir noch als zufällige Schwankung ansehen sollten (Signifikanzniveau 0.05). Nur wenn eine Veränderung über dieses Maß hinausgeht, sollten wir den Einfluss eines spezifischen Faktors bzw. einer therapeutischen Intervention annehmen.

Die **Tabelle 1-1** zeigt, dass manche Größen vom Körper sehr eng reguliert werden, wie z. B. Elektrolyte. Je weiter wir in der Tabelle nach unten gehen, desto größer sind die Schwankungen, in die wir keine Behandlungseffekte oder reale Besserungen hineininterpretieren sollten. Mit dem LDL-Cholesterin-Wert mag man den Effekt der Erstverordnung eines Statins noch erfassen können; Dosiserhöhungen, z. B. weil ein Zielwert noch nicht erreicht ist, führen jedoch zu Effekten, die kleiner als der RCV sind und deshalb laborchemisch nicht mehr zu quantifizieren sind (ein weiteres Argument dafür, bei der Verordnung von Statinen mit festen Dosen zu arbeiten und Zielwerte zu ignorieren).

Obwohl die Knochendichtemessung eine vergleichsweise geringe analytische und biologische Variabilität aufweist, sind die durch Bisphosphonate herbeigeführten Steigerungen geringer als der RCV. Deshalb raten aufgeklärte Expertinnen (Leitlinien) davon ab, die Wirkung einer medika-

Tabelle 1-1: Biologische Variabilität von Messungen (Begriffserläuterungen im Text). Quelle: McCormack, JP.; Holmes, DT. (2020): Your results may vary: the imprecision of medical measurements. BMJ. 2020;368:m149. https://doi.org/10.1136/bmj.m149 [10].

Untersuchung	95%-Konfidenzintervall (analytische und biologische Variabilität)	Reference Change Value (RCV)
Knochendichte (Wirbelsäule, Hüfte)	2–5%	2–5%
Natrium	< 2%	2–5%
Hämoglobin	6–10%	6–10%
Kreatinin	6–10%	11–20%
HbA_{1C} (bei Diabetes; IFCC-Einheiten mmol/mol)	11–20%	11–20%
HbA_{1C} (bei Diabetes; konv. Einheiten %)	6–10%	11–20%
Kalium	6–10%	11–20%
Alanin-Aminotransferase (ALT; GPT)	11–20%	21–30%
Aspartat-Aminotransferase (AST; GOT)	11–20%	21–30%
LDL-Cholesterin	11–20%	21–30%
TSH	31–40%	41–50%
Eisen	> 50%	> 50%
Triglyzeride	31–40%	> 50%

mentösen Osteoporosebehandlung mit Knochendichtemessungen zu „kontrollieren“.

Auch bei bildgebenden Verfahren stehen wir nicht auf festerem Boden. Hier ist es gerade die zunehmende Präzision, die unsere Unsicherheit erhöht. Hier kommt die Frage auf, ob ein Befund tatsächlich kausal für die Beschwerden der Patientin ist. Zudem erhöht sich das Risiko sogenannter „Inzidentalome“, d.h. Neben- und Zufallsbefunde, bei denen nur die Sorge sicher ist, nicht jedoch der einzuschlagende Weg (siehe Kap. 8.3).

1.11 Probabilistisch vs. deterministisch

Alle in der Abbildung 1-2 dargestellten Beziehungen sind lediglich Wahrscheinlichkeitsaussagen. Die Beziehungen zwischen diagnostischen Tests bzw. Befunden und den von uns definierten Erkrankungen sind niemals in jedem Fall gültig; es gibt keinen perfekten diagnostischen Test, der bei Erkrankten *immer* positiv, bei Nichterkrankten *immer* negativ ist. Diese Assoziationen sind also probabilistisch. Dasselbe gilt eigentlich für unser gesamtes medizinisches Behaupten, Verstehen und Behandeln. Ob wir eine Prognose stellen, Krankheitsursachen festmachen wollen oder eine Therapie starten – immer finden wir eine hohe Variabilität der Zusammenhänge bzw. Effekte. Um eine präzise Prognose drücken wir uns meistens herum; Ursachen finden sich der Regel viele, ohne dass wir sagen können, was im Einzelfall den Ausschlag gegeben hat; schließlich wissen wir, dass nur ein (oft erstaunlich) kleiner Teil unserer Patientinnen von unserer Behandlung profitiert (dass die anderen auch zufrieden sind, hat mit natürlichem Verlauf, unspezifischen [Placebo-]Effekten u.Ä. zu tun; mehr dazu in Kap. 3).

Mit der Allgegenwart von probabilistischen Beziehungen kollidiert die Wissensvermittlung im Medizinstudium. Hier wird auf der theoretischen Ebene die Illusion einer deterministischen Welt vermittelt. In den üblichen biochemischen und pathophysiologischen Schaubildern erwecken durchgezogene Pfeile den Eindruck, als würden Prozesse immer vollständig und verlässlich ablaufen. Ein solches System kennt keine Unsicherheit: Wenn man die Anfangsbedingungen kennt, lässt sich der Rest daraus vorhersagen. Diese schlichten Bildchen ignorieren die Tatsache, dass auch diese Reaktionen nur mit einer gewissen Wahrscheinlichkeit geschehen; sie stellen eine extreme und tendenziöse Vereinfachung der Abläufe im Körper dar. Diese Narrative sind tatsächlich ein ganz altes Gepäck der menschlichen Erkenntnis – ich gehe in Kap. 3.2 und Kap. 12.4 näher darauf ein. Die Diskrepanz zwischen deterministischen Bildern einerseits und einer Wirklichkeit, die nur probabilistische Zusammenhänge kennt, wird uns noch mehrfach beschäftigen.

1.12 Die personale Dimension

Die Lösung eines diagnostischen Problems in der Medizin hat ihren speziellen Charakter dadurch, dass sie mit der Patientin zusammen erarbeitet werden muss. Das Kreuzworträtsel stellt eine passive Aufgabe dar, im Krimi muss die Ermittlerin sogar gegen den Übeltäter die Lösung finden. Selbst wenn die Patientin einzelne Information verbergen möchte, ist die diagnostische Aufgabe nur kooperativ zu lösen.

Natürlich gibt es Ausnahmen (z.B. Männer, die von Frauen geschickt werden), aber die Menschen entscheiden sich selbst dafür, medizinische Hilfe in Anspruch zu nehmen. Die wichtigsten Informationen, die Anamnese, werden verbal vermittelt, die körperliche Untersuchung setzt eine Entblößung voraus, technische Untersuchungen verlangen eine präzise Mitarbeit: Darmreinigung vor der Koloskopie, Atem anhalten bei der Röntgenaufnahme, minutenlange Immobilität in CT- und MRT-Geräten. Wir ergiebig der ganze Prozess wird, hängt also von Vertrauen und einer guten Beziehung ab. Das muss nicht die jahrelange Begleitung in der hausärztlichen Praxis sein; auch im Notfall und im Krankenhaus machen die ersten Minuten den großen Unterschied.

Im weiteren Prozess bringen Patientinnen ihre eigenen Vorstellungen und Vermutungen ein. Für die Feststellung einer KHK ist erwiesen, dass die Vermutung der Patientin diagnostische Validität hat. Leitlinien empfehlen, bei schwierigen Symptomen systematisch die Einschätzung der Patientin einzuholen. Aber auch das finale Ergebnis muss verstanden, oft verhandelt, und schließlich akzeptiert werden.

Die personale Dimension ist bei der Diagnosestellung also kein nettes Beiwerk, sondern eine zentrale Komponente: ein roter Faden, der uns mehrfach begegnen wird.

1.13 Diagnosen: gemacht, nicht gefunden

> *„In some ways disease does not exist until we have agreed that it does, by perceiving, naming, and responding to it.“* (Charles E. Rosenberg)

In unserer Alltagssprache und wohl auch in unserem Alltagsverständnis werden Diagnosen „gefunden“: Wenn wir eine Kollegin im Gespräch: „Was hat er denn?“, fragen oder wenn wir von Fehldiagnosen sprechen oder davon, dass wir endlich herausgefunden haben, was die Patientin *hat*, dann gehen wir offenbar davon aus, dass eine Diagnose etwas ist, was wir „draußen“ in der Wirklichkeit finden. Die geeignete Metapher wäre ein Goldstück am Grunde eines Baches: Nachdem wir das trübe Wasser und den Dreck beiseitegeschafft haben, kommt die glänzende Wahrheit ans Tageslicht.

Natürlich sind die Patientin und ihre Probleme „real“. Die Annahme, dass dies auch für die diagnostische Einschätzung gelte, hält einem genauen Blick jedoch nicht stand: Diagnosen werden nicht gefunden, sondern gemacht. Sie sind eine aktive Leistung der feststellenden Individuen wie auch der Profession, der sie angehören, und nicht etwa die passive Widerspiegelung einer objektiven Wirklichkeit. Diese Annahme ist übrigens eine zentrale Voraussetzung dieses Buches; wenn ich Sie nicht davon überzeugen kann, wird mindestens die Hälfte dieses Buches sinnlos! Ich habe deshalb einige Mühe in diesen Punkt investiert.

1.13.1 Das historische Argument

Diagnostische Systeme und diagnostische Zuordnungen haben sich im Laufe der Geschichte beständig entwickelt; auch heute besteht kein Grund, plötzlich ein „Ende der Medizingeschichte“ auszurufen. Ältere Ärztinnen und Ärzte (ich gehöre dazu) haben diese Änderungen selbst erfahren. Wo ist die vegetative Dystonie gelandet, der Roemheld-Komplex oder der bunte Strauß von Neurosen? Stattdessen haben wir die Schwelle zur Depression gesenkt und verfügen heute über ein psychiatrisches Diagnostikmanual, in dem sich jegliche Aberration von Verhalten, Denken und Fühlen wiederfindet. Was früher als Hiatushernie einherkam (mit einem röntgenologischen Breischluck nachzuweisen), wird heute als Reflux bezeichnet. Letzteren diagnostizieren wir ausschließlich mit der Anamnese, während der strahlenbelastete Breischluck heute nur noch wenigen Spezialfragestellungen vorbehalten bleibt. Damals war das Sodbrennen ein medizinisch unbeachtetes Lebensphänomen, heute führt es geschwind zur Verschreibung eines Protonenpumpeninhibitors.

Auch wenn die Krankheitsbezeichnung dieselbe ist, verbergen sich dahinter heute ganz andere Kranke als noch in den 1990er-Jahren; denken wir an die Herzinsuffizienz, die COPD oder den Diabetes mellitus Typ 2. In einer Langzeituntersuchung von US-amerikanischen Kindern in heilpädagogischer Betreuung fand sich in den Jahren 2000 bis 2011 eine Zunahme der Diagnose Autismus um 331 %. Im gleichen Zeitraum fiel der Anteil diagnostizierter Lern- bzw. geistiger Behinderungen entsprechend (64 %). Hier hat offenbar eine Umetikettierung stattgefunden.

Überhaupt ist unser Verständnis einer lokalisierbaren körperlichen Störung als Ursache von Beschwerden und Befunden erst gut 200 Jahre alt. Es musste erst mühsam und gegen Widerstände entwickelt und im Bewusstsein der ärztlichen Profession wie auch der Patientenschaft etabliert werden. Daran, dass dies nicht die ganze Geschichte ist, erinnert uns jede Patientin, bei der auch die ausgiebigste Diagnostik keine krankhaften Befunde als Erklärung ihrer Beschwerden zutage fördert.

Die technischen Möglichkeiten, eine plausible Diagnose zu stellen, bestimmen die Grenzen einer „Krankheit“. Hier beobachten wir vor allem eine Ausdehnung in Bereiche und Stadien, die für die Patientin – oder besser: Bürgerin – noch nicht fühlbar sind. Dies, aber auch die Verfügbarkeit von Behandlungen, veränderte Wahrnehmungsgewohnheiten, soziale und kulturelle Faktoren tragen dazu bei, dass diagnostische Kategorien und Prinzipien in einem beständigen Fluss sind (siehe Kap. 8 und Kap. 11).

1.13.2 Das Varianz-Argument

Diagnostische Kategorien sind jedoch nicht nur variabel über die Zeit bzw. im Längsschnitt, sondern auch im Querschnitt; Unterschiede zeigen sich im Vergleich zwischen Ländern und medizinisch-wissenschaftlichen Kulturen, aber auch der Praktiker untereinander.

Dass sich diagnostische Vorgehensweisen zwischen Kulturen und Gesellschaften unterscheiden, habe ich durch eigene Eindrücke in Großbritannien erfahren können. In meiner Jugend hatte ich gelernt, dass ich niedrigen Blutdruck (Hypotonie) hatte, und damit gelegentliche Müdigkeit und Abgeschlagenheit erklärt, ebenso wie die belebende Wirkung von Tee oder Kaffee: Beide würden den „Druck im hydraulischen System“ erhöhen. In Großbritannien war die Kategorie „niedriger Blutdruck“ völlig unbekannt, nur wenige Informierte sprachen von „German disease". Dafür gab es andere Etikettierungsmöglichkeiten, wie zum Beispiel eine deutlich niedrigere Schwelle zur Feststellung einer Depression.

Mit Routinedaten lassen sich subtile geografische Variationen auch innerhalb eines Gesundheitssystems zeigen. So gibt es deutliche regionale Unterschiede darin, mit welcher Häufigkeit Ärztinnen bestimmte Krankheiten feststellen. Ein Teil dieser Unterschiede mag in variierender Morbidität bzw. damit assoziierten Risiko- oder soziodemografischen Faktoren begründet sein. Ein anderer Teil ist wohl lediglich auf unterschiedliche Gewohnheiten aufseiten der Ärztinnen zurückzuführen. So konnten Analysen bei Medicare-Patientinnen in den Vereinigten Staaten zeigen, dass die Intensität von ärztlichen und Krankenhausleistungen, aber auch von festgestellten Diagnosen regional variierte. Wenn Personen von Regionen mit eher niedriger Versorgungsintensität in eine Region mit hoher Intensität umzogen, stiegen bei ihnen interessanterweise die Intensität der Versorgung und die Zahl der Diagnosen. Nun könnte dies damit erklärt werden, dass in den Hochversorgungsregionen eben der „Eisberg" der Morbidität besser abgeklärt wird und die Menschen einer wirksamen Behandlung zugeführt werden. Die Ergebnisse einer anderen Untersuchung sprechen jedoch dagegen: Hier wurde die Sterblichkeit an neun häufigen chronischen Erkrankungen (Krebs mit schlechter Prognose, COPD, Diabetes usw.) vergleichend untersucht. Tatsächlich war die spezifische Letalität in Regionen mit häufig vergebenen Diagnosen niedriger als in solchen, wo die entsprechenden Krankheiten seltener festgestellt werden. In Regionen mit häufiger vergebenen Diagnosen sind tatsächlich die Ärztinnen geneigt, eher eine entsprechende Einschätzung vorzunehmen, d.h. sie arbeiten mit einer niedrigeren Schwelle als anderswo und schaffen damit eine Gruppe von im Mittel weniger schwer betroffenen Patientinnen.

Eine hohe Variabilität in der diagnostischen Einschätzung lässt sich aber auch im Vergleich der Individuen festmachen. Hausärztinnen in der Region Düsseldorf erklärten sich damit einverstanden, von verdeckten, standardisierten Schauspiel-Patientinnen in ihrer Praxis besucht zu werden. Zwei Szenarien von akuten Kopfschmerzen (ängstliche vs. neutrale Darstellungen) wurden gespielt, dank umfangreicher Qualitätssicherungsmaßnahmen wurden die gespielten Patientinnen nur in 2 Prozent der Besuche erkannt. Im Ergebnis fand sich eine extreme Variabilität des Handelns: Zwischen 2 und 14 Kriterien der Anamnese wurden jeweils eingesetzt; 1–12 Elemente der körperlichen Untersuchung konnten beobachtet werden, keine davon durchgängig. Am häufigsten wurde der Blutdruck gemessen (86 %), gefolgt von der Palpation bzw. Perkussion des Kopfes (56 %) und der Untersuchung der Pupillen (48 %). Die Angst der Patientin (etwas Ernstes?) hatte nachweislich einen Einfluss auf das Vorgehen: Weitere Diagnostik wurde in 39 % dieser Fälle angeordnet, bei neutraler Darstellung geschah dies wesentlich seltener (in 7 % der Fälle).

Diese Variabilität ist jedoch kein Monopol der hausärztlichen Versorgung. Schweizer Internistinnen zeigten massive Unterschiede in ihrer Einschätzung der Wahrscheinlichkeit eines Herzinfarktes; die Fälle wurden als kurze Beschreibungen (Vignetten) präsentiert. Ähnlich erging es Studentinnen, Kardiologinnen, Allgemeinärztinnen mit der Feststellung einer chronischen Herzinsuffizienz. Die Gruppen unterschieden sich kaum, aber auf der Ebene der teilnehmenden Individuen ergab sich eine große Varianz der Einschätzung.

1.13.3 Das Unschärfe-Argument

Wenn wir genauer hinsehen, sind viele Erkrankungen nur unscharf vom Zustand der Gesundheit oder Normalität abgegrenzt. Offensichtlich ist dies bei der Hypertonie und dem Diabetes mellitus Typ 2. Hier legen Fachgremien fest, ab welchem Punkt eines Kontinuums (Blutdruck, Blutzucker, HbA_{1C}) wir von einem behandlungsbedürftigen Zustand ausgehen sollen. Dabei kommen immer wieder kontroverse Diskussionen auf, ob die Entscheider frei von Interessenskonflikten sind (sind sie meist nicht!). „Normalwerte" der Größen, die wir im Labor bestimmen lassen, gibt es eigentlich gar nicht; die Referenzbereiche des Labors sagen etwas über die Verteilung bei offenbar Gesunden, aber mehr auch nicht (siehe Kap. 8.3.1). Ähnliches gilt für die echokardiografisch festgestellte Pumpfunktion des Herzens oder die Lungenfunktion, die wir einigermaßen willkürlich in normal und pathologisch unterteilen. Aber auch Erkrankungen, die wir nicht primär über einen technischen Messwert definieren, sondern über Symptome und Befunde, sind nicht scharf abzugrenzen; immer dann, wenn wir für eine Diagnose Kriterien zählen müssen, haben wir es mit einem Kontinuum zu tun: Die rheumatoide Arthritis, das akute rheumatische Fieber, die Depression sind typische Beispiele. Erkrankungen wie die Lungenembolie werden heute „früher" festgestellt, wir können mit den zur Verfügung stehenden Methoden auch kleinere Läsionen nachweisen. Dadurch verschiebt sich die Grenze, wobei die Relevanz dieser Befunde fraglich geworden ist (siehe Kap. 8.3).

1.13.4 Das Unzulänglichkeits-Argument

Machen wir uns nichts vor: Die Beschwerden, welche die Menschen erleiden (siehe Kap. 1.6), bleiben ätiologisch sehr oft im Vagen. Dies gilt sowieso für die Symptome, welche die Laien mit und unter sich ausmachen; aber auch bei denjenigen, die im professionellen System präsentiert werden, sind wir von einer eindeutigen und verlässlichen Aufklärung weit entfernt. Dies ist meist ja auch gar nicht schlimm, wenn die Wahrscheinlichkeit für einen abwendbar gefährlichen Verlauf niedrig genug ist. Allgemeinärztinnen wissen, dass die oft diffusen, idiosynkratischen, vielleicht sogar bizarren Beschwerden ihrer Patientinnen häufig keine fassbare biomedizinische Grundlage haben.

Auf der Ebene von Hightech-Medizin sieht es nicht anders aus: Im US-amerikanischen Undiagnosed Diseases Network sollte für Patientinnen mit bisher nicht erklärten/erklärbaren Symptomen und Befunden eine Krankheitsursache gefunden werden. Diese wurden mit hohem Aufwand von den National Institutes of Health vor allem auf genetische Störungen untersucht. 1519 wurden überwiesen, 601 wurden für eine nähere Untersuchung akzeptiert, bei 132 konnte vor allem durch Gen-Sequenzierung eine Diagnose gestellt werden, d.h. bei lediglich 8,7% der gesamten Gruppe.

Aus klinischer Sicht ist es oft die Pathologin, die als ultimative Schiedsrichterin aufgerufen wird, d.h. ihr Urteil wird nicht hinterfragt. Das ist zwar eine nützliche Annahme, um Diskussionen zu beenden. Dass sie jedoch auf tönernen Füßen steht, legen Untersuchungen über die erstaunlich niedrige Übereinstimmung nahe, wenn man dieselben Schnitte verschiedenen Untersucherinnen vorlegt. Sich dem Urteil der Pathologin zu beugen, ist also eine – unausgesprochene – Vereinbarung innerhalb der Profession, vielleicht sogar nur eine Gewohnheit, nicht jedoch ein Beweis dafür, die ultimative Wahrheit gefunden zu haben.

1.13.5 Das wissenschaftstheoretische Argument

Es gibt durchaus Unterschiede zwischen dem Stellen einer Diagnose (für die *einzelne* Patientin) und einer wissenschaftlichen Tätigkeit (Aufstellen einer *allgemeinen* Regel). Ich möchte hier jedoch eine Parallele bemühen. „Wissenschaft" sehen wir als Muster für eine reflektierte, sich um Objektivität, ja vielleicht sogar um Wahrheit bemühende Art der Erkenntnis; dies sind Forderungen, die wir durchaus auch an eine medizinische Diagnose stellen.

Seit den 1960er Jahren wissen wir, dass wissenschaftliche Erkenntnisse „gemacht" werden. Die wohl bekannteste Formulierung dieser Einsicht ist der von Thomas Kuhn geprägte Begriff des „Paradigmas". Damit umschreibt er das, was eine entwickelte wissenschaftliche Konzeption ausmacht: ein Arsenal von Methoden, aber auch Forschungsfragen bzw. legitimen Problemen, an denen sich zu arbeiten lohnt. Daraus ergibt sich zwangsläufig, dass es auch Fragen gibt, die *nicht* von Interesse sind und ignoriert werden können oder sollen. Ein Paradigma bestimmt die Art, Auswahl und Legitimität der Wahrnehmung von Phänomenen. Wissenschaftliches Erkennen ist also keineswegs ein passives Widerspiegeln der Realität, sondern eine aktive Leistung von Wissenschaftlern, die ihrerseits in eine wissenschaftliche Community eingebunden sind.

Kuhn selbst hat darauf hingewiesen, dass seine Überlegungen zum großen Teil auf den polnischen Mikrobiologen Ludwik Fleck zurückgehen. Dieser hat in den 1930er-Jahren am Beispiel der Wassermann-Reaktion zur Diagnose der Syphilis auf die Rolle von „Denkstil und Denkkollektiv“ beim Zustandekommen einer wissenschaftlichen Tatsache hingewiesen. Dabei stellt er aus der Sicht des aktiven Wissenschaftlers dar, wie sehr ein Untersucher geschult sein muss, um eine wissenschaftliche Beobachtung zu machen. Eine mit Kolonien übersäte Agarplatte sagt Uneingeweihten überhaupt nichts; Erfahrene haben dagegen ein Gefühl für die Variabilität und Bedeutung von Befunden, die Zuordnung zu Gruppen usw. „Erst nach vielen Erlebnissen, eventuell nach einer Vorbildung erwirbt man die Fähigkeit, Sinn, Gestalt, geschlossene Einheit unmittelbar wahrzunehmen. Freilich verliert man zugleich die Fähigkeit, der Gestalt Widersprechendes zu sehen.“ Entsprechend mühsam und langwierig sind die Lernprozesse, die zum routinierten Diagnostizieren führen.

Wenn man schon in der Wissenschaft davon ausgehen muss, dass es keine nackte, objektive Beobachtung gibt, sondern dass die Akteure ihre Begriffe, ihre Apparaturen, ihre Vorannahmen in den Prozess einbringen müssen, damit Erkenntnis möglich ist, dann gilt das für das ärztliche Diagnostizieren im Alltag natürlich erst recht. „Krankheiten werden von Ärzten konstruiert und existieren nicht als objektive Entitäten“ (Seising).

1.13.6 Das soziologische Argument

Jedes diagnostische System ist per definitionem sozialer Natur. Erst dadurch, dass sie kommuniziert und tradiert werden kann, wird eine individuelle Einschätzung zur Diagnose. Zur Entstehung einer neuen Kategorie reicht eine individuelle Beobachtung nicht aus; vielmehr muss eine (heute: wissenschaftliche) Community die Beobachtung einzelner Ärztinnen validieren. Hier spielen oft sehr komplexe Aushandlungsprozesse einer fachlichen und allgemeinen Öffentlichkeit eine Rolle, auf die ich in Kap. 11 näher eingehe. Historische Untersuchungen machen deutlich, wie wenig zwingend unsere heute selbstverständlich verwendeten Krankheitskategorien sind. Es hat sozialer Voraussetzungen bedurft, dass ein bestimmtes Verständnis sich etablierte, um dann den folgenden Generationen als völlig „natürliche“ Kategorie zu erscheinen.

1.13.7 Gemacht oder gefunden? – Schlussfolgerung

Dass die Natur diagnostische Schubkästchen für uns bereithält und wir uns nur genügend anstrengen müssen, um das richtige Kästchen für unseren Patienten zu finden: Diese Illusion oder gar „epistemologische Blindheit“ macht es Ärztinnen wohl einfacher, im Alltag zu funktionieren. Vielleicht ist diese Verengung auch gut für das Selbstbewusstsein der Heilerin, steigert die Hochachtung unserer Patientinnen und macht kritische Nachfragen weniger wahrscheinlich.

Wenn dem hier entgegengehalten wird, dass es sich bei Diagnosen nicht um Entdeckungen, sondern um Konstruktionen handelt, soll hier keinem Illusionismus das Wort geredet werden. Patientinnen und Ärztinnen (Erstere sind natürlich die Betroffenen) erfahren den Körper sehr direkt; Schmerz, eingeschränkte Funktion, Sekrete aus Wunden und erkrankten Organen sind eine nicht hinwegdiskutierbare Wirklichkeit. Aber wie wir diese Phänomene interpretieren und welche

Zusammenhänge wir knüpfen, hängt in hohem Maße von der Brille ab, durch die wir die Phänomene wahrnehmen und einordnen.

Dass Diagnosen auch nur von Menschen gemacht werden, mag den einen oder anderen vielleicht auch ein wenig enttäuschen. Andererseits macht diese Erkenntnis die Diagnose zu dem so interessanten, ja schillernden Phänomen, dass sich ganze Bücher darüber schreiben lassen...

1.14 Zwei gegensätzliche Positionen

„Have you ever see a schizophrenia, or heard a migraine, or felt a bronchitis? You've seen people behaving in certain ways, and heard them telling you about certain feelings, but you've never met an explanation face to face. Yet there are doctors who, on seeing footprints in the snow, never seem to tire of chasing the Yeti." (Roger Neighbour)

„Il n'y a pas de maladies. Il n'y a que des malades." (Armand Trousseau)

1.14.1 Eine alte Geschichte

Diagnosen: gemacht oder gefunden? Dies ist ein ganz altes Thema: Bereits in der mittelalterlichen Philosophie bzw. Theologie diskutierte man darüber, ob den allgemeinen Begriffen eine Wirklichkeit zukomme oder ob es sich lediglich um subjektive, von Menschen gemachte Abstraktionen handele. Dabei ging es allerdings nicht um medizinische Diagnosen, sondern philosophisch-theologische Begriffe („Mensch“, „Lebewesen“, „Liebe“). Die sogenannten Realisten (nicht zu verwechseln mit dem heutigen Alltagsgebrauch des Wortes) gingen davon aus, dass den Allgemeinbegriffen eine eigene Wirklichkeit, unabhängig von unserer Erkenntnis, zukomme. Demgegenüber behaupteten die Nominalisten, dass nur die Einzelgegenstände als wirklich angesehen werden könnten; davon abstrahierende Allgemeinbegriffe seien nur Hilfsmittel des menschlichen Geistes oder der Praxis. Die Protagonisten im Streit um das Verständnis der „Universalien“ sahen sich in der Tradition von noch älteren antiken Positionen (Platon und Aristoteles).

Diese Diskussion ist auch heute noch in der Medizin untergründig virulent. Allerdings werden die unterschiedlichen Weisen, Diagnosen zu verstehen, selten ausdrücklich formuliert, schließlich sind Ärztinnen vor allem pragmatisch orientiert. Aber die unterschiedlichen Philosophien werden manchmal deutlich, wenn Ärztinnen über ihre Arbeit sprechen. Gerade auch wenn sie als Lehrerinnen ihre Erfahrungen und Einsichten an die kommende Generation weitergeben, werden viele sonst verdeckten Annahmen und Sichtweisen deutlich.

Ich möchte die erste Position in Anlehnung an Wieland die „substanzielle“ nennen (= Diagnosen haben eine eigene Seinswirklichkeit), die zweite dagegen „epistemisch“ (= Diagnosen sind durch unseren Erkenntnisakt begründet); Letztere könnte man auch konstruktivistisch nennen.

Solange der Befall durch Dämonen ein akzeptables Krankheitsmodell darstellte, hatten die Verfechter des substanziellen Diagnosebegriffs eine sichere argumentative Position; auch das im späten 19. Jahrhundert etablierte Krankheitsmodell der Infektion passt noch gut in dieses Schema. Aber bereits hier tauchte das Problem auf, dass sich die Organismen sehr unterschiedlich mit dem Erreger auseinandersetzen, es gibt beispielsweise einen Befall ohne Krankheit. Die Beziehung von Erreger und Organismus muss man sich also als eine Interaktion vorstellen, die sehr unterschiedliche und vielfältige Phänomene von „Krankheit“ hervorbringen kann. Das tiefere Eindringen der Wissenschaft in die kausalen Zusammenhänge führt jedoch nicht zu Klärung, d.h. dem Auffinden klarer Wesenheiten. Vielmehr werden hier neue Komplexitätsebenen eröffnet. So zeigt der Nachweis einer genetischen Ätiologie schwerer Erkrankungen häufig, dass klinische Definitionen bzw. Phänotypen sich nur teilweise mit den genetisch-molekularen Befunden decken. So schien mit der Entdeckung von Mutationen im MECP2-Gen die Ursache des Rett-Syndroms geklärt, eine der häufigsten Formen vererbter geistiger Behinderung. Es zeigte sich jedoch, dass das typische Syndrom auch ohne Mutationen im o. g. Bereich vorliegen kann; umgekehrt kommen die Mutationen vor, ohne dass die betroffenen Kinder Einschränkungen im Sinne des Syndroms zeigen. Die klinische (syndromale) Definition der Krankheit ist also nicht hinfällig geworden. Noch komplizierter sind die Verhältnisse bei der Mukoviszidose (zystischen Fibrose), die mit einer inzwischen vierstelligen Zahl von genetischen Konstellationen assoziiert wird. In der Onkologie werden Therapien entwickelt und untersucht, die sich an spezifischen biologischen Charakteristika orientieren, aber bei Tumoren verschiedener Organlokalisationen eingesetzt werden.

Der wissenschaftliche Erkenntnisfortschritt führt also nicht notwendigerweise zu mehr nosologischer oder ätiologischer Klarheit, sozusagen als stetige Annäherung an Wahrheit und Eindeutigkeit. Vielmehr kann die zusätzliche Vielfalt der Befunde auf biochemischer, genetischer, metabolischer usw. Ebene die Verwirrung steigern. Mit anderen Worten: Die Explosion von wissenschaftlichen Befunden macht es eher schwieriger, Patientinnen zu sinnvollen, d. h. prognostisch und therapeutisch relevanten, Krankheitsgruppen zusammenzufassen.

Hier diskutiere ich, wie wir Krankheiten bzw. Krankheitsentitäten verstehen. Die Frage, was wir unter Krankheit und komplementär dazu Gesundheit verstehen, werde ich in Kap. 8 behandeln.

1.14.2 Sozialisation

Mit dem substanziellen Verständnis beginnt traditionell die berufliche Sozialisation. Krankheiten, falls ihr Ursprung nicht völlig im Dunklen liegt, entsprechen einer klar darstellbaren (pathophysiologischen, morphologischen, biochemischen, infektiologischen usw.) Störung der normalen Körperfunktionen. Das klinische Lehrbuch bietet ein idealtypisches Krankheits-„Bild“ von Symptomen und Befunden. Oft haben sich diese stark idealisierenden Entitäten schon in den Köpfen verfestigt, bevor überhaupt mit der ersten Patientin gesprochen wird.

Dauerhaft konfrontiert mit der unendlichen Vielfalt menschlicher Beschwerden, den unerschöpflichen Möglichkeiten der Kombination, subjektiver Verarbeitung und langfristiger Prognose, wird uns jedoch klar, dass es „nur“ Menschen, Individuen gibt, die uns ihre Beschwerden klagen und Befunde präsentieren. Die diagnostischen Kategorien, mit denen professionelle Tradition und die Wissenschaft uns ausrüsten, sind nicht das Eigentliche. Sie stellen Verallgemeinerungen (Gruppenbildungen) dar, mit denen wir in die Lage versetzt werden, wissenschaftliche Erkenntnisse anzuwenden (die an Gruppen gewonnen werden). Damit können wir Individuen wissenschaftlich begründete Erklärungen liefern, Prognosen stellen und ihnen Behandlungen anbieten. Diese Begriffsbildungen (= Diagnosen) haben ihre soziale und wissenschaftliche Geschichte (siehe Kap. 11) und sind selbst stetiger Veränderung unterworfen.

1.14.3 Notwendige Fiktion

Ich persönlich glaube, dass nur ein epistemisches Verständnis von medizinischer Diagnose gerechtfertigt werden kann. So spricht der Arzt Richard Koch vom Krankheitsbegriff als einer „Fiktion“, die aber nötig ist, um als Orientierung für ärztliches Handeln zu dienen. Britische Ärzte betonen die Relevanz der Behandlung; sie sehen Diagnosen als „… provisional formulae designed for action“ (Henry Cohen) oder „… not a statement of fact, [but] … an indication of what you plan to do next“ (Ed Warren), ähnlich Johannes Köbberling, der von Diagnosen als „temporären Handlungsanweisungen“ spricht. Diese Kollegen sehen in den Krankheitsbegriffen also keine eigene oder höhere Wirklichkeit, sondern betonen den pragmatischen Aspekt: Wir gruppieren einzelne Patientinnen nach klinischen, pathophysiologischen, anatomischen, vor allem: therapeutischen Gesichtspunkten, um unser Verständnis der Situation zu verbessern und ihnen Behandlungsangebote machen zu können. Auch wenn Koch und Cohen sich vor der biomedizinischen Wissensexplosion des 20. Jahrhunderts geäußert haben, so ist diese Auffassung alles andere als hinfällig; denn – siehe vorheriger Abschnitt – der wissenschaftliche Fortschritt vergrößert die nosologische Verwirrung eher noch als dass er sie reduzieren würde. Trotzdem müssen wir uns – aus historischen wie auch pragmatischen Gründen – mit dem substanziellen Verständnis auseinandersetzen.

In typischer Weise changieren wir zwischen diesen Sichtweisen. Im Alltag entsprechen unser Denken und Handeln häufig der oben erwähnten Suche nach dem „Goldstück"; es geht pragmatisch darum, ob diese Patientin eine Lungenembolie „hat" oder auch nicht, für ein langwieriges Hinterfragen des diagnostischen Begriffs ist im Moment der Entscheidung keine Zeit. Auch arbeiten wir häufig mit stark simplifizierten Krankheits- und Wirktheorien, etwa bei komplexen pharmakologischen Behandlungen einer einzelnen Patientin. Damit bringen wir unser Wissen über diese Patientin in einen plausiblen Zusammenhang, finden Ansatzpunkte für eine Behandlung und auch mögliche Risiken (Interaktionen, relative und absolute Kontraindikationen). Auch in der wissenschaftlichen Vogelschau der Epidemiologie oder der Versorgungsforschung behandeln wir die interessierenden Erkrankungen als fixe Entitäten.

Auf der anderen Seite erfahren wir immer wieder, dass die Erklärungsreichweite unserer diagnostischen Begriffe begrenzt ist. Ein großer Teil der Patientinnen bietet Beschwerden und Befunde, die sich in keine diagnostische Schublade pressen lassen; bei manchen gelingt dies auch im zeitlichen Verlauf nicht (glücklicherweise legen sich die meisten Beschwerden nach einer gewissen Zeit), und exzessive Diagnostik erhöht oft nur noch die Unsicherheit. Dass nach einigen Jahren die lange angenommene und behandelte Einstufung überdacht werden muss und ein anderer diagnostischer Begriff sich als plausibler erweist, ist gar nicht so selten.

Die diagnostischen Begriffe und Kategorien, mit denen wir arbeiten, sind zwar historisch geworden, sozial verhandelt und ständiger Veränderung unterworfen, sie sind deshalb aber noch längst nicht willkürlich; dieser Vorwurf wird den Vertreterinnen von nominalistischen bzw. konstruktivistischen Positionen häufig gemacht. Normativ gesprochen, müssen diagnostische Begriffe gut begründet sein, mit wissenschaftlichen und klinischen Befunden möglichst im Einklang stehen und einen sinnvollen Ansatz für Prognose und Therapie bieten.

Wir sehen hier jedenfalls, dass theoretische Auffassungen, auch wenn es sich um kaum reflektierte, implizite Prinzipien handelt, ihre normativen Bezüge haben. Wer glaubt, dass Krankheiten klar definierte, objektive Einheiten sind, die unabhängig von unserem Bewusstsein existieren, und dass die moderne Biomedizin letztlich alle Beschwerden erklären kann, wenn man sich nur genügend Mühe gibt, läuft Gefahr, durch Überdiagnostik den behandelten Patientinnen mehr Schaden als Nutzen bringen (siehe Kap. 8.3). Aus einer solchen Perspektive ist es schwierig, „Wahrscheinlichkeit" als Richtschnur verantwortungsvollen diagnostischen Handelns zu verstehen (siehe Kap. 5) und schließlich die vorhandene und letztlich nicht reduzierbare Unsicherheit mit Patientinnen zu teilen und zu behandeln (siehe Kap. 16).

1.14.4 Wo finden sich die Verfechter?

Die substanzielle Sicht auf die Diagnose findet sich häufiger bei Vertreterinnen der Universitätsmedizin. Dies mag mit dem dort oft extremen Spezialisierungsgrad zusammenhängen; wenn die vorgelagerten Gatekeeper gut funktionieren, bekommen die dort tätigen Kolleginnen überwiegend Patientinnen mit Problemen zu Gesicht, bei denen ihre biomedizinischen Erklärungen und Behandlungen gut funktionieren. Und selbst wenn nicht: Für die übrigen Patientinnen sind sie nicht zuständig, über diese mögen sich die Kolleginnen einer anderen Spezialsprechstunde Gedanken machen – oder die Hausärztin. Es besteht hier offenbar kein Zwang, das substanzielle Verständnis von Diagnosen infrage zu stellen. So steht denn in der universitären Lehre (leider immer noch) und erst recht in der biologisch orientierten Laborforschung der substanzielle Diagnosebegriff im Mittelpunkt.

Je weiter wir uns von den akademischen Zentren entfernen (d.h. in Abbildung 1-1 von unten nach oben gehen), desto bunter wird das von Patientinnen dargestellte Bild, desto weniger passt dieses in unsere biomedizinischen Schubfächer – und desto näher liegt ein epistemisches Diagnoseverständnis. Allerdings sind auch die hier Tätigen durch die Sozialisation der Universitätsmedizin mit ihrer „substanziellen" Tendenz gegangen. Dies macht es manchmal schwer, die Grenzen des dort Gelernten zu erkennen und Denken und Handeln der Versorgungswirklichkeit anzupassen. Der nominalistische Begriff von Diagnosen wird eher verschämt gehegt, vielleicht sogar als Peinlichkeit oder Gefühl des eigenen Versagens („Wie kommt es, dass ich so selten eine spektakuläre Diagnose stelle?"). Die britische Allgemeinärztin Iona Heath hat es schön zusammengefasst: „In the hospital [identisch mit Spezialisierung] the diseases stay, but patients come and go. In General Practice, patients stay, but diseases come and go."

Die Tendenz zu einem der gegensätzlichen Pole variiert auch geografisch bzw. mit der medizinischen Tradition. Nach meinen persönlichen Erfahrungen sind Ärzte aus dem United Kingdom und den Commonwealth-Ländern stärker empirisch orientiert (es ist kein Zufall, dass die EbM zuerst in Kanada definiert worden ist), denken eher probabilistisch und haben eher Verständnis für einen epistemischen Diagnosebegriff. Die Vereinigten Staaten und die kontinentaleuropäischen Länder stehen eher in der deutschen Tradition des 19. Jahrhunderts, wo der anatomische oder pathophysiologische Prozess im Mittelpunkt steht und die entsprechenden apparativen und Laborzugänge deshalb besonders betont werden (sog. Hinterwelt-ler-Medizin – siehe Kap. 14). Man gehört dort eher zum substanziellen Pol, d.h. Krankheitsentitäten wird implizit eine primäre Wirklichkeit zugeschrieben.

Beide Positionen werden uns durch dieses Buch begleiten. Während der traditionellen medizinischen Ausbildung werden Studierende so gründlich gehirngewaschen, dass sie als überzeugte Anhänger eines substanziellen Diagnoseverständnisses die Universität verlassen. Damit einher geht die Illusion, biologische Phänomene seien mit schlichten deterministischen Modellen zu begreifen (meiner Ansicht nach ist das bestenfalls Pop Science). Erst in der Begegnung mit realen Patientinnen und realen Krankheitsverläufen („Praxisschock") wird den Absolventinnen deutlich, dass die Unsicherheit der Welt inhärent ist und nicht durch pseudowissenschaftliche Beschwörungen hinweggezaubert werden kann (siehe Kap. 15).

1.15 Praxis/Klinik als Anker

Im Prozess der Diagnose schätzen wir nicht einfach nur die Wahrscheinlichkeit für diese oder jede Erkrankung ein, vielmehr behandeln wir damit gleichzeitig die Sorgen und Ängste unserer Patientinnen, vermitteln Kompetenz und bieten Anlass für Vertrauen und Zuversicht. Dies geht weit über das hinaus, was sich mit herkömmlichen naturwissenschaftlichen Begriffen fassen lässt. Hier benötigen wir die Perspektive von Psychologie, Sozial- und Kulturwissenschaften, um das Geschehen zu begreifen, aber auch Schaden und Verletzungen zu verhindern. Der Punkt, von dem ich in dieser Darstellung ausgehe und zu dem ich immer wieder zurückkehren werde, ist die Praxis. Damit meine ich hier ganz allgemein die Situation, in der Ärztinnen direkt mit ihren Patientinnen um Lösungen für deren Probleme ringen, sei dies im Krankenhaus oder in der ambulanten Versorgung. Zum Schluss werde ich versuchen, die verschiedenen Perspektiven in praktische Empfehlungen münden zu lassen (siehe Kap. 16).

Weiterführende Literatur

Diese Literaturangaben sind nur eine Auswahl der benutzten Referenzen. Detaillierte Angaben finden sich online im ausführlichen Hintergrund-Text, siehe Seite 343.

1. Aronowitz RA. From the patient's Angina pectoris to the cardiologist's coronary heart disease. In: Aronowitz RA, editor. Making sense of illness: science, society, and disease. Cambridge, New York: Cambridge University Press; 1998. 84–110.
2. Blaxter M. Diagnosis as category and process: the case of alcoholism. Soc Sci Med. 1978;12:9–17.
3. Braun RN. Lehrbuch der Allgemeinmedizin: Theorie, Fachsprache und Praxis. Mainz: Kirchheim; 1986.
4. Donner-Banzhoff, N. Zwischen Präzisionsmedizin und symbolischer Bewältigung: Was Ärzte wünschen. Z Evid Fortbild Qual Gesundhwesen. 2019;144–145:73–7. https://doi.org/10.1016/j.zefq.2019.05.007
5. Green LA, Fryer GE, Yawn BP, Lanier D, Dovey SM. The ecology of medical care revisited. N Engl J Med. 2001;344(26):2021–5. https://doi.org/10.1056/NEJM200106283442611
6. Hammond KR. Human judgment and social policy: irreducible uncertainty, inevitable error, unavoidable injustice. New York, NY: Oxford University Press; 1996.
7. Han PK, Klein WM, Arora NK. Varieties of uncertainty in health care: a conceptual taxonomy. Med Decis Making. 2011;31(6):828–38. https://doi.org/10.1177/0272989X10393976
8. Hogarth RM. Educating intuition. Chicago, London: University of Chicago Press; 2001.
9. Koch R. Die ärztliche Diagnose: Beitrag zur Kenntnis des ärztlichen Denkens. Wiesbaden: JF Bergmann; 1920.
10. McCormack JP, Holmes DT. Your results may vary: the imprecision of medical measurements. BMJ. 2020 Feb;368:m149. https://doi.org/10.1136/bmj.m149
11. Montgomery K. How doctors think: clinical judgment and the practice of medicine. Oxford: Oxford University Press; 2006.
12. Splinter K, Adams DR, Bacino CA, Bellen HJ, Bernstein JA, Cheatle-Jarvela AM, et al. Effect of genetic diagnosis on patients with previously undiagnosed disease. N Engl J Med. 2018; 379(22):2131–9. https://doi.org/10.1056/NEJMoa1714458
13. Temkin O. The scientific approach to disease: specific entitiy and individual sickness. In: Temkin O, editor. The double face of Janus and other essays in the history of medicine. Baltimore: Johns Hopkins University Press; 1977.

2 Adaptive Intelligenz

2.1 Untersuchung in zwei Richtungen

Menschen bewegen sich in einer Umwelt, nehmen Informationen auf, verarbeiten und interpretieren diese und reagieren darauf. Dies ist das Thema der Kognitionspsychologie. Da auch das Stellen einer Diagnose unter diese allgemeine Definition fällt, sind Forschungsergebnisse aus diesem Fach für uns hochinteressant. Dabei gehe ich in diesem Kapitel in zwei unterschiedliche, ja sogar entgegengesetzte Richtungen. Die erste („Sicht der Praxis") könnte man auch mit „bottom-up" umschreiben: Es geht dabei um Studien, die primär die klinische Praxis im Auge haben und davon ausgehend Einsichten und Schlussfolgerungen entwickeln. Danach folgt die Darstellung der entgegengesetzten Richtung: Ich skizziere ausgewählte Positionen und Erkenntnisse der Kognitionspsychologie, die zu unserem Thema – der ärztlichen Diagnose – etwas zu sagen haben. Bei diesen steht der ärztlich-diagnostische Prozess jedoch nicht im Vordergrund; oft haben die Autorinnen sich nie zur Medizin oder der Stellung medizinischer Diagnosen geäußert. Dies wäre dann die „Topdown"-Perspektive. Obwohl dieser Wissenschaftsbereich in Bezug auf theoretische Formulierungen und experimentelle Ergebnisse schier unendlich ist, ist der Stand dieser Wissenschaft unbefriedigend. Forscherinnen wählen ihre experimentellen Anordnungen so aus, dass sie die gemäß ihrer Theorie relevanten Größen variieren und in ihren Auswirkungen studieren können, während andere Einflüsse konstantgehalten werden. Dass man in einem Experiment Personen dazu hat bringen können, so und so zu reagieren, sagt jedoch noch nichts darüber aus, ob diese Überlegung oder diese Reaktion unter den vielen möglichen in einer Entscheidungssituation des Lebens tatsächlich eine Rolle spielt.

Ein großer Teil der hier diskutierten Mechanismen lässt sich unter dem Begriff der Intuition subsumieren. Wenn wir eine konkrete Entscheidung im klinischen Alltag retrospektiv analysieren wollen (warum habe ich mich so verhalten?), haben wir oft große Schwierigkeiten, Auslöser, einzelne Schritte und gewählte Alternativen zu verstehen. Gründliche Reflexion führt uns dann häufig zu den in diesem Kapitel dargestellten Mechanismen und Taktiken.

Ich werde für die Darstellung eine pragmatische Auswahl treffen, die sich an folgenden Leitfragen orientiert: Hilft die Theorie,

- klinisches Handeln zu verstehen (was tun Ärztinnen und warum?),
- besser zu handeln (was könnten Ärztinnen besser machen?),
- die ärztliche Praxis zu lehren (wie kann ich in der Aus- und Weiterbildung ärztliches Vorgehen bzw. einzelne Komponenten darstellen, plausibel machen und eine Umsetzung ermöglichen?)?

Dazu werde ich eher eklektisch an das Gebiet der Kognitionspsychologie herangehen. Angesichts der Vielschichtigkeit des Phänomens „ärztliche Diagnosestellung“ müssen wir verschiedene, in der Absolutheit ihrer Formulierung einander auch widersprechende Ansätze nutzen.

2.2 Die Sicht der Praxis: „bottom-up“

2.2.1 Faustregeln

Für ihre MD-Dissertation lud die schwedische Allgemeinärztin Malin André ihre Kolleginnen in der Region Dalarna zu Fokusgruppen ein. Ziel dieser Befragung war es, ärztliche Faustregeln zu identifizieren: schnelle, handlungsorientierte Regeln, die unabhängig davon eingesetzt werden können, ob die diagnostische Situation vollständig erfasst ist oder nicht. Malin André wollte zunächst wissen, ob ihre Kolleginnen überhaupt zugeben würden, solche Regeln in ihrer Praxis zu gebrauchen. Außerdem fragte sie nach konkreten Beispielen, wie die Kolleginnen darauf gekommen waren, und wo die Vor- und die Nachteile gesehen wurden. Die Hälfte der angesprochenen Allgemeinärztinnen war bereit, an der Untersuchung teilzunehmen. Nach kurzem Zögern kamen in jeder der vier Gruppen 30 bis 40 Beispiele zusammen; die Teilnehmenden waren selbst darüber erstaunt, wie viele Regeln sie formulieren konnten.

Gemeinsam war den genannten Regeln, dass sie rasch und leicht in den Sinn kamen, die Situation stark vereinfachten (mit anderen Worten: einen Großteil der vorhandenen Information ignorierten). Immer wieder wurde die Unsicherheit der Situation thematisiert. Die Ärztinnen gingen davon aus, dass sich nur ein Teil der Regeln explizit formulieren ließen, ein Teil also im Unbewussten verborgen, aber trotzdem wirksam wäre.

Hier einige ausgewählte Beispiele aus der Studie von Malin André:

1. Brustschmerz, der als Messerstich o.Ä. beschrieben wird, spricht gegen eine Herzerkrankung.
2. Wer sich nachts flach hinlegt und durchschläft, hat keine Herzinsuffizienz.
3. Wenn ich das Gefühl habe, dass es ein seelisch bedingtes Problem ist, verfolge ich diese Idee direkt; ich verzichte also auf eine vorangehende somatische Abklärung (z.B. körperliche Untersuchung), damit die Patientin sich nicht selbst in die (nicht angemessene) somatische Ecke manövriert.
4. Wenn früher [als ich noch in der Stadt praktizierte] ein Vierzigjähriger mit Brustschmerzen kam, war es noch lange nicht das Herz und ich überlegte andere Erklärungen. Inzwischen [seit ich auf dem Lande praktiziere] habe ich jedoch gelernt: Wenn ein Patient in den Vierzigern kommt und sagt „Mir tut es in der Brust so weh“, dann weiß ich, es ist ein Herzinfarkt.
5. Wenn ich an unsere Migranten denke, gibt es keine Faustregeln. Die Kommunikation [mit ihnen] ist anders und entspricht nicht unseren Gewohnheiten.

Diese Regeln haben den Geruch des Praxisalltags und verraten gleichzeitig eine tief gehende Reflexion der diagnostischen Situation: das Ausnutzen von validen diagnostischen Indizien (1. und 2.), Priorisierungen in der Abfolge diagnostischer Schritte zur Vermeidung von iatrogener Somatisierung (3.), Vortestwahrscheinlichkeiten und Inanspruchnahmeverhalten, die sich zwischen Stadt und Land unterscheiden (4.), und die Definition einer Gruppe, bei der die eingespielten Regeln nicht funktionieren, da kultureller, gesellschaftlicher und medizinischer Hintergrund anders als bei der Mehrheitsgesellschaft sind. Faustregeln benötigen offenbar ihren Kontext, sie setzen sehr viel Ungesagtes voraus, um zu funktionieren.

Teils waren die befragten Kolleginnen selbst auf die genannten Regeln gestoßen, teils waren sie von anderen übernommen worden. Es handelte sich also um eine Darstellung (eng. representation) von ärztlichem Wissen und ärztlicher Erfahrung, die auf sehr heterogenen Prozessen beruhten. Ein großer Teil davon war intuitiv (nicht-analytisch), vieles war idiosynkratisch – und oft fiel es den Beteiligten schwer, den Inhalt auszuformulieren.

2.2.2 Mindlines

In eine ähnliche Richtung gingen die Ergebnisse einer ethnografischen Untersuchung in zwei britischen Gruppenpraxen. Im britischen Gesundheitswesen ist der Prozess der expliziten Codifizierung in Form von Leitlinien weiter fortgeschritten als in Deutschland; Praxen ächzen dort unter der Last ungefragt zugesandter Dokumente, die diagnostische oder therapeutische Empfehlungen jeglicher Art enthalten.

Granier und Le May konnten zeigen, dass sich erfahrene Ärztinnen nur teilweise an den offiziellen Leitlinien orientierten. Viel wichtiger waren offenbar die „Mindlines": kurze, prägnante, internalisierte Leitsätze, die weniger schriftlich, sondern in direktem Austausch mit Kolleginnen (v. a. örtlichen Meinungsführern), Patientinnen und Vertreterinnen der pharmazeutischen Industrie erworben wurden. Dies waren kollektive Weisheiten, die in informellen Diskussionen verhandelt, geprüft, verändert und weitergereicht wurden. Wer im Kollegenkreis als Expertin für ein bestimmtes Thema angesehen wurde, hatte einen besonders starken Einfluss auf diese Art der Wissensspeicherung und -übermittlung.

2.2.3 Bauchgefühle

Eine europäische Arbeitsgruppe, koordiniert von dem niederländischen Allgemeinarzt Erik Stolper, hat mehrere Untersuchungen zum „Alarmgefühl" durchgeführt. Im Englischen handelt es sich um den „sense of alarm", im Deutschen gibt es das Gefühl „hier stimmt etwas nicht", etwas ist „nicht koscher", im Niederländischen „niet pluis", im Französischen „ça colle – ça cloche". Damit ist nicht ein expliziter Hinweis in Anamnese oder körperlicher Untersuchung auf eine ernste Erkrankung gemeint, sondern das intuitive Gefühl, dass eine bedrohliche Situation vorliegen könnte, obwohl die bisherigen Befunde unauffällig bzw. vereinbar mit einer harmlosen Erklärung sind. Dieses Gefühl könne sehr intensiv sein, bis hin zu vegetativen Reaktionen auf der ärztlichen Seite wie Schweißausbruch oder Herzklopfen. Ihm entgegengesetzt postulieren Stolper und Kolleginnen einen „sense of reassurance", der in der Primärversorgung die Regel ist und gar nicht explizit erwähnt werden muss. Er spiegelt wider, dass in der Primärversorgung die Grundannahme (default) ist, dass das Problem der Patientin ein gutartiges, der Routine entsprechendes ist. Dies muss längst nicht für alle Versorgungssettings gelten; Feufel konnte für die Krankenhaus-Notaufnahme zeigen, dass dort die Ärztinnen zunächst immer von einer gefährlichen Situation ausgingen. Beide Annahmen entsprechen der epidemiologischen Situation in den jeweiligen Versorgungsbereichen.

In den Niederlanden und Belgien sind die so charakterisierten „Bauchgefühle" ganz offiziell Lehrinhalte für Aus- und vor allem für die Weiterbildung geworden; in den Niederlanden finden sich sogar Bezüge darauf in der Rechtsprechung zu Behandlungsfehlern.

Auch wenn erfahrenen Praktiker, z. B. in Fokusgruppen oder Einzelinterviews, einhellig bestätigen, dass Bauchgefühle in diesem Sinne eine Rolle spielen, so ist es sehr viel schwieriger, dieses Phänomen in prospektiven Untersuchungen zu beschreiben oder gar auf seine Testgenauigkeit (Validität) zu prüfen. Dies leisten bisher nur sehr wenige Untersuchungen.

Ann van den Bruel und Kolleginnen untersuchten diese Frage in der Bereitschaftssprechstunde für Kinder. Sie erfassten 3890 Kinder im Alter bis zu 16 Jahren; von diesen wurden 21 wegen einer ernsten Infektion (z. B. Meningitis, Pneumonie, Pyelonephritis) hospitalisiert. Tatsächlich waren „gut feelings" diagnostisch aussagekräftig mit einer positiven Likelihood Ratio von 22 (zur Definition siehe Kap. 4.1.4); Krämpfe, ungewöhnliches Aussehen oder eingetrübtes Bewusstsein waren für die Studienärztinnen Anlass für ein Alarmgefühl. Dokumentiert wurde dies jedoch nur in 3 % der Fälle, gab also nur selten einen Hinweis für die weitere Behandlung.

2.2.4 Diskrepanz-Heuristiken

Walisische Allgemeinärztinnen wurden nach ihren Erfahrungen mit der Diagnose der Meningokokken-Sepsis bei Kindern befragt. Dies ist für einzelne niedergelassene Ärztinnen eine so seltene Krankheit, dass sie keine „Routine" mit ihr entwickeln können. Im frühen Stadium können die Beschwerden uncharakteristisch sein, im weiteren Verlauf entwickelt sich ein katastrophales, z. T. tödliches Krankheitsbild. Das typische Exanthem zeigt sich oft zu spät, um diagnostisch wegweisend zu sein.

Die Ärztinnen wurden über die Kinderklinik retrospektiv identifiziert und befragt, wie sich der diagnostische Prozess entwickelt hatte. Dabei berichteten sie Heuristiken, die nicht nur bei einzelnen, spezifischen Erkrankungen einsetzbar sind, sondern krankheitsübergreifend eine diagnostische Hilfe sein können. So berichtete einer der Ärzte von einer Mutter mit drei Kindern, die immer überlegt und gut organisiert die gesundheitlichen Probleme ihrer Kinder im Griff hatte. Als sie jedoch anrief, und am Telefon in Tränen ausbrach, schloss der Kollege daraus, dass jetzt ein ernstes Problem vorliegen musste. Er machte sofort einen Hausbesuch und konnte das Kind gerade noch rechtzeitig einweisen. Mehrere Ärztinnen berichteten, dass ihnen Abweichungen vom „normalen Bild" eines kranken Kindes, d. h. des gutartigen Infekts, aufgefallen waren: apathische, keinen Kontakt aufnehmende Kinder oder etwa ein schlaffer Muskeltonus.

An dieser Untersuchung lassen sich drei wesentliche Elemente des Diagnostizierens in einem generalistischen Setting (Krankenhaus-Notaufnahme, ärztlicher Bereitschaftsdienst, allgemeinärztliche Praxis) illustrieren:

- *Dichotomisierung des Problems:* Im ersten Schritt ist es meist nicht sinnvoll, diagnostisch in die Tiefe zu gehen und sehr differenziert verschiedene Krankheiten zu unterscheiden. Für eine Hausärztin geht es bei der o. g. Situation vor allem darum, die Indikation zur stationären Aufnahme abzuklären; ganz ähnlich muss die Ärztin in der Notaufnahme über stationäre Aufnahme oder Entlassung in ambulante Betreuung entscheiden. Ob tatsächlich ein Myokardinfarkt, eine instabile Angina pectoris oder ein Aneurysma dissecans der thorakalen Aorta vorliegen, ist in der ambulanten Versorgung (noch) nicht relevant. Der Problemraum wird also handlungsorientiert in zwei Bereiche (bedrohliche Erkrankung Ja/Nein) aufgeteilt. Damit wird eine Situation entscheidbar, der ein im Prinzip unendlicher Problemraum zugrunde liegt.
- *krankheitsübergreifende Heuristiken:* Viele Indizien sind ein allgemeiner Hinweis auf (schwere, ernste, spezifische) Erkrankungen: die akute Verwirrtheit beim alten Menschen, die graue oder blasse Haut beim Neugeborenen, die Sinustachykardie bei akuten abdominalen Beschwerden. Dies sind Signale, die für eine Vielzahl von Erkrankungen und Gefährdungen stehen können und die von erfahrenen Ärztinnen in jedem Fall ernst genommen werden. Die nächsten diagnostischen Schritte, meist noch mithilfe der Anamnese und einfachen körperlichen Untersuchung, stellen dann die Weichen zu spezieller Untersuchung und gezielter Behandlung. – Zu diesen Signalen gehört auch eine Reflexion auf die gewohnte Inanspruchnahme medizinischer Leistungen von einzelnen Patientinnen: Das Verhalten der in Tränen ausbrechenden Mutter passte nicht zu ihrem üblicherweise gezeigten Verhalten.
- *Einschätzung der Patientin nutzen:* Eltern von Säuglingen und Kleinkindern bemerken früh, wenn sich ihr Kind in Verhalten oder Empfinden verändert. Es ist deshalb sinnvoll, diese Einschätzung zu erfragen und im diagnostischen Prozess zu nutzen. – Bei einer Studie mit 1200 Patientinnen, die sich wegen Brustschmerzen in der hausärzt-

lichen Praxis vorstellten, konnte ebenfalls die Einschätzung der Patientin, „etwas Ernstes am Herzen" zu haben, für die Feststellung einer koronaren Herzkrankheit genutzt werden. Dieses Kriterium erwies sich diagnostisch als aussagekräftig und ist deshalb Teil des Marburger Herz-Scores geworden.

Diskrepanz-Heuristiken bilden eine größere, für die Medizin sehr interessante Klasse von Heuristiken: Etwas stimmt nicht, ein Fall ist anders als sonst, verstößt gegen eine Normalität oder Regel. Während wir bei „pattern recognition" (siehe Kap. 2.5.1) Einzelphänomene miteinander verbinden und plötzlich ein Bild „sehen", sperrt sich beim „pattern failure" ein Fall gegen den gewohnten interpretativen Zusammenhang. Deshalb wird er aber nicht abgetan, vielmehr wird die in der Diskrepanz steckende Information ausgenutzt. Gerade dann, wenn Patientinnen über einen längeren Zeitraum betreut werden, entsteht ein Referenzrahmen von Inanspruchnahme-Verhalten, Vorerkrankungen, Risikofaktoren usw. Ein Fall von akutem Brustschmerz wird in der Krankenhaus-Notaufnahme unweigerlich als Infarktverdacht behandelt. Wird jedoch der seit 10 Jahren bekannte Hausarzt aufgesucht, wird dieselbe Symptomatik vor dem Hintergrund zahlreicher Konsultationen wegen Schmerzen in diversen Körperregionen ganz anders eingeschätzt. Auch die oben erwähnten „gut feelings" der niederländischen und belgischen Ärztinnen implizieren eine Diskrepanz zum gutartigen Gewohnten („niet pluis").

Wenn ich höre, dass meine Patientin einen Anfall von Schwindel oder Schmerzen in den Beinen schon mehrere Male in den vergangenen Jahren durchgemacht hat, schätze ich die Situation anders ein, als wenn es das erste Mal ist. Im letzteren Fall sehe ich eine Diskrepanz und merke entsprechend auf.

Die Untersuchung zur Meningokokken-Sepsis ist auch deshalb beispielhaft, weil hier eine mögliche „Intuition" reflektierend aufgelöst wird. Wir neigen manchmal dazu, unser Vorgehen mit dem Nebel des Geheimnisvollen zu umgeben, der Begriff der Intuition wird häufig in diesem Sinne missbraucht. Spätestens dann jedoch, wenn wir als Lehrende unsere Erfahrung an die nächste Generation weitergeben, müssen wir explizit werden und versuchen, uns zu erklären. Dann muss der Auslöser für ein „Alarmgefühl" konkret benannt und diskutiert werden.

Einschränkend sei noch hinzugefügt, dass bei Erzählungen über Bauchgefühle und Diskrepanzen immer nur die ernsten und glücklich gelösten Fälle berichtet werden. Mit anderen Worten: Wir sprechen hier nur über die Sensitivität (welcher Anteil der Erkrankten wird durch einen Test i.w.S. erkannt?). Aber natürlich kommt es oft vor, dass uns unser Gefühl täuscht. Ich erinnere mich noch an den Patienten, bei dem mir zum ersten Mal die Idee kam, dass die Feststellung einer Diskrepanz zum Gewohnten oder irgendwie Normalen ein hilfreiches Entscheidungskriterium sein könnte. Es handelte sich um einen damals 62-jährigen Mann, der eine vor drei Monaten neu aufgetretene Verstopfung als Symptom angab. Da gleichzeitig eine leichte Anämie vorlag, entstand bei mir das Gefühl der „Diskrepanz zum Gewohnten". Ich überwies ihn deshalb zur weiteren gastroenterologischen Abklärung. Die Untersuchungen waren jedoch negativ; der Patient kommt auch 10 Jahre später regelmäßig und ganz munter zur Kontrolle seines Bluthochdrucks in meine Praxis. Einzelne Berichte über diagnostischen Spürsinn oder großartige Intuition sind meist überzogen; denn sie unterschlagen die Situationen, wo sich das Bauchgefühl als falscher Hinweis erwiesen hat.

2.2.5 Inanspruchnahme-Schwelle der Patientinnen

Bei einer Untersuchung über den diagnostischen Prozess von Allgemeinärztinnen wurden diese gebeten, nach der Konsultation ihre

Überlegungen zu verbalisieren. Dabei sollten sie mit dem Beginn der Konsultation starten, um gleichsam entlang einem Zeitstrahl den Prozess zu rekonstruieren. Häufig begann die Darstellung mit dem, was von der Patientin bereits vor der Konsultation bekannt war. Neben Vorerkrankungen, Risikofaktoren, früheren Eingriffen wurde in einem Drittel der Fälle auf ihre Inanspruchnahme reflektiert. Dabei fielen typischerweise Ausdrücke wie „er kommt immer sehr spät", oder erst „mit dem Kopf unter dem Arm". Dieses Verhalten lässt sich als eine hohe Schwelle für die Inanspruchnahme interpretieren. Diese konnte bei anderen Patientinnen wiederum niedrig sein; dann suchten die Betroffenen wegen ihrer Beschwerden „sehr früh" die Praxis auf. Entsprechend waren sie häufiger da, während die Ersteren nur selten auftauchten. Bei diesen wurde eine größere Wahrscheinlichkeit für definierte Erkrankungen angenommen und rasch mit entsprechenden diagnostischen Maßnahmen begonnen. Bei Patientinnen mit einer niedrigen Schwelle vor einem Praxisbesuch schätzten die Ärztinnen die Wahrscheinlichkeit für definierte oder ernste Erkrankungen als geringer ein und hielten sich entsprechend mit Überweisungen oder gar invasiven Maßnahmen zurück.

Bei Patientinnen, die ihnen bereits längere Zeit und über mehrere Krankheitsepisoden hinweg bekannt sind, stellen sich die behandelnden Ärztinnen also eine Schwelle vor, ab der das Laiensystem für ein gesundheitliches Problem als nicht mehr ausreichend empfunden und eine ärztliche Konsultation angestrebt wird.

Wenn man die „objektive" Morbidität bei beiden Gruppen als konstant annimmt, ergeben sich dadurch in der Praxis unterschiedliche Wahrscheinlichkeiten für definierte bzw. ernste Erkrankungen. In **Abbildung 2-1** stellen die „Berggipfel" jeweils eine Beschwerde dar, deren Höhe proportional zur Intensität ist. Beschwerden, die mit definierten bzw. ernsten Erkrankungen assoziiert sind, erscheinen dunkel. Menschen mit einer niedrigen Schwelle (schematisch als horizontale Linie – linkes Teilbild) suchen die Praxis häufiger auf; meistens handelt es sich um gutartige Befindensstörungen ohne fassbaren pathologischen Prozess. In der Diktion der diagnostischen Testgenauigkeit (siehe Kap. 4) kann man sagen, dass die positiven prädiktiven Werte für definierte bzw. ernste Erkrankungen niedrig sind. Eine entgegengesetzte Situation finden wir für die hohe Schwelle (rechtes Teilbild).

Teilweise überschneiden sich die Patientinnen auf der linken Seite mit den sog. „frequent attenders", oder gar „heart-sink patients". Dies sind Menschen, die wegen ihrer häufigen Inanspruchnahme ohne eine eindeutige Morbidität bei Praxisteams das Gefühl von Stress und Hilflosigkeit erzeugen. Vor allem die somatische Diagnostik sollte bei dieser Gruppe wegen des Risikos der somatischen Fixierung, von irrelevanten Zufallsbefunden („Inzidentalome") wie auch direkter Komplikationen zurückhaltend eingesetzt werden.

Diese Phänomene sind übrigens kein exklusives Privileg der hausärztlichen Praxis. Jedes regionale Rettungssystem kennt Patientinnen, die sehr oft die Leitstelle alarmieren und die Triggerwörter kennen, die einen Einsatz auslösen. Wenn dann die Alarmierung erfolgt, gehen zumindest die erfahrenen Notärztinnen hier anders vor als bei Patientinnen ohne entsprechenden Hintergrund.

Auch wenn das Prinzip plausibel ist, wissen wir nicht, ob wir unsere diagnostische Qualität erhöhen, wenn wir die Inanspruchnahme-Schwelle unserer Patientinnen berücksichtigen. Neben der Kenntnis von Vorerkrankungen und damit verbesserter Einschätzung von Vortestwahrscheinlichkeiten dürfte dies aber ein wichtiger Mechanismus sein, wie sich die Kenntnis der individuellen Patientin auf den diagnostischen Prozess auswirkt.

Allerdings hat die kontinuierliche Betreuung ihre blinden Flecke („Nebenwirkungen"). Israelische Allgemeinärzte berichten Fälle, in denen Hausärztinnen eine langsam fortscheiten-

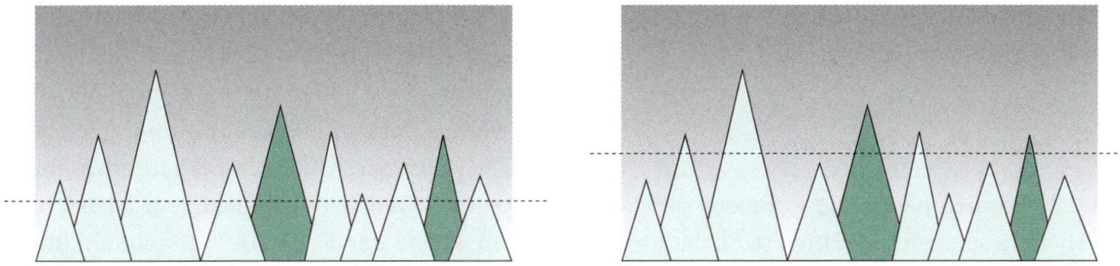

Abbildung 2-1: Patientinnen mit unterschiedlichen Schwellen der Inanspruchnahme. Links: niedrige Schwelle, rechts: hohe Schwelle (weitere Erläuterungen im Text). Quelle: Donner-Banzhoff, N; Michiels-Corsten, M; Bosner, S. Diagnostizieren in der Allgemeinpraxis. Z Allg Med. 2017;93(12):493–8.

de Erkrankung nicht erkannt haben. Diese wurden jedoch offenbar, sobald die Patientinnen vertretungsweise von anderen Ärztinnen betreut wurden. Anämien, Hypothyreosen und Parkinson'sche Erkrankungen wurden als Beispiele von fruchtbarer „passagerer Diskontinuität“ in der ärztlichen Betreuung aufgeführt.

2.2.6 Hypothetiko-deduktives Vorgehen

Kaum eine Studie zum diagnostischen Prozess hat eine solche Wirkung gehabt wie die Untersuchungen von Arthur Elstein und Kollegen, die in den 1970er-Jahren publiziert wurden. Bis dahin galt der Grundsatz, dass Ärztinnen eine ausführliche Anamnese erheben und verschiedene Organsysteme untersuchen, vielleicht sogar weitere Untersuchungen veranlassen und erst dann - induktiv - zu einer Diagnose kommen (dürfen). In dieser wegweisenden Studie mit simulierten Patientinnen und begleitendem Think-aloud-Protokoll stellte sich heraus, dass die Formulierung von diagnostischen Hypothesen und die diagnostische Datenerhebung Hand in Hand gingen und sich gegenseitig beeinflussten. Schon sehr früh, d.h. nach den ersten Äußerungen der Patientin, kamen den teilnehmenden Internistinnen die ersten diagnostischen Ideen in den Sinn. Diese wurden nicht auf die Seite geschoben, sondern dienten als Orientierung bei der weiteren Suche nach diagnostischen Daten. Sobald sie eine diagnostische Hypothese vor Augen hatten, wurden gezielt solche Kriterien für den nächsten Schritt ausgewählt, die der Prüfung dieser Hypothese dienen konnten. Meist wurden nur sehr wenige Hypothesen gleichzeitig bedacht. Da die Schlussrichtung weniger von den Daten zur Hypothese („induktiv“), sondern von der (zu prüfenden) Hypothese zu den Daten verlief, nannten Elstein et al. ihr Modell „hypothetiko-deduktiv“.

Dieses Modell leistete nicht nur einen wichtigen inhaltlichen Erkenntnisbeitrag, sondern öffnete die Tür zu weiteren Studien medizinischer Entscheidungsfindung im Alltag. Es musste nun nicht mehr behauptet werden, dass es bei der diagnostischen Abklärung schön ordentlich zugehen würde, mit anderen Worten: dass der Kaiser schöne Kleider anhabe. Ganz allgemein zog man aus diesen Befunden auch einen normativen Schluss: Es handelt sich wohl um eine sinnvolle Art des Vorgehens. Ärztinnen sollen also nicht immer eine umfassende Anamnese und eine umfassende körperliche Untersuchung durchführen (die sich umso seltener beobachten lässt, je erfahrener die Kolleginnen sind). Vielmehr wird das plötzliche Auftauchen einer Hypothese schon einen - oft gar nicht bewussten - Anlass haben, der sie prüfenswert macht.

Allerdings beinhaltete die experimentelle Anordnung auch einen Bias; denn die Fallgeschichten, mit denen die Simulationspatientinnen ausgestattet waren, steuerten auf eine eindeutige Lösung zu. Diese ist in der realen Versorgung jedoch oft nicht gegeben. Neue Forschungsergebnisse auf der Basis von realen Konsultationen zeigen, dass noch andere Strategien bei der diagnostischen Einschätzung zum Einsatz kommen.

2.2.7 Induktives Streifen

Aktuelle Studien haben die Rolle des deduktiven Hypothesentestens relativiert. So findet sich in Allgemeinpraxen nur in etwa 40 % der Konsultationen dieses Vorgehen. Zu Beginn kann man jedoch fast immer eine Phase nachweisen, die wir in einer eigenen Untersuchung „induktives Streifen" genannt haben. Diese beginnt mit der Aufforderung der Ärztin, den Grund für den heutigen Besuch zu schildern. Dies kann ein explizites „Was führt Sie heute zu mir?" sein, manchmal genügt die implizite Situation des „Sprech"-Zimmers. Die Patientinnen zählen ihre Beschwerden auf, machen Angaben zu Dauer, Intensität und funktionellen Zusammenhängen, zählen assoziierte Symptome auf und liefern oft sogar ihre eigene diagnostische Einschätzung mit. In knapp der Hälfte der Fälle werden sie von der Ärztin unterbrochen, durch deren erste gezielte Frage kommt diese Phase zu ihrem Ende. Von diesem Punkt an wird die Agenda von der ärztlichen Seite bestimmt, von jetzt an äußern sich die Patientinnen nur noch dadurch, dass sie auf Fragen antworten.

Dass zu Beginn einer Konsultation Patientinnen ihr „Präsentier"-Symptom angeben, ist geradezu ein Allgemeinplatz. Bemerkenswert ist allerdings die Reichhaltigkeit der Information in der Phase des induktiven Streifens. Von den gesamten diagnostischen Informationen (cues), welche die Ärztinnen in der jeweiligen Konsultation erhalten konnten, stammten 31 % aus der Phase des induktiven Streifens, nur 12 % waren das Ergebnis des Testens explizit gedachter Hypothesen. Diese Unterscheidung war deshalb möglich, weil nach jeder Konsultation die teilnehmenden Ärztinnen ihre Überlegungen erläuterten, sodass sich die Vorstellung und Testung von Hypothesen rekonstruieren ließen.

Das induktive Streifen lässt sich als eine Strategie verstehen, die an den geradezu unendlichen Problemraum der generalistischen Praxis angepasst ist. **Abbildung 2-2** stellt diesen Raum dar, jedes Feld steht für eine mögliche Beschwerde oder Auffälligkeit. Es unmöglich, alle Felder in einem direktiven Fragemodus abzuklopfen. Als normative Konsequenz ist es in der ersten Phase der Konsultation vielmehr sinnvoll, der Patientin die Führung zu überlassen und sich zu den auffälligen Orten (Befunden) mitnehmen zu lassen. Die angemessene Begleitung auf der ärztlichen Seite ist das aktive Zuhören: Blickkontakt, ermutigendes Nicken und sparsame verbale Unterstützung mittels Erstaunen („Wirklich?"), Zusammenfassen, Paraphrasieren oder Mitgefühl. Vielleicht lassen sich die ersten verbalen Interventionen noch offen gestalten: Wann hat das angefangen? Und wie ging es dann weiter? Damit lässt sich der Prozess der inneren Suche aufrechterhalten. Erst wenn die Patientin deutlich macht, dass sie alles aus ihrer Sicht Wichtige gesagt hat, sollten Nachfragen von ärztlicher Seite einsetzen.

In dieser Phase sind Hypothesen über eventuell vorliegende Erkrankungen nicht nur nicht nötig, sondern können sogar kontraproduktiv sein. Natürlich kommen sie der Ärztin in den Sinn; oft taucht die Vermutung bereits auf, wenn man den Namen der Patientin auf dem Tagesplan sieht... In diesem Stadium ist es jedoch besser, sich auf die Zunge zu beißen und der Versuchung zu widerstehen, Fragen bezüglich bestimmter Hypothesen zu stellen. Die

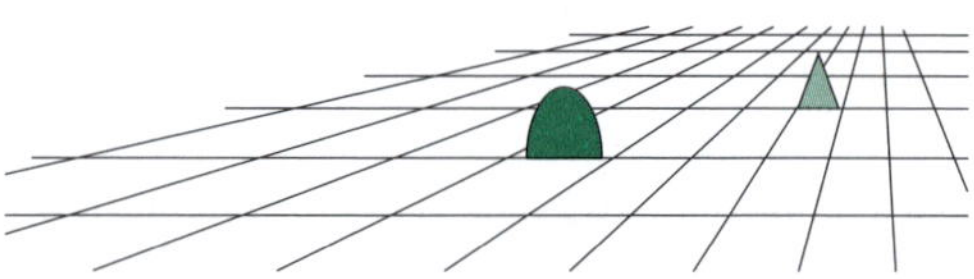

Abbildung 2-2: Diagnostischer Problemraum und induktives Streifen. Die geometrischen Figuren stellen auffällige Beschwerden oder Befunde dar. Quelle: Donner-Banzhoff N, Seidel J, Sikeler AM, Bösner S, Vogelmeier M, Westram A, Feufel M, Gaissmaier W, Wegwarth O, Gigerenzer G. The Phenomenology of the Diagnostic Process: A Primary Care-Based Survey. Med Decis Making. 2017;37(1):27–34. https://doi.org/10.1177%2F0272989X16653401

Bereitschaft der Patientin, ihre Ärztin spontan zu den verschiedenen Problemzonen zu führen, ist mit der ersten gezielten Frage schlagartig vorbei. Ärztinnen werden jetzt nur noch Beschwerden klären können, an die sie selbst als Möglichkeit gedacht und als Frage formuliert haben.

Wenn man dagegen die Patientin ausreden lässt, führt sie uns häufig zu Stellen des Problemraums, die für uns unerwartet sind und uns neue Perspektiven bieten, mit anderen Worten: Hypothesen formulieren lässt, auf die wir sonst nie gekommen wären. Während beim *deduktiven* Testen die Hypothese gedanklich vorangeht und im nächsten Schritt durch Fragen bzw. Daten auf die Probe gestellt wird, ist die Richtung beim *induktiven* Streifen umgekehrt: Zuerst geben wir unserer Patientin Zeit, den Problemraum abzustecken, dann erst formulieren wir aus diesen Einzelstücken ein Bild bzw. eine Hypothese. Zu deren Prüfung muss dann oft gar nicht mehr viel unternommen werden, da die wichtigsten Informationen bereits auf dem Tisch liegen.

Außerdem erfahren wir von unseren Patientinnen eine affektive Einschätzung, wie z. B. Angst oder die Vermutung, es könnte etwas Ernstes sein. Diese Phase bietet auch Gelegenheit, nonverbale Signale zu bemerken. Schließlich liegen Patientinnen mit ihrer eigenen diagnostischen Einschätzung meistens richtig. Und selbst wenn nicht: Für Ärztinnen ist es wichtig, die Diagnosevermutung der Patientin zu kennen und zu kommentieren, auch wenn sie (nach ärztlicher Einschätzung) nicht zutrifft, und damit eventuelle Ängste zu bearbeiten.

Angesichts der Größe des Problemraums ist das wohlgenutzte induktive Streifen eine höchst effiziente Strategie. „Wohlgenutzt“ heißt konkret, die Patientin ausreden zu lassen, bis sie das genannt hat, was beschwerlich, besorgniserregend oder einfach nur anders als sonst ist. Die entsprechenden Informationen lassen sich im direktiven Fragemodus nur sehr mühsam, und meistens auch nicht vollständig, einholen. Oft wird es sogar ein bisschen peinlich, nämlich wenn „Ideen – Sorgen – Erwartungen“ (ideas, concerns, expectations) als aktive Frage formuliert werden müssen („Sie sind doch die Ärztin!“).

Dass Ärztinnen ihre Patientinnen zu oft und zu früh unterbrechen, ist selbst in den allgemeinen Medien ein häufig behandeltes Thema. Die kritischen Kommentare beziehen sich jedoch ausschließlich auf die Beziehungsebene. Tatsächlich ist das zu frühe Unterbrechen der Patientin jedoch nicht nur eine persönliche Kränkung, vielleicht sogar eine unangemessene Machtdemonstration, sondern auch ein handwerklich-diagnostischer Fehler: So bleibt das induktive Streifen, die ergiebigste diagnostische Phase, ungenutzt. Es steigt die Gefahr, dass diagnostisch relevante Information nicht ausgesprochen wird. Das induktive Streifen unterstreicht jedenfalls die personale Dimension, welche die diagnostische Aufgabe in der Medizin ausmacht (siehe Kap. 1.12).

2.2.8 Getriggerte Routinen und deskriptive Fragen

Es gibt noch eine weitere Methode bzw. Phase im diagnostischen Prozess, die von gedachten Hypothesen unabhängig ist. Wenn beispielsweise eine Patientin das Symptom „Erbrechen“ erwähnt, fragen wir, ohne uns darüber große Gedanken zu machen, die übrigen Symptome des Gastrointestinaltraktes ab: Bauchschmerzen, Stuhlgang usw. Dabei wird nicht zwangsläufig an definierte Hypothesen gedacht (mechanischer Ileus? Mesenterialarterien-Embolie? Ketoazidose?), denn deren Zahl wären an diesem Punkt noch viel zu groß. Vielmehr gehen wir davon aus, dass die anderen Funktionen des jeweiligen Organsystems hier von Bedeutung sind und für die Evaluation jeder weiteren Hypothese gedanklich präsent sein müssen (**Abbildung 2-3**). Erst danach macht es Sinn, sich Kriterien für oder gegen bestimmte Hypothesen vorzunehmen (Schwangerschaft denkbar? Reise in die Tropen? Die verordneten Diabetesmedikamente eingenommen?).

Während die Methode des induktiven Streifens nur für die Anamnese relevant ist (hier al-

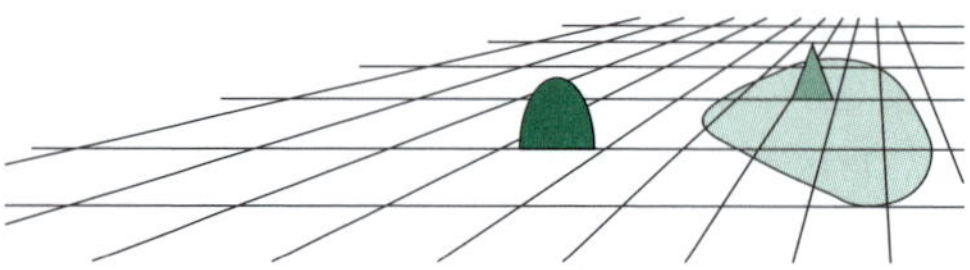

Abbildung 2-3: Diagnostischer Problemraum und getriggerte Routinen. Quelle: Donner-Banzhoff N, Seidel J, Sikeler AM, Bösner S, Vogelmeier M, Westram A, Feufel M, Gaissmaier W, Wegwarth O, Gigerenzer G. The Phenomenology of the Diagnostic Process: A Primary Care-Based Survey. Med Decis Making. 2017;37(1):27–34. https://doi.org/10.1177%2F0272989X16653401

lerdings der zentrale Weichensteller für den gesamten diagnostischen Prozess ist), spielen getriggerte Routinen auch in den späteren Phasen dieses Prozesses eine Rolle. So gehen wir bei der körperlichen Untersuchung nach Organ*systemen* vor. Bei Laboranforderungen macht es Sinn, einzelne Tests zu inhaltlichen Gruppen zusammenzudenken: Leberwerte, Hepatitis-Serologie, Nierenfunktion, Blutgasanalyse usw.

Große Ähnlichkeit mit den getriggerten Routinen haben die sog. deskriptiven Fragen. Wenn eine Patientin über Bauchschmerzen klagt, interessieren uns natürlich die genaue Lokalisation, der Schmerzcharakter, die Dauer und funktionelle Assoziationen (Nahrungsaufnahme, Bewegungen, Husten usw.). Diese Fragen sind eng geknüpft an von der Patientin bereits geäußerte Symptome und zielen auf eine nähere Beschreibung.

In der Literatur werden „Routinen“ eher in einem negativen Licht gesehen, als Ausweg für die Unerfahrenen oder als Möglichkeit, innezuhalten und Gedanken wieder zu sammeln. Tatsächlich handelt es sich um sinnvolle und angepasste Strategien, große Felder von Möglichkeiten sinnvoll und effizient einzuengen.

2.3 Exkurs: klinische Erfahrung

„Die Kollegin hat damit viel Erfahrung“ – diesen Ausdruck gebrauchen wir oft; es mag um Kolleginnen gehen, aber auch für uns selbst ist es wichtig, genügend Erfahrung in der Behandlung bestimmter Probleme oder mit nützlichen Prozeduren zu erlangen. Der Begriff der Erfahrung hat eine quantitative Dimension: Die Kollegin hat schon sehr viele Fälle dieser Art gesehen und behandelt. Meist ist jedoch auch eine qualitative Komponente mitgedacht; wir gehen davon aus, dass ihrem Urteil eher zu trauen ist als dem einer Kollegin mit kürzerer Dienstzeit bzw. geringerer Exposition. Deshalb wenden wir uns an besonders „Erfahrene“, wenn eine Patientin eine besonders verwickelte Problemkonstellation bietet, für welche die Routinen nicht mehr ausreichen. Dieses Verständnis von Erfahrung ist also nahe an „Klugheit“, wenn nicht gar „Weisheit“ bzw. dem aristotelischen Begriff der „Phronesis“. Darin kommen das Verständnis der verschiedenen Aspekte und Problemdimensionen eines partikularen Falls, einschlägiges Wissen, eine ethische Orientierung und ein Bewusstsein der Unsicherheit der Situation zusammen.

Wer eine große Zahl von Patientinnen und damit Symptom-Befund-Konstellationen („Patterns“, Exemplare) gesehen hat, hat ein gutes Gefühl für die Variabilität von Entitäten (Krankheiten) entwickelt. Den klassischen Fall kann auch eine Studentin in einem frühen klinischen Semester diagnostizieren; wo jedoch die eine nosologische Entität aufhört und die nächste beginnt, ist viel schwerer zu sagen; die so verstandene Erfahrung hilft also, gerade auch die Grenzfälle einzuordnen.

Wer viele Patientinnen sieht, speichert – ohne tiefer darüber nachzudenken – die *Häufigkeiten* von Befunden, Konstellationen und Erkrankungen (base rates) ab; dies hilft später, Befunde kritisch zu sehen und noch einmal nachzuprüfen; außerdem werden Befunde im Lichte ihrer Vortestwahrscheinlichkeit gesehen und nicht unkritisch verabsolutiert (siehe Kap. 5.3).

Durch das wiederholte Lösen derselben oder ähnlicher Probleme entwickeln sich Automatismen und *Routinen*, die eher auf der „intuitiven“ Seite des kognitiven Spektrums angesiedelt sind (siehe Kap. 1.7). Dies gilt für kognitive (Was frage ich als Nächstes? Welche Untersuchung ist hier sinnvoll?) wie auch für psychomotorische

Prozesse (operative Eingriffe, Punktionen usw.). Diese Art der Erfahrung führt zu der wunderbaren Leichtigkeit, mit der alte Hasen häufig ihre Prozeduren durchführen. Was für Anfänger schwierig und aufregend gewesen ist, benötigt mit der Zeit immer weniger kognitiven „Arbeitsspeicher". Dieser Effekt lässt sich nutzen, um ein leichteres Leben zu haben und das geringere Stressniveau zu genießen; er macht aber auch den Kopf frei für Reflexionen über die eigene Arbeit und das Ausprobieren von Neuem.

Aber wir wissen natürlich auch, dass häufig derselbe Fehler mit immer größerem Selbstbewusstsein begangen wird. Hinter diesem bissigen Wort steckt die Einsicht, dass die Praxis nicht immer nur korrektes Feedback zu unseren Einschätzungen und Handlungen gibt. Mit anderen Worten: Erfahrung kann trügerisch sein – dies ist das Thema von Kap. 3.

2.4 Zwischenstation

Ich möchte hier kurz innehalten. Den bisher in diesem Kapitel referierten Untersuchungen ist gemeinsam, dass sie diagnostische Phänomene aus der Sicht der Medizin bzw. tätiger Ärztinnen beleuchten. Dabei entsteht ein Bild, dass sich von einer systematischen Datenerhebung (sorgfältige Anamnese, umfängliche körperliche Untersuchung, gründliche technische Diagnostik...) deutlich unterscheidet. Tatsächlich greifen schnelle, intuitive Schlüsse und präzise formulierbare Regeln ineinander, Verstand und Gefühl sind beide unverzichtbar; der Entscheidungs*kontext*, von dem sich Wissenschaft doch immer bemüht zu abstrahieren, spielt eine zentrale Rolle. Ein sehr buntes Reich tut sich auf, das sich mit dem expliziten, aus Studien abgeleiteten Wissen nur teilweise überschneidet. Die referierten Untersuchungen haben überwiegend deskriptiven Charakter, d.h. es wird gezeigt, wie im Alltag Entscheidungen getroffen werden. Allerdings lassen sich an die Befunde durchaus auch normative Überlegungen knüpfen: Auf die Bauchgefühle solle gehört werden, Diskrepanz-Heuristiken sind ein nützliches Instrument in der Hand der Generalistin, Patientinnen sollten wir ausreden lassen, weil sie wichtige Informationen zu bieten haben usw. Die Belege dafür, dass dies tatsächlich die Versorgung verbessert, sind allerdings lückenhaft – was überwiegend jedoch auch für das Gegenteil gilt.

Die in diesem Kapitel im Folgenden dargestellten Untersuchungen nähern sich unserem Thema von der Seite der kognitionspsychologischen Theorie. Meist werden hier „small worlds", d.h. geschlossene Problemräume untersucht: Was ist die Hauptstadt von X? Soll ein Verdächtiger festgehalten oder gegen Kaution freigelassen werden? Liegt Krankheit A oder B vor? Eine Eingrenzung auf zwei oder drei diagnostische Möglichkeiten haben wir in der klinischen Wirklichkeit jedoch erst nach ersten Sichtungs- und Filterschritten, wenn ein großer Teil der diagnostischen Aufgabe bereits bearbeitet worden ist.

Ich lade Sie ein, die Plausibilität und Tragfähigkeit dieser theoretischen Ansätze für den ärztlichen Alltag zu prüfen. Gemeinsam ist ihnen der positive ökologische Ansatz: Sie gehen davon aus, dass Lebewesen (diese können von einer Ärztin bis zum Adler auf Nahrungssuche reichen) sich an ihre Umgebung anpassen können, lernen können und vorzugsweise solche Strategien einsetzen, die sich phylogenetisch oder ontogenetisch bewährt haben. Die Verfechter dieser Sicht sprechen auch von „ökologischer Rationalität" oder „adaptiver Intelligenz".

2.5 Die Sicht der Kognitionspsychologie: „top-down"

2.5.1 Muster erkennen und verwerfen

A: Hallo Chef, hier Dr. Schwarz. Wir haben gerade Herrn Klar wieder aufgenommen, Ateminsuffizienz.
C: Wer?

A: Herr Klar!
C: Sagt mir im Moment nichts, wie sieht er aus?
A: Dunkles Haar, Narbe linkes Ohr – schwierig bei den Blutgasen.
C: Ah, jetzt weiß ich: 45 Jahre alt, Natrium 132, Kalium 5.8, PO2 85, PCO2 76.
(Schmidt et al., 1990)

Schachspieler sind ein Lieblingsobjekt der Expertise- und Kognitionsforschung. Zum einen ist das Schachspiel eine saubere und übersichtliche Angelegenheit, bei der sich Erfolg und Misserfolg klar unterscheiden lassen. Zum anderen lassen sich leicht Könner und Nichtkönner definieren, wenn man herausarbeiten will, was Erstere von den Letzteren unterscheidet. All diese Charakteristika treffen auf die medizinische Diagnose gerade nicht zu, sodass das Schachspiel, obwohl weniger relevant, besser erforscht ist. Trotzdem sind die Erkenntnisse, die über dieses Spiel gewonnen worden sind, auch für unser Thema von Interesse.

Ein zentrales Ergebnis der Schachforschung besteht darin, dass Erfahrene in einer Menge von Informationen oder Befunden blitzschnell Strukturen oder Muster erkennen. Eine exzellente Schachspielerin hat Tausende von Spielen bzw. Aufstellungen im Kopf; wenn sie eine konkrete Aufstellung beurteilen soll, kann sie darin frühere, in ihrem Gedächtnis gespeicherte Partien „wiedererkennen". Diese Aufstellungen kennt sie aus eigenen Spielen und den beobachteten Partien; bei manchen handelt es sich um „Klassiker", die in der Literatur immer wieder diskutiert werden. Aus dem wiedererkannten Muster weiß sie, ob es hier einen Ausweg gibt oder ob sie an diesem Punkt schon aufgeben sollte.

Ganz ähnlich haben wir als Studierende mühsam über einem Ausdruck von 20 Laborwerten getüftelt, während Erfahrene darin sofort Strukturen erkennen; aus erhöhtem Kreatinin, Harnstoff, Harnsäure und Kalium wird dann die Niereninsuffizienz, aus den Leberwerten der Zellschaden oder die Cholestase. Wenn Sie die Kollegin allerdings fragen, wo denn genau die Normgrenzen für diese Werte liegen, kommt die Gute vielleicht ins Stottern... Es sind also Muster, zusammengesetzt aus dem Spiel einzelner Größen („Variablen"), die abgespeichert und später bei neuen Fällen wieder erinnert werden.

Das Speichern von Fällen und Konstellationen ist ein wesentliches Prinzip alltäglicher und professioneller Erfahrung. Damit können wir die unermessliche Kapazität unseres Langzeitgedächtnisses nutzen, ohne unser arg begrenztes Kurzzeitgedächtnis bzw. den „Arbeitsspeicher" zu überfordern. Wir nehmen einzelne Informationen wahr, und in kurzer Zeit rastet etwas ein, das die ungeordneten einzelnen Stimuli in einen Zusammengang bringt („Das ist doch wie damals...").

Offenbar gibt es eine typische Entwicklungssequenz: Anfänger tüfteln mithilfe von anatomischen und pathophysiologischen Überlegungen über Zusammenhänge von Symptom und Krankheit. Teils wird das Grundlagenwissen wieder vergessen (ich vermute, dies trifft auf den Großteil des Gelernten zu), teils wird es „verkapselt", d.h. es kann bei Bedarf wieder abgerufen werden, teils weicht es pragmatischen, stark vergröbernden, oft auch idiosynkratischen und Ad-hoc-Theorien. Diese Entwicklung ist keine Degeneration, keine Schlamperei und keine intellektuelle Abkürzung, sondern eine notwendige Voraussetzung für Handlungsfähigkeit in der Praxis.

In der Kognitionspsychologie gibt es drei grundsätzliche Auffassungen darüber, wie der Begriff des Musters zu verstehen ist; alle drei sind für die medizinische Diagnose relevant: Prototypen, Exemplare oder zusammengesetzte Strukturen.

Wenn wir unseren Studierenden in der frühen Phase des Studiums eine Krankheit darstellen wollen, dann entwickeln wir ein typisches Bild. Gleichzeitig machen wir (hoffentlich) deutlich, dass die Patientinnen, die wir mit der entsprechenden Diagnose belegen, diesem Bild eigentlich nie entsprechen, wir müssen zugeben, dass der untypische Fall die Regel ist... Trotzdem ist die Orientierung an einem Prototyp pragmatisch sinnvoll, wir arbeiten mit Graden der Ähnlichkeit. Da gibt es einerseits den „klassischen", aber eher seltenen Fall, andererseits landen viele Patientinnen in der Grauzone zwischen verschiedenen Krankheitsbildern, wo die Zuordnung schwierig ist und häufig gar nicht gelingt.

Die zweite Definition eines Musters wird von der sogenannten Exemplar-Theorie geliefert. Demnach speichern wir konkrete Fälle in unserem Gedächtnis ab; zur COPD etwa fällt mir ein untersetzter Mann mit einer unregelmäßigen Gesichtshaut ein (Rauchen, Tätigkeiten draußen oder mit schädigenden Expositionen), einer eher manuellen Beschäftigung und einer stoischen Art, seine Krankheit zu ertragen. Oft haben wir mehrere Exemplare gespeichert, die dann wiederum zu einem Prototyp verschwimmen können.

Schließlich lässt sich ein Muster durch semantische Gegensatzpaare definieren. Wenn wir mit einer Studentin einen Patienten mit Atemnot diskutieren, verwenden wir Gegensatzpaare wie akut – chronisch, Ödeme – keine Ödeme, Nykturie – keine Nykturie. Eine Krankheit ist dann definiert als charakteristische Ausprägung dieser einschlägigen Variablen.

Aufgrund meiner eigenen Introspektion fällt es mir schwer, eine Entscheidung über die ausschließliche Gültigkeit einer dieser Theorien in der Medizin zu treffen. Sie dürften mit Gelegenheit und Erfahrungsstand wechseln. Wir starten mit dem „typischen Krankheitsbild" unserer Dozentinnen und Lehrbücher, reichern dies jedoch an mit Erfahrungen von Begegnungen mit konkreten Patientinnen (= Exemplaren) und entwickeln ein Gefühl für die Variabilität bzw. für die meist fließenden Grenzen einer diagnostischen Kategorie. Die Diskussion über diagnostische Zuordnungen – kollegial bzw. in der Lehre – spielt sich dagegen oft in den Kategorien semantischer Gegensatzpaare ab.

Das Abspeichern von Mustern im Langzeitgedächtnis hilft ein Problem lösen, dem wir in den folgenden Abschnitten noch mehrfach begegnen werden: nämlich der begrenzten Kapazität unseres gedanklichen „Arbeitsspeichers", d.h. unseres Kurzzeitgedächtnisses. Dieses kann gleichzeitig allerhöchstens sieben Elemente (eine klassische, aber höchst optimistische Schätzung) behandeln, während unser Langzeitgedächtnis eine schier unermessliche Speicherkapazität hat, die wir allerdings nur mit Mühe anzapfen können.

Jedenfalls haben wir hier eine plausible und tragfähige Erklärung für intuitives, nicht-analytisches Vorgehen beim Diagnostizieren gefunden. Das Abrufen von diagnostischen Mustern aus dem Langzeitgedächtnis geschieht schnell, leicht und kann von den Akteuren oft gar nicht näher erklärt werden. Entscheidend sind vielleicht gar nicht zentrale medizinische Befunde, sondern die Beschaffenheit der Haut, der Geruch, die Art der Kleidung...

Henk Schmidt et al. (Maastricht) betonen, dass Exemplare in der Medizin die Struktur von Drehbüchern haben. Darin gibt es immer eine Störung, z.B. die Ischämie des Herzmuskels beim akuten Infarkt. Dieser gehen aber Vorbedingungen voraus (enabling conditions), vielleicht eine langjährige, schwer zu behandelnde Hypertonie oder eine auffällige Familienanamnese. Schließlich hat die Störung ihre Konsequenzen: Das mag eine Pumpschwäche (Herzinsuffizienz) oder ein schnelle Erschöpfbarkeit sein. Diese Exemplare haben also die Struktur kleiner Geschichten, welche die über die Patientin bekannten einzelnen Informationen in einen sinnvollen Zusammenhang bringen sollen. Die heutzutage selten gewordene Blickdiagnose ist ebenfalls ein Beispiel für Mustererkennung. Dass wir die Extrembefunde alter Lehrbücher heute nicht mehr sehen, hat nicht nur mit den Fortschritten der Medizin zu tun, sondern vor allem damit, dass der Arztbesuch in entwickelten Ländern immer weniger eine Geldfrage geworden ist.

2.5.2 Entscheidungen sezieren

In einer bereits länger zurückliegenden Untersuchung wollten Wissenschaftlerinnen der Universität Plymouth (UK) herausbekommen, welche Patientinnen-Charakteristika Allgemeinärztinnen dazu brachten, cholesterin senkende Medikamente zu verschreiben. Dazu wurden den Ärztinnen Fälle (sog. Vignetten) per Computer gezeigt, die insgesamt 13 Angaben (Variablen) beinhalteten, die für eine Verschreibung relevant sein konnten: Demografie (Alter, Geschlecht, soziale Schicht [Beruf]), Cholesterinwert, weitere Risikofaktoren (Rauchen, Hypertonie, Diabetes, Gewicht, Familienanamnese), außerdem die Einstellung des Patienten zu einer Behandlung und seine Persönlichkeit. Für jeden der 130 Fälle sollten die Ärzte angeben, mit welcher Wahrscheinlichkeit sie einen Cholesterinsenker verschreiben würden (0–100%). Außerdem sollten sie – unabhängig von den präsentierten Fällen – für jede einzelne Variable angeben, wie sehr diese sie bei ihrer Entscheidung beeinflussen würde. Damit war die Möglichkeit gegeben, die Reaktion auf die Fälle mit dem verbal beschriebenen Gewichtungen zu vergleichen.

Während sich das Cholesterin relativ einheitlich als ein Faktor für eine Verschreibung herauskristallisierte, gab es in Bezug auf die anderen möglichen Einflüsse eine große Variabilität unter den 35 Befragten. So war höheres Alter für neun Kolleginnen ein Grund, nicht zu verschreiben, bei einer war es umgekehrt, während sich für die Mehrheit die Entscheidung durch dieses Kriterium nicht änderte. Etwa ein Viertel verschrieb bei Rauchern und Übergewichtigen seltener. Das Rauchen wurde als ein sehr wichtiger Risikofaktor angesehen und führte teilweise zu moralischen Überlegungen („Ich verschreibe ihm erst dann ein Medikament, wenn er mit dem Rauchen aufhört!"). Bekannte Arteriosklerose war bei den verbalen Angaben ein starker Faktor, hatte bei der tatsächlichen Verschreibung aber nur einen mäßigen Einfluss.

Diese Studie ist aus methodischen und inhaltlichen Gründen interessant. Sie zeigt eine Möglichkeit auf, das Vorgehen von Entscheiderinnen zu erfassen. Da man für die 130 Vignetten von den Ärztinnen die Angabe ihrer Verschreibungsneigung hatte, ließ sich der Einfluss der einzelnen Variablen (Risikofaktoren im weiten Sinne) auf die Entscheidungen mathematisch darstellen. Wenn Sie sich noch einmal Abbildung 1-2 (Quellen von Unsicherheit in der diagnostischen Prozess) ansehen, finden Sie diese Beziehung als Unsicherheit Nr. 3 dargestellt: Wie gehen Ärztinnen mit den einzelnen Informationen, die sie vom Patienten erhalten um? Welche beachten sie, welche ignorieren sie, welches Gewicht haben die berücksichtigten Faktoren?

Mathematisch lassen sich diese Beziehungen in einer Regressionsgleichung darstellen. Dabei steht das y für die Wahrscheinlichkeit, mit der das Medikament verordnet wird, x_1, x_2, x_3 usw. für die Einflussfaktoren.

$$y=\alpha+\beta_1 x_1+\beta_2 x_2+\beta_3 x_3$$

Hierbei verraten uns die Regressionskoeffizienten β_1, β_2 usw., welches Gewicht ein Faktor hat: Ist er nahe null, verändert er die Summe auf der rechten Seite und damit das Ergebnis auf der linken Seite nicht oder kaum; eine große Zahl dagegen steht für einen gewichtigen Einfluss, der positiv wie negativ sein kann.

Diese Methodik ist weit verbreitet, um die Kriterien zu erfassen, die Menschen bei ihren Entscheidungen nutzen – nicht nur in der Medizin. Regelmäßig ergibt sich dabei, wie übrigens auch in der oben erwähnten Studie:

- Entscheider variieren untereinander in hohem Maße, sowohl in Bezug auf ihre Entscheidung (hier: Verschreibung Ja/Nein) wie auch in Bezug auf die berücksichtigten Faktoren.
- Es besteht eine Kluft zwischen tatsächlichen und verbalisierten Gesichtspunkten bzw. dem Ausmaß der Einwirkung.
- Entscheider sind von Fall zu Fall inkonsistent bezüglich der Berücksichtigung von Faktoren.

- Menschen treffen ihre Entscheidung meist auf der Grundlage nur weniger Kriterien, auch wenn Informationen über eine große Anzahl von Variablen vorliegen.

Studien mit dieser Methodik bearbeiten typischerweise binäre Entscheidungsprobleme: Soll diese Person zum Studium zugelassen werden? Soll diese Bewerberin die Stelle bekommen? Soll ich mein Geld in diesen Fonds investieren? Häufig haben Wissenschaftlerinnen für Probleme dieser Art die Entscheidungsqualität von Menschen und Rechenmodellen verglichen. Dabei haben die Rechner regelmäßig die Menschen geschlagen.

Wenn man zunächst quantifiziert, welche Kriterien Entscheider in bestimmten Situationen nutzen, und diese in ein Modell eingibt, dann schlägt der Rechner sogar die Personen, die zunächst mit ihren Entscheidungen (Einfluss von Faktoren) den Rechner gefüttert haben! Ein Computer ist offenbar konsistenter und präziser als ein menschlicher Entscheider. Nur nebenbei bemerkt: Die medizinische Diagnose ist kein binäres Problem, sondern ein polytomes. Wenn wir das Problem unseres Patienten auf eine binäre Fragestellung eingegrenzt haben, ist die diagnostische Hauptarbeit bereits geschafft. Für die Medizin hat dieses Forschungsfeld deshalb nur eine begrenzte Bedeutung gehabt.

Es gibt allerdings noch eine interessante andere Seite dieses Modells. Wir haben uns bisher auf der subjektiven Seite bewegt, indem wir uns gefragt haben: Welche Gründe oder Gesichtspunkte sind ausschlaggebend dafür, wie Menschen sich in bestimmten Situationen entscheiden? Wir können aber auch die objektive Seite betrachten und festlegen, wie die einzelnen Kriterien und Faktoren objektiv mit dem Ereignis assoziiert sind, das eingeschätzt werden soll: Studienerfolg, Bewährung auf einer Stelle, Nutzen eines Medikaments usw. Um auf unser Beispiel der cholesterinsenkenden Medikamente zurückzukommen: In der oben kurz dargestellten Studie wurde gefragt, wie reale Ärztinnen in ihrer Praxis entscheiden. Dabei ging es sozusagen um den Istzustand auf der Seite der Entscheiderinnen. Genauso interessant wäre zu wissen, welches der dargestellten 13 Patienten-Charakteristika mit einer objektiven Wirkung des Medikaments assoziiert ist, welche Kriterien tatsächlich einen größeren Effekt des Medikaments versprechen und welche einen geringeren oder überhaupt keinen. Das Ergebnis hätte dann letztlich einen normativen Charakter; mit der Wirkung assoziierte Faktoren *sollten* dann vorzugsweise bei der Entscheidung berücksichtigt werden. Wenn Sie sich noch einmal die Abbildung 1-2 ansehen, werden Sie diese Beziehung als Unsicherheit Nr. 5 dargestellt finden. Jetzt geht es also um die Frage, welche Indikatoren oder Befunde mit einer Diagnose verknüpft (korreliert) sind. Rechnerisch lässt sich dies – wie bei der subjektiven Seite – wieder mit einem Regressionsmodell darstellen. Auch hier werden wir praktisch immer nur probabilistische Beziehungen haben, kein Einzelkriterium wird allein die Diagnose bestätigen oder ausschließen. Diese Kombination von objektiver und subjektiver Seite eines Urteils ist erstmalig von dem Psychologen Egon Brunswick vorgeschlagen worden; da die grafische Darstellung an die Brechung von Strahlen durch eine konvexe Linse erinnert, sprechen wir vom Linsen-Modell (**Abbildung 2-4**).

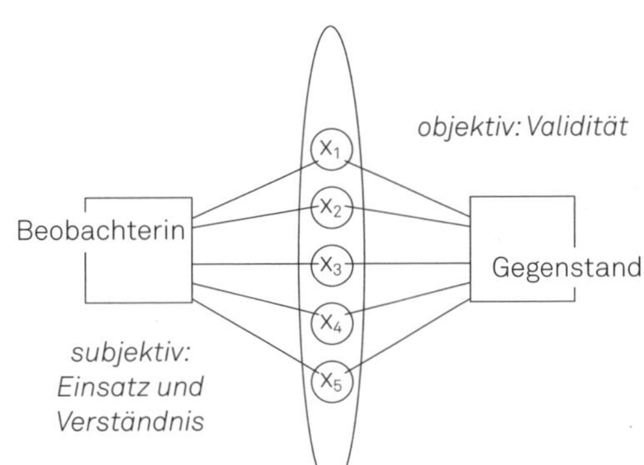

Abbildung 2-4: Linsen-Modell nach Egon Brunswick. Nach: Brunswik, E. The conceptual framework of psychology. Oxford, England: The University. Chicago Press; 1952.

Abbildung 2-4 erinnert Sie natürlich an Abbildung 1-2, aber beachten Sie bitte einige Unterschiede. Letztere stellt eine kommunikative Situation dar: Die Patientin berichtet ihrer Ärztin ein Symptom, das diese diagnostisch verwertet. Das Linsenmodell (Abbildung 2-4) dagegen gibt die Analyse eines Gegenstandes (ganz allgemein – in unserem Beispiel ist es tatsächlich ebenfalls eine Person, die Patientin) wieder. Die rechte Seite des Linsenmodells (objektiv: Validität der Kriterien X_1, X_2 usw.) entspricht in Abbildung 1-2 der Unsicherheit Nr. 5, die linke Seite (subjektiv: Einsatz und Verständnis der Kriterien) entspricht Unsicherheit Nr. 4.

Mit dem Linsen-Modell können wir also die subjektive Entscheidungsseite (Fragen: Welche Kriterien verwenden die Entscheider? Welche Fragen stellen sie, welche Befunde erheben sie?) wie auch den objektiven Aspekt (Frage: Welche Kriterien sind mit der Erkrankung korreliert?) untersuchen. Erstere liefert ein Modell des Entscheiders, Letzterer liefert ein Modell der Wirklichkeit; Erstere sagt uns, welche Kriterien mit welcher Gewichtung verwendet werden, Letzterer, welche verwendet *werden sollten*. Dazu nutzen wir diagnostische Studien (siehe Kap. 4). Idealerweise sollte das Bild symmetrisch sein.

Der Schlüssel dazu ist ein Feedback, das Entscheider bekommen. Mit einem systematischen und unverzerrten Feedback haben sie die Möglichkeit zu lernen, d.h. die Auswahl und die Gewichtung der Kriterien der Wirklichkeit anzupassen. Das Linsen-Modell ist also auch ein Modell ökologischer Anpassung unseres Erkenntnisapparates und damit von Rationalität. Da mehrere Faktoren eine Rolle spielen, dazu noch in unterschiedlicher Gewichtung, spricht man auch von kompensatorischen Modellen. Zwar liegt eine positive Familienanamnese für Gefäßkrankheiten vor (dadurch absolutes Risiko erhöht), aber der Patient ist erst 48 Jahre und hat ansonsten eine günstige Risikofaktorenkonstellation. Mit anderen Worten: Der Nachteil der Familienanamnese wird von den Faktoren Alter, Blutdruck usw. kompensiert. Brunswick hat den Begriff des „vicarious functioning“ geprägt; damit ist gemeint, dass in einer Situation mit zahlreichen Prädiktoren und hoher Unsicherheit Entscheidungen über verschiedene Ketten (Auswahl) von Informationen laufen können (entsprechend verschiedenen Konstellationen) und doch zum gleichen Ergebnis führen.

Da durch die Regressionskoeffizienten, die den Einfluss eines Faktors quantifizieren, diese Modelle sehr kompliziert werden, sind Vereinfachungen vorgeschlagen worden. So hat Dawes an einigen Beispielen nachgewiesen, dass Modelle, welche die Gewichtungen der einzelnen Prädiktoren ignorieren, kaum schlechter zur Vorhersage taugen als die sehr elaborierten Regressionsmodelle, die ja für den Prädiktor eine präzise Gewichtung liefern. Dieses Prinzip haben wir bei der Entwicklung des Marburger Herz-Scores genutzt; dieser besteht aus fünf Variablen (Kriterien), die jeweils das gleiche Gewicht (= 1 Punkt) haben. Statistikerinnen weisen immer wieder darauf hin, dass bei der Ableitung multivariabler Modelle nicht zu sehr ins Detail gegangenen werden sollte. Sehr feinsinnig gesponnene Modelle, d.h. solche mit vielen Faktoren nebst spezifischen Gewichtungen, laufen Gefahr, spezifische Eigenarten einer Studie (Setting, Stichprobe, Auswahl der gemessenen Variablen) übermäßig zu betonen. Man gerät dann oft in Schwierigkeiten, wenn sich das Modell an einem anderen Datensatz oder gar im Leben bewähren muss. Man könnte ein solches Modell mit einem Maßanzug vergleichen, der dem ersten Käufer perfekt passt, allen anderen Menschen aber schlecht oder gar nicht. Der Anzug von der Stange dagegen macht sich bei einer großen Zahl von Personen ganz gut.

Der sehr schlichte Marburger Herz-Score schnitt bei der Erprobung an zwei unabhängigen Datensätzen (Region Lausanne [Schweiz]; unabhängige Replikationsstudie in Marburg) sehr gut ab. Man spricht dann von einer „robusten“ Entscheidungsregel; bei sehr elaborierten Instrumenten fürchten wir ein sogenanntes Overfitting, d.h. eine Überanpassung an die Spezifika eines Datensatzes, was bei der unabhängigen Validierung dann meist zu Schwierigkeiten führt.

Die oben referierte Befragung zur Verordnung von cholesterinsenkenden Medikamenten ist über 20 Jahre alt. Inzwischen sind zahlreiche Studien zur Wirksamkeit und zum sinnvollen Einsatzbereich von Cholesterinsenkern publiziert worden. Wir wissen jetzt, dass Patienten umso mehr von diesen Medikamenten profitieren, je höher ihr absolutes kardiovaskuläres Risiko ist. Als Konsequenz aus der begrenzten kognitiven Ausrüstung des Menschen sind Risikorechner entwickelt worden, welche die quantitative Information aus mehreren Variablen (Risikofaktoren) integrieren und eine Prognose für einen definierten Zeitraum berechnen. In Deutschland ist der von allgemeinmedizinischen Universitätsabteilungen in Rostock, Düsseldorf und Marburg entwickelte Rechner *arriba* wohl das bekannteste Beispiel für eine solche Entscheidungsunterstützung. Als Datenbasis dient die modifizierte Framingham-Formel, die genauso eine – wenn auch komplizierte – Regressionsformel darstellt wie das oben erwähnte Modell für die subjektive Entscheidung der britischen Kolleginnen.

Wenn wir noch einmal auf das Linsen-Modell zurückkommen: Für die Entscheidung über die Verordnung eines Statins stellt die Framingham-Formel also die objektive (rechte) Seite dar; sie gibt an, wie die einzelnen Kriterien und Befunde mit dem Outcome (absolutes Risiko; indirekt auch mit der Wirkung des Medikaments) korrelieren. Die britische Studie, unser Eingangsfall, dagegen befasst sich mit der subjektiven Seite: Auch hier geht es um Korrelationen mit den einzelnen Befunden und Kriterien, diesmal jedoch mit der Entscheidung der Ärztinnen. Mit anderen Worten: Diese Studie erfasste, was die Ärztinnen subjektiv für sinnvoll und valide hielten.

Dass die subjektive und die objektive Seite nicht gut übereinstimmen, liegt oft an unzureichendem Feedback. Dies ist bei der Prävention von künftigen Herzinfarkten und Schlaganfällen tatsächlich ein Problem: Die „Stichprobe“ der betreuten Patienten ist viel zu klein, zudem ist nicht garantiert, dass wir von allen relevanten Ereignissen erfahren (Umzug, Wechsel der Praxis). Deshalb sind Risikorechner entwickelt worden, die auf dem weitgehend vollständigen Follow-up einer Kohorte von einigen Tausend Personen beruhen. Weiter unten werde ich ausführen, dass die medizinische Entscheidungsumgebung häufig ein verzerrtes Feedback bietet (siehe Kap. 3), zumindest als ein Modell rationalen Lernens in der medizinischen Praxis stößt das Linsen-Modell an seine Grenzen.

Schließlich ist fraglich, ob solche Modelle zum normativen Maßstab gemacht werden sollen. Auch wenn sich über viele Ärzte und Fälle hinweg verschiedene Faktoren mit ihren Gewichtungen (Regressionskoeffizienten) herausarbeiten lassen, ist der einzelne Entscheider mit der Datenmenge und vor allem der Datenintegration (Regressionskoeffizienten!) überfordert. Daraus hat die „Fast & Frugal Heuristics“-Schule eine ganz andere Klasse von ökologisch angepassten Modellen entwickelt (siehe Kap. 2.5.4).

2.5.3 Informationen akkumulieren

> Gespräch unter Kolleginnen: „Ich kann dir kaum sagen, wie lange ich um diesen Patienten herumgeschlichen bin!“

Die zuvor dargestellten Theorien in der Tradition Brunswicks befassen sich mit der Gesamtheit der Informationen, die eine Entscheidung beeinflussen; sie ignorieren Art und Weise und vor allem die Reihenfolge, in der diese Informationen ankommen bzw. eingeholt werden. Diese zeitliche Sequenz steht jedoch bei den Modellen zur Informationsakkumulation im Vordergrund.

Bei diesen Modellen wird eine binäre Entscheidungsstruktur vorausgesetzt, d. h. die Entscheidung zwischen zwei Alternativen (Welche Stadt ist größer [Einwohnerzahl]: Dresden oder Regensburg? Ist es ein Herzinfarkt oder nicht?). Die mit dieser Aufgabe konfrontierte Person sammelt dann Informationen, die eine Entscheidung möglich machen. Die Suche wird abgebrochen und eine Entscheidung getroffen, wenn genug Gesichtspunkte für eine bestimmte Alternative sprechen oder eine weitere Suche nicht aussichtsreich und/oder zu aufwendig erscheint bzw. keine weiteren Informationen mehr zur Verfügung stehen.

Wenn die Beschaffung der eigentlichen Information (siehe Städte-Beispiel oben: Einwohnerzahl) nicht möglich ist, können Menschen mit Indizien aus ihrer Erinnerung arbeiten: Ist eine der Städte Hauptstadt eines Bundeslandes? Oder Sitz größerer Unternehmen, einer bekannten Universität? Besteht das Autokennzeichen lediglich aus einem Buchstaben, ist ein Fußballverein in der Ersten Bundesliga?

Auch hier handelt es sich um probabilistische Assoziationen von Indiz und untersuchtem Sachverhalt; so hat Dresden mit 525000 Einwohnern das Kennzeichen „DD“, Regensburg mit 140000 Einwohnern das Kennzeichen „R“, während das „V“ sogar für einen Landkreis (Vogtlandkreis/Sachsen) steht. Aber dennoch ist es so, dass die einstelligen Kennzeichen eher bei Großstädten zu finden sind und deshalb zu einer Entscheidung herangezogen werden können.

Wie bei den Regressionsmodellen können die einzelnen Kriterien einen quantitativ sehr unterschiedlichen Beitrag leisten; manche bieten nur einen schwachen Hinweis, während andere für sich alleine schon mit hoher Wahrscheinlichkeit für eine bestimmte Alternative sprechen. Es handelt sich also wieder um kompensatorische Modelle, da ein oder gar mehrere (schwache) Kriterien (Zeichen) in ihrer Wirkung von anderen ausgeglichen werden können.

Diese Modelle behandeln den Abbruch der Suche explizit. Neben Zeitdruck dürfte das wichtigste Motiv sein, dass eine Entscheiderin das Gefühl hat, sich mit genügender Sicherheit und Überzeugung auf eine Alternative festlegen zu können. Es ist also eine Schwelle im Spiel: Sobald diese überschritten ist, kann die Suche abgebrochen und eine Entscheidung getroffen werden. Diese Schwelle im realen Leben zu definieren, ist schwierig; an einem bestimmten Punkt des diagnostischen Prozesses haben wir das „Gefühl“, dass jetzt genug unternommen und bedacht worden ist (Näheres dazu in Kap. 6).

Ein Akkumulationsmodell ist für die medizinische Diagnose plausibel, da wir es hier typischerweise mit einem sequenziellen Vorgang zu tun haben. Die Befragung einer Patientin, die körperliche Untersuchung und technische Verfahren spielen sich in einer definierten zeitlichen Reihenfolge ab; die daraus stammenden Informationen werden entsprechend von der behandelnden Ärztin wahrgenommen und verarbeitet. Zwar sind diese Kriterien teilweise zu Routinen verknüpft (z.B. Abfragen eines Organsystems, Werte der Blutgasanalyse), es handelt sich aber doch um einen Prozess in der Zeit, der irgendwann abgebrochen werden kann und muss.

Manche Akkumulationsmodelle spezifizieren die Reihenfolge, in der Informationen eingeholt werden. Dabei sollte als Erstes nach Kriterien gesucht werden, die valide zwischen den Alternativen unterscheiden. In der Medizin ist es allerdings so, dass die Reihenfolge der diagnostischen Datenerhebung nur teilweise in der Macht der Ärztin steht. Beim oben beschriebenen „induktiven Streifen“ (siehe Kap. 2.2.7) wird es ausdrücklich der Patientin überlassen, ihre Beschwerden aufzuzählen. Die diagnostischen Signale sind also nicht wohlsortiert nach ihrer Validität, sondern treffen in nicht näher definierter Reihenfolge ein und müssen wohl oder übel verarbeitet werden. Der größte Teil der Information, die im Laufe des diagnostischen Prozesses verarbeitet wird, ist *von außen* eingeholt (Anamnese, körperliche Untersuchung usw.). Bei dem oben aufgeführten Beispiel zur Frage der größeren Stadt von zweien, geht es dagegen um *erinnerte*, im Gedächtnis vorhandene Entscheidungskriterien.

Modelle der Informationsakkumulation setzen voraus, dass das interessierende Problem dichotom strukturiert ist oder zumindest, dass eine Entscheiderin eine diffuse Situation entsprechend strukturiert hat. Frau Müller holt tief Luft und fängt an, ihre Beschwerden zu schildern – diese Situation lässt sich mit diesem Instrumentarium nicht modellieren. Wenn sie jedoch Schmerzen und Steifigkeit in beiden Schultern schildert, die sie früher nicht gehabt hat, kommt mir die Möglichkeit einer Polymyalgie rheumatica in den Sinn. Hier kommt also die zuvor behandelte Erkennung von Mustern bzw. die Formulierung von Hypothesen ins Spiel. Sobald ich im Durcheinander der ersten Eindrücke ein mögliches Krankheitsbild sehe, habe ich eine Hypothese. Für diese Hypothese sammele ich jetzt relevante Information, d.h. ich habe eine binäre Problemstruktur, erhöhe ihre Wahrscheinlichkeit oder – im Gegenteil – verwerfe sie und verfolge eine andere Spur.

Diese Modellklasse, populär bei vielen Kognitionspsychologinnen, passt also ganz gut zu den oben bereits besprochenen diagnostischen Instrumenten. Ich muss zunächst ein Muster in den Informationen erkennen, die mir die Patientin liefert. Nur wenn dies der Fall ist, kann ich eine Hypothese formulieren und diese im weiteren diagnostischen Prozess evaluieren (deduktives Testen). Die eingehenden Informationen helfen mir bei der Beurteilung, ob die Situation reif für eine Entscheidung ist, mit anderen Worten: ob ich genügend Evidenz gesammelt (akkumuliert) habe. In den folgenden Kapiteln werde ich der Frage nachgehen, welche einzelnen Kriterien tatsächlich eine Hilfe bei der Entscheidung (liegt Krankheit A vor oder nicht) darstellen (dies ist das Thema in Kap. 4). In Kap. 6 geht es um die Demarkierung des Punktes bzw. der Schwelle, an der wir einen diagnostischen Prozess beenden. Eine Abfolge von einzelnen diagnostischen Tests und ihre Auswirkung auf eine Krankheitswahrscheinlichkeit lässt sich mit dem Satz von Bayes modellieren, den ich in Kap. 5 behandele.

An Modellen der Informationsakkumulation ist kritisiert worden, dass der kognitive Aufwand so hoch ist, dass ein entsprechendes Vorgehen im Alltag realistisch nicht anzunehmen ist. Dies gelte selbst dann, wenn Richtung und Gewicht diagnostischer Einzelinformationen intuitiv angenommen werden. Alltäglicher Zeitdruck legt eher kurze und schnelle Heuristiken als Entscheidungsmechanismus nahe, die ich im folgenden Abschnitt behandele. Ich glaube tatsächlich, dass wir in den meisten Patientenfällen, die wir einschätzen müssen, mit raschen, einfachen Heuristiken arbeiten – und zwar unabhängig vom Entscheidungssetting. Jeder von uns hat aber die Fälle, „um die wir lange herumschleichen" – sei es, weil eine ungewohnte Kombination von Befunden vorliegt, widersprüchliche Hinweise auf ernste Erkrankungen oder – geben wir es zu – diese Patientin einem etwas mehr am Herzen liegt als andere. Hier ist das Modell einer sukzessiven, kompensatorischen Informationsakkumulation durchaus plausibel.

2.5.4 Heuristiken: rasch und sparsam

> Frühstück als Belastungstest: Ich betreue die Familie schon seit mehreren Jahren. Eines Tages erzählte mir die Mutter, dass sie eigentlich mit ihrer 5-jährigen Tochter wegen deren Bauchschmerzen in die Praxis kommen wollte. Das Kind habe gestöhnt und gesagt: „Der Doktor fragt mich immer, was ich zum Frühstück gegessen habe". – Erst durch diese „Spiegelung" wurde mir klar, dass ich bei akuten (rein zeitlich gemeint!) kindlichen Bauchschmerzen eine „schnelle und einfache Heuristik" einsetze: Ein Kind, das die Frage nach dem Frühstück mit leuchtenden Augen und einer üppigen Aufzählung (zwei Tassen Kakao, zwei Brötchen usw.) beantwortet, hat vermutlich keine ernsthafte abdominale Erkrankung.

Schon wenn wir als Kinder hinfallen und unsere Knie blutig schlagen, oder ein Getränk verschütten, werden wir ermahnt: pass auf, sei gründlich, bedenke dies und das. Dies setzt sich fort bis zur akademischen Instruktion, wo etwa Professor Billroth ein Donnerwetter „gegen die Routine" loslässt. Offenbar hören die Menschen jedoch nicht auf die Botschaft, sie fahren im Alltag wohl zu gut mit ihrer „Nachlässigkeit“. Beim Spaziergang konzentrieren sie sich nicht auf ihre Füße, sondern genießen die Natur oder haben eine schöne Idee; in der Runde mit Freunden bedienen sie Glas und Besteck mithilfe von Automatismen und konzentrieren ihre Aufmerksamkeit auf das Gespräch. Den gelegentlichen Unfall (Stolpern, Kleckern usw.) nimmt man in Kauf; ob dieser überhaupt durch mehr Aufmerksamkeit vermieden werden kann, ist sowieso fraglich.

Die Botschaft von den „schlauen Heuristiken“, die sich vor allem mit Gerd Gigerenzer und seinem Team verbindet (von diesen stammen die folgenden Beispiele), kommt da einer Befreiung gleich; der Nachweis, dass sie in bestimmten Kontexten sogar hoch komplizierten, nur mit dem Computer durchzuführenden Berechnungen überlegen sind, ist ein stiller Triumph. Wenn US-Amerikanerinnen gefragt werden, welche Stadt die größere sei, San Diego oder San Antonio, so haben sie große Schwierigkeiten. Deutsche dagegen können die Frage leicht beantworten: Sie kennen in der Regel nur die erste Alternative, San Diego, und schlussfolgern daraus zu Recht, dass dies wohl die größere Stadt sei. Die Schwierigkeit der in den USA befragten Personen rührt daher, dass diesen die Namen beider Städte vertraut sind, die „Wiedererkennungs-Heuristik“ hilft ihnen also nicht bei der Entscheidung. Man kann also sagen, dass die befragten Deutschen mit dieser Heuristik ihr Nichtwissen ausnutzen. Ebenso eindrucksvoll ist die Geschichte des Aktienfonds, der sich aus Firmen zusammensetzt, die von auf der Straße befragten Personen genannt worden sind. Dieser zunächst virtuelle Fonds wurde von den die Untersuchung durchführenden Wissenschaftlerinnen rasch in einen realen umgewandelt, da er sich so gut entwickelte. Auch hier wurde das teilweise Wissen bzw. Nichtwissen ausgenutzt; denn unter den genannten Firmen fanden sich vor allem solide, seit Langem bekannte Namen (blue chips), sodass hier riskante Anlagen vermieden wurden.

Heuristiken in Entscheidungen des Alltags haben folgende Kennzeichen und Vorzüge:

- *einfach und schnell:* Es handelt sich um schlichte, knappe, formulierbare Regeln, die mit nur einem Teil der verfügbaren Information arbeiten und den großen Rest ignorieren; sie stellen damit realistische Anforderungen an die kognitive Kapazität der Entscheiderinnen, die ihre Arbeit oft unter Zeitdruck erledigen müssen.
- *deterministisch formuliert:* Obwohl sie sich in einer unsicheren, probabilistischen Umgebung bewähren sollen, sind sie deterministisch formuliert (wenn → dann; siehe das Fallbeispiel oben); oft legen Heuristiken nahe, eine Entscheidung mit einem einzigen Kriterium zu treffen und auf das Abwägen mehrere Kriterien zu verzichten – sie sind in diesem Fall „nicht kompensatorisch“.
- *ökologisch angepasst:* Sie nutzen die Struktur der Umgebung aus (z. B. Deutsche sind mit US-amerikanischen Städten nur mäßig vertraut); damit ergibt sich ein neuartiger Rationalitätsbegriff: Während dieser sich bisher an Präzision und der Berücksichtigung möglichst umfassender Information orientierte, betont die von dem Kognitions- und Sozialwissenschaftler Herbert Simon geprägte „bounded rationality“ das von Menschen im Alltag mit ihren begrenzten kognitiven Kapazitäten leistbare.
- *robust:* Gerade durch ihre sparsame Struktur sind sie weniger abhängig von den Idiosynkrasien der Datensätze, von denen sie abgeleitet sind (siehe Kap. 2.5.2: der Anzug von der Stange); sie sind deshalb bei der Übertragung auf andere Situationen erfolgreicher als sehr komplexe Verfahren. Letztere können zwar eine große Zahl von Parametern berücksichtigen, sind dann aber bei neuen Situationen weniger aussagekräftig und damit weniger hilfreich bei einer Entscheidung (sog. Overfitting).
- *genügend (satisficing):* Dieser von Herbert A. Simon geprägte Ausdruck trifft sehr gut die Überlegungen in der diagnostischen Situa-

tion, wo in der Regel der Prozess nicht bis zum letzten noch möglichen Test getrieben wird; andere Gesichtspunkte (zeitliche und finanzielle Ressourcen, Invasivität bzw. Belastbarkeit der Patientin) relativieren das Kriterium der Testgenauigkeit; Letztere muss dann eben nur „genügen" (siehe Kap. 6).

- *Komponenten:* Die Verfechter dieser Richtung betonen, dass Heuristiken jeweils Regelungen beinhalten, welche Information gesucht werden, wie lange dieser Prozess fortgesetzt werden soll bzw. wann er abgebrochen werden und eine Entscheidung getroffen werden kann. Dieser Punkt ist z. B. im Zwei-Städte-Beispiel bereits dann erreicht, wenn der Name einer Stadt erkannt wird, der andere aber nicht.
- *Tool-Box:* die Menschen halten für verschiedene Situationen verschiedene Heuristiken bzw. Strategien bereit.

Einfache diagnostische und prognostische Scores haben sich in der Medizin stark verbreitet, wobei sie sich im Grad ihrer Evaluation und damit Verlässlichkeit unterscheiden; bekannt sind Regeln etwa zur tiefen Beinvenen-Thrombose und Lungenembolie, zur Depression, koronaren Herzkrankheit und der Tonsillitis durch β-hämolysierende Streptokokken der Gruppe A. Außerdem gibt es idiosynkratische, von Individuen entwickelte und gepflegte, manchmal auch kollektiv verbreitete Entscheidungsregeln, die den o.g. deskriptiven Kriterien entsprechen. Tatsächlich sind diese nicht unbedingt testgenau oder vertretbar. Das grüne bzw. gelbe Sputum bei einer hustenden Patientin, mit dem Generationen von Ärztinnen glaubten, bakterielle von viralen Infekten zu unterscheiden, ist ein ernüchterndes Beispiel, das uns von einer unkritischen Hinnahme weithin akzeptierter (vielleicht besser: in den Alltag geschlichener) Heuristiken abhalten sollte. Dies werde ich in Kap. 3 vertiefen.

Die Kognitionspsychologie hat ausschließlich die Testgenauigkeit vor Augen, Ärztinnen haben in ihrem Handeln aber auch noch andere Erwartungen zu befriedigen. Damit können diagnostische Handlungen, die keinerlei Rechtfertigung vor dem Kriterium der Testgenauigkeit haben, trotzdem ökologisch angepasst sein, etwa durch die ritualisierte Vermittlung von Kompetenz und Sicherheit (siehe Kap. 12 und Kap. 16).

Heuristiken im diagnostischen Prozess stehen selten allein; sie stellen eher Bausteine dar, mit denen wir Weichen stellen oder einzelne Punkte klären. Zu kurz kommt in den bisherigen Untersuchungen zur Aussagekraft von Heuristiken die personale Dimension; Ärztinnen sehen sich nicht einer leblosen Materie gegenüber, die objektive Indizien für die Entscheidung liefert. Die Patientin als Partnerin schildert vielmehr von ihr gefilterte Wahrnehmungen, Interpretationen und macht Vorschläge für das weitere Vorgehen. Gute Medizin sieht darin nicht nur Störfaktoren, sondern nutzt sie systematisch (siehe Kap. 2.6).

2.5.5 Subjektive Wahrscheinlichkeiten – Base Rates

> *Häufiges ist häufig, Seltenes ist selten. – When you hear hoofbeats, don't think zebras.*
> (überlieferte Weisheiten)

„Wahrscheinlichkeit" hat eine objektive Seite (darauf komme ich in Kap. 5 zurück), aber auch eine subjektive: Alle Phänomene und Schlussfolgerungen (z. B. Diagnosen), mit denen wir konfrontiert sind oder die wir in unserer Vorstellung erwägen, sind mit einer Vorstellung von Wahrscheinlichkeit unterlegt. Diese können wir meist nicht als präzise Zahl angeben, aber wir haben doch einen Begriff von „ziemlich häufig", „extrem selten" oder ähnlichen Umschreibungen.

Wenn uns ein Student mit leuchtenden Augen berichtet, er habe bei der Routineuntersuchung einer Patientin ein diastolisches Herzgeräusch gehört, werden wir (als Erfahrene) misstrauisch: Wir wissen, dass ein solcher Befund selten ist und kontrollieren ihn deshalb genau – meist mit dem Ergebnis, dass ein solches Geräusch doch nicht zu finden ist.

Gerade aus der Sicht der Primärversorgung ist bei den Überlegungen zu den nächsten diagnostischen Schritten die Wahrscheinlichkeit relevanter Erkrankungen oder Krankheitsgruppen („etwas Bösartiges") der zentrale Faktor, der zu bedenken ist. In diesem Versorgungsbereich steht der Ärztin besonders reiches Wissen zur Verfügung, um die Ausgangswahrscheinlichkeit für den diagnostischen Prozess zu bestimmen. Neben den zentralen soziodemografischen Kategorien Alter, Geschlecht, Beruf und soziale Schichtzugehörigkeit sind dies bekannte Krankheiten, Risikofaktoren und dauerhaft eingenommene Medikamente, früheres Inanspruchnahme-Verhalten und familiäre Konstellationen.

Die Einschätzung der Wahrscheinlichkeit von relevanten Phänomenen, sowohl von Befunden als auch von Erkrankungen (diagnostischen Kategorien), ist ein wesentlicher Mechanismus für das, was wir als „Erfahrung" bezeichnen. Dies kann sich ganz generell auf die Epidemiologie von Symptomen, Befunden und Erkrankungen beziehen, die lokale Umgebung („soziale Geografie"), aber auch auf die einzelne Patientin. Auf allen drei Ebenen kann Vorwissen eine genauere Einschätzung von Wahrscheinlichkeiten unterfüttern.

Der diagnostische Prozess lässt sich ganz allgemein als das Einholen von Daten verstehen, welche die Ausgangswahrscheinlichkeit für die betrachtete Erkrankung schrittweise modifizieren. Die Ausgangswahrscheinlichkeit ist also eine wesentliche Determinante von dem, was wir am Ende des Prozesses haben – wiederum eine Wahrscheinlichkeit, die das weitere Handeln begründet, sei dies eine Therapie oder das Verfolgen einer anderen Hypothese. Diese Abfolge beschreibt der Satz von Bayes, auf den ich in Kap. 5.3.2 näher eingehe.

Zwar ist die Berücksichtigung der Wahrscheinlichkeit von Phänomenen und Erkrankungen ein zentrales Element ärztlicher Erfahrung (übrigens schaffen es auch Wasserbüffel, auf der Suche nach Futter sich entsprechend dem Satz von Bayes zu verhalten, warum nicht auch Ärztinnen?), aber ich möchte die Situation nicht idealisieren. Gewisse Dinge können wir aus Erfahrung lernen; Voraussetzung ist allerdings, dass wir die relevanten Phänomene mit der notwendigen Häufigkeit tatsächlich erfahren können. Diagnostisch müssen wir jedoch auch seltene Erkrankungen feststellen können, die wir lediglich aus Beschreibungen anderer kennen, z. B. aus Lehrbüchern oder den Hinweisen akademischer Lehrerinnen. Hinzu kommen als gedankliche Störfaktoren die pathophysiologische Plausibilität und die oft nicht gerechtfertigte Privilegierung von Labor und Bildgebung. Es hätte also auch Argumente dafür gegeben, die ärztliche Einschätzung von „base rates" in Kap. 3 unter der Überschrift von „Illusionen und Trugschlüsse" zu behandeln.

2.6 Eine adaptive Sequenz

In den vergangenen Abschnitten waren meine Begriffe in einer Beziehung nicht ganz präzise: In Zusammenhang mit induktivem Streifen, getriggerten Routinen und deduktivem Hypothesentesten habe ich sowohl von „Strategien" als auch „Phasen" gesprochen. Beides trifft zu: Wenn ich den diagnostischen Prozess als eine zeitliche Sequenz verstehe, an deren Anfang die Symptomschilderung der Patientin und an deren Ende eine diagnostische Vermutung der Ärztin steht, haben die genannten Strategien oder Komponenten ihren charakteristischen Ort auf dem Zeitstrahl der Begegnung von Patientin und Ärztin, sie sind also auch *Phasen* (siehe **Abbildung 2-5**).

Es sind aber auch *Strategien*, mit denen bestimmte Perspektiven eröffnet und Ziele erreicht werden sollen. Zu Beginn der Sequenz ist es sinnvoll, den Raum der Möglichkeiten offen-

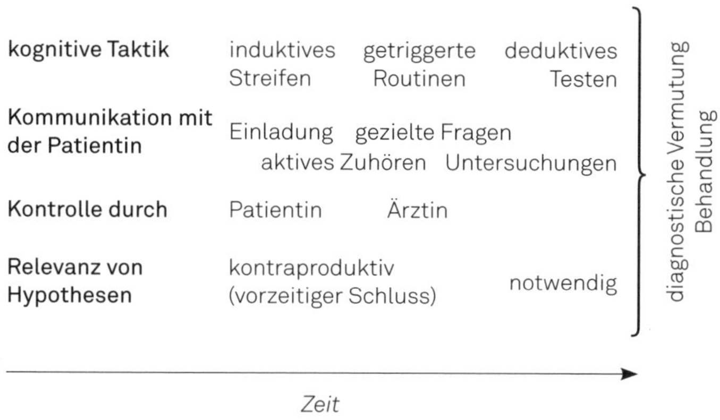

Abbildung 2-5: Diagnostische Sequenz und Konsequenz. Quelle: Donner-Banzhoff N, Michiels-Corsten M, Bosner S. Diagnostizieren in der Allgemeinpraxis. Z Allg Med. 2017;93(12):493–8.

zuhalten; entsprechend ist das induktive Streifen die angemessene Eröffnung. Sie erlaubt das Einholen von solchen Symptomen und Abweichungen, die vonseiten der behandelnden Ärztin auch im Entferntesten nicht erwogen worden wären. Es ist sinnvoll und effizient, in dieser Phase der Patientin die Kontrolle des Prozesses zu überlassen.

Im weiteren Verlauf ist gezieltes Nachfragen von ärztlicher Seite zunehmend gerechtfertigt; falls Symptome noch nicht ausreichend beschrieben oder Organfunktionen noch nicht vollständig berichtet sind, schließen sich deskriptive Fragen oder getriggerte Routinen an. Dies geschieht durch direkte Fragen, oft mit ja oder nein zu beantworten, welche die Patientin jetzt in einen eher reagierenden Modus bringen. In diesem Modus bleibt die Patientin auch, falls noch das Testen von expliziten Hypothesen mit Fragen oder Untersuchung nötig sein sollte.

Der Übergang von der Phase des induktiven Streifens wird von der Patientin markiert; sie macht mit einer (non-)verbalen Übergabe deutlich, dass sie ihre Beschwerden, Vorstellungen und Befürchtungen ausreichend dargestellt hat. Die späteren Phasen abzuschließen, ist jedoch eine ärztliche Aufgabe. Welche Hypothese zu verfolgen und dann schließlich anzunehmen ist, muss im Großen und Ganzen von der Ärztin entschieden werden. Wann und wie dies geschieht, ist Thema des Kap. 6.

Manchmal ist es so, dass auch in den späten Phasen neue Probleme aufgeworfen werden, oder die Patientin ist wegen mehr als einem Anlass gekommen. In diesem Fall kann es sein, dass noch einmal in die offenen frühen Phasen zurückgegangen wird und die Sequenz von Neuem beginnt. Erfahrungsgemäß ist dies aber selten; durch die ersten aktiven, meist geschlossenen Fragen dominieren Ärztinnen den Rest der Konsultation so sehr, dass eine Rückkehr in den von der Patientin bestimmten Modus des induktiven Streifens dadurch erschwert wird.

Diese Phasen erfordern unterschiedliche kommunikative Verhaltensweisen von ärztlicher Seite. Während des induktiven Streifens sind Techniken des aktiven Zuhörens angemessen: Die Patientin soll – eher nonverbal als verbal – ermutigt werden, den Problemraum abzustecken. Nur wenn sie dazu Gelegenheit gehabt hat, ist ein aktives Vorgehen angezeigt, d. h. gezieltes Nachfragen, körperliche Untersuchung und – falls nötig – technische Untersuchungen.

In die in Abbildung 2-5 gezeigte Sequenz lassen sich die in diesem Kapitel genannten Strategien einordnen. Während des induktiven Streifens fügen sich die Beschwerden vielleicht zu einem Muster (pattern) zusammen. Die entsprechend formulierte Hypothese kann beim später einsetzenden deduktiven Testen geprüft werden, oder das Bild ist bereits so schlüssig, dass die Behandlung einsetzen kann. Eine Diskrepanz kann sich schon zu Beginn der Konsultation ergeben, wenn Verhalten oder Symptome mit früheren Erfahrungen mit dieser Patientin verglichen werden. Überlegungen zum gewohnten Inanspruchnahme-Verhalten werden eher in den frühen Phasen angestellt, dasselbe dürfte für das Alarmgefühl und Faustregeln (Heuristiken) gelten. Letzteres kann sich allerdings auch in späteren Phasen einstellen. Je weiter die Konsultation fortgeschritten ist, desto eher werden die eintreffenden Informationen auf bestimmte Hypothesen bezogen. Die Frage ist dann, ob ein Symptom die Wahrscheinlichkeit für eine Hypothese erhöht, erniedrigt oder keinen Beitrag leistet. In den späteren Stadien können gezielt solche Kriterien ausgewählt und eingeholt werden, die für die Prüfung einer bedachten Hypothese ergiebig sind.

2.6.1 Erkrankungen ausschließen

Wenn wir davon sprechen, dass wir eine Diagnose „ausschließen", haben wir einen aktiven Vorgang vor Augen: Wir haben eine Hypothese gedanklich erwogen, dazu einschlägige Informationen gesucht (Anamnese, körperliche Untersuchung), vielleicht sogar eine technische Untersuchung genutzt. Wir haben dann entschieden, dass die Wahrscheinlichkeit für die Erkrankung bzw. Erkrankungsgruppe so niedrig ist, dass wir diese Fährte nicht weiterverfolgen und eine Behandlung nicht sinnvoll ist (dabei geht es um Entscheidungsschwellen – dies wird in Kap. 6 näher ausgeführt).

Die meisten Erkrankungen schließen wir jedoch gar nicht in dieser aktiven, expliziten Weise aus. Eine fitte junge Frau, die beim Sportfest einen wiederholten (!) Hyperventilationsanfall bekommt, ruft in unserem Bewusstsein die Hypothese „Herzinsuffizienz" nicht hervor, und zwar völlig zu Recht. Wenn hier doch jemand eine Echokardiografie durchführt, dürfte die Motivation eher im ökonomischen Bereich liegen und einem Screening junger Menschen auf okkulte Herzinsuffizienz gleichkommen – eine Aktion, die jeder medizinischen Rechtfertigung entbehrt.

Die meisten Krankheitsausschlüsse geschehen in dieser passiven, impliziten Art. Gegen die Hyperaktivitätstendenzen der modernen Medizin möchte ich behaupten, dass dies völlig in Ordnung ist. Voraussetzung ist allerdings, dass die offenen (ungerichteten) frühen Stadien der diagnostischen Sequenz in hoher Qualität absolviert werden, dass also zum Beispiel die Patientin Gelegenheit zu einem erschöpfenden induktiven Streifen gehabt hat. Da wären nämlich Symptome der Herzinsuffizienz zur Sprache gekommen, wenn es sie denn gegeben hätte. Dazu gehören weiterhin die entsprechende Hellhörigkeit in Bezug auf weitere Symptome und Einschränkungen und das kundige Nachfragen bei Auffälligkeiten.

Diese Systematik entspricht der in Kap. 1.6 genannten Metapher des diagnostischen Prozesses: nicht ein Goldstück, das wir am Grund des Baches finden, sondern der Strom meist undifferenzierter, überwiegend gutartiger Morbidität, aus dem wir ab und zu Treibgut herausfischen, das gefährlich aussieht.

Das induktive Streifen und das Explorieren von begrenzten Gebieten mit getriggerten Routinen bieten auch eine Lösung des Problems der diagnostischen Restkategorie. Kein auf die Phänomene des Lebens angewandtes Kategoriensystem kann sämtliche Fälle ohne Knirschen und Quetschen einordnen, seien dies nun Bakterien, Autotypen oder Musikstücke. Immer wird man mit undefinierten bzw. undefinierbaren Restkategorien arbeiten müssen. Im Modell der oben beschriebenen Sequenz ist jede Patientin zunächst in dieser „Restkategorie" von diffusen, nicht eindeutig erklärbaren, aber glücklicherweise meist gutartigen Symptomen; wenn entsprechende Beschwerden und Befunde vorliegen, wird sie den Kategorien definierter Krankheiten zugeordnet. Es verbleiben Patientinnen, die sich entsprechend nicht zuordnen lassen. Bei diesen in der „Restkategorie" verbliebenen Patientinnen, übrigens einer großen Gruppe, kommen unspezifische Strategien wie eine rein symptomatische Behandlung oder ein abwartendes Offenhalten zum Einsatz (mehr dazu in Kap. 6.5).

2.6.2 Breite Anwendung

Die beschriebenen Komponenten der Sequenz finden sich nicht nur in der hausärztlichen Praxis, sondern lassen sich auch in anderen Bereichen nachweisen. Allerdings unterscheiden sich Häufigkeiten und Bedeutung in charakteristischer Weise. So zeigte eine Untersuchung in einer US-amerikanischen Notfallambulanz, dass die Komponenten der Sequenz zum Repertoire der dort tätigen Ärztinnen gehörten. Allerdings ließ sich das induktive Streifen nur in einem Drittel der Behandlungen nachweisen; oft war eine erste Anamnese vom Pflegepersonal erhoben worden. Getriggerte Routinen waren mit einem Vorkommen in 50 % der Konsultationen fast so häufig wie in der Allgemeinpraxis; ein Alleinstellungsmerkmal der Notfallambulanz waren z. T. sehr lange Checklisten, die vielfach auch ohne speziellen Trigger abgespult wurden.

Die Forschung ist in diesem Punkt noch nicht sehr weit, systematische Erkenntnisse sind noch spärlich. Deshalb stehen normative Konsequenzen noch nicht auf allzu starken Füßen. Ich frage mich, ob das konsequent praktizierte induktive Streifen nicht auch in einer Notfallambulanz die Wirksamkeit und Effizienz des diagnostischen Prozesses verbessern würde. Es wäre m. E. ein sinnvolles Lernprojekt für Kolleginnen in vielen verschiedenen Versorgungsbereichen, um ihr diagnostischen Prozedere zu verbessern und Ressourcen zu sparen, ohne die Sicherheit ihrer Patientinnen zu gefährden.

2.7 Zum Schluss

Dass wir das von Elstein et al. postulierte hypothetiko-deduktive Modell, das als sinnvolle Struktur für jeden diagnostischen Prozess gesehen wurde, heute relativieren, hat vielleicht auch in veränderten Umgangsformen seinen Grund. Patientinnen erwarten heute weniger Direktivität als vor 40 Jahren, sie wollen in einer Konsultation eine aktivere Rolle spielen. Weltweit achtet man heute in der medizinischen Ausbildung auf die Kommunikation; unabhängig von Land, Kultur oder Schule wird verlangt, dass Patientinnen ihre Beschwerden, Vorstellungen und Sorgen ungehindert vortragen können.

Die hier beschriebene Sequenz bringt zwei Anforderungen zusammen, die bisher immer getrennt gesehen worden sind. Bisher haben wir geglaubt, man könne auftreten wie die Figur des Dr. House, also ein kommunikativer Versager, dafür aber ein brillanter Diagnostiker sein. Dies gilt nur in der Fiktion und in den Mythen, die sich um mächtige Arztfiguren ranken (siehe Kap. 9). Im Alltag der Versorgung ist eine valide Diagnosestellung davon abhängig, dass Beziehung und der Austausch mit der Patientin funktionieren, und zwar umso eher, je anspruchsvoller die diagnostische Aufgabe ist. Das Modell der Sequenz macht diesen Zusammenhang deutlich.

Warum ist es so schwer, Patientinnen ausreden zu lassen? Warum unterbrechen Ärztinnen ihre Patientinnen so häufig? Zwar führt uns das induktive Streifen auch in unvermutete Bezirke des Problemraumes und ist deshalb so effizient, es ist aber auch intellektuell anspruchsvoll. Wenn meine Patientin aktiv ihre Beschwerden berichtet, führt dies in meiner Vorstellung oft zu mehreren Hypothesen gleichzeitig. Wenn sie mit ihrer Schilderung fortfährt, muss ich die eingehenden Informationen (wir sind immer noch bei der Anamnese) also relativ zu mehreren Hypothesen evaluieren (spricht dies dafür oder dagegen?). Dies ist kognitiv höchst anspruchsvoll. Glücklicherweise ist dies meist nicht nötig, weil sich die einzelnen Informationen einigermaßen zu einem Bild formieren (Mustererkennung). Intellektuell einfacher ist es jedenfalls, frühzeitig eine einzelne Hypothese zu verfolgen und durch direktes Fragen den Problemraum zu beschneiden. Jetzt ist die Welt plötzlich geordnet: Die Fakten sprechen für oder gegen meine Hypothese. – Eine weitere Schwierigkeit kommt hinzu. Im diagnostischen

Prozess müssen zwei Anforderungen bewältigt werden: Einerseits spielt sich dieser zwischen (mindestens) zwei Personen ab, verlangt von der Ärztin das Sichhineindenken und Hineinfühlen, die Reaktion auch auf emotionale Signale vonseiten der Patientin, anderseits müssen – nüchtern gesprochen – Informationen eingeholt und auf ihre diagnostische Relevanz abgeklopft und verwertet werden. Diese Parallelität von Beziehungs- und analytischem Modus bietet eine weitere Schwierigkeit in der Konsultation, wo immer diese stattfindet. In dem Moment, wo ich die Schilderung der Patientin unterbreche, verschiebe ich die Gewichtung der von mir verfolgten Ziele ganz auf die Seite der analytischen Aufgabe. Durch die Ausfilterung der emotionalen und Beziehungsaspekte reduziere ich die Komplexität der Begegnung. Eiskalt biomedizinisch orientierte Ärztinnen sind meist nicht böse, sie schaffen es nur nicht besser. Allerdings gibt ihnen die verfehlte Wertordnung der Medizin, vor allem der Universitätsmedizin, die Möglichkeit, aus ihrem Mangel durchaus Stoff für Überheblichkeit zu ziehen („konzentriere mich auf das Wesentliche"); dadurch wird ein Umlernen nicht gefördert.

Die dargestellten Methoden und Instrumente unterstreichen, was „ökologische Rationalität" meint. Da wir Menschen in komplexen und informationsreichen Umgebungen (die medizinische Versorgung gehört dazu) nicht sämtliche Information aufnehmen und verarbeiten können, sind wir auf vereinfachende Strategien angewiesen. Diese Strategien ignorieren den größten Teil der zur Verfügung stehenden Information und konzentrieren sich auf Wichtiges. Was „wichtig" und was „unwichtig" ist, hängt von der jeweiligen Entscheidungsumgebung ab. Wenn kognitive Instrumente – Heuristiken, Regeln, Prinzipien – schlau an die Situation angepasst sind, können sie genauso gut oder vielleicht noch besser funktionieren als kognitiv aufwendige Berechnungen. In einer unsicheren, vielfältigen und sich dauernd verändernden Welt benötigen Entscheiderinnen einen, wie die Fast-and-Frugal-Heuristic-Schule betont, „kognitiven Werkzeugkasten"; dieses Kapitel hat versucht, das entsprechende Repertoire für die ärztlichen Diagnose zu beschreiben.

Unsere Patientinnen sind die besten Sensoren und Biomarker, die wir haben: *umfassend* – sie erfassen Beschwerden des gesamten Körpers und seelischen Befindens; *unermüdlich* – sie haben rund um die Uhr und am Wochenende Dienst; *unerschrocken* – sie können nicht davonlaufen (sich für unzuständig erklären, Kontraindikationen vorschieben, auf Konsile verweisen usw.). Aber diese Quelle können wir nur dann nutzen, wenn wir ihnen zuhören.

Wir machen damit auch den Zugang leichter zu dem, was über die nackte diagnostische Kategorisierung und die dafür nötigen Informationen hinausgeht. Was bedeutet z. B. ein Schmerz? Dieselben Schmerzen führen bei unterschiedlichen Personen und in unterschiedlichen Situationen zu unterschiedlichem Leiden. Hier geht es vielleicht um viel weiterreichende Ängste und Bedrohungen. Der Spielraum, den das induktive Streifen zu Beginn eröffnet, mag helfen, auch dazu einen Zugang zu gewinnen.

Trotzdem stößt die Sicht der „adaptiven Intelligenz" bzw. „ökologischen Rationalität" an ihre Grenzen. Die Signale und das Feedback, das Ärztinnen aus der klinischen Realität erhalten, können schillernd, verzerrend oder auch falsch sein. Feedback aus der Umgebung und die Struktur unseres Verstandes können in einer Weise zusammenwirken, dass Trugschlüsse und Illusionen dauerhaft genährt werden; die ärztliche Arbeitsumgebung bietet hier sehr eindrucksvolle Beispiele, die Gegenstand des nächsten Kapitels sind.

Weiterführende Literatur

Diese Literaturangaben sind nur eine Auswahl der benutzten Referenzen. Detaillierte Angaben finden sich online im ausführlichen Hintergrund-Text, siehe Seite 343.

1. Andre M, Borgquist L, Foldevi M, Molstad S. Asking for 'rules of thumb': a way to discover tacit knowledge in general practice. Fam Pract. 2002;19(6):617–22. https://doi.org/10.1093/fampra/19.6.617
2. Bösner S, Haasenritter J, Becker A, Karatolios K, Vaucher P, Gencer B, et al. Ruling out coronary artery disease in primary care: development and validation of a simple prediction rule. CMAJ. 2010;182(12):1295–300. https://doi.org/10.1503/cmaj.100212
3. Dawes RM. The robust beauty of improper linear models in decision making. Am Psychol. 1979;34(7):571–82. https://doi.org/10.1037/0003-066X.34.7.571
4. Donner-Banzhoff N. Wie stellt der Allgemeinarzt eine Diagnose? Z Allg Med. 1999;75:744–9.
5. Donner-Banzhoff N. Solving the diagnostic challenge: a patient-centered approach. Ann Fam Med. 2018;16(4):353–8. https://doi.org/10.1370/afm.2264
6. Donner-Banzhoff N, Michiels-Corsten M, Bosner S. (2017): Diagnostizieren in der Allgemeinpraxis. Z Allg Med. 2017;93:493–8.
7. Donner-Banzhoff N, Seidel J, Sikeler AM, Bosner S, Vogelmeier M, Westram A, et al. The Phenomenology of the Diagnostic Process: A Primary Care-Based Survey. Med Decis Making. 2017;37(1):27–34. https://doi.org/10.1177/0272989X16653401
8. Elstein AS, Schulman LS, Sprafka SA. Medical problem-solving: an analysis of clinical reasoning. Cambridge, MA: Harvard University Press; 1978. https://doi.org/10.4159/harvard.9780674189089
9. Gabbay J, Le May A. Evidence-based guidelines or collectively constructed "mindlines?" Ethnographic study of knowledge management in primary care. BMJ. 2004;329(7473):1013. https://doi.org/10.1136/bmj.329.7473.1013
10. Granier S, Owen P, Pill R, Jacobson L. Recognising meningococcal disease in primary care: qualitative study of how general practitioners process clinical and contextual information. BMJ. 1998;316(7127):276–9. https://doi.org/10.1136/bmj.316.7127.276
11. Haasenritter J, Bösner S, Vaucher P, Herzig L, Heinzel-Gutenbrunner M, Baum E, Donner-Banzhoff N. Ruling out coronary heart disease in primary care: external validation of a clinical prediction rule. Br J Gen Pract. 2012;62(599):21. https://doi.org/10.3399/bjgp12X649106
12. Heneghan C, Glasziou P, Thompson M, Rose P, Balla J, Lasserson D, et al. Diagnostic strategies used in primary care. BMJ. 2009;338:b946. https://doi.org/10.1136/bmj.b946
13. Lemieux M, Bordage G. Propositional versus structural semantic analyses of medical diagnostic thinking. Cogn Sci. 1992;16(2):185–204. https://doi.org/10.1207/s15516709cog1602_2
14. Michiels-Corsten M, Bosner S, Donner-Banzhoff N. Individual utilisation thresholds and exploring how GPs' knowledge of their patients affects diagnosis: a qualitative study in primary care. Br J Gen Pract. 2017;67(658):e361–9. https://doi.org/10.3399/bjgp17X690509
15. Newell BR. Re-visions of rationality? Trends Cogn Sci. 2005;9(1):11–5. https://doi.org/10.1016/j.tics.2004.11.005
16. Norman G, Young M, Brooks L. Non-analytical models of clinical reasoning: the role of experience. Med Educ. 2007;41(12):1140–5. https://doi.org/10.1111/j.1365-2923.2007.02914.x
17. Stolper E, van de Wiel M, van Royen P, van Bokhoven M, van der Weijden T, Dinant GJ. Gut feelings as a third track in general practitioners' diagnostic reasoning. J Gen Intern Med. 2011;26(2):197–203. https://doi.org/10.1007/s11606-010-1524-5
18. Todd PM, Gigerenzer G, editors. Ecological rationality: intelligence in the world. Oxford, New York: Oxford University Press; 2012. https://doi.org/10.1093/acprof:oso/9780195315448.003.0011
19. Tversky A, Kahneman D. Judgment under uncertainty: heuristics and biases. Science. 1974;185(4157):1124–31. https://doi.org/10.1126/science.185.4157.1124
20. van den Bruel A, Thompson M, Buntinx F, Mant D. Clinicians' gut feeling about serious infections in children: observational study. BMJ. 2012;345:e6144. https://doi.org/10.1136/bmj.e6144
21. Weber EU, Bockenholt U, Hilton DJ, Wallace B. Determinants of diagnostic hypothesis generation: effects of information, base rates, and experience. J Exp Psychol Learn Mem Cogn. 1993;19(5):1151–64. https://doi.org/10.1037/0278-7393.19.5.1151
22. Wegwarth O, Gaissmaier W, Gigerenzer G. Smart strategies for doctors and doctors-in-training: heuristics in medicine. Med Educ. 2009;43(8):721–8. https://doi.org/10.1111/j.1365-2923.2009.03359.x

3
Illusionen und Trugschlüsse

Die Farbe des Sputums: Immer noch weit verbreitet ist die Annahme, dass bei akutem Husten ein grünlicher bzw. gelblicher Auswurf für einen bakteriellen Infekt der Atemwege sprechen würde. Entsprechend sei in diesem Fall ein Antibiotikum indiziert, bei weißlichem oder klarem Sputum jedoch nicht.

Ärztinnen, die nach dieser Regel vorgehen, fühlen sich durch ihre Praxiserfahrung immer wieder bestätigt. Denn all diesen Patientinnen geht es nach einigen Tagen oder spätestens wenigen Wochen wieder gut (nebenbei bemerkt: Deshalb sollte ja keine von ihnen ein Antibiotikum erhalten). Die mit einem Antibiotikum versorgten Patientinnen sind ihren Ärztinnen obendrein auch noch dankbar: Frau Doktor hat mich gesund gemacht.

„Heuristics and Biases" ist in den letzten 50 Jahren eine der bekanntesten Schulen der Kognitionspsychologie geworden, die in zahlreiche Bereiche hineingewirkt hat, in denen es um Entscheidungen geht. Während ein Aufsatz von Tversky und Kahneman das meistzitierte wissenschaftliche Dokument ist, wurde diese Denkrichtung durch den Bestseller von Kahnemann „Thinking Fast and Slow" (dt. Schnelles Denken, langsames Denken) popularisiert.

Der Begriff „Heuristik" steht auch im Zentrum der in Kap. 2 besprochenen Forschungsrichtung „Fast and Frugal Heuristics", hat dort aber einen ganz anderen Klang. Während Kahnemann und Tversky hier oberflächliches, irrationales und fehleranfälliges Denken vermuten, loben Gigerenzer und Kolleginnen an den Heuristiken die Sparsamkeit, Robustheit, Anpassung an die Umgebung und infolgedessen Treffsicherheit bei komplexen Entscheidungssituationen.

Aus der Sicht der klinischen Praxis könnte man „Heuristics and Biases" als Besserwissertum aus dem akademischen Elfenbeinturm abtun. Wenn Probanden ungewohnte und verwickelte Aufgaben in künstlichen Experimentiersituationen lösen sollen und dabei irrational und unlogisch reagieren – ist das wirklich so überraschend und interessant? Angesichts des schwarzen Bildes, das hier gezeichnet wird, fragt man sich, warum die Menschen in ihrem Alltag und ihrem gewohnten Habitat doch recht gut zurechtkommen – ja wie es sein konnte, dass der so falsch verdrahtete Homo sapiens sich evolutionär überhaupt hat durchsetzen und eine Zivilisation hat aufbauen können.

Trotzdem möchte ich in diesem Kapitel den Ball von „Heuristics and Biases" positiv aufnehmen. Gibt es möglicherweise in unserer Arbeitsumgebung oder beruflichen Sozialisation falsche Rückmeldungen, selektive oder verzerrte Wahrnehmung und daraus resultierende Illusionen oder Trugschlüsse? Illusionen und Trugschlüsse, die sogar Selbstvertrauen und

Ansehen fördern, womit dann eine Spirale unkritischen Wohlfühlens und scheinbar wirksamer, aber in Wirklichkeit gefährlicher Praxis entsteht?

Kognitionspsychologinnen sind sich darüber einig, dass für sinnvolles Lernen ein unverzerrtes Feedback erforderlich ist. Wenn wir von einer solchen Struktur in der ärztlichen Arbeitsumgebung ausgehen, wäre alles gut: Die schlichte Exposition in der Arbeitsumgebung (Lehrlings-Modell) würde ausreichen, um diagnostische Expertise zu vermitteln; Kompetenz würde sich sozusagen automatisch mit der Erfahrung ergeben. Die entgegengesetzte Möglichkeit wäre beunruhigend: In diesem Fall würde die Rückmeldung aus der klinischen Realität verzerrt sein und damit zum Fehllernen führen; die ärztliche Erfahrung wäre trügerisch, zumindest in einzelnen Aspekten.

Grundsätzlich müssen wir zwei Arten von Problemen unterscheiden:

1. *Illusionen und Trugschlüsse:* Dies sind Verzerrungen in Wahrnehmung, Informationssuche und Interpretation, die systematisch entstehen (z.B. durch verzerrtes Feedback). Diese kognitiven Phänomene und ihre Konsequenzen auf der Ebene des Verhaltens sind ein Problem der gesamten Gruppe.
2. *Fehler in der individuellen Entscheidung:* Hier verstößt ein Individuum gegen den Standard der Profession.

So notwendig diese Unterscheidung ist, so sehr bringt sie Schwierigkeiten mit sich. Unser Verständnis von individuellen Fehlern (2.) hat sich in den letzten 20 Jahren vom individuellen Tadel zur Analyse von Situationen und Systemen gewandelt. Mit anderen Worten: Der individuelle Fehler ist häufig mit Umständen assoziiert und ist damit nicht mehr nur ein Problem des Individuums, sondern des Kollektivs. Trotz dieser Unschärfe halte ich beide Begriffe für sinnvolle analytische Werkzeuge. In diesem Kapitel konzentriere ich mich auf die erste Problemart (1.), auf den individuellen Fehler werde ich in Kap. 10 eingehen.

3.1 Die Validitäts-Illusion

> Wenn sich eine Patientin mit akuten Brustschmerzen vorstellt, denken wir sogleich an einen Herzinfarkt bzw. instabile Angina pectoris. Um diese Hypothese zu evaluieren, fragen die meisten Ärztinnen nach den bekannten Risikofaktoren für Herz-Kreislauf-Erkrankungen: Rauchen Sie? Ist bei Ihnen ein hoher Blutdruck bekannt? Ein hohes Cholesterin? Bejaht die Patientin, wird dies als ein diagnostischer Hinweis gewertet.

Sobald man dies jedoch systematisch untersucht, zeigt sich ein verblüffendes Ergebnis: Die meisten dieser Risikofaktoren sind mit der KHK oder dem Infarkt in dieser Situation überhaupt nicht assoziiert. Mit anderen Worten: Die Raucher mit Brustschmerz haben genauso oft eine KHK (Herzinfarkt) wie die Nichtraucher!

Zehntausende von Ärztinnen weltweit haben ihren Patientinnen diese Fragen gestellt, den Krankheitsverlauf verfolgt und hatten das Gefühl, mit den Fragen nach den Risikofaktoren ein nützliches („diskriminierendes") Instrument zu haben. Wie konnte (genauer: kann) diese Illusion sich immer noch halten? Im Hinterkopf haben sie natürlich die epidemiologischen Erkenntnisse zu den Risikofaktoren bzw. *Ursachen* der KHK; hier haben wir es jedoch mit der *diagnostischen* Situation zu tun.

3.1.1 Fehllernen von Assoziationen

Ein nicht medizinisches Beispiel kann beim Verständnis der Validitäts-Illusion helfen: die Einstellung von Personal auf eine ausgeschriebene Stelle. Der Leiter der Personalabteilung brüstet sich damit, ein „feines Gespür" für die Richtigen zu haben. Die Kolleginnen und Kollegen, die er in den vergangenen Jahren eingestellt hat, haben sich fast alle bewährt; seine „diagnostische" Kompetenz wird deshalb nicht infrage gestellt.

Bei beiden Beispielen geht es um Befunde (Tests, Kriterien), mit deren Hilfe wir Aufschlüsse über eine interessierende, aber nicht direkt erfassbare Größe (hier: Krankheit Ja/Nein; qualifiziert für die ausgeschriebene Stelle Ja/Nein) erreichen wollen. In Kap. 4 diskutiere ich das wissenschaftliche Instrumentarium, mit dem wir die Assoziation dieser Befunde mit dem interessierenden Zustand beurteilen. Hier geht es jedoch um den trügerischen Eindruck der alltäglichen Erfahrung, ein solcher Test korreliere mit dem Vorhandensein einer Erkrankung – obwohl eine solche Korrelation tatsächlich fehlt oder nur gering ist.

Mit einigen Abbildungen (beginnend mit Abbildung 3-1) möchte ich Ihnen das Verständnis der folgenden Diskussion erleichtern. Jede Grafik stellt eigentlich nur die allseits bekannte Vierfeldertafel dar, mit der die Evaluation eines diagnostischen Tests präsentiert wird (Sie werden diese Darstellung auch in Kap. 4 antreffen).

Das Quadrat ist durch die senkrechte Spalte in zwei Felder geteilt, welche die Personen mit bzw. ohne die jeweils interessierende Charakteristik darstellen. Für die medizinische Diagnose ist dies die Krankheit, um die es geht (links). Im Personal-Beispiel wäre es die etwas künstlich dichotomisierte persönliche Eignung für eine Stelle. Im rechten Feld werden die Patientinnen ohne die Krankheit bzw. die Bewerberinnen ohne Eignung quantitativ dargestellt. Die horizontale Linie trennt die Personen, die als „positiv" (geeignet, erkrankt usw. – Felder a und b) eingestuft worden sind, von denen mit einem „negativen" Urteil (Felder c und d). Es handelt sich um eine Schwelle, die gedankenlos oder mit Absicht verschoben bzw. adjustiert werden kann. Mit der Verschiebung der linken und rechten Felder gegeneinander wird die Testgenauigkeit der Entscheidung dargestellt (wobei ich außer Acht lasse, was hier im Detail in den Köpfen vorgeht): Wie gut kann ein Test zwischen Kranken und Nichtkranken unterscheiden? Wie gut ist der „Riecher" des Personalentscheiders tatsächlich?

Die **Abbildung 3-1** bezieht sich also auf einen Test mit einer gewissen Wirksamkeit, d.h. linke und rechte Felder sind gegeneinander verschoben. Die Illusionsmechanismen lassen ihn allerdings als noch wirksamer und treffsicher erscheinen. Wie unten dargestellt, können einige dieser Mechanismen sogar einen wirkungslosen Test, der überhaupt nicht unterscheiden kann, als treffsicher erscheinen lassen (siehe **Abbildung 3-2**).

Das Problem des „Personalers" ist nun, dass er nur über die Personen eine Rückmeldung erhält, die er einstellt, d.h. die er bei der Vorstellung für geeignet gehalten hat. Diese werden durch die Felder oberhalb der diagnostischen Schwelle dargestellt (umrahmt von punktierter Linie). Aus der Abbildung ergibt sich, dass zwei Drittel der Eingestellten offenbar geeignet gewesen sind. Bewerberinnen, die er nicht einstellt, sieht er nie wieder. Deshalb erfährt er nicht, wie viele unter den Abgelehnten für die ausgeschriebene Position geeignet gewesen wären (Feld c in Abbildung 3-1), Von den verschiedenen Kennzahlen, mit denen wir die Testgenauigkeit beschreiben (siehe Kap. 4.1.4), kann er also nur den „positiven prädiktiven Wert" für eine Urteilsfähigkeit berechnen

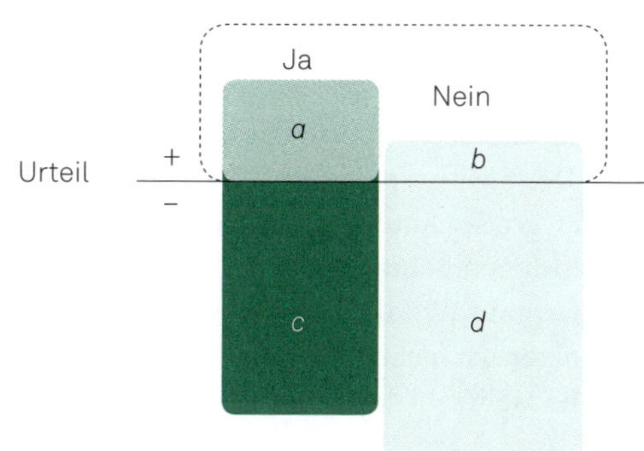

Abbildung 3-1: Illusionen bei diagnostischer Entscheidung. Feld links: Erkrankung bzw. Eignung bei Personalentscheidung; Feld rechts: nicht erkrankt bzw. ungeeignet. Oberhalb der horizontalen Linie: positive Entscheidung (Behandlung einer Krankheit, Einstellung einer Bewerberin); unterhalb der horizontalen Linie: negative Entscheidung.

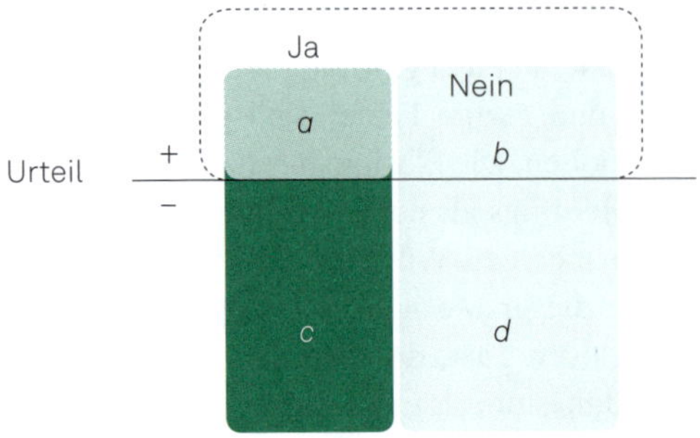

Abbildung 3-2: Illusionen bei diagnostischer Entscheidung: objektiv keine Diskriminierungsfähigkeit gegeben.

(a/[a+b]), der sich aus dem oberen Teil der Abbildung ergibt.

Ähnliches kann auch in der Medizin passieren. Eine Rheumatologin muss bei Patientinnen mit recht diffusen Beschwerden eine Entscheidung darüber treffen, ob es sich um eine frühe rheumatoide Arthritis handelt oder nicht. Ob im letzteren Fall ihre Einschätzung stimmt, erfährt sie nicht unbedingt. Wenn sich gegen ihre Einschätzung doch klare Hinweise für eine rheumatoide Arthritis ergeben, geht eine Patientin vielleicht woandershin („Sie hat nicht gemerkt, dass ich Rheuma habe"). In diesem Fall erfährt die Rheumatologin nichts über den weiteren Verlauf, ihr wird eine Lernchance genommen.

Illusionen über die diagnostische Aussagekraft von Tests können also dadurch entstehen, dass nur die obere Hälfte der Grafik beachtet wird. Der positive prädiktive Wert suggeriert, dass ein großer Anteil der Problemfälle mit einem positiven Befund „geklärt" werden kann, auch wenn in Wirklichkeit ein großer Teil der Erkrankten gar nicht als solche erkannt werden bzw. die Mehrzahl der Talente nicht eingestellt wird.

Für das Einprägen von fälschlich diagnostischen Kriterien in der Medizin ist noch ein anderer Mechanismus von Bedeutung: Wir neigen dazu, unsere Aufmerksamkeit auf Zelle a zu konzentrieren und die anderen Felder zu ignorieren. Ein Patient, Raucher mit Herzinfarkt, dessen Kleidung nach Rauch riecht, bleibt eindrücklich in unserem Gedächtnis. Bei Patientinnen, bei denen sich herausstellt, dass sie keinen Herzinfarkt haben (Zellen b und d), beachten wir den Raucherstatus nicht. Bei Herzinfarkt-Patientinnen, die nicht rauchen (Zelle c), denken wir nicht an den Zusammenhang, der sich in unserem Gedächtnis bereits verfestigt hat – so können sich illusionäre Auffassungen über diagnostische Merkmale halten. Dies funktioniert sogar, wenn die beiden betrachteten Merkmale keinerlei Zusammenhang haben, also bei einem wirkungslosen Test (siehe Abbildung 3-2). Während wir das Zusammentreffen von zwei positiven Merkmalen gut wahrnehmen und uns merken können, haben wir Schwierigkeiten mit dem *Fehlen* einer Information bzw. dem Nichtvorhandensein eines Befundes.

3.1.2 Selektive Information I: Beispiel Anämie

> Bei Patientinnen, die über Müdigkeit oder Abgeschlagenheit klagen, lassen wir meist ein Blutbild abnehmen, um eine mögliche Anämie als Ursache festzustellen. In einer niederländischen Studie wurden Patientinnen mit diesem Symptom untersucht, die sich in der hausärztlichen Praxis vorstellten. In Bezug auf ihren Hämoglobinwert wurden sie mit einer Kontrollgruppe ohne das Symptom verglichen. Es fand sich kein Unterschied zwischen beiden Gruppen!

Wie konnte sich die Auffassung „Anämie ist eine relevante Ursache des Symptoms Müdigkeit" so fest in den Köpfen festsetzen? Hier spielt neben den o.g. Mechanismen die selektive Einholung von diagnostischer Information eine wichtige Rolle. Wenn ich der Auffassung bin, dass ein solcher Zusammenhang besteht, lasse ich das Hämoglobin bei den Patientinnen mit Müdigkeit bestimmen, aber nicht bei den übrigen (ich lasse hier andere

Gründe für die Hb-Bestimmung außer Acht). Die (wenigen) Fälle, bei denen beides zutrifft (Müdigkeit *und* Anämie) dienen mir zur Bestätigung (Zusammentreffen von zwei positiven Fakten – Zelle a). Dass die Hämoglobinwert-Verteilung bei Patientinnen ohne Müdigkeit identisch ist, erfahre ich nicht, da ich bei diesen Patientinnen den Labortest nicht systematisch anordne.

Eine Anämie ist nur dann eine plausible Erklärung für Müdigkeit und andere unspezifische Beschwerden, wenn sie sehr ausgeprägt ist und sich über einen kurzen Zeitraum entwickelt hat; dies ist nur sehr selten der Fall. Dass Ärztinnen auch bei leicht erniedrigtem Hb-Wert oder gar im unteren Normbereich „Heureka" rufen, ist also biomedizinisch nicht zu rechtfertigen. Dasselbe gilt, wenn hier auch noch das Ferritin als ein Wert möglicher Normabweichung „ins Spiel gebracht" wird. Hier spielen offenbar andere Motive eine Rolle, vor allem das Bedürfnis bei Ärztin und Patientin nach einer symbolischen Bewältigung einer von Unsicherheit geprägten Situation (siehe Kap. 12).

3.1.3 Selektive Information II: muskuloskelettale Schmerzen und mehr

Muskuloskelettale Schmerzen bringen, vor allem wenn sie chronisch geworden sind, für die Betroffenen nicht nur einen großen Leidensdruck mit sich; sie zeichnen sich auch dadurch aus, dass es schwierig ist, Ursachen oder wenigstens Risiko- bzw. modifizierende Faktoren festzumachen. Die Patientinnen fühlen sich ausgeliefert und greifen, wie auch ihre Ärztinnen, nach jedem Strohhalm einer Erklärung.

In der Kleinstadt Framingham (Massachusetts, USA) wurden 50- bis 90-jährige Bewohner gebeten, an einer Untersuchung über Knieprobleme teilzunehmen (es handelt sich nicht um die allseits bekannte Framingham Heart Study). Die Teilnehmenden wurden unabhängig von Kniebeschwerden rekrutiert. Alle wurden systematisch nach Symptomen befragt, außerdem wurde jeweils ein MRT des rechten Knies durchgeführt. Meniskusschäden (Risse, Meniskopathien) waren häufig zu finden: Die Prävalenz betrug 19 % bei Frauen im Alter von 50 bis 59 Jahren bis hin zu 56 % bei Männern in der höchsten Altersgruppe (70–90 Jahre). 61 % der Teilnehmenden mit einem Meniskusschaden im MRT hatten keine Beschwerden, insgesamt war die Assoziation von Schmerzen einerseits und pathologischem Befund andererseits nur schwach.

Bei dieser Studie wurden also nicht nur Personen einbezogen, die gegenüber ihren Ärztinnen über Schmerzen im Knie klagten, sondern auch Menschen ohne entsprechende Beschwerden. Damit ergibt sich das vollständige Bild von Beschwerden (Schmerzen) einerseits und objektiven Befunden andererseits.

Die Ergebnisse sind ernüchternd: Von den Probandinnen mit Schmerzen haben 45 % einen pathologischen Meniskusbefund; stark vereinfachend können wir annehmen, dass diese gegenüber ihren Ärztinnen ihre Beschwerden erwähnen. Von denen, die dies nicht tun, hat aber ebenfalls ein Viertel einen Meniskusschaden (schraffiert; siehe **Abbildung 3-3**). Noch mehr gleichen sich die Anteile pathologischer Befunde an, wenn man nach dem Vorhandensein einer Arthrose schichtet (**Abbildung 3-4**);

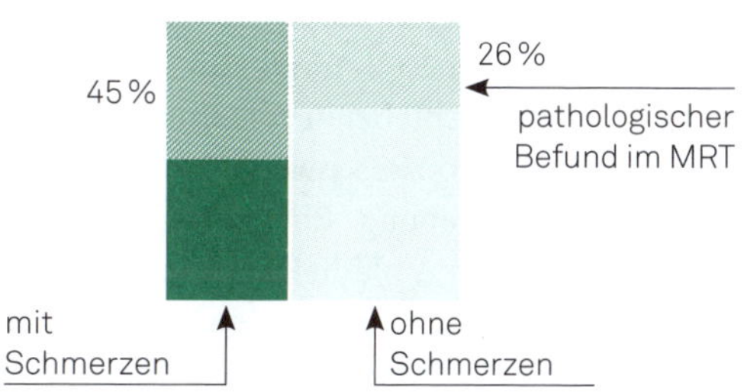

Abbildung 3-3: Knieschmerzen und MRT-Befund. Quelle: Donner-Banzhoff, N. Zwischen Präzisionsmedizin und symbolischer Bewältigung: Was Ärzte wünschen. Zeitschrift fur Evidenz, Fortbildung und Qualitat im Gesundheitswesen. 2019; 144–145:73–7. https://doi.org/10.1016/j.zefq.2019.05.007

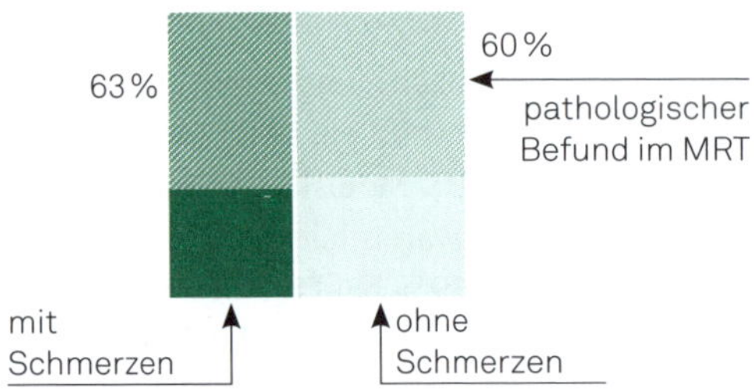

Abbildung 3-4: Knieschmerzen und MRT-Befund bei Gonarthrose (stratifizierte Auswertung). Quelle: Donner-Banzhoff, N. Zwischen Präzisionsmedizin und symbolischer Bewältigung: Was Ärzte wünschen. Zeitschrift fur Evidenz, Fortbildung und Qualitat im Gesundheitswesen. https://doi.org/10.1016/j.zefq.2019.05.007

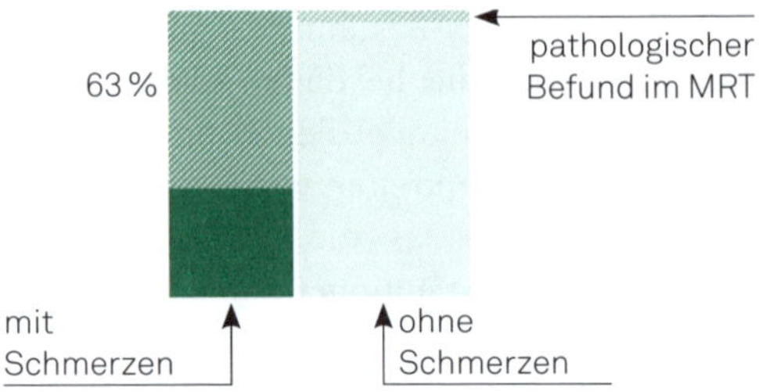

Abbildung 3-5: Knieschmerzen und MRT-Befund: klinische Illusion. Quelle: Donner-Banzhoff, N. Zwischen Präzisionsmedizin und symbolischer Bewältigung: Was Ärzte wünschen. Zeitschrift fur Evidenz, Fortbildung und Qualitat im Gesundheitswesen. 2019;144–145:73–7. https://doi.org/10.1016/j.zefq.2019.05.007

bei Menschen mit Arthrose sind die Anteile von Meniskusschäden in der bildgebenden Untersuchung bei denen mit und ohne Beschwerden praktisch identisch (63 % bzw. 60 %).

Im klinischen Alltag fällt all dies nicht auf; denn hier werden ja nur die Patientinnen mit Beschwerden zum MRT geschickt. Wir glauben daher, die Situation wäre wie in **Abbildung 3-5** dargestellt: Bei den Personen ohne Schmerzen gäbe es praktisch keine positiven Befunde. Die Bevölkerungsstudie zeigt jedoch, dass dies nicht der Fall ist. Vielmehr wiegen sich alle Beteiligten in der Illusion, eine Ursache gefunden zu haben. Diese wird als Bestätigung dafür empfunden, dass moderne bildgebende Verfahren enorm leistungsfähig seien. Das Risiko für Täuschungen ist immer dann groß, wenn es bei beschwerdefreien Personen einen hohen Anteil des auffälligen Befundes gibt. Auch bei der Koxarthrose fehlt bei Bevölkerungsstudien eine Assoziation von Beschwerden mit dem Befund in der Bildgebung. Eine hohe Prävalenz asymptomatischer Auffälligkeiten ist bei Bandscheibenpathologien, Gallensteinen (bei über 40-jährigen Männern 14 %, Frauen 11 %) und zerebralen Infarkten (bei älteren Menschen bis zu 20 %) nachgewiesen. Bei Krankenhauspatientinnen ohne einen Myokardinfarkt ist das hochsensitive Troponin in einem von acht Fällen erhöht, vor allem bei alten Menschen mit Mehrfacherkrankungen. Vollständige Verschlüsse einer Karotisstenose sind in weniger als 1 % der Fälle von Symptomen begleitet. Ein Extrembeispiel stellt eine Auswertung einer kommerziellen kalifornischen Praxis für Ganzkörper-CT-Screening dar. Bei 86 % der Untersuchten wurde mindestens eine Auffälligkeit beschrieben, im Durchschnitt fanden sich 2,8 pathologische Befunde pro Person.

Bei einer gut verblindeten randomisierten Studie zur Wirkung einer arthroskopischen Meniskusoperation ging es den operierten nach einem Jahr nicht besser als den scheinoperierten Patientinnen. Möglichweise steckt hinter diesem Ergebnis nicht nur eine wirkungslose Therapie, sondern auch eine wirkungslose Diagnostik

3.1.4 Zufallsschwankungen

In Gesundheitssystemen entwickelter Länder stehen den meisten Ärztinnen eine große Zahl möglicher Tests zur Verfügung, die mit geringem Aufwand und Kosten durchgeführt werden können (sog. „Laborlatten“). Dies stellt eine Quelle von weiteren illusionären Korrelationen dar. Ein gewisser Anteil von Labortests ist auch bei vollständig Gesunden wegen rein statistischen Schwankungen „auffällig“; dies ergibt sich aus der Art, wie die Normalgrenzen bei Messwerten bestimmt werden (siehe Kap. 8.3.1). Wenn man unkritisch Laboruntersuchungen anordnet, können sich hier vielfältige Scheinkorrelationen ergeben. Wenn wir Gesunde willkürlich testen, haben wir bei einer Laboruntersuchung eine Wahrscheinlichkeit von 5% für ein falsch-positives Ergebnis, bei fünf Untersuchungen steigt diese auf 23%, bei 20 Tests haben wir eine Wahrscheinlichkeit von 64% für mindestens einen allein auf Zufallsschwankungen beruhenden positiven Befund! Über die Zeit können sich diese in unseren Köpfen verfestigen, und schon können wir die Welt mithilfe von Testosteron-, Vitamin D- und Hämoglobin-Spiegeln erklären...

3.1.5 Behandlungs- und weitere Effekte

Schließlich führen Behandlungseffekte bzw. die Vermengung von Diagnosestellung und Therapie dazu, dass trügerische Annahmen über den Wert von diagnostischen Kriterien sich halten können. Die Behandlungseffekte mögen spezifisch sein; es genügen aber auch unspezifische bzw. scheinbare, wie z.B. der günstige natürliche Verlauf der Erkrankung. **Abbildung 3-6** zeigt, wie sich damit die Zelle a vergrößern und der positive prädiktive Wert aufblähen lässt, d.h. Patientinnen werden von Zelle b nach a verschoben. Dass sich meine Patienten, bei denen ich den Zustand X diagnostiziert habe, unter meiner Behandlung bessern, nehme ich als Bestätigung für die Richtigkeit meiner Diagnose, obwohl sie die vermutete Erkrankung gar nicht hatten (Zelle b). Das wären die Patientinnen mit akuten Atemwegsinfekten, denen gegen alle Warnungen ein Antibiotikum verschrieben worden ist; natürlich geht es auch diesen nach einigen Tagen besser. Deshalb zeigt auch diese Gruppe, obwohl objektiv fehldiagnostiziert, in diesem Fall sogar fehlbehandelt, gegenüber ihrer Ärztin Dankbarkeit und gibt ihr Bestätigung für ihr Vorgehen. Mit diesem Mechanismus haben seit Urzeiten Heiler jeglicher Richtung und Schule ihr diagnostisches Vermögen mit ihrer Erfahrung untermauert. Denn eine Besserung aufgrund von unspezifischen Effekten (Placebo) genügt hier vollauf, ebenso der günstige natürliche Verlauf der Erkrankung.

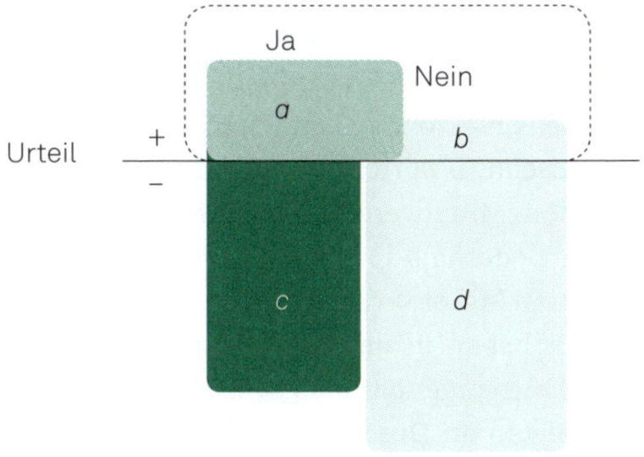

Abbildung 3-6: Illusionen bei diagnostischer Entscheidung: Behandlungseffekte.

Bei der Personalentscheidung besteht die Parallele zur medizinischen Diagnostik und möglichen Behandlungseffekten darin, dass vielleicht die Berufsanfängerinnen sehr gut eingearbeitet werden, ein gutes Arbeitsklima herrscht und bei Problemen immer erfahrene Kolleginnen zur Verfügung stehen. Die Arbeitsumgebung ist also so förderlich, dass sich hier Angestellte bewähren, die im widrigen Klima einer anderen Firma die Arbeitsanforderungen nicht erfüllt hätten.

Als Ergebnis dieser Mechanismen ist das Feld a (Abbildung 3-6), das Entscheiderinnen jeglicher Art als Bestätigung empfinden, noch größer geworden, als es vorher schon war.

In **Abbildung 3-7** finden sich zwei weitere Möglichkeiten, das Feld a relativ zum Feld b zu vergrößern. Man kann die Schwelle anheben, von der an man eine Bewerberin einstellt oder eine Krankheit als gegeben annimmt (①). In der Medizin ist dieser Effekt nicht so relevant, da wir eher dazu neigen, diese Schwelle abzusenken (sog. Sensitivitäts-Furor – siehe Kap. 8.3.2). Eine Schule oder Universität jedoch, die – aus welchen Gründen auch immer – sehr gefragt ist, kann durch sehr strenge Aufnahmebedingungen den Anteil erfolgreicher Schülerinnen steigern, ohne dass die Diskriminierung bei der Auswahl verbessert worden

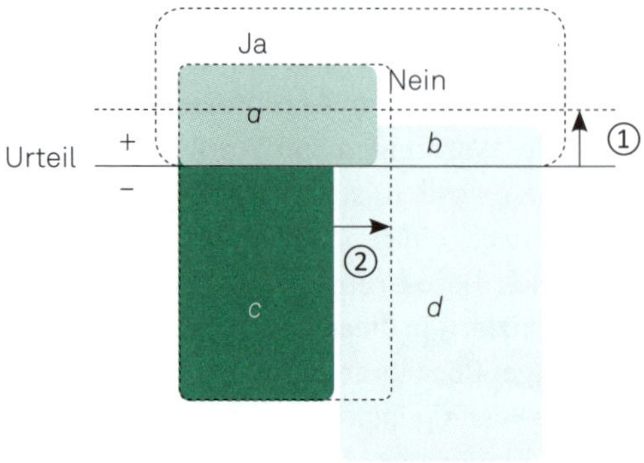

Abbildung 3-7: Illusionen bei diagnostischer Entscheidung: Veränderung von Schwelle (①) und Prävalenz (②).

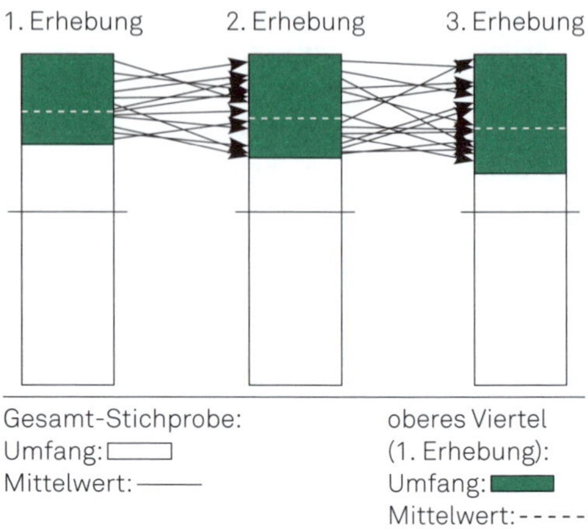

Abbildung 3-8: Regression zum Mittelwert am Beispiel einer Stichprobe (Erläuterung im Text).

wäre – und auch ohne dass man sich speziell um die schwächeren Schülerinnen gekümmert hätte.

Schließlich können wir der Abbildung 3-7 entnehmen, dass in einem Hochprävalenzbereich der positive prädiktive Wert a/(a+b) besser ist als bei niedriger Prävalenz (Eignung, Erkrankung usw.), ohne dass der Test bzw. die Entscheidungskriterien besser wären (②).

3.1.6 Regression zum Mittelwert

Ich möchte das im vorangegangenen Abschnitt erwähnte Phänomen der scheinbaren Besserung durch eine Behandlung näher erläutern, obwohl diese Täuschung – streng genommen – nicht zur Diagnose gehört.

In **Abbildung 3-8** sehen Sie die Ergebnisse von drei Erhebungen an einer Stichprobe; wir können uns konkret Messungen des systolischen Blutdrucks vorstellen. Die Balken stellen den Bereich der gemessenen Werte dar, mit den hohen Werten im oberen Teil der Säule.

Wir wollen uns speziell die Personen (25 %) mit den hohen Werten ansehen und ihr Schicksal verfolgen. Wer bei der ersten Erhebung einen hohen Wert hatte, wird auch bei der zweiten Erhebung eher im oberen Teil der Balken zu finden sein. Allerdings werden die Werte nicht identisch sein, da biologische Merkmale immer in einem gewissen Maße variieren; beim Blutdruck ist dies den meisten Menschen vertraut. Auch die Rangfolge der Teilnehmenden ist nicht identisch; nicht nur schwanken die Messwerte, sondern die untersuchten Personen wechseln in gewissem Maße die Rangplätze (siehe Pfeile in Abbildung 3-8). Da wir die Begrenzungen der Balken nach oben und unten als konstant annehmen (extreme Blutdruckwerte: mit dem Leben nicht vereinbar), verteilen sich die oberen 25 % der ersten Erhebung bei der zweiten und dritten jeweils über einen größeren Abschnitt des Balkens. Andererseits finden wir bei den Folgeerhebungen Menschen im obersten Viertel, die bei der Ersterhebung weiter unten zu finden waren; hier wurden also Plätze getauscht.

Wenn wir von den obersten 25 % der ersten Erhebung den Mittelwert der systolischen Blutdruckwerte berechnen und weiterverfolgen (gestrichelte horizontale Linie), sehen wir, dass die Durchschnittswerte beständig absinken bzw. sich dem Mittelwert der Gesamtstichprobe annähern – deshalb sprechen wir von der Regression zum Mittelwert (regression to the mean).

Wir haben in unserem Beispiel keine Behandlung vorgenommen, trotzdem werden die Beteiligten im Durchschnitt den Eindruck haben, dass sich die Befunde (systolischer Blutdruck) gebessert haben. Wir könnten hier jegliche andere quantitative Größe einsetzen, also auch die Zahl der Kopfschmerzepisoden in der letzten Woche oder einen Depressions-Score. In dieser Situation werden alle therapeutischen Aktivitäten, die in den Intervallen unternommen werden, als wirksam empfunden. Deshalb sind kontrollierte Studien nötig, um einen Effekt über die Regression zum Mittelwert hinaus zu quantifizieren. Man hat den Effekt übrigens nur dann, wenn ein Teil der gesamten Verteilung verfolgt wird, wie in unserem Beispiel die 25 % mit den höchsten Blutdruckwerten. Der Mittelwert der Gesamtstichprobe bleibt konstant, jedenfalls solange sich an deren Situation nichts Wesentliches ändert.

Man kann diesen Effekt auch an einem individuellen Krankheitsverlauf demonstrieren, etwa bei einer Frau mit einer rheumatoiden Arthritis. In **Abbildung 3-9** sehen wir ihren Krankheitsverlauf über ein Jahr; dargestellt ist jeweils ein Score, mit dem Gelenkbeschwerden erfasst werden. Auch hier sehen wir deutliche Schwankungen bzw. Schübe des natürlichen Verlaufs. Die gestrichelte horizontale Linie stellt die Grenze dar, von der an diese Frau ihre Ärztin aufsucht, über Beschwerden klagt und um eine verstärkte bzw. andere Therapie bittet. Selbst wenn diese Therapie völlig wirkungslos ist, wird sich durch die natürlichen Schwankungen der Anschein einer wirksamen Behandlung ergeben, denn nach dem Praxisbesuch bzw. einer symptomatischen Krise bessern sich meistens die Beschwerden. Übertragen auf Abbildung 3-8 könnte man sagen, dass unsere Patientin sich zur Zeit maximaler Beschwerden unter den oberen 5 % oder 10 % der Verteilung findet – mit guten Aussichten, beim nächsten Mal einen günstigeren Rangplatz einzunehmen.

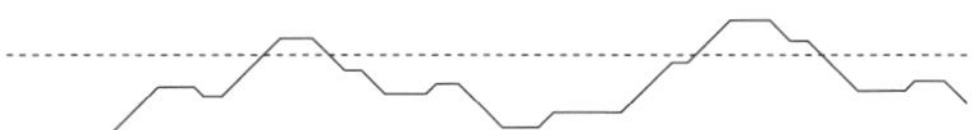

Abbildung 3-9: Regression zum Mittelwert am Beispiel eines individuellen Krankheitsverlaufs (Beschwerden eines chronisch kranken Menschen über die Zeit).

In der Medizin ist das Phänomen als „physician's friend“ bekannt. Es dürfte aber auch in anderen Lebensbereichen eine Rolle spielen, so beim Trainerwechsel einer Mannschaft am unteren Tabellenende, der Entmachtung eines Unternehmensvorstands wegen schlechter Zahlen, der Wirksamkeit von Nachhilfeunterricht usw. Auch hier wird also unabhängig von tatsächlicher Wirkung die Illusion unterstützt, wir hätten die Situation verstanden und die richtigen Konsequenzen gezogen.

3.1.7 Zwischenstopp: die Validitäts-Illusion

Wir wundern uns oft, wie in früherer Zeit Patientinnen und ihre Heilerinnen an die Wirksamkeit diagnostischer und therapeutischer Maßnahmen „glauben“ konnten. Die oben dargestellten Mechanismen machen plausibel, dass die tägliche klinische Erfahrung nicht unbedingt geeignet ist, Annahmen über die Wirksamkeit kritisch zu prüfen; sie kann auch Vorurteile und Illusionen dauerhaft bestätigen. Diese Effekte haben den Heilerinnen aller Epochen geholfen, in den Augen ihrer Patientinnen wesentlich wirkmächtiger zu erscheinen, als sie es tatsächlich waren.

Dies gilt natürlich auch für die moderne Medizin mit ihrer technisch orientierten Diagnostik. Abgesehen davon, dass diese zu den Erwartungen und unserem Verständnis „passt“, erhöhten die genannten Verzerrungen den Eindruck von Testgenauigkeit und Wirksamkeit. Ich würde in der Konsequenz nicht sagen, dass die untersuchten Verfahren, hier z. B. das MRT des Knies zur Abklärung möglicher Meniskusschäden, völlig sinnlos sind (hier sei darauf hingewiesen, dass es nicht um Verletzungen [Hochenergie-Traumata] junger Menschen geht). Die oben diskutierten bevölkerungsbasierten Studien zu Knie-, Hüft- und Wirbelsäulenproblemen wie auch der Anämie liefern uns jedoch eine wichtige Kontextinformation, nämlich die (überraschend hohe) Prävalenz pathologischer Befunde in der gesamten Bevölkerung. Die in Kap. 4 diskutierten Studien – hier vor allem die diagnostische Querschnittsstudie – informieren uns über die *Assoziation* von Befund und Erkrankung; die o.g. bevölkerungsbasierten Studien quantifizieren die *Prävalenz eines pathologischen Befundes*..

Diese Studien zwingen uns zu einer kritischen Interpretation von Ergebnissen der Bildgebung. Anders ausgedrückt: So mächtig die Arthrose oder der Meniskus-Einriss im technisch produzierten Bild auf uns wirken, so relativ ist ihre Aussage in Bezug auf die Ursache des Patientenproblems und eine mögliche Behandlung. Viele Ärztinnen glauben, der mit technischen Mitteln produzierte Befund wäre „das Eigentliche", und der „Rest" (Anamnese, klinische Befunde) sei nur Beiwerk (sog. Hinterweltler-Medizin, siehe Kap. 14). Diese Studien machen deutlich, dass diese – gerade in der akademischen Lehre weitverbreitete – Annahme falsch ist: Das ganze Krankheitsbild ist zu berücksichtigen. Also auch und vor allem die Schilderung der Beschwerden durch die Patientin und die bei der körperlichen Untersuchung erhobenen Befunde. Insofern gehören Röntgenbesprechungen abgeschafft, die ja klammheimlich suggerieren, das Bild auf dem Schirm sei „das Eigentliche".

Die genannten Täuschungen haben gemeinsam, dass die Betroffenen ein unvollständiges Feedback erhalten; nur auf diesem Nährboden können Illusionen gedeihen. Bei der wissenschaftlichen Evaluation von diagnostischen Tests ist deshalb ein vollständiges Feedback entscheidend (siehe Kap. 4).

Noch ein Wort zum o.g. Beispiel des akuten Herzinfarktes und den hier als „Illusion" bezeichneten Zusammenhang zum Rauchen. Wir wissen, dass in Kohortenstudien die Raucherinnen im Laufe der Jahre häufiger eine KHK in ihren verschiedenen Varianten bekommen als die Nichtraucherinnen. In der diagnostischen Situation geht es jedoch darum, diejenigen mit akuter Plaqueruptur, Thrombusbildung, kritischer Stenose, Ischämie und Myokardnekrose von denen zu unterscheiden, die diesen akuten Mechanismus *im Moment* nicht aufweisen. Bei Letzteren mögen viele, vielleicht sogar die Mehrheit, derzeit stabile arteriosklerotische Gefäßveränderungen aufweisen, Resultat der o.g. Risikofaktoren. Dass der akute Mechanismus jetzt einsetzt (und nicht in einer Woche oder zwei Jahren), ist ein hochgradig zufälliges Ereignis, das die Assoziationen mit den o.g. Risikofaktoren stark relativiert bzw. verschwinden lässt.

3.2 Szenarien, Skripte, Narrative: Wir bringen Sinn in die Welt

Ein bekannter Statistiker berichtet: Er präsentierte einen statistisch gesicherten Zusammenhang zwischen zwei Variablen einem Medizinerkollegen und bat diesen um sein Urteil: ob der Befund plausibel sein und welcher Mechanismus der Assoziation zugrunde liegen könnte. Der Mediziner zögert nicht lange, bejahte die Plausibilität und wusste rasch einen möglichen Mechanismus zu nennen. Dann wurde dem Statistiker jedoch klar, dass die Assoziation tatsächlich eine umgekehrte war. Er entschuldigte sich bei seinem Medizinerkollegen und bat wieder um eine Stellungnahme, dieses Mal jedoch für den genau entgegengesetzten Befund. Auch jetzt brauchte der Kollege nicht lange, einen Mechanismus zu postulieren, der jetzt allerdings genau das Gegenteil in eine – wiederum plausible – Kausalkette brachte.

Die Medizin ist hier nicht allein; die menschliche Neigung, Geschichten zu spinnen, wird von dem Paläontologen Stephen J. Gould auf den Punkt gebracht: "Scenarios or narratives are representations of temporally ordered sequences of events glued together by causal relationships. Usually, they come in the form of simple linear causal chains ... Human beings, perhaps uniquely among all animals, create mental models of the situations they are in, and those situations models often take the form of stories." – "Humans are 'the story telling primate'".

Das ist nicht nur allgemein menschlich, sondern auch nützlich. Die narrative Struktur hilft dabei, unstrukturierte Phänomene in einen verstehbaren Zusammenhang zu bringen; damit sichern wir unsere Handlungsfähigkeit in einem komplexen Umfeld. Vermutlich bringen wir – evolutionsbiologisch motiviert – eine gewisse Bereitschaft mit, aus Einzeleindrücken sehr schnell ein Muster herauszulesen und die Konsequenz zu ziehen. Es raschelt im Gebüsch – hier sollten wir im Zweifelsfall den sprichwörtlichen Säbelzahntiger vermuten und die Flucht ergreifen. Aus der Perspektive der Anpassung an eine Umwelt voller Bedrohungen ist es sinnvoll, eher zu häufig ein Bild von Gefahr zu sehen und die Konsequenz zu ergreifen, und z. B. zu fliehen oder sich zu wehren, als umgekehrt.

Konkret für Ärztinnen ist nachgewiesen, dass sie beim einzelnen Patienten die eingehenden Informationen in Form von Drehbüchern sortieren (deshalb spricht man auch von der „Skripttheorie"). Diese Drehbücher haben die allgemeine Struktur:

Voraussetzungen (enabling conditions) – Störung (fault) – Konsequenz

Ein älterer Herr klagt über Atemnot, die seit einigen Wochen beständig zunimmt. Ein Bluthochdruck ist bekannt, er klagt jetzt außerdem darüber, dass er im Bett nicht flach liegen könne und nachts mehrfach Wasser lassen muss. – Hier postulieren wir die Störung „Herzinsuffizienz"; zu den Voraussetzungen gehören sein Alter und der bekannte Bluthochdruck, die jeweils zur Störung beigetragen haben. Aus der Herzinsuffizienz erklären sich als Konsequenzen Atemnot, Orthopnoe und das nächtliche Wasserlassen; vermutlich schwellen tagsüber die Beine an.

Wir bauen uns also schlüssige Geschichten zusammen; diese sind bei Studierenden noch nach sehr differenzierten pathophysiologischen Mechanismen strukturiert. Diese barocken Verästelungen verschwinden jedoch mit zunehmender Erfahrung immer mehr, Fachleute sprechen gnädigerweise von „Verkapselung" des biomedizinischen Wissens.

Die narrative Strukturierung von Phänomenen ist also plausibel und praktisch. Unsere Neigung, die Welt in Geschichten zu sehen, kann jedoch ihrerseits Illusionen und Fehlurteile bewirken (sog. Narrativ-Bias).

Lauschen wir doch einmal Kolleginnen in der Pause einer Fortbildungsveranstaltung oder beim Stammtisch. Man diskutiert über neue Behandlungen, was sind die Argumente? Das traditionelle Argument für eine Therapie ist die *Plausibilität ihres Wirkmechanismus*. Pharmazeutische Hersteller nutzen dies gerne aus; deshalb argumentieren ihre Anzeigen gerne mit Wirkmechanismen.

Glücklicherweise ist diese Argumentationsweise in den letzten Jahren etwas in den Hintergrund getreten, verschwunden ist sie jedoch keineswegs. Zunehmend wird *empirisch* im Sinne der Evidenzbasierten Medizin argumentiert; die Wirksamkeit und Sicherheit, dokumentiert in großen kontrollierten Studien, wird heute häufiger als Argument ins Feld geführt. Dabei wird der Funktionsmechanismus als „black box" behandelt; entscheidend ist, „was herauskommt", d. h. von der Patientin erfahrbare Ergebnisse (reduzierte Sterblichkeit, vermiedene Krankheitsereignisse, weniger Beschwerden oder mehr Lebensqualität usw.).

Oft nimmt die Plausibilität einer Geschichte eine größere Bedeutung ein, als ihr eigentlich zukommt. Sie wird nicht nur als Hypothese zum Verstehen komplexer Phänomene genommen, z. B. der Befunde einer einzelnen Patientin, sondern dient zur Evaluation und zur Rechtfertigung, zur Überzeugung anderer oder gar Propaganda zum Machterhalt. Was plausibel ist, ist auch wahrscheinlich, womöglich ist es sogar gut und erstrebenswert.

Eines der bekanntesten Narrative dieser Art ist die Dopamin-Hypothese der Depression. Eigentlich war ein Dopaminmangel als Ursache der Depression bereits in den 1960er-Jahren verworfen worden. Obendrein waren die Serotoninaufnahmehemmer (SSRI) auch nicht besser als die etablierten Trizyklika (möglicherweise sind sie sogar schlechter). Es gelang den Firmen und mit ihnen verbundenen „Wissenschaftlern" jedoch, den Dopaminmangel als die zugrunde liegende Störung und die SSRI als Korrektur zu propagieren. In Millionen von Konsultationen wurde (und wird) Patientinnen mit dieser Konstruktion das Mittel schmackhaft gemacht, von populären Büchern („Listening to Prozac") ganz zu schweigen. Ein englischer Psychiater spricht vom „marketing of a myth". Den alten Trizyklika fehlte ein solches Narrativ; hier weisen die verschreibenden Ärztinnen ihre Patientinnen vielmehr sauertöpfisch auf Mundtrockenheit, Akkomodationsstörungen und orthostatische Regulationsstörung hin...

Neuere Untersuchungen zur selektiven Publikation von Studienergebnissen haben den Mythos der SSRI endgültig entzaubert. Die Hersteller haben die Ergebnisse von Studien, bei denen das Prüfmedikament der Placebokontrolle nicht überlegen war, einfach in der Schublade verschwinden lassen. Wenn wir auf frühere Epochen der Medizingeschichte zurückblicken und uns fragen: „Wie konnten die nur?", sollten wir mit großer Bescheidenheit an die SSRI-Story denken. Sie unterstreicht die Macht des Narrativs – und der Unterschied zu Blutegeln, Moxibustion und Götterbeschwörungen ist dann gar nicht mehr so groß.

Speziell in der Medizin ist der Narrativ-Bias bei der Beurteilung von Krankheitsverläufen und ärztlichen Behandlungen von Bedeutung. Ein günstiger Ausgang einer Krankheit – was glücklicherweise viel häufiger ist als das Gegenteil – wird unweigerlich kausal auf heilende Aktionen zurückgeführt, sei dies der rechtzeitig eingeflößte Kräutertee, das nicht indizierte Antibiotikum oder die (nie in einer kontrollierten Studie evaluierte) Operation. Nicht nur Laien (Patientinnen), sondern auch Ärztinnen können sich dem nicht entziehen (siehe dazu auch die „teuflischen Quadrate" in Kap. 10.9.1).

Hier wird ein Dilemma deutlich: Wir neigen dazu, narrative Modelle der Wirklichkeit zu entwickeln und damit zu arbeiten; biologische Ausstattung und unsere Ausbildung (siehe Kap. 15.2) prädisponieren uns für diesen Erklärungstyp. Obendrein erwarten unsere Patientinnen Kausalerklärungen dieser Art. Andererseits wissen wir, dass die Welt nicht determiniert ist; vielmehr lassen sich bestenfalls probabilistische Aussagen zu den Zusammenhängen unserer Umgebung machen, und oft noch nicht einmal das. Umgangsweisen, die sich besser rechtfertigen lassen, sind nicht leicht zu formulieren (siehe Kap. 13).

3.3 Weitere Fallen und Trugschlüsse

In der Literatur gibt es eine große Zahl von Formen von verfehlter Wahrnehmung oder Interpretation (Bias), deren vollständige Aufzählung hier nicht lohnt. Ich möchte allerdings auf einige Beispiele eingehen, die im Zusammenhang mit der medizinischen Diagnose immer wieder erwähnt werden; dies geschieht meist mit einer kritischen Note (Ärztinnen irren und machen Fehler). Man muss jedoch genau hinsehen, ob es sich vielleicht doch nur um Laborartefakte oder seltene „Nebenwirkungen" von ansonsten durchaus erfolgreichen Strategien handelt.

3.3.1 Vernachlässigung von Prävalenzen (base rate neglect) – Verfügbarkeits-Bias

Im vorhergehenden Kapitel hatte ich dies als Stärke dargestellt: Erfahrung besteht wesentlich darin, die Häufigkeiten von Befunden und Erkrankungen zu erfassen und im Gedächtnis einzuspeichern (ein „Bottom-up"-Prozess). So können auch Tiere „diagnostische Merkmale" zur Futtersuche, Gefahrenerkennung und Partnerwahl prüfen und abspeichern; dies kann, entsprechende Neuroplastizität vorausgesetzt, durch individuelles Lernen geschehen oder evolutionär durch Selektion von Individuen mit entsprechend angepassten neuronalen Strukturen.

Es gibt aber auch „Top-down"-Prozesse, bei denen die Erfahrung der Umwelt von Wissen und überlieferten Deutungen beeinflusst wird. Weil in den letzten Jahren alle von Zecken und Borreliose sprechen, werden die verschiedensten diffusen Zustände dieser Diagnose zugeordnet. Dann kann es passieren, dass die Prävalenzen (Synonyme: Vortestwahrscheinlichkeiten, Base Rates) nicht ausreichend berücksichtigt werden. Die häufigste Variante in der Medizin besteht darin, die Ergebnisse einzelner – meist technischer – Untersuchungen zu verabsolutieren. Die Kolleginnen vergessen, dass alle diagnostischen Tests die Krankheitswahrscheinlichkeit nur bis zu einem gewissen Grad modifizieren (mehr dazu in Kap. 5.3).

Weiterhin ist hier der Verfügbarkeits-Bias (availability) zu erwähnen. Wenn eine Ärztin erfahren hat, dass bei ihrer Patientin, die sich wegen Hustens in der Praxis vorgestellt hat, eine Lungenembolie nachgewiesen worden ist, wird für die nächsten Wochen bei jeder weiteren Patientin mit Husten diese Möglichkeit in ihrer Vorstellung auftauchen. Das Bild der Lungenembolie wird also in ihrer Vorstellung stärker „verfügbar" sein und ihre Entscheidungen beeinflussen, als dies von der Praxisepidemiologie her eigentlich sinnvoll wäre. Auf der anderen Seite müssen wir uns klarmachen, dass jedes Erfahrungslernen auch auf dem Prinzip beruht, Patientinnen und Situationen in der Erinnerung abzuspeichern. Es wird bei laborexperimentellen Untersuchungen oft vergessen, dass der Mechanismus der „Verfügbarkeit" aus dem Gedächtnis unter bestimmten Bedingungen in die Irre führen kann, ansonsten aber durchaus nützlich ist.

3.3.2 Vorzeitiger Abbruch (premature closure)

Häufig wird Ärztinnen vorgeworfen, den diagnostischen Prozesses zu früh beendet zu haben (leider geht es vor Gerichten und Schiedsstellen nur sehr selten darum, dass dieser *zu weit* getrieben worden ist). Ärztinnen beschließen, dass die von ihnen bedachten Hypothesen und die eingeholte diagnostische Information genügen, sodass jetzt ggf. zur Behandlung übergegangen werden kann. Dieser „Fehler" kommt nach Ansicht mancher Untersucher so häufig vor, dass ich dieses Phänomen hier unter den kollektiven Problemen der Profession und nicht beim individuellen Fehler diskutiere (Letzterer ist das Thema von Kap. 10). Damit eng verknüpft ist die Neigung von Ärztinnen, den zuerst wahrgenommenen Signalen mehr Aufmerksamkeit zu schenken als der in der Folge bzw. der späteren Konsultation erhaltenen Information. Dies kann auch als Bestätigungs-Bias (s.u.) interpretiert werden: Die aufgrund der ersten Äußerungen bzw. Eindrücke formulierten Hypothesen verhindern die Berücksichtigung von Informationen, die diesen Hypothesen widersprechen.

Wie weit soll ich den diagnostischen Prozess ausdehnen? Wann kann ich ihn abbrechen, ohne meinem Patienten zu schaden? – dies ist heute, bei Tausenden verfügbaren diagnostischen Tests, *die zentrale Frage* für jede Ärztin. Die Formulierung „vorzeitiger Abbruch" (premature closure) suggeriert, es ließe sich hier jeweils ein Punkt definieren, an dem genügend Daten vorhanden seien. Wenn eine Kollegin ihre Diagnostik abschließe, bevor dieser Punkt erreicht sei, dann habe sie eben einen Fehler gemacht. Die Entscheidung zum Abschluss – ich wiederhole: diese wird in *jeder* diagnostischen Situation in Praxis und Krankenhaus getroffen – wird dabei von zahlreichen Faktoren beeinflusst: Wahrscheinlichkeit, Schwere und Therapierbarkeit relevanter Erkrankungen; Wünsche, Erwartungen und Toleranz des Patienten; Invasivität und Kosten (Zeit, Geld) weiterer Untersuchungen u.v.m. Auf diese höchst verantwortungsvolle Entscheidung gehe ich in Kap. 6 ausführlich ein. Im Nachhinein werden wir oft sagen, dass wir unseren diagnostischen Prozess zu lange ausgedehnt haben, ein anderes Mal haben wir ihn vielleicht zu früh abgebrochen. Beides ist mit Gefahren für die Patientin verbunden: Im ersten Fall gefährden wir sie durch diagnostische Kaskaden und Überdiagnose (siehe Kap. 8.3), im letzteren Fall verpassen wir es, ihr eine hilfreiche Behandlungsmöglichkeit anbieten zu können. Wie auch immer wir die „ideale" Datenmenge definieren, unser tatsächlicher Abschluss des Prozesses dürfte im Sinne einer Normalverteilung um dieses Ideal schwanken. Dabei werden im Rückblick sehr oft „Fehler" festzustellen sein, in der einen wie der anderen Richtung. Zu denken geben sollten uns jedoch systematische Abweichungen; dabei ist heute ein Zuviel an Diagnostik das gravierendere Problem. Die gesamte Literatur über den vorzeitigen Abbruch als individuellen Fehler ist in meinen Augen so vereinfachend, dass sie für praktisch tätige Ärztinnen keinerlei Nutzen hat.

Ähnlich kritisch sehe ich den „Vorwurf", dass der zuerst eingeholten Information eine zu große Aufmerksamkeit gewidmet würde. Vor dem Hintergrund des in Kap. 2.6 dargestellten Modells der diagnostischen Sequenz würde ich dies als eine sinnvolle ökologische Anpassung ansehen. Wenn in der Phase des „induktiven Streifens" die Patientin die Möglichkeit hat, die sie am meisten bedrängenden oder verunsichernden Beschwerden zunächst zu benennen, dann ist es sehr wohl sinnvoll, diese Information stärker zu gewichten als die später, vielleicht durch gezielte Fragen (Suggestion!) erfassten Symptome oder Veränderungen.

3.3.3 Bestätigungs-Bias

Viele Untersuchungen zeigen, dass Menschen eher Informationen suchen und zur Kenntnis nehmen, die ihren Auffassungen entsprechen. Wir sprechen dann von einem Bestätigungs-Bias (confirmation bias). So neigen auch Ärztinnen dazu, eher eine ihre Hypothese(n) bestätigende Information einzuholen als eine solche, welche die gerade betrachtete Hypothese kritisch prüft. Sie suchen positive Hinweise (auf eine Erkrankung), haben aber Schwierigkeiten, das Fehlen eines Befundes kritisch zu würdigen, d.h. ihre Hypothese zu falsifizieren.

Was auf den ersten Blick kritikwürdig erscheint, muss dies jedoch nicht immer sein. Gerade die erste Phase des Untersuchungsgangs in der Medizin spielt sich in einem (oft sogar: extremen) Niedrigprävalenz-Bereich ab. Die Ausgangsannahme (default) ist also die Abwesenheit einer relevanten oder gravierenden Erkrankung („nichts Schlimmes" bzw. die Wahrscheinlichkeiten aller Erkrankungen sind niedrig bis sehr niedrig). Wenn Ärztinnen jetzt nach *positiven* Hinweisen auf Krankheiten suchen, z.B. auf das *Vorhandensein* hinweisender Symptome (red flags) achten, falsifizieren sie ihre Ausgangshypothese; sie ruhen sich also nicht bequem auf ihrer Hypothese aus, sondern liefern eine kritische Überprüfung! In Kap. 5.5.1 führe ich diese Überlegungen weiter; die Definition von Maßzahlen der Testgenauigkeit ist dafür eine Voraussetzung (Kap. 4.1.4).

In einer komplexen, mit geradezu unendlicher Information ausgestatteten Umgebung (= unsere Patientinnen) ist es von entscheidender Bedeutung, sich auf Zonen mit reicher Information zu konzentrieren (siehe Abbildung 2-2). Wenn eine Wettervorhersage für morgen in der Wüste einen Sonnentag vorhersagt, lässt sich hieraus kaum etwas über die Qualität dieser Vorhersage lernen. Die Ankündigung von Regen ist dagegen ein interessanter und relevanter Test; am nächsten Tag wird sich zeigen, ob einer der pro Jahr zu erwartenden fünf Regentage eintritt oder nicht. Damit lässt sich prüfen, ob der Wetterdienst gute Arbeit leistet. So ist das ungerichtete Abfragen zahlreicher Symptome wenig hilfreich; die verneinende Antwort der Patientin verändert die Wahrscheinlichkeit relevanter Erkrankungen nicht wesentlich (vorher und nachher sehr niedrig). Zählt sie jedoch ihre Beschwerden auf, erhalte ich in kürzester Zeit durch positive Befunde eine nützliche Einengung der Möglichkeiten. Die positive Teststrategie ist also eine ökologisch sinnvolle Anpassung an die erste Phase des Gesprächs mit der Patientin: Mit ihr zusammen suche ich positive Hinweise für Probleme oder gar Erkrankungen.

Erst wenn sich die diagnostischen Überlegungen auf wenige oder gar eine Hypothese konzentrieren, die jeweils eine hohe Wahrscheinlichkeit haben, kann ich von einem „Wettbewerb" der Hypothesen sprechen. Erst jetzt macht es Sinn, Hypothesen kritisch zu prüfen, d.h. nach Informationen zu suchen, die einer recht wahrscheinlichen Hypothese widersprechen (sog. Falisifikation).

3.4 Gutartige und bösartige Umgebungen

Die verschiedenen psychologischen Forschungsrichtungen sind sich darin einig, dass die Beschaffenheit der Umgebung, in der ein Individuum agiert, entscheidend ist für ein erfolgreiches Lernen. Da die Zeichen, an denen sich die Entscheiderinnen orientieren, immer nur probabilistisch mit den interessierenden Zuständen (Erkrankungen) korreliert sind, ist dieses Lernen schwierig. So schön der „pathognomonische Test" ist, so selten ist er doch; (nehmen Sie sich mal eine Minute und denken Sie nach, welcher einzelne Test unumstößlich eine Diagnose sichert). Die in Kap. 2 genannten Taktiken und Strategien helfen dabei, in einer solch unsicheren Umgebung zurechtzukommen.

Die Psychologie neigt dazu, die Medizin zu den „gutartigen" Umgebungen zu zählen; demnach würden Ärztinnen ein wirklichkeitsgetreues, unverzerrtes Feedback auf ihre Entscheidungen erhalten. Ähnliches soll für Feuerwehrleute und Meteorologinnen gelten. Als aussichtslos gelten Aktienkurse und politische bzw. historische Vorhersagen; hier sind Vorhersagen von Expertinnen nicht besser als Würfel und Glücksräder (wicked environments). Tatsächlich hat dieses Kapitel gezeigt, dass es auch in der Medizin unvollständige bzw. verzerrte Rückmeldungen geben kann, die uns in die Irre führen können.

Hausärztinnen sind in der privilegierten Lage, durch die kontinuierliche Betreuung ihre Patientinnen ein unverstelltes Feedback zu erhalten. Anders als etwa ihre Kolleginnen im Krankenhaus, können sie Krankheitsverläufe über Monate und Jahre beobachten – ein gnadenloser Schiedsrichter über jede diagnostische Vermutung. Das Gegenteil stellt die Notaufnahme des Krankenhauses dar, wo möglicherweise das Schreiben der Rechtsanwältin die einzige Möglichkeit darstellt, ein Feedback über den weiteren Verlauf zu erhalten – eine eindeutig „bösartige" Arbeitsumgebung.

Ein Feedback wird jedoch zunichtegemacht, wenn Patientinnen dazu ermuntert werden, für ihr Problem eine Ärztin nach der anderen auszuprobieren. Die vom Gesetzgeber vorgesehene Hausarztzentrierte Versorgung nach SGB V § 73b verbessert also nicht nur die Koordination der Versorgung und reduziert das Risiko der Somatisierung, sondern macht auch bessere klinische Erfahrung im Setting der Primärversorgung möglich. Je mehr in einem Gesundheitssystem Patientinnen zum Doctor-Shopping ermuntert werden, desto weniger können ihre Ärztinnen aus ihrer Erfahrung valide Schlüsse ziehen.

Die Effekte der in diesem Kapitel dargestellten Verzerrungen und Illusionen gehen meist in eine ganz bestimmte Richtung: optimistisch in Richtung größerer diagnostischer Aussagekraft. So ist es dann nur folgerichtig, dass Ärztinnen den Nutzen diagnostischer Maßnahmen über- und die Risiken unterschätzen.

Es gibt jedoch die Möglichkeit, Lernen und Feedback zu systematisieren, verzerrte Rückmeldung zu minimieren und durch größere Zahlen eine genauere Aussage zu erreichen. Studien zu diagnostischen Tests können dies leisten, ihnen ist das nächste Kapitel gewidmet.

Weiterführende Literatur

Diese Literaturangaben sind nur eine Auswahl der benutzten Referenzen. Detaillierte Angaben finden sich online im ausführlichen Hintergrund-Text, siehe Seite 343.

1. Dawson NV. Physician judgment in clinical settings – methodological influences and cognitive performance. Clin Chem. 1993;39(7):1468–80. https://doi.org/10.1093/clinchem/39.7.1468
2. Donner-Banzhoff N. Solving the diagnostic challenge: a patient-centered approach. Ann Fam Med. 2018;16(4):353–8. https://doi.org/10.1370/afm.2264
3. Einhorn HJ, Hogarth RM. Confidence in judgment: persistence of the illusion of validity. Psychol Rev. 1978;85(5):395–416. https://doi.org/10.1037/0033-295X.85.5.395
4. Englund M, Guermazi A, Gale D, Hunter DJ, Aliabadi P, Clancy M, et al. Incidental meniscal findings on knee MRI in middle-aged and elderly persons. N Engl J Med. 2008;359(11):1108–15. https://doi.org/10.1056/NEJMoa0800777
5. Fiedler K. Illusory correlations: a simple associative algorithm provides a convergent account of seemingly divergent paradigms. Rev Gen Psychol. 2000;4(1):25–58. https://doi.org/10.1037/1089-2680.4.1.25
6. Haasenritter J, Stanze D, Widera G, Wilimzig C, Abu Hani M, Sonnichsen AC, et al. Does the patient with chest pain have a coronary heart disease? Diagnostic value of single symptoms and signs – a meta-analysis. Croat Med J. 2012;53(5):432–41. https://doi.org/10.3325/cmj.2012.53.432
7. Hastie R, Dawes RM. Rational choice in an uncertain world: the psychology of judgment and decision making. Thousand Oaks, CA: Sage; 2001.
8. Healy D. Serotonin and depression. BMJ. 2015;350:h1771. https://doi.org/10.1136/bmj.h1771
9. Jensen MC, Brant-Zawadzki MN, Obuchowski N, Modic MT, Malkasian D, Ross JS. Magnetic resonance imaging of the lumbar spine in people without back pain. N Engl J Med. 1994;331(2):69–73. https://doi.org/10.1056/NEJM199407143310201
10. Kahneman D, Klein G. Conditions for intuitive expertise: a failure to disagree. Am Psychol. 2009;64(6):515–26. https://doi.org/10.1037/a0016755
11. Kim C, Nevitt MC, Niu J, Clancy MM, Lane NE, Link TM, et al. Association of hip pain with radiographic evidence of hip osteoarthritis: diagnostic test study. BMJ. 2015;351:h5983. https://doi.org/10.1136/bmj.h5983
12. Knottnerus JA, Knipschild PG, Wersch JW, Sijstermanns AH. Unexplained fatigue and hemoglobin: a primary care study. Can Fam Physician. 1986;32:1601–4.
13. Tversky A, Kahneman D. Judgment under uncertainty: heuristics and biases. Science. 1974;185(4157):1124–31. https://doi.org/10.1126/science.185.4157.1124

4 Diagnostische Studienevidenz

Dieses Kapitel hätte sich als Anfangs- und Einstiegskapitel gut gemacht; damit wäre deutlich geworden, dass Ärztinnen vor allem wissenschaftliche Erkenntnisse in ihrer Praxis umsetzen. Die Studiendesigns, die ich im Folgenden vorstelle, sind jedoch kaum mehr als ein halbes Jahrhundert alt, diagnostische Bemühungen von Heilern gibt es seit Jahrtausenden. Da in diesem Buch das klinische Handeln der zentrale Punkt ist, waren zunächst die dort eingesetzten Taktiken und Strategien zu beschreiben.

In Kap. 3 ist deutlich geworden, dass lückenhaftes und verfälschtes Feedback zu einem Fehllernen führt. Die klinische Entscheidungssituation kann eine durchaus „bösartige" Umgebung sein, die illusionäre Auffassungen über den Zusammenhang von diagnostischen Zeichen und Erkrankungszuständen fördert. Dabei neigen wir bei unseren Fehlern meist zu einer besonderen Art: Wir sehen Ordnung und Zusammenhänge, wo in Wirklichkeit keine sind.

Die bisher besprochenen Vorgehensweisen sind zu einem großen Teil auf der intuitiven Seite des kognitiven Spektrums angesiedelt gewesen; sie gehen Ärztinnen schnell und leicht von der Hand, oft fällt es ihnen schwer, zu erklären, was sie wie oder gar warum getan haben. Teils handelt es sich um tradierte Strategien, vielleicht ohne Worte durch Vorbildlernen erworben; teils handelt es sich die Summation von eigenen Erfahrungen an Patientinnen. Das in diagnostischen Studien – Thema dieses Kapitels – generierte Wissen dagegen ist zunächst analytisch, d. h. explizit formulierbar; es kann in Lehrbüchern und vergleichbaren Medien weitervermittelt werden.

Ausgehend von den Verfälschungen und Illusionen, welche die Praxis bietet, haben Studien zur Evaluation diagnostischer Maßnahmen eines gemeinsam: Sie geben systematisches und unverfälschtes Feedback, unabhängig davon, ob ein Befund positiv oder negativ, eine Krankheit vorhanden ist oder nicht, auch unabhängig davon, welche Behandlung veranlasst worden ist. Dazu messen sie die zu untersuchende diagnostische Maßnahme (den sog. „Indextest") an einem Referenz- oder Außenkriterium („Goldstandard").

Die direkte Erfahrung von Ärztinnen beruht oft auf sehr kleine Stichproben; sie liefern sich damit dem Spiel des Zufalls aus. In diagnostischen Studien wird der Zufall dadurch kontrolliert, dass eine ausreichend große Stichprobe von Patientinnen untersucht wird.

Die Frage nach der Testgenauigkeit (diskriminiert der Indextest zwischen Patientinnen mit bzw. ohne die interessierende Erkrankung?), die mit einer diagnostischen Studie beantwortet wird, lässt sich mit sehr wenigen Kennzahlen beantworten. Die Information, welche die einzelnen Patientinnen in die Studie einbringen, lässt sich also mithilfe eines durchdachten Studiendesigns und einer angemessenen Auswertung sinnvoll komprimieren. Im Ergebnis sprechen wir dann etwa von Sensitivität oder der Spezifität eines Tests, weitere Größen werde ich unten erläutern.

Dies ist für Ärztinnen ein ungewohntes Gelände, die Abneigung unseres Berufsstandes gegen Zahlen ist legendär, entsprechend groß ist die Unbeholfenheit im Umgang mit quantitativen Aussagen. Dagegen möchte ich behaupten, dass mathematische Methoden nicht nur eine wichtige Funktion bei der Evaluation von diagnostischen Tests haben, vielmehr lässt sich mit mathematischen Methoden ausgezeichnet die ärztliche Intuition modellieren. Diesen – zunächst überraschenden – Gedanken verfolge ich nicht nur in diesem, sondern auch in den beiden folgenden Kapiteln.

Die Corona-Pandemie hat diagnostische Maßzahlen ins Licht der Öffentlichkeit gebracht; „positive prädiktive Werte" wurden im Wissenschaftsteil guter Zeitungen erläutert. Wir sollten also aufrüsten, um mit den Bürgerinnen = unseren Patientinnen mitzuhalten.

Die Unbeholfenheit vieler Ärztinnen in Bezug auf mathematische Methoden hat neben der Vermeidung noch einen weiteren, ebenso gefährlichen Effekt: unkritische Ehrfurcht. Nur allzu oft wird vergessen, dass es sich bei der medizinischen Statistik um *Modelle* handelt, Wirklichkeit zu verstehen und Handlungsfolgen abzuschätzen. Stattdessen nehmen wir an, das mathematische Modell sei die Realität, ja sogar eine höhere Form der Realität als die von uns sinnlich wahrgenommene. Tatsächlich sollten wir diese Modelle pragmatisch vergleichend auf ihre Tauglichkeit prüfen; „Tauglichkeit" bezieht sich hier auf ihre Fähigkeit, ärztliches Diagnostizieren und dessen Kontext zu verstehen, auch hier Illusionen und Trugschlüsse aufzuzeigen und Hinweise für eine verbesserte Praxis zu geben.

4.1 Der Klassiker: die diagnostische Querschnittsstudie

Alles, was wir unternehmen, um die Probleme unserer Patientinnen diagnostisch zu klären, lässt sich prinzipiell mit dem hier dargestellten Studiendesign evaluieren: eine einfache anamnestische Frage, der klinische Gesamteindruck, eine wohl definierte Entscheidungsregel, eine Laboruntersuchung oder ein bildgebendes Verfahren. Als Beispiel soll uns zunächst eine Studie dienen, mit der die diagnostische Aussagekraft eines neuen Biomarkers für den akuten Myokardinfarkt untersucht wurde, dem H-FABP (heart-type fatty acid binding protein).

4.1.1 Patientinnen

Zuvor eine Anmerkung zur Wortwahl. Wenn es um diagnostische Studien geht, schleicht sich leicht eine falsche Wortwahl ein: Wir sagen, ein Test oder auch der Referenzstandard unterscheide zwischen „Kranken" und „Gesunden". Da es sich um Patientinnen in Praxen und Krankenhäusern handelt, die Beschwerden haben und tatsächlich irgendwie krank sind, ist dies nicht der Punkt, um den es hier geht. Tatsächlich unterscheidet der Referenzstandard zwischen den Patientinnen, welche die interessierende Erkrankung haben, und den übrigen, wo andere Erklärungen angemessen sind; ich spreche deshalb im Folgenden von Erkrankten/Kranken und Nichterkrankten/Nichtkranken. Weiter unten diskutiere ich einen Studienansatz, bei dem tatsächlich mehrere Diagnosen parallel untersucht werden können; bei der gängigen diagnostischen Studie geht es darum, ob *eine bestimmte* Erkrankung vorliegt oder nicht.

Die Patientinnen einer diagnostischen Studie sollen der Population entsprechen, in welcher der zu untersuchende Test eingesetzt werden soll. Manchmal findet man auch heute noch Studien zu diagnostischen Verfahren, die Patientinnen mit der bekannten Krankheit mit gesunden Kontrollen vergleichen; als Kontrollen dienen dann womöglich noch die Angestellten der Klinik oder Forschungsabteilung. Für anwendende Kliniker sind diese Studien völlig wertlos: Diese „Probe" ist zu einfach, da eindeutig Kranke (Erkrankung besteht schon länger und ist voll ausgeprägt) mit eindeutig Gesunden verglichen werden. Diese Art von

Fall-Kontroll-Studien taugt bestenfalls als frühe Phase eines Forschungsprozesses (siehe Kap. 4.1.8).

4.1.2 Der Indextest

Die Patientinnen, die an einer diagnostischen Studie teilnehmen, müssen zwei Tests über sich ergehen lassen: zum einen die Prozedur, die evaluiert wird (Indextest), zum anderen den Referenzstandard. Beide sollen möglichst zeitnah durchgeführt werden, damit sich die Krankheit in ihrem Verlauf nicht zu stark verändert hat. Weiterhin sollen die Untersucherinnen jeweils nicht vom Resultat der anderen diagnostischen Methode wissen, d.h. sie sollen verblindet sein. Dies ist umso wichtiger, je mehr die Durchführung und Auswertung eines Tests eine Interpretation erfordert (dies gilt für alle Verfahren der Bildgebung oder der Pathologie!). Schließlich ist nötig, dass sich alle Patientinnen der gleichen Prozedur unterziehen.

Zunächst betrachten wir die einfache Situation, dass der Test im Ergebnis nur zwei Stufen kennt, nämlich „positiv" und „negativ".

4.1.3 Der Referenzstandard

Der Indextest muss an einem Kriterium gemessen werden, das für die Studie als „fehlerfrei" angenommen wird (früher auch „Goldstandard" genannt; wir wissen alle, dass es einen solchen Test nicht gibt; er wird nur durch eine Vereinbarung oder Festlegung dazu). Dies kann ein einzelnes Verfahren sein (Beispiel: herkömmliches CT bei der Untersuchung einer neuen Bildgebung), aber auch eine Kombination von Untersuchungen (Beispiel: Herzinfarkt aus Beschwerden, EKG und Serummarkern).

Zunehmend wird allerdings der Tatsache Rechnung getragen, dass sich kaum eine Erkrankung mit einer einzigen Untersuchung bestätigen oder ausschließen lässt. Deshalb finden in aktuellen Studien sog. Panels oder auch „verzögerte Referenzstandards" Anwendung. Bei der ersten Methode beurteilt eine Gruppe von Expertinnen die Daten einer jeden Patientin und legt fest, ob die interessierende Krankheit vorliegt oder nicht. Gerade wenn es sich um progrediente Erkrankungen handelt, man aber nicht jede Studienteilnehmerin invasiv untersuchen will, arbeitet man mit einem verzögerten (sog „delayed-type") Referenzstandard. Wenn es um die Feststellung eines Darmkrebs geht, muss nicht unbedingt jeder Teilnehmer koloskopiert werden; alternativ kann nach einem halben Jahr eine Nachbefragung erfolgen, um zu klären, ob die Krankheit inzwischen manifest geworden ist; daraus lässt sich ersehen, ob sie zum Studieneinschluss vorgelegen hat oder nicht. Diese Art des Referenzstandards ist vor allem bei subakut oder chronisch progredienten Erkrankungen sinnvoll. Sie erlaubt auch die Evaluation von Indextests, die versprechen, besser als die klinisch bereits etablierten Verfahren zu sein. Schließlich wird auf diese Weise verhindert, dass eine große Zahl von Patientinnen mit einer geringen Wahrscheinlichkeit für die interessierende Erkrankung invasive Prozeduren durchmachen muss.

4.1.4 Auswertung und Wirksamkeitsmaße

Die Vierfeldertafel

Als Ergebnis einer diagnostischen Studie haben wir die teilnehmenden Patientinnen in vier Gruppen sortiert: Die laut Referenzstandard „Kranken" sind entweder positiv oder negativ in Bezug auf den Indextest, dasselbe gilt für diejenigen, welche die interessierende Referenzerkrankung nicht haben. Die entsprechenden Häufigkeiten stellen wir in einer standardisierten Tabelle zusammen, der Vierfeldertafel.

Eine Arbeitsgruppe der Universität Utrecht (NL) untersuchte einen neuen Schnelltest für die Nekrose des Myokards, den H-FABP-Schnelltest, der Allgemeinärztinnen helfen sollte, das akute Koronarsyndrom besser als bisher zu diagnostizieren. Dazu wurden in Praxen und Notdienstzentralen Patientinnen mit dem Verdacht auf ein akutes Koronarsyndrom rekrutiert und mit dem Schnelltest (Indextest) untersucht. Ein Referenz-Panel (Kardiologie, Allgemeinmedizin), das von dem Resultat des Indextest nichts wusste, entschied anhand der Unterlagen beim Follow-up für jede Studienpatientin, ob die Erkrankung (akutes Koronarsyndrom) vorlag oder nicht. **Tabelle 4-1** zeigt das Ergebnis.

Diese Art der Darstellung einschließlich der Notation a–d wird inzwischen international einheitlich gehandhabt: Die Referenzerkrankung (Ja oder Nein) definiert die Spalten, das Ergebnis des Indextests (positiv oder negativ) definiert die Zeilen (**Tabelle 4-2**).

Ein hoher Anteil von Patientinnen in den Feldern a und d spricht für die Testgenauigkeit, während es sich bei den Patientinnen in b und c um falsche Einschätzungen handelt.

Bevor ich Sie in die verschiedenen Maßzahlen der Wirksamkeit einweihe, möchte ich Sie mit einer grafischen Darstellung vertraut machen; diese kann das Verständnis erleichtern und Ihnen vielleicht einen intuitiven Zugang zu mathematisch definierten Größen geben (ich habe diese Darstellung auch in Kap. 3 verwendet).

Diagnostische Wirksamkeitsmaße: grafisch und numerisch

Wir zeichnen zunächst ein Quadrat, das die gesamte in der Studie untersuchte Stichprobe darstellt. Dieses unterteilen wir senkrecht mit einer Linie, welche die Erkrankten von den Nichterkrankten trennt (**Abbildung 4-1**). Das Verhältnis, in welchem das Quadrat damit unterteilt wird, entspricht der Prävalenz der Erkrankung (a+c/a+b+c+d). Dies ist das dunkle (linke) Feld in Abbildung 4-1, die Prävalenz beträgt in dieser Studie 66/298, also 22%. Von den Patientinnen, bei denen der Verdacht auf eine akute koronare Problematik und deshalb ein Interesse an weiterer Abklärung mithilfe des Indextests bestand, hatten also 22% die interessierende Zielerkrankung, das ACS.

Im nächsten Schritt interessiert uns, welcher Anteil der Patientinnen mit einem akuten Koronarsyndrom vom H-FABP-Schnelltest korrekt identifiziert worden ist. Die linke Seite des Quadrats (dunkles Feld) müssen wir dafür im Verhältnis a/c unterteilen (**Abbildung 4-2**). Genauso interessiert uns, wie der Test mit den

Tabelle 4-1: Vierfeldertafel: Ergebnisse der H-FABP-Studie.

akutes Koronarsyndrom (ACS)		ja	nein	
H-FABP	positiv	26	14	40
	negativ	40	218	258
		66	232	298

Tabelle 4-2: Vierfeldertafel zur Testgenauigkeit – gebräuchliche Notation.

Referenzerkrankung		ja	nein	
Test	positiv	a	b	a + b
	negativ	c	d	c + d
		a + c	b + d	n

Nichterkrankten umgeht; die rechte Seite des Quadrats müssen wir im Verhältnis b/d unterteilen und entsprechend eine horizontale Linie zeichnen.

Wir haben jetzt einen visuellen Eindruck davon, wie weit die Erkrankten und die Nichterkrankten jeweils korrekt eingestuft werden. Die Stärke des Tests liegt offenbar auf der Seite der Nichterkrankten; diese werden in deutlich höherem Maße korrekt erkannt als die Erkrankten. Letztere werden zu weniger als der Hälfte richtig diagnostiziert.

Im letzten Schritt der Herstellung unserer Grafik verschieben wir die Felder der Erkrankten und Nichterkrankten, sodass eine einzige horizontale Line entsteht, die das Quadrat nach Test-Positiven und Test-Negativen unterteilt (**Abbildung 4-3**).

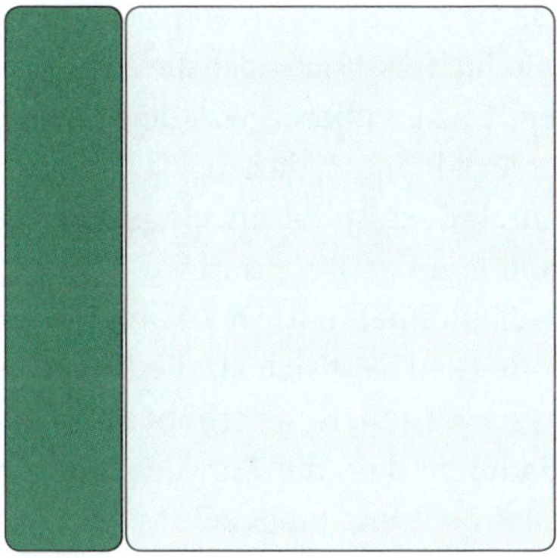

Abbildung 4-1: Diagnostische Studie: Prävalenz.

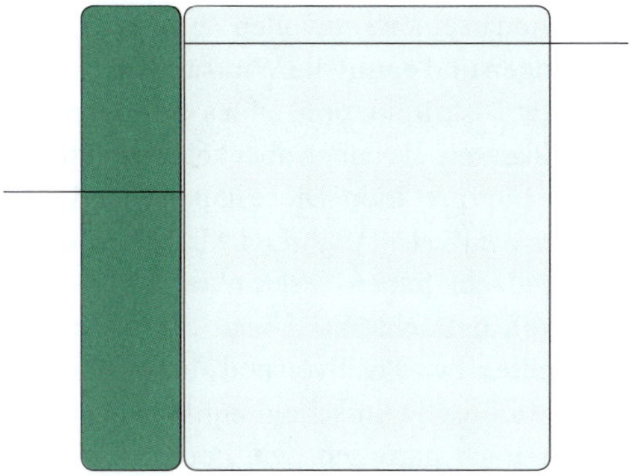

Abbildung 4-2: Diagnostische Studie: positiver Test (oberhalb der horizontalen Linien).

Nun ist jede Komponente dieser Grafik informativ: Die insgesamt vier Flächen (a, b, c, d) entsprechen in ihrer Größe den Besetzungen der Vierfeldertafel; an der dunklen Fläche lässt sich die Erkrankungsprävalenz ablesen (senkrechte Unterteilung); durch die horizontale Teilung sind die Test-Positiven von den Test-Negativen dargestellt. Auf der linken Seite (Erkrankte) können wir die *Sensitivität* ablesen, d.h. welcher Anteil der Erkrankten durch den Text als solche erkannt werden (39 %); rechts wird die *Spezifität* quantitativ dargestellt, also der Anteil der Nichterkrankten, die als solche erkannt werden (94 %). Wir finden diese Zahlen bezogen auf 100 (Prozentangabe) oder als Anteil an „1". Das Ausmaß, in dem das linke (die Erkrankten) gegen das rechte Feld (die Nichterkrankten) verschoben ist, steht für die *Genauigkeit des Tests insgesamt*.

In Evaluationen von innovativen Tests sind *Sensitivität* und *Spezifität* wohl die am häufigsten berichteten Maßzahlen. Sie sind für sich allein jedoch wenig aussagekräftig; schließlich

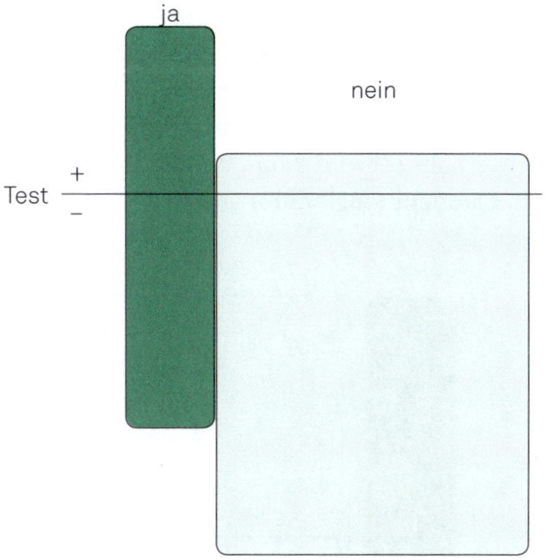

Sensitivität 0,39 pos. prädiktiver Wert 0,39
Spezifität 0,94 neg. prädiktiver Wert 0,94
DOR 10

Abbildung 4-3: Diagnostische Studie: Testgenauigkeit mit Maßzahlen (dargestellt als Anteil von „1"). DOR: diagnostisches Odds Ratio.

hat auch ein wirkungsloser Test seine Sensitivität und Spezifität (**Abbildung 4-4**).

Eine ähnliche Situation haben wir bei der Untersuchung einer Therapie auf ihre Wirksamkeit. Wenn wir hören, dass unter der Behandlung mit einem Cholesterinsenker „nur“ 4 Personen von 100 einen Herzinfarkt erleiden, ist diese Information eigentlich wertlos; dahinter kann ein dramatischer Effekt stehen oder ein wirkungsloses Medikament. Wir benötigen einen Bezug, an dem wir diese Größe (hier: 4/100) vergleichend messen können; dies leistet in der Therapieforschung eine parallel mitgeführte Placebo- bzw. Kontrollgruppe. Bei Untersuchungen zur Therapie kennen wir zwei Möglichkeiten, die Wirkungsmaße in Interventions- und Kontrollgruppe aufeinander zu beziehen: nämlich die Bildung eines Quotienten oder einer Differenz. Ersterer entspricht dem relativen Risiko (korrekter: risk ratio) bzw. der relativen Risikoreduktion, Letztere der Risikodifferenz bzw. der absoluten Risikoreduktion. Analog gibt es bei diagnostischen Studien das *diagnostische Odds Ratio* (DOR) und den *Youden-Index*, um die Größen Sensitivität und Spezifität aufeinander zu beziehen.

Am häufigsten finden wir in wissenschaftlichen Publikationen das diagnostische *Odds Ratio* (die korrekte deutsche Bezeichnung „Chancenverhältnis“ wird kaum benutzt). Hier wird ein Quotient (engl. ratio) aus zwei Verhältnissen gebildet, nämlich aus a/c und b/d. Bei einem wirkungslosen Test sind die horizontalen Unterteilungen der Erkrankten und der Nichterkrankten dicht beieinander, diese beiden Verhältnisse sind mehr oder weniger gleich. Der Quotient liegt dementsprechend bei „1“ oder nahe daran. Auf den ersten Blick sehen wir, dass die Felder der Erkrankten und der Nichterkrankten kaum gegeneinander verschoben sind. Bei einem guten Test liegt die Odds Ratio deutlich höher als „1“; in unserem Beispiel liegt sie bei 10, was durchaus vielversprechend ist.

Abbildung 4-4: Diagnostische Studie: Test ohne tatsächliche Diskriminierung.

Für die Berechnung des *Youden-Index* addieren wir Sensitivität und Spezifität (ausgedrückt als Bruchteile von „1“) und subtrahieren davon wiederum die „1“. Der Youden Index beträgt „0“ beim wirkungslosen Test und nähert sich der „1“ bei einem gut diskriminierenden Test. Bei der H-FABP-Studie beträgt der Youden-Index 0.33.

Schließlich lässt sich noch die *Irrtumsrate* berechnen. Dazu addieren wir die Patienten aus den Feldern b und c, dass heißt die Patienten, die vom Indextest falsch eingestuft worden sind, und dividieren sie durch die Gesamtzahl der Studienteilnehmer. Das Komplement dieser Größe (1–x) lässt sich als die *Erfolgsrate* des Indextests verstehen. Sie erhöht sich allerdings auch dadurch, dass die Prävalenz der Erkrankung zunimmt, und umgekehrt.

Sensitivität, Spezifität, diagnostisches Odds Ratio und Youden-Index helfen zwar, die in der Vierfeldertafel enthaltenen Einzelinformationen in einen sinnvollen Zusammenhang zu bringen und damit die Wirksamkeit (Fähigkeit zur Diskrimination) eines Indextests zu quantifizieren, sie haben aber keine direkte klinische Interpretation. Diese haben wir mit den *prädiktiven Werten*. Während wir bisher „vertikal“ gedacht haben (Erkrankte vs. Nichterkrankte), betrachten wir jetzt die horizontal abgeteilten Test-Positiven und Test-Negativen. Für die klinische Entscheidungsfindung interessiert mich natürlich, wie hoch die Krankheitswahrscheinlichkeit bei den Test-Positiven ist, mit anderen Worten: Wie viele von den Pa-

Tabelle 4-3: Maßzahlen der Testgenauigkeit: Berechnung (zur Notation siehe Tabelle 4-2).

Bezeichnung	Berechnung	Beispiel H-FABP
Sensitivität (Se)	a/(a+c)	0.39
Spezifität (Sp)	d/(b+d)	0.94
positiver prädiktiver Wert (+PW)	a/(a+b)	0.65
negativer Prädiktiver Wert (–PW)	d/(c+d)	0.84
Odds Ratio (OR bzw. DOR)	(a/c)/(b/d) = (a×b×c)	10
Youden-Index (YI)	(Se + Sp) –1	0.33
Likelihood Ratio positiv (LR+)	Se/(1 – Sp)	6.5
Likelihood Ratio negativ (LR–)	(1 – Se)/Sp	0.65
Irrtumsrate	(b+c)/(a+b+c+d)	0.14

tientinnen, die oberhalb der horizontalen Linie in Abbildung 4-3 dargestellt sind, sind laut Referenzstandard tatsächlich erkrankt (a/[a+b])? Dies ist der positive prädiktive Wert. Entsprechend interessiert mich, wie hoch der Anteil der Nichterkrankten an den Test-Negativen ist, also der negative prädiktive Wert (d/[c+d]).

Mit diesem Instrumentarium lässt sich die Wirkung des Indextests im klinischen Prozess besser nachvollziehen. Bevor wir den Test einsetzen, haben wir die Krankheitswahrscheinlichkeit von 22 % (Prävalenz) vor Augen. Die prädiktiven Werte sagen uns, in welchem Maße der H-FABP-Test diese Ausgangswahrscheinlichkeit modifizieren kann. Zeigt er ein positives Testergebnis an, steigt die Wahrscheinlichkeit für ein akutes Koronarsyndrom von 22 % auf 65 % an (positiver prädiktiver Wert). Bei einem negativen Ergebnis beträgt die Wahrscheinlichkeit für das Fehlen der Erkrankung 84 % (negativer prädiktiver Wert), für ihr Vorliegen also 16 %. Die zuletzt genannte Zahl ist übrigens der Grund, warum die niederländischen Kolleginnen den Test letztlich nicht für die klinische Praxis empfehlen wollten. Da die Konsequenz aus einem negativen Test darin besteht, die Patientin wieder nach Hause zu schicken, wurde die Wahrscheinlichkeit von 16 % für das akute Koronarsyndrom als zu hoch angesehen.

Hier sei bereits angedeutet, dass wir den Fehleinschätzungen eines diagnostischen Tests, also den Feldern b und c unserer Vierfeldertafel, eigentlich ein unterschiedliches Gewicht beimessen; so empfinden wir den Fehler in Feld b (akutes Koronarsyndrom fälschlich nicht diagnostiziert) als schwerwiegender als die in c dargestellte Fehleinschätzung (fälschlich ein akutes Koronarsyndrom angenommen). Die hier dargestellten Maße können diese Intuition nicht berücksichtigen, ich komme in Kap. 6 darauf zurück.

Trotz dieser kritischen Überlegungen des niederländischen Studienteams sind die prädiktiven Werte eher ein illustratives als ein evaluatives Instrument. So sind die prädiktiven Werte in erster Linie von der Prävalenz der Erkrankung beeinflusst; sie können dies an Abbildung 4-3 mit entsprechender Verschiebung der senkrechten Teilungslinie (zwischen erkrankt und nicht erkrankt) nach links anschaulich machen; oberhalb der horizontalen Linie finden sich dann fast nur noch Nichterkrankte. Niedrige positive prädiktive Werte finden sich typischerweise bei Früherkennungsuntersuchungen, wegen der – glücklicherweise – niedrigen Prävalenz der jeweiligen Erkrankung. So haben von zehn Frauen, die bei der Screening-Mammografie einen positiven Befund haben, höchstens zwei tatsächlich nach Abschluss der weiteren Diagnostik (Biopsie) ein Karzinom, d. h. der positive prädiktive Wert beträgt maximal 20 %.

Ob die Ergebnisse eines Tests einen Zuwachs an Wissen über das Vorhandensein einer Erkrankung bringen, lässt sich noch etwas genauer mit den *Likelihood Ratios* quantifizieren. Auch hier haben wir es offenbar mit einem Quotienten (engl. ratio) zu tun; allerdings sind jetzt zwei Wahrscheinlichkeiten (engl. likelihood) von Interesse: die uns bereits bekannte Sensitivität und die Größe 1 – Spezifität. Wir setzen also die test-positiven Erkrankten mit den test-positiven Nichterkrankten in Beziehung. Besteht zwischen beiden Wahrscheinlichkeiten nur ein geringer Unterschied, ist das Ergebnis nahe „1" und wir schlussfolgern daraus, dass der Test wenig wirksam ist. Je größer die Zahl ist, desto besser gelingt es dem Test offenbar, zwischen den beiden Gruppen zu diskriminieren. Bei unserem Beispiel beträgt diese Likelihood Ratio (LR) für den positiven Test 6.5. Während der positive prädiktive Wert vor allem von der Prävalenz beeinflusst wird, ist die LR davon zunächst einmal unabhängig.

Ganz analog lässt die LR für das negative Testergebnis bilden; jetzt teilen wir die Wahrscheinlichkeit für ein negatives Ergebnis des Indextests bei den Erkrankten (c/[a+c]) durch die entsprechende Wahrscheinlichkeit bei den Nichterkrankten (d/[b+d]). Auch hier zeigt sich die Wirksamkeit eines Tests darin, dass die Maßzahl (LR negativ) sich möglichst von der „1" entfernt. Allerdings geht es dieses Mal in die andere Richtung: von der „1" in Richtung „0" (kleiner als null kann die LR negativ nicht werden), in unserem Beispiel also 0.65.

LRs sind hochintuitive Maße dafür, wie sehr ein Testergebnis unser Gefühl für die Krankheitswahrscheinlichkeit beeinflusst. Wir haben bei unserem Beispiel den Eindruck, dass ein positives Ergebnis unsere Ausgangswahrscheinlichkeit stärker beeinflusst als ein negatives.

Ob ein diagnostischer Test vor allem geeignet ist, eine Erkrankung ein- oder auszuschließen, lässt sich ebenfalls an diesen Größen festmachen. Sehen Sie sich noch einmal die Vierfeldertafel an (Tabelle 4-2) und stellen sich dabei vor, was ein hochsensitiver Test bewirkt: Er verschiebt die erkrankten Patientinnen (linke Spalte) vorzugsweise in Feld a. Im Ergebnis ist das Feld c relativ leer. Wenn wir einen negativen Test erhalten, können wir demnach recht sicher sein, dass die Patientin aus Feld d kommt, also nicht erkrankt ist. Ist das Ergebnis jedoch positiv, hilft es in geringerem Maße, da diese Patientinnen sich auf die Felder a und b verteilen. Hochsensitive Tests sind also vor allem geeignet, Erkrankungen auszuschließen. Entsprechen ist die LR negativ niedrig (gegen 0). – Der hochspezifische Test bietet wieder das Spiegelbild: Hier werden die Nichterkrankten von Feld b in das Feld d geschoben. Deshalb ist bei positivem Befund das Feld b relativ leer, die Patientin wird also eher aus Feld a kommen, d. h. die Krankheit aufweisen. Ambivalent ist hier das negative Ergebnis, da diese Patientinnen sich auf die Felder c und d verteilen. Die Stärke eines hochspezifischen Tests liegt also vor allem darin, Erkrankungen zu bestätigen (einzuschließen). Im Englischen gibt es dazu das hilfreiche Kürzel „Sp-in" (hohe Spezifität – rule in) und „Sn-out" (hohe Sensitivität – rule out).

Wir können die Information zusammenführen, die in den beiden LRs steckt. Der Quotient aus der LR für den positiven und der LR für den negativen Test ist gleich des DOR des Tests.

DOR und LRs sind Größen, die jeweils für sich eine Aussage über die Genauigkeit eines Tests ermöglichen. Die übrigen gängigen Maße können nur in Bezug auf andere dazu herangezogen werden: Eine Sensitivität von 85 % ist zwar sehr schön; in Kombination mit einer Spezifität von 15 % handelt es sich aber um einen wirkungslosen Test. Ähnliches gilt für einen +PW von 80 %; dieser muss bei einer hohen Prävalenz der interessierenden Erkrankung nicht viel bedeuten; nur in Zusammenhang mit der Prävalenz und dem –PW erlaubt er Aussagen über die Trennschärfe.

Zum Schluss dieser Betrachtung über die einfachen Maße der Testgenauigkeit sei noch auf das Problem der Präzision ihrer Schätzung hingewiesen. Wie bei den meisten wissenschaftlichen Untersuchungen arbeiten wir auch bei diagnostischen Fragestellungen mit Stichproben; oft sind diese Stichproben sogar recht klein. Es stellt sich also die Frage, wie sehr die „wahren" Größen von unseren Schätzungen abweichen können. Dazu achte man auf die Konfidenzintervalle, die einen Bereich angeben, in dem der „wahre Wert" mit einer bestimmten Wahrscheinlichkeit (meist: 95 %) eingefangen worden ist. Damit quantifizieren sie die Präzision der Schätzung einer Studie. Diese Präzision hängt vom Umfang der Stichprobe und der Varianz der Größe ab, für die wir uns interessieren. Je größer die Stichprobe und je geringer die Varianz, desto größer die Präzision und desto enger das Intervall. Für die klinische Interpretation ist eine Faustregel nützlich: Stellen Sie sich einerseits die klinischen Konsequenzen der Studie vor, wenn der Wert (etwa: Sensitivität) am oberen Ende des 95 %-Konfidenzintervalls liegt, und andererseits, dass er am unteren Ende liegt. Wenn die Konsequenzen identisch sind, hat die Studie ihre Ergebnisse mit ausreichender Präzision geliefert; wenn nicht, ist die Stichprobe nicht groß genug gewesen.

Mehr als zwei Ergebnisse: ordinale und stetige Tests

Es gibt Befunde, die von ihrer Natur her binär sind, wie z. B. das Erbrechen bei einer Patientin mit akutem Koronarsyndrom oder die Sichel freier Luft unter dem Zwerchfell (Röntgenaufnahme) bei der Perforation eines abdominalen Hohlorgans. Auch wenn es dort „viel" oder „wenig" Luft geben kann, ist deren Vorhandensein oder Abwesenheit das Entscheidende. Andere Merkmale dagegen sind stetig, wie zum Beispiel der zuvor erwähnte H-FABP-Biomarker. Sobald Letzteres der Fall ist, stellt sich das Problem, wo wir die Grenze (cut-off) zwischen „normal" und „auffällig/abweichend/erhöht/erniedrigt" ziehen sollen.

Dies wird mit der **Abbildung 4-5** deutlich, welche die Verteilung der Punkte des Marburger Herz-Scores (MHS) bei einer Validierungsstudie zeigt. Wenn wir die Linie, ab der wir ein Ergebnis „positiv" nennen, eher hoch ansetzen, muten wir weniger Nichterkrankten weitere Untersuchungen, Einweisungen usw. zu; anderseits „verpassen" wir vermehrt Patientinnen mit einer KHK, die dadurch Therapien nicht bekommen, die ihnen vielleicht helfen würden. Spiegelbildliche Effekte stellen sich ein, wenn wir die Linie weiter unten ansetzen. Jetzt entgehen uns weniger Erkrankte, aber der „Beifang" wird entsprechend größer. Ausgedrückt in den oben eingeführten Begriffen: Eine hohe Schwelle vergrößert die Spezifität, allerdings auf Kosten der Sensitivität; eine niedrige Schwelle maximiert die Sensitivität auf Kosten der Spezifität. Mit einer hohen Schwelle erhöhen wir unseren positiven prädiktiven Wert, mit einer niedrigen Schwelle den negativen prädiktiven Wert.

Wie „gut", d. h. testgenau, die Untersuchung ist, bleibt davon unberührt; durch die Verschiebungen der Grenze zwischen positivem (auffäl-

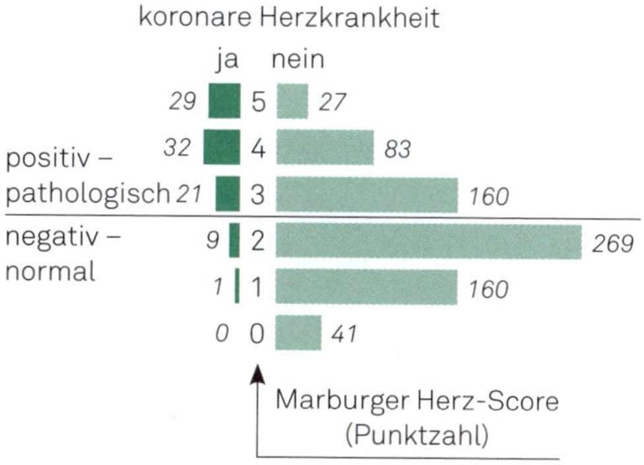

Abbildung 4-5: Marburger Herz-Score und Verteilung von Patientinnen mit und ohne KHK (Erläuterungen im Text; Zahlen aus Haasenritter J, Bösner S, Vaucher P, Herzig L, Heinzel-Gutenbrunner M, Baum E, Donner-Banzhoff N. Ruling out coronary heart disease in primary care: external validation of a clinical prediction rule. Br J Gen Pract. 2012;62(599):e415-e421. https://doi.org/10.3399/bjgp12X649106 [8]).

ligem) und negativem Befund ändern sich die Positionen des linken (Erkrankte) und rechten (Nichterkrankte) Felds bzw. deren Verschiebung gegeneinander nicht.

Die **Tabelle 4-4** zeigt im Detail, wie sich die Maßzahlen mit schrittweise angehobener Schwelle zum pathologischen Bereich ändern. Zur Demonstration starten wir mit der niedrigstmöglichen Schwelle, d.h. alle mit einem MHS von ≥ 0 bzw. ≥ 1 deklarieren wir als pathologisch. Damit erhalten wir eine perfekte Sensitivität (100 %), allerdings liegt die Spezifität bei null, da alle Nichterkrankten falsch klassifiziert werden. Wenn wir jetzt die Schwelle schrittweise erhöhen, gewinnen wir an Spezifität, reduzieren jedoch die zunächst perfekte Sensitivität. Der positive prädiktive Wert nimmt allmählich zu, der negative verringert sich. Entsprechend ist bei einer hohen Schwelle ein positives Ergebnis besonders geeignet, die Diagnose zu bestätigen (= einzuschließen, also hohe LR positiv); eine niedrige Schwelle macht den negativen Befund belastbar (= ausschließen, also niedrige LR negativ).

Sie sehen auch, dass über alle Schwellendefinitionen hinweg der negative prädiktive Wert recht hoch, also scheinbar „gut" ist. Dies ist auf die Prävalenz von 11 % zurückzuführen, die durch die Verschiebung des Cut-off ja nicht beeinflusst wird. Wenn die Krankheitsprävalenz eher niedrig ist, sagt der negative prädiktive Wert über die Genauigkeit eines Tests also wenig aus.

Die Veränderungen von Sensitivität und Spezifität durch unterschiedliche Schwellen (Test positiv/negativ) können wir auch als sog. ROC-Kurve (ROC: receiver operating characteristic) grafisch darstellen (**Abbildung 4-6**). Dieser Typ von Grafik hilft, einen diagnostischen Test mit den verschiedenen Schwellen, ab denen ein Befund als positiv (auffällig) gewertet wird, zu bewerten. Auf der y-Achse tragen wir die Werte für Sensitivität ein, die sich bei den verschiedenen Schwellen ergeben, auf der x-Achse jeweils 1 minus der Spezifität; letztere Größe entspricht dem Anteil der Test-Positiven an den Nichterkrankten.

Abbildung 4-6 zeigt die entsprechende Grafik für den MHS, daraus lassen sich einige interessante Dinge ablesen. Zunächst gewinnen wir einen schnellen Überblick darüber, wie gut der Test zwischen Erkrankten und Nichterkrankten unterscheidet. Je weiter die Kurve, welche die (Sensitivität/1 – Spezifität)-Punkte miteinander verbindet, sich der linken oberen Ecke nähert, desto besser ist der Test. Der perfekte Test würde bei mindestens einer Schwelle eine 100 %ige Sensitivität und Spezifität aufweisen, d.h. dieser Punkt wäre in der linken oberen Ecke. Ein

Tabelle 4-4: Marburger Herz-Score: verschiedene Schwellen (cut-off) und Auswirkungen auf Maßzahlen der Testgenauigkeit (Angaben in %) (Zahlen aus Haasenritter et al., 2012 [8]). n.d.: nicht definiert.

Schwelle pathologisch	Anteil positiv (%)	Sensitivität	Spezifität	+PW	–PW	LR+	LR–
≥ 0	100	100	0	11	n.d.	1.0	n.d.
≥ 1	95	100	6	12	100	1.06	0
≥ 2	76	99	27	14	99	1.36	0.04
≥ 3	42	89	64	23	98	2.44	0.17
≥ 4	20	66	86	36	95	4.46	0.4
≥ 5	7	32	96	52	92	8.64	0.71
≥ 6	0	0	100	n.d.	89	n.d.	1

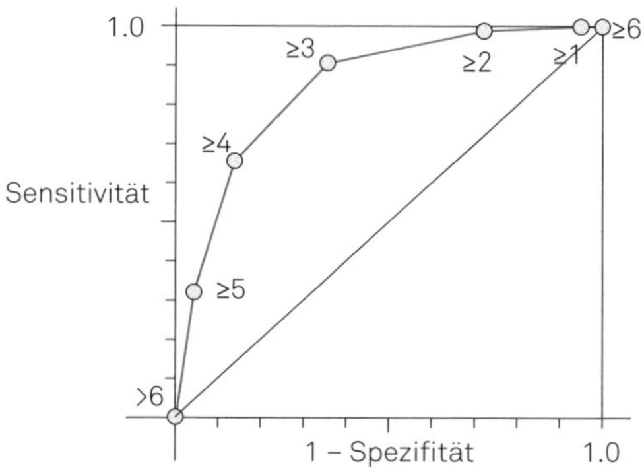

Abbildung 4-6: ROC-Kurve: Sensitivität und Spezifität bei verschiedenen Cut-offs (Marburger Herz-Score). Erläuterung im Text. Quelle: Haasenritter J, Bösner S, Vaucher P, Herzig L, Heinzel-Gutenbrunner M, Baum E, Donner-Banzhoff N. Ruling out coronary heart disease in primary care: external validation of a clinical prediction rule. Br J Gen Pract. 2012;62(599):e415-e421. https://doi.org/10.3399/bjgp12X649106

völlig wirkungsloser Test, der rein zufällig positive und negative Befunde ausgibt, also keine Assoziation mit dem Krankheitsstatus hat, würde der gestrichelten Diagonale entsprechen. Quantitativ lässt sich diese Anschauung mit dem Maß „Area under the Curve" (AUC) ausdrücken. Diese beträgt beim wirkungslosen Test 0.5, beim perfekten Test 1.0, beim hier untersuchten MHS 0.84. Während bei der Berechnung von Sensitivität, Spezifität usw. zwangsläufig ein Cut-off zugrunde gelegt werden muss, lassen sich mit der AUC verschiedene Tests unabhängig von einem (oft subjektiv festgelegten) Cut-off miteinander vergleichen.

Außerdem kann diese Grafik uns Hinweise zu einer optimalen Schwelle geben, von der an ein Indextest als pathologisch (positiv) gewertet werden soll. Dabei wollen wir vermeiden, die Sensitivität einseitig auf Kosten der Spezifität zu maximieren und umgekehrt. Diesen Punkt finden wir da, wo die Kurve sich am stärksten dem Ideal (Sensitivität: 1.0; 1 – Spezifität: 1.0) nähert. Entsprechend gehen die Autoren bei Abb. 4-6 genannten Publikation von einem Cut-off aus, bei dem drei oder mehr Punkte als auffällig angesehen werden.

In Abbildung 4-5 hätte man die Schwelle auch einen Punkt höher ziehen können, ein Score von ≥ 4 Punkten wären dann pathologisch gewesen. Dies wollten die Autorinnen jedoch nicht unterstützen, da in diesem Fall die Hälfte der Patientinnen mit einer KHK nicht erfasst worden wäre. Dass damit 160 nicht erkrankten Patientinnen eine weitere Abklärung erspart worden wäre, wog ihrer Ansicht nach den Nachteil aufseiten der Erkrankten nicht auf. Die Schwellenbestimmung mithilfe der ROC-Kurve, auch die entsprechenden rechnerischen Varianten, setzen voraus, dass wir die möglichen Fehler gleich schwer gewichten. Eine Nichterkrankte zu behandeln wäre demnach genau so gravierend wie die Nichtbehandlung einer tatsächlich Erkrankten. Das Beispiel zeigt, dass dies oft nicht der Fall ist; diesem Problem widmet sich das Kap. 6 ausführlicher.

Die Auswirkungen der Wahl verschiedener Schwellenwerte für positive und normale Tests habe ich am Beispiel einer klinischen Entscheidungsregel dargestellt. Dieselben Überlegungen gelten natürlich auch für andere quantitative Testmaße, wie Laborwerte, per Bildgebung bestimmte Organgrößen, Punktwerte als Ergebnis von Fragebögen usw.

Noch ein wichtiger Punkt zum Schluss: Wenn in einer definitiven Studie (Phase III) der Nutzen eines diagnostischen Tests untersucht werden soll, ist die Schwelle „Test positiv/negativ" *vorher* festzulegen. Auf keinen Fall darf diese Schwelle nachher bei der Auswertung dieser Studie anhand der erhaltenen Daten festgelegt werden. Solche Anpassungen anhand erhobener Daten führen zu einer Überschätzung der Testgenauigkeit.

4.1.5 Methodische Probleme

Bei der Planung einer diagnostischen Studie, aber auch bei der kritischen Würdigung einer Publikation, sind typische Probleme und Fallstricke zu bedenken. Dies sind zum einen echte Mängel im Studiendesign, die zu verfälschten Ergebnissen führen („Bias"). Zum anderen handelt sich um Entscheidungen, die von verantwortlichen Studienleiterinnen getroffen werden müssen und einen Einfluss auf die weitere Anwendbarkeit der Studienergebnisse haben, aber nicht per se einen Mangel darstellen („Variation").

Eine Quelle für einen Bias kann sein, dass der Indextest von Personen durchgeführt wird, die jeweils das Ergebnis des Referenzstandards kennen und damit u.U. bei ihrer Einschätzung beeinflusst werden. Ein Beispiel für eine Variation wäre eine Studie, die in der Notaufnahme eines Krankenhauses der Maximalversorgung durchgeführt wird; die Ergebnisse wären für dieses Setting nützlich, sollten aber nicht ohne Weiteres auf die Primärversorgung übertragen werden – hier ist also die *externe* Validität kritisch zu diskutieren.

Ich will zunächst mögliche Quellen von Bias aufführen, d.h. Gefährdungen der *internen* Validität einer Studie zur diagnostischen Testgenauigkeit:

- *unzureichender Referenzstandard:* Oben wurden bereits die Schwierigkeiten angedeutet, die sich bei der Festlegung des früher so genannten „Goldstandards" ergeben. Während hier typischerweise aufwendige Bildgebungsverfahren auftauchen (CT, MRT, Angiografien), sind diese mit zahlreichen, durchaus prinzipiellen Fehlermöglichkeiten behaftet (siehe Kap. 3.1.3).
  - Beispiele: Die Koronarangiografie ist eine unvollkommene Methode, die Arteriosklerose im koronaren Gefäßbett abzuschätzen, wird aber sehr häufig in Studien zur Evaluation nicht invasiver Verfahren bei der Diagnose der koronaren Herzkrankheit eingesetzt. – Bildgebung im Bereich des Bewegungsapparates ist von fragwürdiger Validität: „krankhafte" Befunde sind nur teilweise mit Beschwerden assoziiert.
- *Review Bias:* Dieser kann sich ergeben, wenn Index- bzw. Referenz-Test im Wissen um das Ergebnis des jeweils anderen durchgeführt werden. Da Verfahren der Bildgebung, das EKG oder Endoskopien eine Interpretation erfordern, besteht die Gefahr eine Beeinflussung. Im Ergebnis wird die Validität des Indextests bei einer Studie mit Review Bias in der Regel überschätzt. Als Konsequenz müssen deshalb verschiedene Personen bei einer Patientin jeweils den Index- und den Referenz-Test durchführen; sie müssen außerdem verblindet gegenüber dem Ergebnis des jeweils anderen sein.
  - Beispiel: Indextest ist die Ultraschalluntersuchung der Bauchspeicheldrüse; der Untersucher kennt bereits das Ergebnis des Oberbauch-CTs.
- *Clinical Review Bias:* Wenn ein Test im Wissen um andere Charakteristika oder Befunde des Patienten durchgeführt wird, besteht ebenfalls die Gefahr einer verzerrten Interpretation. Meist führt dies zu (vermeintlich) höherer Testgenauigkeit. – Man kommt hier leicht ins Grübeln, da beispielsweise Radiologinnen sich über eine klare Fragestellung und detaillierte klinische Information freuen, wenn eine Bildgebung angeordnet wird. In der alltäglichen Versorgung gelten jedoch andere Gesetze als in einer diagnostischen Studie: Hier ist bei jeder (invasiven, aufwendigen, teuren) Untersuchung die klinische Vorinformation maximal auszunutzen, um eine möglichst präzise Ausgangswahrscheinlichkeit bestimmen zu können. Dieser Vorteil ist gegen den Nachteil einer verzerrten Interpretation – etwa eines Röntgenbilds – abzuwägen. Im Kontext einer wissenschaftlichen Studie, bei der es um die Evaluation eines Tests geht, bilden zusätzliche klinische Informationen ein Bias-Risiko und sind deshalb bei Testdurchführung und -interpretation geheim zu halten.
- *partieller Verifikations- oder Work-up-Bias:* Das Ergebnis des Indextests beeinflusst die Referenzuntersuchungen. So werden etwa nur die Indextest-Positiven weiter abgeklärt, nicht jedoch die Indextest-Negativen. Hier besteht die Gefahr, Sensitivität und Spezifität zu überschätzen.
  - Beispiel: Indextest ist die Ultraschalluntersuchung auf eine akute Appendizitis;

die testpositiven Patienten werden überwiegend operiert, für sie steht deshalb eine histologische Untersuchung des OP-Präparats (Referenzstandard) zur Verfügung – nicht jedoch für die konservativ Behandelten.

- *differenzieller Verifikations-Bias:* Eng verwandt dem zuvor genannten Bias; je nach unterschiedlichen Ergebnissen des Indextests wird unterschiedlich vorgegangen. Auch hier werden die Maße für die Testgenauigkeit tendenziell aufgebläht.
  - Beispiel: Ein neuer Biomarker soll helfen, eine invasive Behandlung möglichst nur denen zukommen zu lassen, die davon profitieren. Er wird jedoch mit diesem Anspruch vor einer ausreichenden Evaluation in der alltäglichen Routine verbreitet. Die dabei gewonnenen Daten sind wertlos, weil die behandelnden Ärztinnen (in unbekanntem, unkontrolliertem Ausmaß) das vorausgesetzt haben, was eigentlich evaluiert werden soll.
- *Incorporation Bias:* Dabei ist der Indextest Teil der Definition für die Referenzerkrankung. Dieses Problem ist wenig untersucht, aber auch hier ist eine Verzerrung in Richtung größerer Testgenauigkeit vorstellbar.
  - Beispiel: Die Validität anamnestischer Kriterien (Indextest) für den Herzinfarkt soll untersucht werden. Die Anamnese (Charakteristika des Brustschmerzes usw.) ist jedoch Teil der klinischen Definition des Herzinfarktes.
- *Post-hoc-Definition der Schwelle (Test positive/negativ):* Die Testgenauigkeit wird fälschlich erhöht, wenn die Schwelle, von der an der Indextest positiv ist, erst im Licht der Studienergebnisse festgelegt wird.
- *keine Angaben über nicht eindeutige Ergebnisse:* Oft tauchen Patienten, deren Befunde beim Indextest nicht eindeutig sind, in einer Publikation gar nicht auf. Auch hier kommt es zu einer Verfälschung in Richtung besserer Testgenauigkeit.

Die bisher genannten Formen des Bias bedrohen die *interne* Validität von Studienergebnissen. Für die Beurteilung einer diagnostischen Studie sind jedoch auch die folgenden Kriterien interessant, ohne dass diese jedoch per se kritikwürdig wären; es handelt sich um Variationen, die eher die *externe* Validität betreffen, d.h. die Anwendbarkeit der Studienergebnisse auf den Versorgungsalltag bzw. bestimmte Settings.

- *klinisches Setting:* Ein Test kann einen sehr unterschiedlichen Nutzen haben, je nachdem ob er in der hausärztlichen Praxis (keine Vorselektion) oder einer Spezialsprechstunde (Vorselektion) zum Einsatz kommt.
- Es ist genau zu überlegen, ob ein *Test zusätzlich* zum vorhandenen Testrepertoire zum Einsatz kommen soll oder einen etablierten *Test ersetzen* soll (i: „replacement"). Im ersteren Fall besteht die Möglichkeit, ihn vor oder nach den bzw. dem gewohnten Test(s) einzusetzen (ii: „triage"; iii: „add on"); je nachdem, wie diese Position gewählt wird, hat dies Konsequenzen für Studiendesign und Auswertung.
  - Wenn untersucht wird, ob eine CT-Untersuchung des Kopfes bei der Diagnose von Hirntumoren mindestens so testgenau ist wie die invasive Angiografie, handelt es sich um ein Problem entsprechend i (replacement).
  - Dass das Team einer Notaufnahme beschließt, bei V.a. auf eine tiefe Beinvenenthrombose vor der Duplex-Ultraschalluntersuchung immer die D-Dimere zu bestimmen und nur bei positivem Ergebnis die Hypothese weiterzuverfolgen, wäre ein Problem entsprechend ii (triage).
  - Wird dagegen überlegt, bei der Beurteilung der Vitalparameter zusätzlich zum Eindruck (Inspektion: Haut, Vigilanz, kognitive Funktion) und der Beurteilung der Haut, des Blutdrucks und der Herzfrequenz jetzt auch die Sauerstoffsättigung

in die Routine aufzunehmen, handelt es sich um ein Problem entsprechend iii (add on).

- *Charakteristika der Patientinnen:* Alter, Geschlecht, Ausprägung der Symptomatik, Krankheitsstadium, Komorbiditäten können die Aussagekraft von diagnostischen Tests modifizieren; die Corona-Pandemie hat uns gezeigt, dass der Zeitpunkt eines Tests relativ zum Krankheitsverlauf über die Testgenauigkeit (v.a. Sensitivität) entscheidet.
- *Test und Testdurchführung:* Qualifikation und Erfahrung der Untersucher, apparative Ausstattung u.Ä. können sich auf das Ergebnis einer diagnostischen Studie auswirken.
- *Definition der Referenzerkrankung:* Für die meisten und gerade die häufigen Krankheiten besteht keine „natürliche" Abgrenzung von „krank" und „gesund"; vielmehr handelt es sich um Kontinua, häufig auf der Basis von physiologischen Messwerten, z.B. beim Diabetes mellitus Typ 2 oder der Hypertonie (siehe Kap. 8). Selbst bei Beschwerden müssen Scores herhalten, um eine einigermaßen verlässliche Abgrenzung zu leisten (das klassische Beispiel sind die Jones-Kriterien für das Rheumatische Fieber). Diese Unsicherheit führt zu über die Zeit hinweg sich ändernden Falldefinitionen; dies ist zu bedenken, wenn man sich an älteren Studien orientieren will.

Vielfach wird hier der Begriff „Spektrum-Bias" verwendet. Da es sich jedoch hier um Variationen handelt, ist es eher angemessen, von „Spektrum-Effekten" zu sprechen.

4.1.6 Problem: Studienort und -zeit

Eine Arbeitsgruppe am Duke University Medical Center wollte klären, wie weit sich mit klinischen Patientencharakteristika die Wahrscheinlichkeit für eine schwere KHK einschätzen lässt. Demografische Kriterien (Alter, Geschlecht), Schmerzcharakteristika (Art, Stärke, Verlauf), Anamnese (früherer Infarkt, Herzinsuffizienz), Risikofaktoren und klinische Befunde (körperliche Untersuchung, EKG, Röntgenbild) sollten untersucht werden. In die Studie wurden fast 9000 Patientinnen aufgenommen, die zum Linksherz-Katheter an das Zentrum überwiesen wurden. Der koronarangiografische Befund war das Referenzkriterium. Mehr als zwei Drittel (68 %) hatten signifikante Koronarstenosen. In multivariaten Analysen zeigte sich, dass Schmerztyp, früherer Infarkt, Alter, Geschlecht, Dauer der Symptome, einige Risikofaktoren, ein Karotis-Strömungsgeräusch und die Häufigkeit von Brustschmerz signifikant mit der angiografisch gesicherten KHK assoziiert waren.

Untersuchungen dieser Art finden sich in der Literatur recht häufig. Hier ist sozusagen aus der Perspektive des Referenzstandards rekrutiert worden: Wer mit dem Herzkatheter untersucht wurde, kam in die Studie. Die zu evaluierenden Kriterien (Indextests) wurden zusätzlich erhoben.

Da die Koronarangiografie eine invasive und teure Referenzuntersuchung ist, ergibt das Vorgehen der Kollegen auf den ersten Blick Sinn. Dies ändert sich jedoch auf den zweiten Blick, wenn wir uns klarmachen, dass es sich um *überwiesene* Patientinnen handelte. Überwiesene Patientinnen sind jedoch keine Zufallsauswahl, sondern werden von den primär behandelnden Ärztinnen aufgrund bestimmter Kriterien überwiesen. Da es in unserem Fall um die invasive Abklärung einer KHK ging, dürften genau die Kriterien zur Anwendung gekommen sein, die in der Studie eigentlich evaluiert werden sollten. In der Stichprobe fanden sich also eher die Patienten, die älter waren, männlich, Risikofaktoren und eine „typische" Angina pectoris usw. hatten. Das andere Ende des Spektrums (günstige Symptom- und Befundkonstellationen) war unzureichend vertreten, da diese Patientinnen wohl nicht (oder seltener) überwiesen worden waren. Wir können es nur vermuten, aber die Studie dürfte die Aussagekraft der untersuchten Indextests deshalb deutlich unterschätzt haben. Insgesamt war die Prävalenz der stenosierenden KHK deutlich höher als in der Primärversorgung. Sowohl bei – entsprechend dem Referenzstandard – Erkrankten wie auch den Nichterkrankten dürften vor allem diejenigen überwiesen und damit in die Studie gelangt sein, die eine für die KHK typische Konstellation von Symptomen und Befunden aufwiesen.

An diesem Beispiel wird deutlich, wie sehr die Auswahl der Studienpatientinnen über den Sinn oder Unsinn einer Studie entscheiden kann. Die Ergebnisse sind für die Primärversorgung weitgehend nutzlos, denn die hier relevanten Kriterien waren in der Stichprobe, wenn sie vorher in die Entscheidung zur Überweisung eingingen, weitgehend „erschöpft". Studienergebnisse können nur für klinische Entscheidungen genutzt werden, wenn die Patientinnen dort rekrutiert worden sind, wo der Indextest eingesetzt werden soll.

Nun passiert es oft, dass Allgemeinärztinnen Studien kritisieren, die in einem ganz anderen Versorgungssetting durchgeführt worden sind; meist geht es um Untersuchungen in Universitätskliniken, die für die hausärztliche Praxis nur selten relevant sind. Die o.g. Studie könnte dann eine nützliche klinische Konsequenz haben, wenn sie auf eine diagnostische Entscheidung im kardiologischen Zentrum zielt. So mag sie dabei helfen, mithilfe klinischer Kriterien eine kritische Entscheidung über die Indikation zur Koronarangiografie zu verbessern.

Dabei machen wir es uns zu einfach, wenn wir zur Übertragung von Studienergebnissen von einem Setting ins andere in der Vierfeldertafel bzw. Grafik alle Größen konstant halten und rechnerisch die Prävalenz erhöhen oder absenken. Tatsächlich sind die Verhältnisse komplexer. Sobald die Information, die sich aus einem Testergebnis ergibt, die Entscheidung zur Überweisung mitbeeinflusst, werden auch die anderen Maße wie Sensitivität, Spezifität und Likelihood Ratios verändert. Dabei lässt sich nicht einheitlich bestimmen, dass mit höherer oder niedrigerer Prävalenz die Wirksamkeitsmaße sich in eine einheitliche Richtung bewegen würden. Die Konsequenz daraus ist, dass sich Studienergebnisse kaum durch rechnerische Adjustierung der Prävalenz von einem Setting (z.B. Spezialversorgung auf Zuweisungsbasis) auf ein anderes (z.B. Primärversorgung) übertragen lassen.

Bei der schon mehrfach erwähnten ersten Marburger Brustschmerz-Studie wurden die teilnehmenden Allgemeinärztinnen gebeten, für jede Patientin die Schmerzlokalisation zu dokumentieren. Da zum Ende der Studie für jede Patientin eine Einschätzung des Referenzkomitees über die der zugrundliegenden Ursache (= Referenzstandard) vorlag, konnte die Lokalisation der Brustschmerzen bei der KHK im Vergleich zu den anderen Ursachen verglichen werden.

Das Ergebnis war einigermaßen überraschend. In **Abbildung 4-7** sehen Sie die Lokalisation bei KHK (zusammengefasst stabiles und akutes Koronarsyndrom) im Vergleich zu der beim Brustwandsyndrom (häufigste Nennung im hellen Zentrum). Eigentlich hatten wir erwartet, dass sich beide von der Lokalisation her unterscheiden würden: vorzugsweise retrosternale oder linksthorakale Lokalisation bei der KHK, wie es den Lehrbüchern wie auch der Erfahrung entspricht – jeder von uns hat doch den Herzpatienten mit der entsprechenden Schmerzlokalisation vor Augen. Tatsächlich war die Lokalisation der Schmerzen beim Brustwandsyndrom praktisch identisch mit der bei der KHK

Es ist denkbar, dass die seit Hundert Jahren voneinander abschreibenden Lehrbuchautorinnen der Validitäts-Illusion aufgesessen sind: Sie haben in ihrer Erinnerung nur die Herzinfarktfälle mit der typischen Lokalisation gespeichert, die genauso häufigen Brustschmerz-Patientinnen mit anderer Ursache haben sie

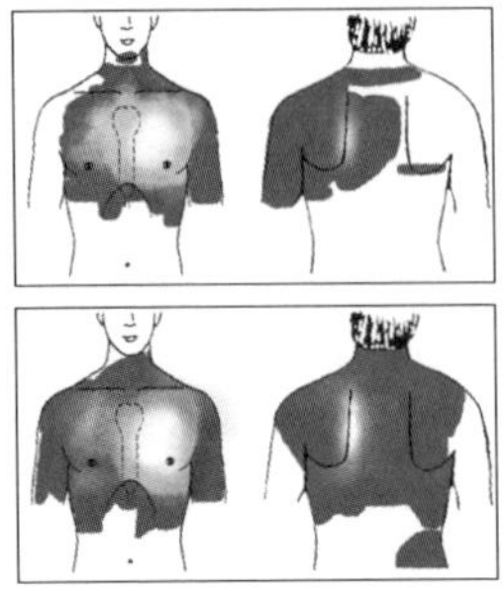

Abbildung 4-7: Lokalisation von Brustschmerzen bei Patientinnen in der Primärversorgung: KHK (oben) vs. Brustwandsyndrom (unten). Quelle: Bösner S, Bönisch K, Haasenritter J, Schlegel P, Hüllermeier E, Donner-Banzhoff N. Chest pain in primary care: is the localization of pain diagnostically helpful in the critical evaluation of patients? – A cross sectional study. BMC Fam Pract. 2013;14(1):154. https://doi.org/10.1186/1471-2296-14-154

nicht mehr vor Augen (siehe Kap. 3.1). Ich vermute jedoch, dass hier eher Unterschiede in der Inanspruchnahme des Gesundheitssystems eine Rolle spielen.

Die Bevölkerung ist in den vergangenen Jahren systematisch zu einer stärkeren Beachtung von Herzerkrankungen erzogen worden. In Veranstaltungen vor Ort, regionalen und überregionalen Medien ist die Relevanz der KHK deutlich gemacht worden. Immer weisen Sprecherinnen und Autorinnen darauf hin, dass retrosternale und linksthorakale Schmerzen Symptom eines Herzinfarkts sein können und dass um ärztliche Hilfe nachgesucht werden soll, am besten gleich beim Rettungsdienst.

Wenn die Bevölkerung diese Lektion gelernt hat, wird die Inanspruchnahme wegen Brustschmerzen zunehmen. Auch wenn die Organisationen und Personen, die sich hier engagieren, vor allem die an einer KHK Erkrankten im Auge haben, werden auch die Bürgerinnen mit Brustschmerz aus anderer Ursache sich melden, da sie die Unterscheidung „KHK ja oder nein“ selbst nicht treffen können. Mit anderen Worten: Unter den jetzt zusätzlich die Praxen und Krankenhäuser Aufsuchenden sind die Koronarkranken in der Minderzahl. Bei den Menschen mit Brustwandsyndrom, Atemwegsinfekten und Refluxösophagitis werden vor allem diejenigen sich Sorgen machen, deren Schmerzlokalisation der KHK entspricht. Wenn wir davon ausgehen, dass auch früher die tatsächlich an einer KHK Erkrankten irgendwann um ärztliche Hilfe nachgesucht haben, sei dies wegen einer Progression der Symptomatik oder Komplikationen, werden es vor allem die nicht an einer KHK Erkrankten sein, die zusätzlich im Gesundheitssystem mit der Frage auftauchen: „Frau Doktor, könnte es das Herz sein?“

Die veränderte Inanspruchnahme macht plausibel, dass die Schmerzlokalisation vielleicht vor 20 oder 30 Jahren noch ein taugliches diagnostisches Mittel gewesen ist, heute jedoch nicht mehr. In Praxen und Notaufnahmen haben sich die Patienten mit der typischen Lokalisation, aber ohne eine KHK, so „angereichert“, dass wir mit der Schmerzlokalisation kein valides Kriterium der Unterscheidung mehr haben.

Diagnostizieren heißt unterscheiden: unter den Patientinnen, die eine Praxis oder ein Krankenhaus aufsuchen, diejenigen *mit* von denen *ohne* die jeweilige Erkrankung. Welches Mittel (diagnostischer Test) dabei hilft, hängt von der Zusammensetzung des Patientenkollektivs statt. Diese wiederum wird nicht nur durch die objektive Morbidität in der Region bestimmt, sondern durch die Entscheidung der Bürgerinnen, ob, wann und mit welchen Beschwerden sie die Schwelle zum professionellen Gesundheitswesen überschreiten wollen. Hier kommen dann das öffentliche Bild einer Erkrankung ins Spiel, die Ängste, die sich damit verbinden (bzw. die von interessierten Kreisen entsprechend geschürt worden sind), finanzielle (Selbstbeteiligungen) und praktische Barrieren beim Arztbesuch, Überweisungsgewohnheiten, das Image bestimmter Einrichtungen usw.

Leider herrscht in der Medizin die simple Sichtweise vor, dass diagnostisch wirksame Kriterien ein feststehendes biologisches Charakteristikum einer Erkrankung seien; so werden sie in den meisten Lehrbüchern abgehandelt. Dabei wird meist „typisch" mit „diagnostisch" verwechselt. Die oben diskutierten Beispiele zeigen jedoch, dass Schlussfolgerungen in Bezug auf die Testgenauigkeit immer relative Feststellungen sind, die sich auf eine Gruppe, einen Ort (Versorgungssetting) und eine Zeit beziehen. Ein Symptom oder ein Befund, die „typisch" für eine Krankheit sind, sind längst nicht immer auch „diagnostisch", d.h. hilfreich bei der Unterscheidung verschiedener möglicher Ursachen. Das Beispiel zeigt, dass diese Charakteristika wiederum von kulturellen und Inanspruchnahmefaktoren abhängig sind.

Die Wirksamkeitsmaße für diagnostische Tests sind also keine absoluten, einem Test unveränderlich zuschreibbare Größen. Vielmehr variieren diese mit der Stichprobe, anhand derer sie gewonnen wurden. Auf die klinische Situation übertragen heißt dies, dass die Genauigkeit eines Tests davon abhängt, in welchem Kontext er eingesetzt wird.

Bei der Diskussion von diagnostischen Studien müssen wir also die „Ökologie der Versorgung" (Kap. 1.6) im Auge behalten. Erkenntnisse über die diagnostische Wertigkeit von Tests, die wir an einer Stelle des Systems gewonnen haben, müssen nicht unbedingt auch an anderer Stelle eine verlässliche Orientierung bieten.

4.1.7 Mehr als ein Test: multivariate Verfahren und Entscheidungsregeln

Mit der bisher in diesem Kapitel dargestellten Methodik lässt sich jeweils nur ein einziger Indextest auf seine Testgenauigkeit untersuchen. Tatsächlich führen wir in einer klinischen Situation immer eine Vielzahl von Tests durch (Anamnese, klinische Untersuchung, ggf. Labor, Bildgebung usw.). Auch innerhalb dieser Kategorien kommen mehrere Tests zum Einsatz: Unsere Anamnese umfasst mehrere Fragen, wir achten auf Gesichtsfarbe und -ausdruck, die Bewegungen der Extremitäten usw., „das Labor" kann ebenfalls einige Dutzend Werte beinhalten. Der bisher beschriebene Studientyp konzentriert sich nur auf einen kleinen Ausschnitt aus dem gesamten Prozess.

Es sind jedoch diagnostische Studiendesigns und Auswertungsverfahren entwickelt worden, die weitere Befunde (Kontext) in die Untersuchung selbst integrieren. Dazu gehören die Quantifizierung des zusätzlichen Beitrags eines neuen Markers zu bereits vorhandenen, die Adjustierung für andere Befunde (Tests) und schließlich die Kombination von Tests für die klinische Anwendung (Entscheidungsregel). Auch die in der Folge behandelten Studiendesigns der randomisierten kontrollierten Studie und der umfassenden diagnostischen Studie stellen Versuche dar, einen einzelnen Test im Kontext weiterer Befunde zu evaluieren.

Zu bedenken ist hier, dass die verschiedenen diagnostischen Daten, die ich von der Patientin erhebe, nicht voneinander unabhängig sind. Wenn ich eine Herzinsuffizienz vermute und mein Patient mir von seinen Beinödemen berichtet hat, werde ich zwar nach der Nykturie (nächtliches Wasserlassen) fragen, aber diese Information sagt mir jetzt nicht mehr so viel Neues. Diese Intuition ist richtig, sie lässt sich mit multivariaten Auswertungsverfahren modellieren; damit werden die Zusammenhänge einzelner diagnostischer Kriterien berücksichtigt, die mit dem interessierenden Krankheitsprozess zusammenhängen (können).

Multivariate Verfahren

Was multivariate Verfahren leisten, veranschaulicht **Abbildung 4-8**. Ja, Sie haben recht: Es handelt sich um die „rechte Seite" des Linsen-Modells (siehe Abbildung 2-4). Nehmen wir an, uns interessiert, welche diagnostische Aussagekraft Test Nr. 4 in Bezug eine Erkrankung hat. Mit multivariaten Verfahren kann diese Aussagekraft bei gleichzeitiger Berücksichtigung anderer Tests quantifiziert werden. Multivariate logistische Regression ist ein mögliches Verfahren, da sie die Wahrscheinlichkeit für die interessierende Erkrankung in Abhängigkeit von mehreren Prädiktoren (Befunden) modelliert.

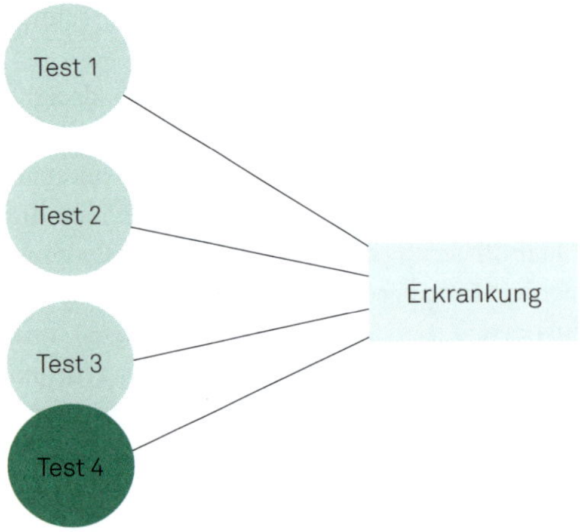

Abbildung 4-8: Mehrere Tests für eine Erkrankung: multivariates Verfahren.

So erwies sich bei der ersten Marburger Thoraxschmerz-Studie die „bekannte arteriosklerotische Erkrankung Ja/Nein" als ein wirksames diagnostisches Kriterium für die Unterscheidung von Patientinnen mit einer KHK von denen ohne KHK; das Odds Ratio betrug 9.4, was durchaus für einen gut diskriminierenden Test spricht. Dieses Odds Ratio ergab sich allerdings nur dann, wenn man die Assoziation dieses Kriteriums mit dem Vorhandensein einer KHK isoliert untersuchte. Sobald andere Faktoren (sog. Confounder) mathematisch berücksichtigt wurden, wurde das Odds Ratio um fast die Hälfte vermindert (OR = 5.1). Kriterien wie etwa das Alter sind sowohl mit dem Indextest (bekannte arteriosklerotische Erkrankung Ja/Nein) wie auch mit der Referenzerkrankung assoziiert (siehe in Abbildung 4-8 der Test Nr. 3 mit Test Nr. 4). Ihre Wirkung muss deshalb durch Adjustierung eliminiert werden, um die Wirkung (Testgenauigkeit) des Vorhandenseins einer bekannten arteriosklerotischen Erkrankung selbst zu evaluieren. Allerdings war die diagnostische Wertigkeit dieses Kriteriums immer noch so groß, dass es für den Alltag empfohlen und Teil des Marburger Herz-Scores wurde. Das Alter wiederum ging als zusätzliche Komponente in den Score ein (mit einem vom Geschlecht abhängigen Cut-off).

Zusätzlicher (inkrementeller) Beitrag des Indextests

Dass ein neuer Test das erste und einzige Kriterium für eine Erkrankung darstellt, kommt in der heutigen Medizin kaum vor. Immer gibt es bereits anamnestische Kriterien, hilfreiche Befunde bei der körperlichen Untersuchung und meist auch Labortests oder apparative Verfahren. Es geht also darum, die Kombination der bereits etablierten Verfahren mit dieser Kombination *plus* dem Indextest, dessen Leistungsfähigkeit geprüft werden soll, zu vergleichen. Diese Logik ähnelt sehr stark dem Vorgehen bei multivariaten Verfahren im vorangehenden Abschnitt. Jetzt geht es allerdings nicht darum, das Zusammenspiel verschiedener Tests zu erfassen und eventuelle Redundanzen zu eliminieren. Beim inkrementellen Verfahren dagegen berechnen wir ein diagnostisches Wirkungsmaß für die Kombination aller erhobenen Tests; wir stellen dieses Wirkungsmaß für die Kombination *ohne* den Indextest der Kombination *mit* dem Indextest gegenüber. Mit anderen Worten geht es um die Frage, ob der Indextest eine zusätzliche, neue Information in Bezug auf das Vorhandensein der interessierenden Erkrankung erbringt oder ob die von ihm erbrachte Information weitgehend in den gängigen Testverfahren enthalten ist.

Ein mögliches Verfahren für eine solche Analyse ist die ROC-Grafik, die wir oben bereits kennengelernt haben. **Abbildung 4-9** zeigt das Ergebnis einer Untersuchung, bei der es um die D-Dimer-Bestimmung beim Verdacht auf tiefe Beinvenenthrombose ging. Die durchgezogene Linie gibt die Diskrimination von Erkrankten und Nichterkrankten mit Kriterien von Anamnese und Befund wieder. Dazu gehören Alter und Geschlecht, das Vorhandensein einer malignen Erkrankung, eines postoperativen Zustands, eine Schwellung des Beins u.a. Die Fläche unter der Kurve beträgt 0.72. Lässt sich *zusätzlich* zu diesen Kriterien mit dem Laborwert eine sinnvolle diagnostische Information gewinnen? Diese Frage beantwortet die gestrichelte Kurve in der Abbildung. Offenbar ist dies der Fall: Die Fläche ist deutlich größer (AUC 0.87) und die Kur-

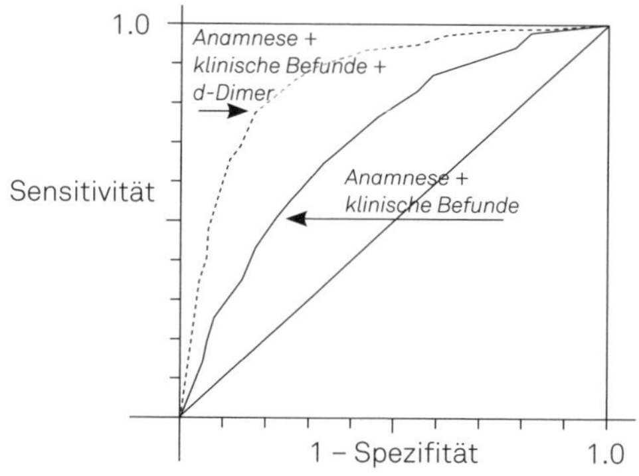

Abbildung 4-9: Zusätzliche diagnostische Aussagekraft durch einen Indextest: D-Dimer bei V.a. tiefe Beinvenenthrombose, demonstriert mithilfe der Area under the Curve (AUC). Quelle: Moons, Karel G.M.; Groot, Joris A.H. de; Linnet, Kristian; Reitsma, Johannes B.; Bossuyt, Patrick M.M. Quantifying the added value of a diagnostic test or marker. Clin Chem. 2021;58(10):1408–17. https://doi.org/10.1373/clinchem.2012.182550

ve nähert sich stärker der linken Ecke, also dem Punkt des perfekten Tests. Voraussetzung einer solchen Auswertung ist allerdings, dass wir aus den einzelnen, meist binären Kriterien (ja/nein – mit Ausnahme des Alters) eine Entscheidungsregel bilden. Diese kann – je nachdem wie viele Kriterien positiv sind – zahlreiche Ausprägungen haben. Damit sind die Voraussetzungen für eine ROC-Grafik erfüllt.

Hier sehen wir ein Beispiel, bei dem der neue Indextest einen klaren Zugewinn an diagnostischer Information bietet. Tatsächlich scheitern viele neue Verfahren an dieser schwierigen Hürde. Eine isolierte Fähigkeit der Unterscheidung lässt sich für einen neuen Test leicht nachweisen; einen echten Mehrwert an Testgenauigkeit gegenüber den vorhandenen zu demonstrieren, stellt dagegen eine hohe Hürde dar.

Entscheidungsregeln

Wir sprechen von Entscheidungsregeln, wenn von den klinischen Anwenderinnen mehrere diagnostische Kriterien in einem Score zusammengerechnet werden. Bekanntes Beispiel ist etwa der Apgar-Score, der den klinischen Eindruck von der Vitalität eines neugeborenen Kindes quantifiziert und damit kommunizierbar macht. Der Wells-Score und Marburger Herz-Score sind dagegen diagnostisch, d.h. sie geben die Wahrscheinlichkeit für eine bestimmte Erkrankung (tiefe Beinvenenthrombose; koronare Herzkrankheit) *zum aktuellen Zeitpunkt* an. Schließlich gibt es Regeln, die eine prognostische, also *auf die Zukunft* bezogene Aussage machen. Der Framingham-Score und andere, später entwickelte Formeln für das Auftreten einer kardiovaskulären Erkrankung sind vielleicht die bekanntesten Beispiele für prognostische Entscheidungsregeln.

Ausgangspunkt für die systematische Entwicklung einer Entscheidungsregel sind die Daten einer diagnostischen Studie, bei der das Ergebnis von mehr als einem Test erhoben worden ist. Für jede Patientin ist bekannt, welches Ergebnis der Referenzstandard erbracht hat. In einem ersten Schritt wird mit multivariaten Verfahren eine Auswahl von aussagekräftigen Kriterien getroffen. Nur diejenigen, die eine ausreichend große diagnostische Aussage machen, werden übernommen. Häufig werden sie in Form eines Punktesystems zusammengestellt. Dabei muss man sich Gedanken über die Gewichtung der einzelnen Kriterien machen. Beim Marburger Herz-Score zählt jedes Kriterium gleich (= 1 Punkt). Der $CHADS_2$-Score zum Risiko eines Schlaganfalls bei nicht valvulärem Vorhofflimmern berücksichtigt ein zerebrovaskuläres Ereignis in der Anamnese mit 2 Punkten, die übrigen Kriterien dagegen nur mit einem Punkt (Alter, Diabetes, Hypertonie, Herzinsuffizienz).

Logistische Modelle geben uns in Form der Regressionskoeffizienten sehr fein differenzierte Gewichtungen für die einzelnen diagnostischen Kriterien. Wandeln wir diese in ein Punktesystem mit kopfrechenfähigen ganzen Zahlen um, geht dabei natürlich einige Information verloren. In Kap. 2.5.2 habe ich bereits erwähnt, dass offenbar entscheidend ist, *dass* ein Kriterium zwischen Erkrankten und Nichterkrankten diskriminieren kann. In welchem *Ausmaß* (entsprechend dem Regressionskoeffizienten) es dies tut, ist weniger wichtig. Solche einfachen Entscheidungsregeln können wir uns nicht nur besser merken, sondern sie haben sich als sehr „robust“ erwiesen, wenn sie im klinischen Alltag eingesetzt werden.

Dies ist ein kritischer Punkt bei Entscheidungsregeln: Man kann diese sehr differenziert an die Daten der Stichprobe anpassen. Allerdings besteht dann die Gefahr, dass sie zu sehr an den Eigenarten der Stichprobe kleben, was wiederum ihre Validität einschränkt, wenn sie eine Einschätzung jenseits dieses Settings leisten sollen. Als Qualitätskriterium ist vor dem Einsatz in der Routine zu fordern, dass eine Entscheidungsregel an einer anderen Stichprobe als derjenigen, von der sie primär abgeleitet worden ist, evaluiert wurde. Je größer der Unterschied zwischen Herleitungs-(Trainings-) und externer Validierungsstichprobe ist (z. B. in Bezug auf Demografie, Krankheitsstadium, Komorbidität, Versorgungsstrukturen), desto besser. Wenn eine Entscheidungsregel auch unter diesen Bedingungen leistungsfähig ist, hat sie ihre „Robustheit“ unter Beweis gestellt und kann für die klinische Anwendung empfohlen werden.

Die bisher erwähnten medizinischen Entscheidungsregeln gehören zu einer bestimmten formalen Klasse (Punkte mit Schwellenwert; „tallying heuristics“). Unter den zahlreichen anderen sind die „fast and frugal trees“ (einfache Entscheidungsbäume) für die Medizin zu erwähnen.

4.1.8 Vorstudien

Einer diagnostischen Querschnittsstudie gehen sinnvollerweise orientierende Untersuchungen voraus. Wie bei Medikamentenstudien, können wir hier auch von Phasen sprechen (I–IV). Die oben erwähnte Fall-Kontroll-Studie lässt sich als eine Phase-I-Studie verstehen; klar diagnostizierte Fälle, oft schon seit längerer Zeit erkrankt und behandelt, werden mit eindeutig Gesunden verglichen. Wenn ein Test diese einfache Probe nicht besteht, ist es meist sinnvoll, sich und den betroffenen Patientinnen weitere Untersuchungen zu ersparen. Wenn jedoch der Test zwischen Fällen und Kontrollen deutlich und plausibel unterscheiden (diskriminieren) kann, ist eine weitere Entwicklung und Erprobung sinnvoll. Die frühen Phasen erlauben jedoch nicht nur diese Entscheidung, sie stellen auch eine Gelegenheit dar, einen Test zu optimieren. Dabei mag es um die analytische Validität gehen, also um die labortechnischen Prozeduren, Stabilität von Reagenzien usw. Bei den heute immer häufigeren komplexen Testprozeduren, die z. B. auf Protein- oder DNA-Gemischen beruhen („-omics“, „Signaturen“), besteht hier Gelegenheit, die Auswertungsverfahren zu „lernen“ und für die folgenden Phasen festzulegen. Diese dürfen keinesfalls im Lichte späterer Studiendaten verändert werden (Sie kennen den texanischen Cowboy, der zuerst die Löcher ins Scheunentor schießt und dann die Zielscheibe passend aufmalt...). Erst wenn die analytische Validität gegeben ist, macht es Sinn, die klinische Validität und den klinischen Nutzen zu evaluieren. Erstere wird typischerweise mit der diagnostischen Querschnittsstudie untersucht, letzteren diskutiere ich in Kap. 4.4 („Jenseits der Testgenauigkeit“).

4.2 Andere Studiendesigns für diagnostische Fragestellungen

4.2.1 Randomisierte kontrollierte Studien (RCT)

In der SCOT-HEART-Studie wurde untersucht, welche Auswirkungen ein Koronar-CT auf die Diagnose, die Behandlung und das Langzeitergebnis hat. Dazu wurden in zwölf schottischen Krankenhäusern mehr als 4000 Patientinnen, die mit dem Verdacht auf eine stabile KHK überwiesen worden waren, in zwei Studienarme randomisiert. Im Prüfarm erhielten sie nach den üblichen Voruntersuchungen ein Kardio-CT; die behandelnden

Ärztinnen entschieden jeweils über die weiteren Maßnahmen, ggf. bis hin zur Koronarangiografie. Im Kontrollarm wurde das übliche diagnostische Programm implementiert, ebenfalls ggf. bis zur Koronarangiografie.
In zwei Dritteln der Koronar-CTs ließen sich Veränderungen im Sinne einer KHK feststellen, ein Viertel dieser Patientinnen hatte eine relevante Stenose. Im Ergebnis waren die Ärztinnen sich mit dem CT sicherer in Bezug auf die Diagnose und änderten bei 15 % der CT-untersuchten Patienten das diagnostische Programm: Stress-Imaging wurde 121-mal gestrichen, 5-mal neu angesetzt; eine Koronarangiografie wurde 29-mal gestrichen, aber 94-mal neu angesetzt. Insgesamt lagen die Koronarangiografie-Raten in beiden Studienarmen bei etwa 20 %. Revaskularisierende Maßnahmen waren nach CT geringfügig häufiger, obwohl statistisch nicht signifikant. Keine Unterschiede ergaben sich in Bezug auf die Anginabeschwerden oder die konsekutiven Krankenhausaufnahmen. Nach einem Follow-up, im Median von 1,7 Jahren, wies die CT-Gruppe eine um ein gutes Drittel reduzierte Rate von Herzinfarkten und KHK-bedingten Todesfällen auf (statistisch nicht signifikant).

Wenn wir behaupten, dass diagnostische Maßnahmen letztlich unseren Patientinnen nützen, dann sollte sich dieser Nutzen auch in Interventionsstudien nachweisen lassen. Das Standarddesign für diesen Nachweis ist die randomisierte kontrollierte Studie. Während das in Kap. 4.1 beschriebene Querschnittsdesign einen oder mehrere Indextests bei jeder Studienteilnehmerin an einer aktuellen „Wahrheit" (= Erkrankung Ja/Nein laut Referenzstandard) misst, kann in einer Interventionsstudie eine Patientengruppe mit dem zu evaluierenden Test mit einer Kontrollgruppe verglichen werden, die den entsprechenden Test nicht erhalten hat. Vom Nutzen eines Tests sollten wir eigentlich nur dann sprechen, wenn die sich am Testergebnis orientierende Behandlung einen Unterschied im Krankheitsverlauf bzw. -ergebnis macht, wenn sich also eine Überlegenheit in Bezug auf patientenrelevante Zielkriterien festmachen lässt.

Die SCOT-HEART Studie zeigt – neben vielen anderen Untersuchungen, auch zum Kardio-CT – dass solche Studien möglich sind; sie unterstreicht aber auch die Schwierigkeiten, die sich bei einem solchen Projekt ergeben. – Der Einsatz des Kardio-CTs führte definitiv zu Veränderungen im diagnostischen (nicht invasive Tests auf Koronarischämie, Koronarangiografie) und therapeutischen Vorgehen (Revaskularisationen, antianginöse und prognostische Medikamente). Der Mechanismus für die Reduktion von Myokardinfarkten und Todesfällen bleibt unklar; die Autoren vermuten, dass es sich vor allem bei Patienten mit neu aufgetretener Angina pectoris um eine intermediäre Risikogruppe zwischen dem akuten Koronarsyndrom und der chronisch stabilen KHK handele, die in gewissem Maße von der höheren Rate von Revaskularisationen prognostisch profitieren. Allerdings ist diese Interpretation vor dem Hintergrund identischer Hospitalisierungsraten in beiden Studienarmen nicht unbedingt plausibel. Schließlich besteht die Möglichkeit, dass auf der Basis des Kardio-CT-Befundes das Ausmaß koronarer Arteriosklerose besser bestimmt werden konnte und zu entsprechenden medikamentösen Konsequenzen geführt hat (z.B. Statine).

Da die Rate der Koronarangiografien mit dem Kardio-CT nicht reduziert werden konnte, ist von einer höheren Strahlenbelastung im Prüfarm auszugehen. Die ökonomische Evaluation ergab ebenfalls höhere Kosten im Studienarm mit CT-Untersuchung (1900 US$ vs. 1438 US$ pro Studienpatientin).

Zu bedenken ist auch, dass der Anteil koronarangiografierter Patientinnen in dieser Studie an schottischen Krankenhäusern mit 20 % deutlich niedriger als im hoch-, vermutlich sogar überversorgten Deutschland liegt. Unklar ist damit, wie sich die Einführung des Kardio-CTs in der deutschen Versorgungslandschaft auswirken würde.

Obwohl die Abklärung eines Verdachts auf eine KHK eigentlich ein überschaubares und vergleichsweise strukturiertes Problem darstellt, zeigen sich in Studien dieser Art große Ermessensspielräume beim Ansetzen und Interpretieren von diagnostischen Tests, ebenso bei den daraus sich ergebenden Therapien. Durch die Randomisierung wird zwar in Bezug auf eine Untersuchung (hier: Kardio-CT) ein klarer Kontrast bei gleichzeitiger Strukturgleichheit der Patienten in Prüf- und Kontrollarm hergestellt; für die übrigen diagnostischen und therapeutischen Modalitäten ist jedoch von einem hohen Anteil unkontrollierter Varianz auszugehen. Die Situation ist also viel komplizierter als etwas bei einer Medikamentenstudie, die eine klar definierte Intervention evaluiert. Da die behandelnden Ärztinnen bei dieser Art von diagnostischer Studie nicht verblindet sein können, sind vielfältige – und nur teilweise erfassbare – Ausweich-, Absicherungs- und Ersatzstrategien vorstellbar. Dies wäre eine Form des Clinical Review Bias (siehe Kap. 4.1.5), der auch durch größere Fallzahlen nicht aufgefangen werden kann.

Andererseits bietet ein RCT die Möglichkeit, einen Indextest zu evaluieren, von dem wir annehmen, dass er besser sein könnte als die infrage kommenden Referenzverfahren. Dadurch, dass der Effekt auf einen klinischen Outcome direkt erfasst wird, entfällt der Bezug auf einen Referenzstandard, der nie die angestrebte Perfektion erreicht. Eine Übersichtsarbeit zeigt, dass weltweit bisher nur wenige RCTs zu diagnostischen Fragestellungen durchgeführt und publiziert worden sind; bei mehr als 40 % ging es übrigens um Screenings- bzw. Früherkennungsuntersuchungen. Eindrucksvoll ist die Diskrepanz von Testgenauigkeit und Nutzen für den Patienten. Alle zwei Jahre den Stuhl auf Blut zu testen, hat eine lausige Testgenauigkeit: Aber damit lassen sich die Todesfälle an Darmkrebs reduzieren. Der PSA-Test für die Früherkennung des Prostatakarzinoms ist vergleichsweise testgenau, aber im Ergebnis höchst fragwürdig, da er durch die Entdeckung wenig bösartiger Varianten zu Überdiagnose und invasiver Übertherapie führt.

Ihre große Stärke hat die randomisierte kontrollierte Studie sicher heute schon bei Maßnahmen der Früherkennung bzw. des Screenings. Hier ist die „klinische" Situation ganz simpel: Jede Person, welche die demografischen Einschlusskriterien erfüllt, hat einen Anspruch auf die Maßnahme. Der Indextest, denken wir an die Mammografie oder die Ultraschalluntersuchung zur Früherkennung eines Bauchaorten-Aneurysmas, wird grundsätzlich bei jeder berechtigten und einwilligenden Person durchgeführt. Weitere Maßnahmen der Abklärung und dann auch der Behandlung schließen sich nur im Fall eines positiven Testbefundes an; der Test selbst wird in einer bei jeder Person identischen Situation durchgeführt. Dies kontrastiert mit dem zur Diagnose eingesetzten Test, der sich immer in einem komplexen und von Patientin zu Patientin und von Schritt zu Schritt variierenden Untersuchungs- und Entscheidungskontext abspielt.

4.2.2 Fall-Kontroll-Studien

Ziel einer britischen Studie war es, die prädiktiven Werte von bestimmten Symptomen bzw. Symptomkombinationen für kolorektale Karzinome zu bestimmen. Eine Patientin, die über eine rektale Blutung klagt: Mit welcher Wahrscheinlichkeit hat sie einen Darmkrebs? Wie hoch ist diese Wahrscheinlichkeit, wenn sie Blut im Stuhl und Verstopfung hat?
Um diese Frage zu beantworten, wurden in der Studienregion in Cornwall alle Patientinnen eingeschlossen, bei denen in einem 5-Jahres-Zeitraum ein kolorektales Karzinom diagnostiziert worden war (=379). Dazu wurde das Krebsregister des zentralen Behandlungskrankenhauses der Region ausgewertet. Jedem dieser Fälle wurden 5 Kontrollpatientinnen zugeordnet (übereinstimmend in Bezug auf die Praxis, Alter und Geschlecht; n=1744). Die präsentierten oder erfragten Symptome wurden der Dokumentation der jeweiligen Praxis entnommen.

Tatsächlich betrug der prädiktive Wert für eine rektale Blutung lediglich 2,4 %, in Kombination mit Gewichtsverlust stieg er auf 4,7 %. Für Letzteren alleine betrug er 1,2 %. Diese Werte waren deutlich niedriger als bei früheren Studien, bei denen überwiesene Patientinnen untersucht worden waren.

Wie oben in Kap. 4.1.8 bereits erwähnt, werden Fall-Kontroll-Studien häufig als erste empirische Probe eines neuen Tests eingesetzt. Solche Studien sind für die klinische Anwendung nicht relevant, da sie eine zu einfache Probe darstellen; ihnen müssen Phase-III-Studien mit Patientinnen folgen, die denen entsprechen, bei denen der neue Test zum Einsatz kommen soll. Bei dem hier erwähnten Beispiel handelte es sich jedoch um eine bevölkerungsbasierte Fall-Kontroll-Studie. In Großbritannien erlauben es die zentralisierte Behandlung von Karzinomen und vollständige Registrierung der Bevölkerung in Allgemeinpraxen, Fälle und Kontrollen weitgehend vollständig zu erfassen.

Unter den Patientinnen mit Symptomen wie rektaler Blutung, Gewichtsverlust, Anämie usw. sind diejenigen mit einem Karzinom bemerkenswert selten; selbst die Kombination bzw. die wiederholte Dokumentation des Symptoms führen praktisch nie zu einer Krebswahrscheinlichkeit von mehr als 10 %. Mit anderen Worten: Für jede symptomatische Patientin, bei der ein Darmkrebs festgestellt wird, überweisen wir 10 bis 20 „umsonst", bei denen sich keine bösartige Erkrankung findet.

Tatsächlich könnte dieser Anteil noch überschätzt sein; da sich die Studie auf die Routinedokumentation der Allgemeinärztinnen stützte. Auch wenn britische Ärztinnen diszipliniert dokumentieren, ist davon auszugehen, dass sie das Symptom eher notiert haben, wenn sich Verdachtsmomente für ein Malignom ergaben. Dieser Bias würde die prädiktiven Werte höher erscheinen lassen, als sie es tatsächlich sind. Zudem trifft die wesentliche Kritik an diagnostischen Fall-Kontroll-Studien auch hier: Es werden nicht die Patienten, die sich mit rektaler Blutung in der Praxis vorstellen, eingeschlossen und diese dann nach Krebserkrankten und Nichterkrankten (Referenztest; Follow-up für definierten Zeitraum) differenziert. Vielmehr werden die Kontrollen unabhängig von ihrer Symptomatik aus den Praxisregistern herausgesucht; retrospektiv wird dann die Symptomatik mithilfe der Praxisdokumentation erfasst. Diese Eigenart der Fall-Kontroll-Studie dürfte ebenfalls zu einer Überschätzung der prädiktiven Werte führen.

Trotzdem liefern diese Studien eine interessante Orientierung zu der Frage, ab welchem Ausmaß von Verdacht eine Überweisung erfolgen soll. Dabei ist der finanzielle Aufwand zu bedenken, aber auch die Belastung für die Patientinnen. Rechtfertig eine Krebswahrscheinlichkeit von 2, 5 oder 10 % eine Überweisung zur Koloskopie? Im staatlichen und einheitlich organisierten Gesundheitssystem Großbritanniens werden diese Entscheidungen explizit und mit einer vergleichsweise guten Datenbasis diskutiert. In Deutschland fehlen uns oft die entsprechenden Daten.

4.2.3 Die „umfassende diagnostische Studie" (comprehensive diagnostic study, CDS)

Man kann systematisch Patientinnen untersuchen, die ein bestimmtes Symptom oder einen bestimmten Befund haben, um zugrunde liegende Erkrankungen zu quantifizieren. Damit lassen sich Fragen beantworten wie: Wie häufig haben Patientinnen mit Bauchschmerzen (in der hausärztlichen Praxis; in der Krankenhaus-Notaufnahme) eine ernste, dringend zu behandelnde Erkrankung? Welcher Anteil von Patientinnen, die über Müdigkeit und Abgeschlagenheit klagen, leidet unter einer Depression? Solche Studien („symptomevaluierende Studien") können dabei helfen, sich bei der diagnostischen Abklärung auf die entsprechenden Erkrankungen und ihre Relevanz (Häufigkeit) einzustellen (in der Diktion des folgenden Kap. 5: Mit dieser Art von Studien lassen sich Vortestwahrscheinlichkeiten bestimmen). So sind es etwa 10 %, die an einer akut behandlungsbedürftigen abdominalen Erkrankung leiden (Appendizitis [1,9 %], Divertikulitis [3,0 %], biliäre bzw. pankreatische Ätiologie [4,0 %], Neoplasie [1,0 %]). Beim Symptom Müdigkeit lässt sich bei 18,5 % der Fälle eine Depression, bei 2,8 % eine Anämie feststellen.

Bei diesen Studien lassen sich die Krankheitshäufigkeiten nach demografischen und klinischen Kriterien weiter differenzieren. Bei einer Untersuchung von Patientinnen mit Brustschmerz in der Primärversorgung wurde die Wahrscheinlichkeit für eine KHK insgesamt bestimmt (15 %), aber auch getrennt nach Patientinnen mit bzw. ohne bekannte KHK-Anamnese. Bei Ersteren beträgt die Wahrscheinlichkeit dafür, dass ein aktueller Brustschmerz durch eine KHK bedingt ist, 50 %; bei den übrigen sind es etwa 10 %. Erstere werden bei den meisten Studien ausgeschlossen, so wissen wir immerhin, dass in der Hälfte der Fälle von Brustschmerz bei KHK-Patientinnen es *nicht* die KHK ist, die den Brustschmerz verursacht.

Man kann bei diesen symptomevaluierenden Studien, die primär die Ausgangswahrscheinlichkeit von relevanten Erkrankungen bei definierten Symptomen oder Befunden bestimmen wollen, noch weitere Kriterien erheben, die diese Krankheitswahrscheinlichkeiten modifizieren. Man kommt dann zu einem Studientyp, den wir „umfassende diagnostische Studie“ (comprehensive diagnostic study) genannt haben. Während die klassische diagnostische Querschnittsstudie die Testgenauigkeit *eines* Tests in Bezug auf *eine* Erkrankung evaluiert, lassen sich mit diesem Studientyp Aussagen zu *mehreren* Tests und *mehr als einer* Erkrankung machen. Voraussetzung ist allerdings, dass die entsprechenden Testresultate erfasst und dokumentiert werden; auch muss ein Referenzkomitee, meist nach einem definierten Follow-up, eine Entscheidung darüber treffen, welche Erkrankung zum Zeitpunkt der Studienaufnahme des jeweiligen Patienten vorgelegen hat.

Die erste Marburger Brustschmerz-Studie war zwar auf die KHK (akut und chronisch) fokussiert, es wurde vom Referenzkomitee nach einem halben Jahr Follow-up auch bei den Patientinnen ohne eine KHK aufgrund der vorliegenden Informationen (Behandlungsberichte, Beschwerden im Verlauf usw.) eine Abschlussdiagnose festgelegt. Damit war es nicht nur möglich, diagnostische Kriterien für die KHK, sondern etwa auch für das Brustwandsyndrom zu definieren.

Mit diesem Studientyp lassen sich nicht nur verschiedene einzelne Erkrankungen und die mit ihnen assoziierten Symptome und Befunde untersuchen. Vielmehr besteht die Möglichkeit, das Zusammenspiel dieser Größen zu erfassen und daraus Instrumente der Entscheidungsunterstützung zu entwickeln (siehe Kap. 17.2.1).

Dieser Studientyp ist eher in der Primärversorgung anzutreffen, wobei eine große Zahl von wenig invasiven und wenig aufwendigen diagnostischen Tests erhoben wird (Anamnese, körperliche Untersuchung); zudem interessiert hier das gesamte Spektrum möglicher Erkrankungen. Aufwendige und/oder invasive Tests, die eher in der Sekundär- oder Tertiärversorgung zum Einsatz kommen, zielen in der Regel auf eine einzige Erkrankung und werden deshalb sinnvollerweise mit der klassischen Querschnittsstudie evaluiert. Übrigens ist auch die umfassende diagnostische Studie strenggenommen eine Querschnittsstudie, da sich die Indextests wie auch der Referenzstandard auf einen Zeitpunkt T_0 beziehen, zu dem die Patientin über das Symptom klagt, das untersucht wird, oder der interessierende Befund erhoben wird. Auch wenn nach drei oder sechs Monaten ein Referenzkomitee die vorhandenen Daten einer jeden Patientin evaluiert und die Diagnose festlegt, bezieht sich Letztere immer auf den Zeitpunkt der Aufnahme in die Studie; denn es soll ja die Frage beantwortet werden, welche Erkrankung zu diesem Zeitpunkt T_0 das Symptom bzw. den Befund verursacht hat.

4.3 Systematische Übersichtsarbeiten für diagnostische Tests

Oft werden zur Genauigkeit eines diagnostischen Tests mehrere Studien durchgeführt und publiziert. Diese kann man in Form einer systematischen Übersichtsarbeit zusammen betrachten und auswerten. Sind die nötigen Voraussetzungen gegeben, lassen sich daraus zusammengefasste Maßzahlen für die Testgenauigkeit ableiten; in diesem Fall sprechen wir von einer Metaanalyse.

Dabei gelten dieselben Prinzipien und Qualitätskriterien wie bei systematischen Übersichtsarbeiten von Therapiestudien. Einige Besonderheiten sind jedoch bei diagnostischen Studien zu beachten, wobei ich mich hier auf die diagnostische Querschnittsstudie konzentriere.

- *Suchstrategie:* Haben die Autorinnen sicherstellen können, dass sie alle einschlägigen Publikationen gefunden haben? Die Recherche in Datenbanken (PubMed/Medline, EMBASE, Cochrane) ist heute Standard. Da diagnostische Studien manchmal nicht so leicht zu verschlüsseln sind (siehe z.B. Indextests aus Anamnese oder körperlicher Untersuchung), sollten auch Kongressabstracts, Handsuchen einschlägiger Zeitschriften und Expertenbefragungen Teil der Strategie sein.
- *Qualität der Einzelstudien:* Medikamentenstudien sind weltweit in hohem Maße standardisiert; denn Untersucher und Sponsoren müssen sich an die einschlägigen Regelwerke halten, um die Zulassung durch die zuständige Behörde zu erreichen. Vorschriften dieser Schärfe gibt es für diagnostische Tests nicht; häufig handelt es sich um Medizinprodukte, für welche die Zulassungsvorschriften weniger streng sind als für Medikamente. Deshalb ist sehr kritisch auf die Qualität der Einzelstudien zu achten (zu den geeigneten Kriterien siehe Kap. 4.1.5). Nach meinen Ausführungen zu Studienort und -zeit (Kap. 4.1.6) werden Sie besonders darauf achten, aus welchem Versorgungssetting die Studien stammen. Da diagnostische Studien kleiner sind als die großen kontrollierten Medikamentenstudien (kleinere Stichproben, kurze Laufzeit), besteht eher die Gefahr eines Publikationsbias. Wenn diejenigen Studien, in denen der Indextest zwischen Erkrankten und Nichterkrankten nicht hat diskriminieren können, eher in der Schublade verschwinden und nicht zur Publikation eingereicht werden oder von Fachzeitschriften nicht angenommen werden, entsteht ein verzerrtes Bild der Forschungslandschaft. Es gibt spezielle Analyseverfahren, um solche Verzerrungen zu erkennen.
- *Ergebnisse der Einzelstudien:* Die in den einzelnen Studien gefundenen Maße für die Testgenauigkeit lassen sich in Tabellen oder Grafiken darstellen. Für Letztere sind die sog. Forest-Plots geeignet, die Ihnen von Darstellungen therapeutischer Wirksamkeit her vielleicht bekannt sind (siehe **Abbildung 4-10**). In diesen Grafiken steckt ganz viel Information: Die Lokalisation des zentralen Quadrats gibt den Schätzwert für die jeweilige Größe aus dieser Studie an, die Länge der horizontalen Linie das 95 %-Konfidenzintervall für diesen Schätzwert (hier gilt: je kürzer, desto besser [= präziser]), die Größe des zentralen Quadrats steht für das Gewicht, mit der diese Studie in die kombinierte Maßzahl (= Metaanalyse) eingeht.

In einer systematischen Übersichtsarbeit wurde untersucht, welche klinischen Kriterien bei der Diagnose einer koronaren Herzkrankheit sinnvoll sind. Anamnestische Informationen und Risikofaktoren, Schmerzcharakteristika und assoziierte Symptome waren von Interesse. Einer der genauesten Tests war die Tatsache, ob der Schmerz in die rechte (!) Schulter bzw. Arm ausstrahlte oder nicht; dies galt vor allem dann, wenn die untersuchte Zielerkrankung der Myokardinfarkt war (im Gegensatz zur stabilen KHK).

Weitgehend wirkungslos waren die gängigen kardiovaskulären Risikofaktoren (z. B. Hypertonie, Hyperlipidämie, Rauchen), wenn es um die diagnostische Entscheidung ging. Vor allem bei akuten Ereignissen lieferten sie keine relevante diagnostische Information.

Abbildung 4-10 zeigt die wichtigsten Daten der einzelnen Studien (n=9; Referenzerkrankung: jegliche KHK), welche die Testgenauigkeit dieses Kriteriums untersuchten. Bei Betrachtung der Grafik (Forest-Plot) fällt auf, dass die Stärke dieses Kriteriums offenbar in seiner Spezifität liegt. Mit anderen Worten: Aus dem Vorhandensein dieser Ausstrahlung in den rechten Arm können wir eher unsere Schlüsse ziehen (KHK bzw. Infarkt wahrscheinlicher) als aus dem Fehlen.

Außerdem findet sich ein Zusammenhang von Sensitivität und Spezifität; vor allem im oberen Teil der Grafik sichtbar geht eine niedrige Sensitivität mit höherer Spezifität einher. Schließlich müssen wir eine hohe sog. Heterogenität feststellen: Die Punktschätzer (Zentren der Quadrate) schwanken stark, die Konfidenzintervalle überlappen sich nur geringfügig.

Auch bei einem völlig wirkungslosen Test lässt sich eine eindrucksvolle Spezifität erzeugen, wenn man die Schwelle von positivem/negativem Test genügend anhebt. Dies wird sich allerdings dadurch bemerkbar machen, dass die Sensitivität entsprechend niedrig ist. Um eine solche Situation auszuschließen, sehen wir uns das diagnostische Odds Ratio als übergreifende Maßzahl an **Abbildung 4-11**). Auch hier sehen wir starke Schwankungen entsprechend einer Heterogenität der einzelnen Studienergebnisse, allerdings nicht ganz so ausgeprägt wie bei der getrennten Betrachtung von Sensitivität und Spezifität. Das OR als kombinierter Schätzer (siehe Raute in Abbildung 4-11 unten) zeigt mit 2.69 (95 %-KI: 1.57–4.59) insgesamt eine mäßige diagnostische Aussagekraft.

Eine weitere Darstellungsmöglichkeit bietet die ROC-Grafik. Jetzt ist es allerdings nicht die Auswertung einer einzigen Studie mit unterschiedlichen Cut-offs, sondern mehrerer Studien mit der jeweils berichteten Sensitivität und Spezifität (**Abbildung 4-12**). Hier zeigt sich, dass sich die Rechtecke in der linken unteren Ecke konzentrieren; dies entspricht der oben erwähnten hohen Spezifität bei deutlich niedrigerer Sensitivität. Zudem streuen die Einzelstudien angedeutet um die Linie einer Kurve als Ausdruck eines Schwelleneffektes. Dieser kann sich beispielsweise aus unterschiedlichen Schwellen ergeben, ab denen eine Patientin ihren Schmerz als in die rechte Schulter bzw. Arm ausstrahlend empfunden und verbalisiert hat. Das Studienpersonal musste dies interpretieren und dokumentieren, wobei ebenfalls Schwellen

Studie	TP	FP	FN	TN	Sensitivität	Spezifität
Sawe 1971	1	0	50	81	0.02 [0.00; 0.10]	1.00 [0.96; 1.00]
Sawe 1972a	4	0	103	84	0.04 [0.01; 0.09]	1.00 [0.96; 1.00]
Tierney 1986	9	22	52	409	0.15 [0.07; 0.26]	0.95 [0.92; 0.97]
Wu 2005	43	24	201	137	0.18 [0.13; 0.23]	0.85 [0.79; 0.90]
Vodopiutz 2002	10	3	33	46	0.23 [0.12; 0.39]	0.94 [0.83; 0.99]
Cooke 1997	17	17	48	48	0.26 [0.16; 0.39]	0.74 [0.61; 0.84]
Everts 1996	158	88	297	360	0.35 [0.30; 0.39]	0.80 [0.76; 0.84]
Gaston-Johansson 1991	14	11	24	45	0.37 [0.22; 0.54]	0.80 [0.68; 0.90]
Berger 1990	42	11	58	167	0.42 [0.32; 0.52]	0.94 [0.89; 0.97]

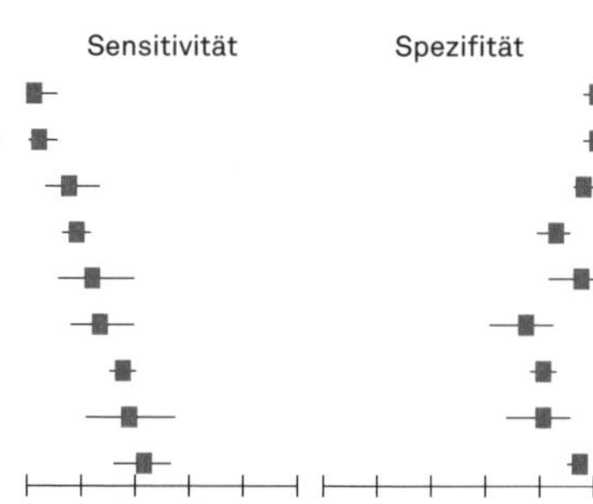

Abbildung 4-10: Systematische Übersichtsarbeit zur Testgenauigkeit – Ausstrahlung in den rechten Arm als diagnostisches Zeichen für KHK: Sensitivität und Spezifität. FN: falsch-negativ (false negative); FP: falsch-positiv (false positive); TN: richtig-negativ (true negative); TP: richtig-positiv (true positive). – In der Vierfeldertafel (Tabelle 4-2): TP – a; FP – b; FN – c; TN – d.

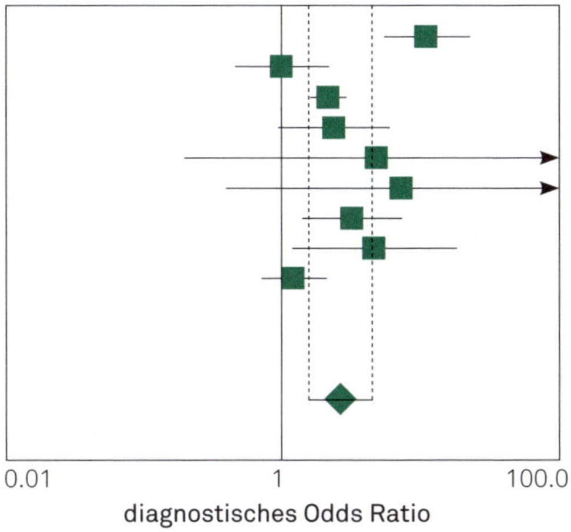

	diagnostisches OR	[95%-KI]
Berger 1990	10.99	[5.31; 22.77]
Cooke 1997	1.00	[0.46; 2.19]
Everts 1996	2.18	[1.61; 2.95]
Gaston-Johansson 1991	2.39	[0.94; 6.06]
Sawe 1971	4.84	[0.19; 121.15]
Sawe 1972a	7.35	[0.39; 138.41]
Tierney 1986	3.22	[1.41; 7.36]
Vodopiutz 2002	4.65	[1.19; 18.20]
Wu 2005	1.22	[0.71; 2.11]

Random-Effects-Modell
kombinierte DOR: 2.68 [1.57; 4.59]
Inkonsistenz (I^2) 73.2%

Abbildung 4-11: Systematische Übersichtsarbeit zur Testgenauigkeit – Ausstrahlung in den rechten Arm als diagnostisches Zeichen für KHK: diagnostische Odds Ratio der Einzelstudien und kombiniert.

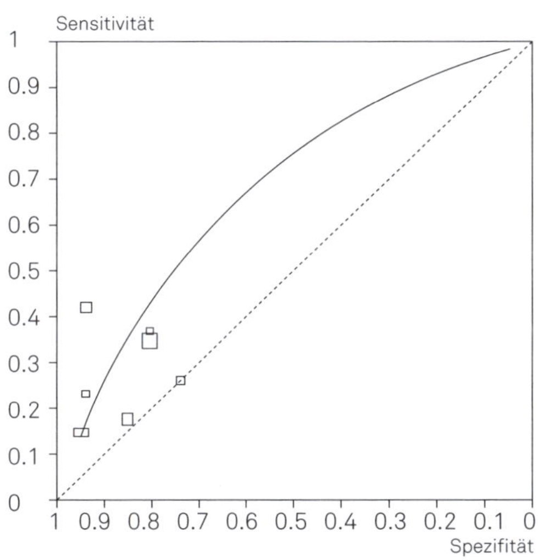

Abbildung 4-12: Systematische Übersichtsarbeit zur Testgenauigkeit – Ausstrahlung in den rechten Arm als diagnostisches Zeichen für KHK: Sensitivität und Spezifität der Einzelstudien als ROC-Kurve.

vorstellbar sind, ab denen diese Angabe so verstanden und festgehalten wurde. Diese – natürlich impliziten – Schwellen können je nach Studie (Einrichtungen, Studienprotokoll, Sprache usw.) variieren. Eine eindeutigere Interpretation haben solche Schwellenphänomene, wenn man sie explizit z. B. an unterschiedlichen Cut-offs für pathologische Laborwerte festmachen kann.

Kombinierte Maßzahlen

Die Berechnung dieser Größen ist Spezialistinnensache. Üblicherweise werden Sensitivität, Spezifität, Likelihood Ratios sowie diagnostische Odds Ratios berichtet. Wichtig für die Leserin ist zu wissen, dass die kombinierten Schätzwerte für Sensitivität und Spezifität nicht getrennt voneinander berechnet werden dürfen, da sie ja immer miteinander zusammenhängen.

Interpretation und Wertung

Die Mühe, eine Studie durchzuführen, nehmen nur selten Wissenschaftlerinnen auf sich, die keinerlei Interesse an der untersuchten Technologie haben. Meist tun dies die universitären Entwicklerinnen einer bestimmten Technik; häufig ist auch ein kommerzielles Unternehmen dabei, das vielleicht sogar die Studie finanziert hat. Da das Regelwerk für Planung, Durchführung und Auswertung diagnostischer Studien weniger strikt als für Medikamentenstudien ist, sollten Sie bei Interessenskonflikten dieser Art besonders vorsichtig sein. Nicht umsonst sind Metaanalysen als die „Alchemie" der medizinischen Forschung bezeichnet worden; in der übersichtlichen Zusammenstellung der Einzelstudien geraten deren Fehler und Mängel leicht in Vergessenheit. Wenn Sie das Gefühl haben, die Qualität einer wichtigen Übersichtsarbeit wie auch der Einzelstudien nicht beurteilen zu können, suchen Sie nach Expertenwertungen. Infrage kommen Leitlinien (auch hier allerdings die Gefahr von Interessenskonflikten), Überprüfungen durch Einrichtungen wie etwa das IQWiG oder NICE (britischer Gesundheitsdienst).

4.4 Jenseits der Testgenauigkeit: breite Evaluation des Nutzens diagnostischer Technologien

Bisher haben wir uns nur einen Aspekt der Brauchbarkeit einer diagnostischen Methode angesehen, nämlich die Testgenauigkeit (engl. accuracy) – lediglich der RCT ging darüber hinaus. Damit der Einsatz einer neuen diagnostischen Technologie gerechtfertigt ist, muss allerdings noch viel mehr nachgewiesen werden, als dass der Test einigermaßen genau zwischen „Kranken" und „Nichterkrankten" unterscheiden kann. Der komplizierte Prozess, der zu verbesserter Gesundheit durch wirksame Behandlung, zur Vermeidung von Nebenwirkungen und Komplikationen und/oder niedrigeren Kosten führt, ist in **Abbildung 4-13** dargestellt. Hier geht es also in einem breiten Sinne um den Nutzen einer diagnostischen Technologie (clinical utility) und daraus folgend eine Empfehlung bzw. Richtlinie über den Einsatz (die „regulatorische" Entscheidung).

Es muss geklärt werden, in welchen Versorgungsbereichen der Test eingesetzt werden soll. Für welche Gruppen von Patientinnen erscheint er geeignet? Diese sind durch die Einschlusskriterien der Studien definiert, die der regulatorischen Entscheidung zugrunde liegen. Hinzu kommen die Patientinnen, auf welche die Ergebnisse vernünftigerweise extrapoliert werden können. Voraussetzung für einen positiven Effekt ist, dass das Verfahren breit zur Verfügung steht, auf ärztlicher Seite die nötige Akzeptanz findet, Zeit (personelle Kapazität) und Kompetenz für die Durchführung vorhanden sind. Die Patientinnen, die tatsächlich eine relevant verbesserte Einschätzung erwarten können, müssen mit dem Test untersucht werden, bei anderen hat die Prozedur zu unterbleiben. Die Rate an Komplikationen muss vertretbar sein. Die Ergebnisse müssen interpretier- und kommunizierbar sein, Letzteres vor allem an die Ärztinnen, welche die Behandlung weiterführen sollen. Aufgrund der Testergebnisse muss eine relevante therapeutische Entscheidung erfolgen, sei dies der Beginn einer nachgewiesenermaßen wirksamen Behandlung oder die Vermeidung riskanter Therapien. Diese Behandlung muss schließlich von der Patientin akzeptiert und umgesetzt werden (Adhärenz).

Damit ist der Wirkmechanismus eines (neuen) diagnostischen Tests für verbesserte, real von der Patientin erfahrbare Gesundheit beschrieben. Wenn auch nur einer der in Abbildung 4-13 dargestellten Schritte nicht funktioniert bzw. nicht ausreichend definiert ist, unterbleibt die Wirkung und entfällt die Rechtfertigung für den Einsatz.

Tatsächlich wird diese Argumentations- und Kausalkette selten vor der Einführung geklärt. Die Ärzteschaft steht neuen Tests, vor allem, wenn es sich um Labortests oder Verfahren der Bildgebung handelt, meist fröhlich-naiv-aufgeschlossen gegenüber. Kritische Fragen werden selten von dieser Seite gestellt; nur wenn es sich um sehr teure Verfahren handelt, sorgen regulatorische Einrichtungen, wie z. B. in Deutschland der G-BA und das IQWiG dafür, dass sich jemand kritische Gedanken macht.

Spätestens an diesem Punkt muss präzise geklärt werden, welche Funktion ein neuer Test im diagnostischen Prozess haben soll. So ist zu unterscheiden (nur eine Auswahl – weitere Fragestellungen möglich und sinnvoll):

- *Ersatz eines invasiveren Tests*; Beispiel: Duplex-Sonografie der Beinvenen statt Phlebografie bei einem Verdacht auf eine tiefe Beinvenenthrombose. Hier wird nicht der

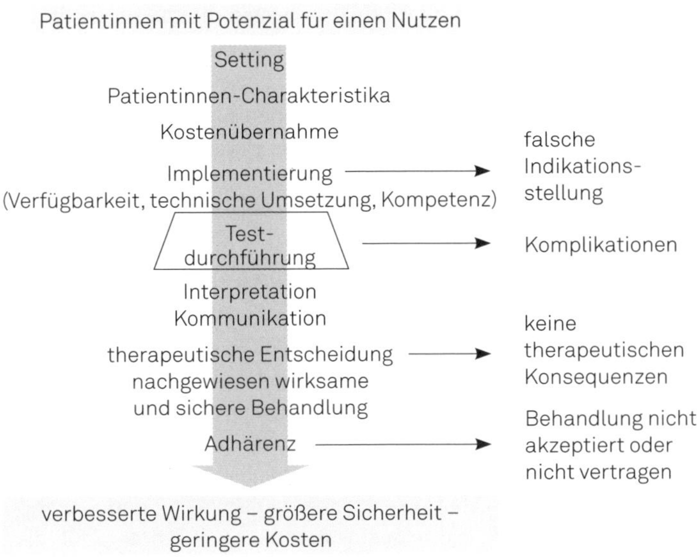
Patientinnen mit Potenzial für einen Nutzen
Setting
Patientinnen-Charakteristika
Kostenübernahme
Implementierung
(Verfügbarkeit, technische Umsetzung, Kompetenz)
Test-durchführung
Interpretation
Kommunikation
therapeutische Entscheidung
nachgewiesen wirksame und sichere Behandlung
Adhärenz
verbesserte Wirkung – größere Sicherheit – geringere Kosten
falsche Indikations-stellung
Komplikationen
keine therapeutischen Konsequenzen
Behandlung nicht akzeptiert oder nicht vertragen

Abbildung 4-13: Nutzen einer diagnostischen Technologie: Voraussetzungen und Mechanismen, um eine bessere Gesundheit zu erreichen. Mögliche Barrieren oder Lücken (rechts).

Anspruch erhoben, bessere Therapieentscheidungen zu treffen, die beispielsweise in verlängertem Überleben resultieren. Mit einer diagnostischen Querschnittsstudie wäre lediglich zu demonstrieren, dass der (weniger invasive) Indextest mindestens so testgenau wie die bisherige Routine ist.

- *größere Testgenauigkeit als bisherige Routinetests*; Beispiel: Angio-CT statt Perfusions-Ventilations-Szintigrafie bei einem Verdacht auf eine Lungenembolie. Hier besteht der Anspruch, dass als Ergebnis des Indextests bessere Therapieentscheidungen getroffen werden, die sich in verlängerter Lebensdauer und/oder verbesserter Lebensqualität auswirken. Akute Konsequenzen wären Intensivüberwachung oder Thrombektomien, langfristige Konsequenz etwa eine Antikoagulation (verbesserte [Nicht-]Indikationsstellung). Diese Frage kann mit einem RCT, ggf. mit einer Modellierung (siehe unten) untersucht werden.
- *Therapiestratifikation*; Beispiel: Positronenemissions-Tomografie (PET) bzw. PET-CT zur Feststellung von regionalen oder Fernmetastasen (Staging) beim Ovarialkarzinom. Ein Befund würde die Entscheidung über die weitere Nachsorge, zwischen kurativer und palliativer Behandlung verbessern.
- *Therapiemonitoring*; Beispiel: Selbstmessung des Blutzuckers durch Diabetikerinnen ist wirksamer statt Messungen in Praxen oder Kliniken.

Kritische Aufmerksamkeit verdient vor allem der Anspruch, dass ein neuer Test „hochsensitiv" sei. So wird für neue Varianten der Troponin-Bestimmung damit geworben, dass diese auch Myokardinfarkte „entdecken" würden, die mit den alten Methoden nicht hätten diagnostiziert werden können.

Da sich die meisten Erkrankungen in der Medizin nicht scharf abgrenzen lassen, sondern auf einem Kontinuum mit Gesunden bzw. Nichterkrankten liegen, handelt es sich bei den *zusätzlich* Diagnostizierten eher um prognostisch günstige Fälle. Wie sieht bei Ihnen die Bilanz von Nutzen einerseits und Nebenwirkungen und Gefahren der (oft invasiven) Therapie andererseits aus? Dazu mehr in Kap. 8.3. Es gibt Hinweise dafür, dass die technisch verbesserte Diagnose der Lungenembolie zwar zu mehr Behandlungen (z.B. Antikoagulation) führt, aber die Prognosen insgesamt nicht verbessert. Ähnliches wird für hochsensitive Troponin-Bestimmungen diskutiert. Damit ein neuer Test nicht zur Überdiagnose führt, d.h. der Diagnose von Menschen, die nicht von einer Behandlung profitieren und nur ihre Nachteile ertragen müssen, muss in diesem Fall eine bessere Behandlungsprognose auch für die durch einen neuen Test entdeckten Fälle aufgezeigt werden.

4.4.1 Linked Evidence und Modellierung

Die in Abbildung 4-13 dargestellten Komponenten, die den Nutzen einer diagnostischen Technologie ausmachen, lassen sich informell bzw. qualitativ mit fachlicher Erfahrung und Evidenz aus einzelnen Studien diskutieren. Formalisiert ist diese Art der Synthese der vorhandenen Evidenz zu den Komponenten als „Linked Evidence"-Methode. Der Königsweg zur Evaluation des Nutzens ist die randomisierte kontrollierte Studie, sie sollte nach Möglichkeit angestrebt werden. Eine weitere Möglichkeit, den Nutzen eines Tests über die reine Testgenauigkeit hinaus zu untersuchen, stellen Modellierungen dar. Diese sind allerdings von zahlreichen Annahmen abhängig und damit fehlerträchtig.

Mit einem solchen Modell wird versucht, eine Gruppe von Patientinnen zu simulieren, die denen entsprechen, bei welchen der Test zur Anwendung kommen soll. Im Verlauf der Simulation (siehe **Abbildung 4-14**) passiert, was im wirklichen Leben geschieht: Sie werden untersucht, ggf. auch noch mit anderen Verfahren, werden behandelt oder auch nicht, erleiden Komplikationen und erleben die jeweils plausiblen Outcomes zwischen Wohlbefinden und Tod. Wie genau der bzw. ein Test ist, wie wahrscheinlich die Outcomes bei den betrachteten (Nicht-)Behandlungen sind, welchen Einfluss konkurrierende Ereignisse haben (die nichts mit der Fragestellung zu tun haben) – diese Größen werden als Parameter in das Modell eingegeben. Diese müssen offengelegt und gut begründet sein, am besten durch entsprechende empirische Untersuchungen. Das Ziel eines solchen Modells ist es, diese empirisch vorliegenden Bausteine in einen sinnvollen Zusammenhang zu bringen und etwas über ein mögliches Ergebnis zu erfahren.

Niederländische Wissenschaftlerinnen versuchten, Nutzen und Kosten einer Nachsorge mithilfe eines PET-CTs bei Patientinnen mit behandelten nicht-kleinzelligen Bronchial-CA zu klären. Eine kleine Studie an 100 Patientinnen hatte gezeigt, dass mit dieser allerdings sehr aufwendigen und teuren Methode bei zwei asymptomatischen Patientinnen Rezidive festgestellt werden konnten, für die eine kurative (radikale) Behandlung erfolgversprechend schien. Während die eigentliche Forschungsfrage nur mit einer großen randomisierten Vergleichsstudie geklärt werden kann, gibt eine Modellierung einen ersten Einblick. Hier wurden drei Strategien miteinander verglichen. Drei Monate nach dem Abschluss der Behandlung werden Patientinnen mit einen nicht-kleinzelligen Bronchial-CA mit Anamnese, körperlicher Untersuchung und Labortests nachuntersucht. Eine Gruppe erhält zusätzlich ein PET-CT, eine Gruppe ein CT des Thorax und eine dritte eine konventionelle Röntgenaufnahme der Lungen. Bei den darauffolgenden Nachuntersuchungen erhalten alle drei Gruppen ein Prozedere gemäß der letzten (konventionellen) Strategie – so die Annahmen des Modells.

Für die Zusammenstellung des Modells sind Zustände zu definieren, in denen sich die betroffenen Patienten im Laufe der vorgestellten Untersuchung befinden können. Diese entsprechen in Abbildung 4-14 den vier Zeilen „negativer Befund bei der Tumornachsorge", „in Behandlung mit kurativer Absicht nach lokal begrenztem positivem Befund", „in Palliativbehandlung nach inkurablem Rezidiv" und „Tod" (von unten nach oben). Für das Modell

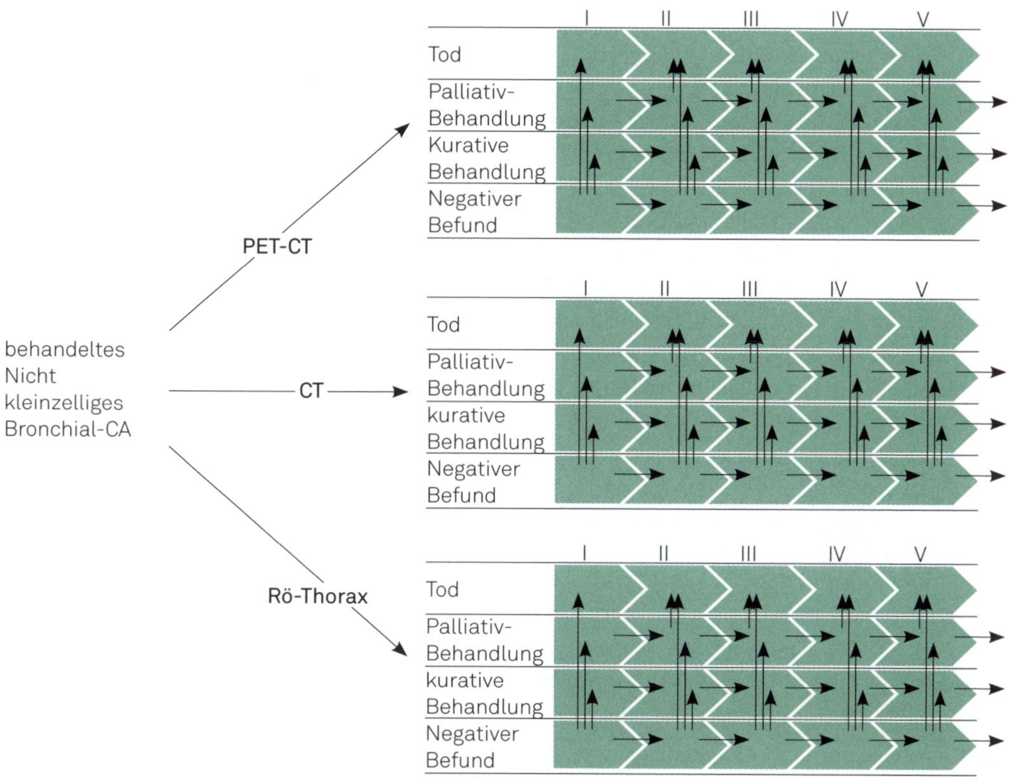

Abbildung 4-14: Modell zur Nachsorge bei Nicht kleinzelligem Bronchialkarzinom (CA): Vergleich von drei Strategien. Dargestellt sind mögliche Zustände und Übergänge zwischen diesen über mehrere Zeitzyklen (I–V) hinweg. Die möglichen Zustände und Zyklen sind bei allen drei Strategien identisch. Nach van Loon J, Grutters JPC, Wanders R, Boersma L, Dingemans A-MC, Bootsma G, et al. 18FDG-PET-CT in the follow-up of non-small cell lung cancer patients after radical radiotherapy with or without chemotherapy: An economic evaluation. Eur J Cancer. 2010;46(1):110–9. https://doi.org/10.1016/j.ejca.2009.10.028 und Sailer AM, van Zwam WH, Wildberger JE, Grutters JPC. Cost-effectiveness modelling in diagnostic imaging: A stepwise approach. Eur Radiol. 2015;25(12):3629–37. https://doi.org/10.1007/s00330-015-3770-8

ist im nächsten Schritt anzugeben, wie wahrscheinlich der Übergang von einem Zustand in den nächsten ist (entsprechend den Pfeilen in der Abbildung). Dafür wird, soweit dies möglich ist, auf empirische Studien zurückgegriffen; die Genauigkeit diagnostischer Maßnahmen, die Häufigkeit von Befunden, die Wirksamkeit konsekutiver Behandlung usw. gehen hier ein. Diese Übergänge werden für eine definierte Zahl von Zyklen simuliert (römische Ziffern [Spalten] in Abbildung 4-14). Die Autorinnen der erwähnten Studie gingen von Zyklen von jeweils sechs Monaten Dauer über insgesamt fünf Jahre aus. Am Ende lässt sich dann sagen, wie viele Patientinnen welchen Zustand erreicht haben.

Tatsächlich zeigte sich in der Gruppe der mit einem PET-CT untersuchten Patientinnen ein geringfügiger Überlebensvorteil (im Mittel von einem Monat, bei allerdings breiten, auch die Schätzwerte der anderen Gruppen einschließenden 95%-Konfidenzintervallen). Die Kosteneffizienz dieses Vorgehens ist wohl besser als die des konventionellen CTs, da mehr Patienten in einem kurativen Stadium ihres Rezidivs diagnostiziert werden. Die Autorinnen betonen ausdrücklich die Unsicherheiten und methodischen Grenzen ihrer Untersuchung.

Den Modellen, die über mehrere Zeitzyklen hinweg eine begrenzte Zahl von möglichen Zuständen mit entsprechenden Übergangswahrscheinlichkeiten simulieren, liegt als Annahme zugrunde, dass diese Zustände in Bezug auf ihre Prognose identisch sind. Weitere Charakteristika der Patientinnen (Demografie, Komorbidität, Kointervention usw.) oder der Zeitpunkt (Modellzyklus) werden nicht berücksichtigt. Diese ist nur eine der vielen Vereinfachungen, ohne die eine modellbasierte Simulation kaum möglich ist. Ich möchte auch darauf hinweisen, dass hier nur ein vergleichsweise einfaches klinisches Problem untersucht wurde, nämlich eine Fragestellung aus dem Bereich des Monitorings. Hier ging es nur um eine einzige Erkrankung, nämlich um das Rezidiv eines bestimmten Malignoms; ein echtes diagnostisches Problem, das auf die Feststellung mehrerer Erkrankungen zielt, kann wesentlich komplexer sein, und ist deshalb einer solchen Modellierung nicht mehr zugänglich.

Natürlich kann sich bei Modellierungen dieser Art an vielen Stellen ein Fehler einschleichen, sowohl bei der Definition der Modellstruktur (z. B. Definition der Zustände) wie auch bei den zugrunde liegenden Parametern (Übergangswahrscheinlichkeiten). Als Leserin solcher Analysen sollten Sie kritisch darauf achten, von wem die Modellrechnung stammt (Interessenskonflikte!). Meist werden solche Modelle formuliert, um (auch) eine gesundheitsökonomische Evaluation neuer Interventionen zu leisten. Eine Evaluation auf der Basis einer realen Studie, die den gesamten klinischen Prozess abbildet (z. B. RCT mit Einsatz eines diagnostischen Tests vs. ohne Test, wie oben die SCOT-HEART Studie) ist verlässlicher als eine Simulation mit Modellen der beschriebenen Art.

4.4.2 Real World Data?

An Routinedaten aus mehr als 700 US-amerikanischen Krankenhäusern sollte der Einsatz, aber auch der Nutzen von Biomarkern zur Diagnose einer Sepsis untersucht werden. Die Autorinnen interessierten sich vor allem für das Procalcitonin, aber auch Laktat und CRP wurden erfasst. – Tatsächlich nahm die Zahl der Procalcitonin-Bestimmungen im Untersuchungszeitraum zu. Dies geschah vor allem bei den schwerer betroffenen Patientinnen: Die Gruppe mit mehr als einer Procalcitonin-Bestimmung hatte die höchste Sterblichkeit, erhielt die meisten Antibiotika, hatte die längste Krankenhausverweildauer und die höchsten Behandlungskosten. Diese Erkenntnisse könnte man als einen legitimen Beitrag zur deskriptiven Versorgungsforschung sehen. Dann präsentierten die Autorinnen jedoch eine multivariate Analyse mit der Zielvariable „Sterblichkeit". Dazu gaben sie als Kovariaten diverse Patientinnencharakteristika (Demografie, Schwere der Erkrankung [4 Stufen]) und Charakteristika der Krankenhäuser in ein logistisches Regressionsmodell ein. Jetzt ergab sich für den Procalcitonin-Einsatz ein positiver „Effekt" auf die Sterblichkeit (OR 0.64; 95 % KI 0.61–0.67)! Sie schlussfolgerten, dass der zunehmende Einsatz von Biomarkern (v. a. Procalcitonin) das Management einer Sepsis verbessern würde und dass die biomarkergeleitete Behandlung mit einem besseren Ergebnis besonders bei schwerer Sepsis assoziiert gewesen wäre.

In den letzten Jahren werden immer häufiger Studien mit dem Anspruch publiziert, anhand von Routinedaten Aussagen zur Wirksamkeit von therapeutischen oder diagnostischen Maßnahmen „im Alltag" machen zu können. Dies geht meist einher mit kleinen Seitenhieben auf die randomisierte kontrollierte Studie („künstlich", „abgehoben", „jenseits der Versorgungsrealität").

Ich halte diese Argumentationslinie für einen Rückfall in die Mitte des 20. Jahrhunderts, also in die Zeit vor der Etablierung des RCTs für die Medizin. Sie verkennt die bestechend einfache Genialität dieses Studiendesigns: Mit der randomisierten Zuteilung der Studienpatienten werden sämtliche Störfaktoren (Confounder) angemessen berücksichtigt, auch wenn wir sie gar nicht kennen, geschweige denn messen können. Wenn die Prozedur korrekt abläuft und die Stichprobe ausreichend groß ist, können wir uns darauf verlassen, dass sich Interventions- und Kontrollgruppe in Bezug auf Störgrößen lediglich im Ausmaß eines Stichprobenfehlers unterscheiden.

„Real World Data"-Studien versprechen, mehr auszusagen als der durch enge Ein- und Ausschlusskriterien, die Konzentration auf wenige Studienzentren usw. eingeschränkte RCT. Meist werden dafür Routinedaten genutzt, die bei Kostenträgern oder anderen Institutionen bereits vorliegen. Deren Datenqualität ist meist schlechter als bei klinischen Studien, bei denen die Daten primär von Studienpersonal bzw. für die Studie erhoben werden. Problem ist aber vor allem, dass die Vergleichsgruppen sich in zahlreichen Merkmalen unterscheiden. Während in der randomisierten kontrollierten Interventionsstudie die Zuteilung zu Prüf- oder Kontrollbehandlung nach dem Zufallsprinzip erfolgt, folgen die „Real World"-Studien zwangsläufig der Entscheidung praktizierender Ärztinnen, ob sie nun die eine (neue) oder andere (herkömmliche) Behandlung als angemessen befanden. Da mögen Patientenerwartungen (bereits von dem neuen Medikament gehört?), der Wunsch zu schmeicheln (ich habe etwas ganz Neues für Sie!), die Schwere der Erkrankung (kann für das eine wie das andere sprechen – sog. „confounding by indication"), das Versagen früherer Behandlungen, hohes Alter und Komorbidität (lieber beim Alten bleiben), die Vermeidung von Eigenbeteiligungen bzw. Zuzahlungen und noch vieles mehr eine Rolle spielen. Zu welchen Abweichungen und Ungleichgewichten dies in den beiden (künstlich hergestellten) Vergleichsgruppen führt, lässt sich nie genau ausmachen. Meist werden statistische Verfahren eingesetzt, um für Confounder zu adjustieren. Dieses Vorgehen hat jedoch den Nachteil, dass nur solche Confounder berücksichtigt werden können, die bekannt sind und gemessen worden sind. Gerade bei Routinedaten werden nur wenige dieser Größen erfasst und dokumentiert, und das oft nur unvollständig und mit zahlreichen Fehlern. Alle statistischen Adjustierungen sind deshalb höchst fragwürdig, wie elaboriert auch immer das verwendete Verfahren ist. Mit anderen Worten: Für einen fraglichen Zugewinn an externer Validität wird bei den sog. „Real World"-Auswertungen die interne Validität der Untersuchung torpediert.

Leider sind diese Auswertungen mit geringem Aufwand zu produzieren. Die Daten liegen ja gespeichert auf Servern von Organisationen des Gesundheitswesens und müssen nur ausgewertet werden. Wir treffen deshalb immer häufiger auf Auswertungen dieser Art. Ich kann hier nur darüber spekulieren, wie oft es vorkommt, dass eine solche Analyse verworfen und nicht publiziert wird, weil das Ergebnis nicht den Erwartungen entspricht. Das Ergebnis wäre ein massiver Publikationsbias. Wir wissen auch nicht, wie häufig die Auswertungsstrategie im Licht der Daten geändert worden ist. Klinische Studien werden heute meistens vor Beginn registriert, wobei auch die statistische Auswertung zumindest in Umrissen dargestellt werden muss. Vielfach wird eine verkürzte Fassung des Studienprotokolls in einer wissenschaftlichen Zeitschrift publiziert. Schließlich ist der große Aufwand und der Input vieler Kooperationspartnerinnen bei klinischen Originalstudien ein starkes Motiv, die Ergebnisse auch dann zu publizieren, wenn die Prüfbehandlung dem Placebo nicht überlegen war. Alle diese Qualitätsmechanismen fehlen bei der sog. „Real World"-Forschung. Überwiegend werden die Wirksamkeit (Nutzen) und die Sicherheit von therapeutischen Interventionen in dieser Weise untersucht; diagnostische Fragestellungen machen nur einen kleinen Anteil aus. Für diese Gruppe ist das o.g. Beispiel typisch, bei dem zwei künstlich hergestellte Kohorten verglichen werden, in denen ein Test zum Einsatz kommt bzw. dies nicht der Fall ist (Vergleichsgruppe).

Abschließend deshalb ein Hinweis für Vielbeschäftigte: Wenn im Titel der Ausdruck „real world data“ oder „unter Alltagsbedingungen“ vorkommt, ignorieren Sie den Artikel und verbringen Sie Ihre Zeit mit sinnvollen Dingen.

4.5 Schluss und Ausblick

Ausgangspunkt dieses Kapitels ist das falsche Feedback gewesen, das uns die Alltagserfahrung oft gibt. Auf dieser Basis können Illusionen und Fehlschlüsse gedeihen, die uns den Eindruck vermitteln, die Welt zu verstehen und valide Diagnosen zu stellen. Dies stärkt nicht nur unser eigenes Selbstbewusstsein, sondern vermittelt unseren Patientinnen das Gefühl, von tüchtigen Ärztinnen behandelt zu werden. Beschleunigt werden diese Prozesse wenn auch noch kommerzielle Interessen mit ins Spiel kommen. Die nüchterne Evidenz aus wissenschaftlichen Studien ist dagegen ein sinnvolles Korrektiv und macht uns klar, was ein Zeichen tatsächlich über das Vorhandensein eines gesundheitlichen Problems aussagt oder nicht. Diagnostische Studien lehren uns nicht nur was geht, sondern auch wo wir im Nebel stochern; sie quantifizieren die Unsicherheit, die immer mit der diagnostischen Entscheidung einhergeht.

Die bisher diskutierten Studiendesigns und Auswertungsverfahren haben gemeinsam, dass sie zwischen verschiedenen Arten diagnostischer Fehlentscheidung nicht differenzieren. Fälschlich eine Krankheit anzunehmen und entsprechend zu behandeln („falsch-positiv“) wird in den in diesem Kapitel besprochenen Studiendesigns genauso gewertet wie das Übersehen einer Erkrankung („falsch-negativ“). Dies widerspricht dem Empfinden von Ärztinnen und Patientinnen, die in vielen Situationen diese beiden Arten von Fehlern unterschiedlich werten, was wiederum Folgen für das konkrete Vorgehen im Alltag hat. Von diesen Emotionen und Werten hängt es beispielsweise ab, wann wir einen diagnostischen Prozess abbrechen. Diese Zusammenhänge werden in Kap. 6 behandelt.

Die Ergebnisse diagnostischer Studien gehen in das Repertoire von Ärztinnen ein; es lässt sich daraus lernen, ob man mit einem Test überhaupt zwischen interessierenden Zuständen diskriminieren kann und ihn deshalb in die eigene Routine aufnehmen soll (diese Entscheidung müssen auch Praxis-/Klinikteams oder Leitliniengruppen treffen). Derartige Studien können uns jedoch nicht zwingend sagen, ob ein Test denn nun konkret bei einer Patientin zum Einsatz kommen soll, wann, in welcher Kombination, oder wann ich den Prozess abbrechen kann und wann er – im Interesse der Patientin – weiterzuführen ist. Dies ist das Thema des Kap. 5.

Weiterführende Literatur

Diese Literaturangaben sind nur eine Auswahl der benutzten Referenzen. Detaillierte Angaben finden sich online im ausführlichen Hintergrund-Text, siehe Seite 343.

1. Bruins Slot MHE, Rutten FH, van der Heijden GJMG, Doevendans PA, Mast EG, Bredero AC, et al. Diagnostic value of a heart-type fatty acid-binding protein (H-FABP) bedside test in suspected acute coronary syndrome in primary care. Int J Cardiol. 2013;168(2):1485–9. https://doi.org/10.1016/j.ijcard.2012.12.050
2. Bruins Slot MHE, van der Heijden GJMG, Rutten FH, van der Spoel OP, Mast EG, Bredero AC, et al. Heart-type Fatty acid-binding protein in acute Myocardial Infarction Evaluation (FAME): background and design of a diagnostic study in primary care. BMC Cardiovasc Disord. 2008;8:8.
3. Bösner S, Bönisch K, Haasenritter J, Schlegel P, Hüllermeier E, Donner-Banzhoff N. Chest pain in primary care: is the localization of pain diagnostically helpful in the critical evaluation of patients? – A cross sectional study. BMC Fam Pract. 2013;14(1):154. https://doi.org/10.1186/1471-2296-14-154
4. Buntinx F, Aertgeerts B, Macaskill P. Guidelines for conducting systematic reviews of studies

evaluating the accuracy of diagnostic tests. In: Knottnerus JA, Buntinx F, editors. The evidence base of clinical diagnosis: theory and methods of diagnostic research. 2nd ed. Oxford, Hoboken, NJ: Wiley-Blackwell/BMJ Books; 2009. 180–212.

5. Di Ferrante Ruffano L, Hyde CJ, McCaffery KJ, Bossuyt PMM, Deeks JJ. Assessing the value of diagnostic tests: a framework for designing and evaluating trials. BMJ. 2012;344:e686. https://doi.org/10.1136/bmj.e686
6. Donner-Banzhoff N, Kunz R, Rosser W. Studies of symptoms in primary care. Fam Pract. 2001;18(1):33–8. https://doi.org/10.1093/fampra/18.1.33
7. Donner-Banzhoff N, Haasenritter J, Hüllermeier E, Viniol A, Bösner S, Becker A. The comprehensive diagnostic study is suggested as a design to model the diagnostic process. J Clin Epidemiol. 2013;67(2):124–32. https://doi.org/10.1016/j.jclinepi.2013.05.019
8. Haasenritter J, Bösner S, Vaucher P, Herzig L, Heinzel-Gutenbrunner M, Baum E, et al. Ruling out coronary heart disease in primary care: external validation of a clinical prediction rule. Br J Gen Pract. 2012;62(599):21. https://doi.org/10.3399/bjgp12X649106
9. Habbema JDF, Eijkemans R, Krijnen P, Knottnerus JA. Analysis of data on the accuracy of diagnostic tests. In: Knottnerus JA, Buntinx F, editors. The evidence base of clinical diagnosis: theory and methods of diagnostic research. 2nd ed. Oxford, Hoboken NJ: Wiley-Blackwell Pub./BMJ Books; 2009. 118–45.
10. Hamilton W. Five misconceptions in cancer diagnosis. Br J Gen Pract. 2009;59(563):441. https://doi.org/10.3399/bjgp09X420860
11. Hayen A, Macaskill P, Irwig L, Bossuyt P. Appropriate statistical methods are required to assess diagnostic tests for replacement, add-on, and triage. J Clin Epidemiol. 2010;63(8):883–91. https://doi.org/10.1016/j.jclinepi.2009.08.024
12. Holtman GA, Berger MY, Burger H, Deeks JJ, Donner-Banzhoff N, Fanshawe TR, et al. Development of practical recommendations for diagnostic accuracy studies in low-prevalence situations. J Clin Epidemiol. 2019;114:38–48. https://doi.org/10.1016/j.jclinepi.2019.05.018
13. Knottnerus JA, Leffers P. The influence of referral patterns on the characteristics of diagnostic tests. J Clin Epidemiol. 1992;45(10):1143–54. https://doi.org/10.1016/0895-4356(92)90155-G
14. Knottnerus JA, Muris JW. Assessment of the accuracy of diagnostic tests: the cross-sectional study. J Clin Epidemiol. 2003;56(11):1118–28. https://doi.org/10.1016/S0895-4356(03)00206-3
15. Köbberling J. Methodologie der medizinischen Diagnostik: Entwicklung, Beurteilung und Anwendung von Diagnoseverfahren in der Medizin. Berlin, New York: Springer; 1991. https://doi.org/10.1007/978-3-642-76149-2
16. Leeflang MMG, Bossuyt PMM, Irwig L. Diagnostic test accuracy may vary with prevalence: implications for evidence-based diagnosis. J Clin Epidemiol. 2009;62(1):5–12. https://doi.org/10.1016/j.jclinepi.2008.04.007
17. Lijmer JG, Bossuyt PMM. Various randomized designs can be used to evaluate medical tests. J Clin Epidemiol. 2009;62(4):364–73. https://doi.org/10.1016/j.jclinepi.2008.06.017
18. Moons KGM, de Groot JAH, Linnet K, Reitsma JB, Bossuyt PMM. Quantifying the added value of a diagnostic test or marker. Clin Chem. 2012;58(10):1408–17. https://doi.org/10.1373/clinchem.2012.182550
19. Sackett DL, Haynes RB. The architecture of diagnostic research. BMJ. 2002;324(7336):539–41. https://doi.org/10.1136/bmj.324.7336.539
20. Sox HC. Medical decision making. Philadelphia: American College of Physicians; 2007.
21. van Loon J, Grutters JPC, Wanders R, Boersma L, Dingemans A-MC, Bootsma G, et al. 18FDG-PET-CT in the follow-up of non-small cell lung cancer patients after radical radiotherapy with or without chemotherapy: an economic evaluation. Eur J Cancer. 2010;46(1):110–9. https://doi.org/10.1016/j.ejca.2009.10.028
22. Whiting P, Rutjes AWS, Reitsma JB, Glas AS, Bossuyt PMM, Kleijnen J. Sources of variation and bias in studies of diagnostic accuracy: a systematic review. Ann Intern Med. 2004;140(3):189–202. https://doi.org/10.7326/0003-4819-140-3-200402030-00010
23. Windeler J, Antes G, Behrens J, Donner-Banzhoff N, Lelgemann M. Randomisierte Klinische Studien. Z Evid Fortbild Qual Gesundhwesen. 2008;102(5):321–5. https://doi.org/10.1016/j.zefq.2008.05.002

5 Alles nur wahrscheinlich

> *„In dieser Welt ist nichts sicher außer dem Tod und Steuern."* (Benjamin Franklin)

5.1 Begriff der Wahrscheinlichkeit – eine erste Annäherung

„Wahrscheinlichkeit" ist ein zentraler Begriff, wenn es um Behauptungen und Zusammenhänge in einer unsicheren Welt geht. Negativ ist damit gemeint, dass es nirgendwo im Leben absolute Sicherheiten gibt. Andererseits ist unsere Umgebung nicht einfach nur ein den Verstand abweisendes Durcheinander: Es lässt sich schon das eine oder andere über unsere Welt sagen und pragmatisch beeinflussen. Positiv können wir immerhin feststellen, dass die Welt kein durchdeterminiertes Gefängnis ist, in das wir hilflos eingesperrt wären. Wenn es so wäre, und wir obendrein auch noch ihre Gesetze kennen würden, müssten wir zwar nicht mit den Unsicherheiten unseres Körpers und unserer Umgebung leben – wir wüssten ja immer, was als Nächstes kommt –, aber die Welt wäre auch unendlich langweilig: Ein Fußballspiel zu verfolgen wäre völlig uninteressant, da das Ergebnis vorherberechnet werden könnte. Im Übrigen hätte sich die Welt auch gar nicht zu ihrer faszinierenden Vielfalt entwickeln können; hierzu ist der Zufall eine notwendige Zutat gewesen.

Obwohl eine deterministische und grundsätzlich kalkulier- und verstehbare Welt gar nicht existieren kann, hat diese Vorstellung immer wieder die Gemüter bewegt. Der französische Mathematiker und Philosoph Pierre-Simon Laplace postulierte im 18. Jahrhundert einen alles-wissen-könnenden Dämon, der jedes Geschehen in der Welt als gesetzmäßig vorbestimmt erkennen würde. Ausgedrückt in den Begriffen aus Kap. 1.10 im Kapitel „Voraussetzungen": Demnach gäbe es keine aleatorische Unsicherheit, nur die epistemische, also die Unzulänglichkeit unserer eigenen Erkenntnis, hindere uns am Verständnis der Welt und ihrer Gesetzmäßigkeiten. Auch Krimiautorinnen (siehe Kap. 9) arbeiten mit dieser Idee. Die Medizin droht immer wieder in die deterministische Vorstellung abzurutschen, das pathophysiologische Schaubild mit den schönen Pfeilen (Wirkung ja/nein – dazwischen ist nichts) sei ein getreues Abbild der Welt. Die durchdeterminierte Welt ist nicht nur ein Schrecken, sondern auch ein Traum der Menschen, die in einem von Zufällen abhängigen (stochastischen) Alltag mit seinen Unwägbarkeiten zurechtkommen müssen.

Zwischen dem durchdeterminierten Gefängnis und dem undurchdringlichen Nebel steht die Wahrscheinlichkeit als eine Möglichkeit, Behauptungen über unsere Umgebung aufzustellen und Prognosen zu wagen. Dabei denken wir immer die Unsicherheit unserer Behauptungen und Prognosen mit; wir sind uns immer darüber im Klaren, dass es auch ganz anders kommen kann.

Den roten Faden für dieses Kapitel liefern der pragmatische Handlungsbezug einerseits und das Wissen um die allgegenwärtige Unsicherheit andererseits, Letztere in der Diagnose besonders eindrücklich. Begriffe und Definitionen von Wahrscheinlichkeit sind hier als Werkzeuge zu verstehen, durch Reflexion die klinische Praxis zu verstehen und zu verbessern. Dieses Kapitel will Kriterien für eine gut begründete Entscheidung liefern; welchen diagnostischen Test ich meiner Patientin zumute, welche Erkrankungen mit welcher Wahrscheinlichkeit vorkommen können und ob der Test diese Wahrscheinlichkeiten in sinnvoller Weise modifiziert. Dass diese Entscheidung auch von Wertvorstellungen abhängt (als wie gravierend empfinde ich es, eine Erkrankung zu übersehen bzw. sie fälschlich festzustellen?), sei hier nur kurz erwähnt; diese Überlegungen werden in Kap. 6 und Kap. 10 näher ausgeführt.

5.2 Entscheidung in zwei Stufen

Bei der Auswahl angemessener diagnostischer Tests (übrigens genauso auch bei der Auswahl von Therapien) sollte man grundsätzlich in zwei Stufen vorgehen. Als Erstes treffe ich eine *Repertoire-Entscheidung*; ich lege mich also fest, welche anamnestischen Fragen, körperlichen Untersuchungen, Laborwerte usw. (aber auch Medikamente, Operationen etc.) ich grundsätzlich für sinnvoll halte und einsetze. Diese Entscheidung treffen wir unabhängig von der einzelnen Patientin. Ganz explizit geschieht dies bei Leitlinien; aber auch einzelne Ärztinnen, Gruppenpraxen oder Krankenhausabteilungen müssen solche Entscheidung treffen: welche Fragen sie routinemäßig einer Patientin mit akuten Halsschmerzen stellen, welches Laborprogramm zur Routine gehört, aber auch welche Antibiotika sie regelmäßig verordnen (wenn überhaupt). Das Kap. 4 zur Studienevidenz liefert die Überlegungen, welcher Test ins Repertoire gehört oder nicht. Es sind also – idealerweise aus Studien abgeleitete – Kollektivaussagen, die das Material für eine Entscheidung auf der ersten Stufe liefern.

Die *Entscheidung an der Patientin* stellt die zweite Stufe des Prozesses dar. Durch ein klar definiertes Repertoire habe ich diese Entscheidung bereits vereinfacht: Nur was ich zuvor mit hoffentlich reiflicher Überlegung in mein Repertoire aufgenommen habe, kommt hier zum Einsatz. Für die Therapie spielen jetzt auch Akzeptanz (parenterale Gabe erforderlich? Große Tabletten, die man kaum schlucken kann?) und Verträglichkeit (Nebenwirkungen) eine Rolle.

Für die Diagnose frage ich mich, welchen aus meinem Repertoire grundsätzlich sinnvoller Tests ich bei *dieser* Patientin an *diesem* Punkt meiner diagnostischen Überlegungen einsetzen soll. Vor dem Hintergrund der diagnostischen Sequenz (siehe Kap. 2.6) ergibt sich noch eine besondere Note: Es sind häufig ja gar nicht wir, die den nächsten diagnostischen Test auswählen, sondern es sind unsere Patientinnen mit ihren spontanen Schilderungen. Unsere Aufgabe besteht hier also darin, einen durchgeführten Test (= anamnestische Angabe) im Nachhinein auf seine Sinnhaftigkeit hin zu werten. In den folgenden Phasen der getriggerten Routinen (siehe Kap. 2.2.8) und des deduktiven Testens von Hypothesen (siehe Kap. 2.2.6) betreiben wir dagegen eine aktive Auswahl von Tests; dies gilt erst recht für die körperliche Untersuchung bzw. technische Tests.

Dabei gehe ich zunächst pragmatisch von den Krankheitswahrscheinlichkeiten aus, die sich beispielsweise einer symptomevaluierenden Studie entnehmen lassen (siehe Kap. 5.3.2). Sämtliche Maße der Testgenauigkeiten, die wir besprochen haben, sind entweder Wahrscheinlichkeiten (Sensitivität, Spezifität, prädiktive Werte) oder sie sind aus solchen zusammengesetzt (Odds Ratio, Likelihood Ratio, Youden-Index). Ich stelle Ihnen in leicht verständlicher Form den berühmten Satz von Bayes vor; danach wird es um weitere Maße und Kriterien gehen, mit denen sich der

Nutzen eines Tests im diagnostischen Prozess beschreiben lässt. Schließlich diskutiere ich neben der Wahrscheinlichkeit andere Begriffe, die uns die Unsicherheit der Welt und unser Handeln besser verstehen lassen.

5.3 Tests modifizieren Krankheitswahrscheinlichkeiten: der Satz von Bayes

5.3.1 Intuition: Vortestwahrscheinlichkeit entscheidend

Aus der Vierfeldertafel, mit denen wir die Ergebnisse einer diagnostischen Studie darstellen (siehe Tabelle 4-2), können wir nicht nur erfahren, ob ein Test ausreichend zwischen den Erkrankten und den Nichterkrankten in Bezug auf die interessierende Krankheit diskriminiert. Vielmehr beinhaltet die Tafel bereits eine Entscheidungs- und Wahrscheinlichkeitssequenz. Wir können ablesen, von welcher Krankheitswahrscheinlichkeit (Prävalenz) wir ausgehen ([a+c]/[a+b+c+d]) und wie wahrscheinlich die Krankheit im Falle eines positiven oder negativen Befundes ist (positiver bzw. negativer Vorhersagewert).

Die naive Beurteilerin neigt dazu, Testergebnisse – vor allem technische – zu verabsolutieren: Sie glaubt, mit dem normalen EKG den akuten Myokardinfarkt ausschließen zu können, das erhöhte CRP bei Atemwegsinfekten ist ihr eine Indikation für ein Antibiotikum usw. Formal nimmt sie also prädiktive Werte von 0 % bzw. 100 % an. Erfahrene wissen jedoch, dass die Welt nicht so einfach ist. Das formale Modell der diagnostischen Studie (wie auch der Satz von Bayes) liefert uns realistische Krankheitswahrscheinlichkeiten (prädiktive Werte). Wie bereits an anderer Stelle betont, spiegelt das mathematische Modell die ärztliche Erfahrung wider: Ein schwerer Infarkt kann mit einem normalen EKG einhergehen, v. a. im frühen Stadium; die meisten Patientinnen mit erhöhtem CRP werden auch ohne Antibiotikum gesund. Das mathematische Modell kann uns also eine realistische Sicht auf unser Vorgehen ermöglichen.

Wenn ich durch ein stilles Seitental der Marburger Lahnberge zur Arbeit radele, begegne ich öfter Herrn oder Frau W. in ihrem PKW. Ich weiß, dass sie am Ende des Tals im vorletzten Haus wohnen; es handelt sich um eine Sackgasse ohne Durchgangsverkehr. Da ich wegen der Spiegelungen in der Windschutzscheibe meistens nicht erkennen kann, wer im Wagen sitzt, bin ich auf Vermutungen angewiesen. Ich weiß, dass Herr W. als Justitiar bei einer Frankfurter Bank arbeitet und Dienstwagen mit Frankfurter Kennzeichen fährt. Welche Marken und Typen dies sind, kann ich mir nicht merken; allerdings weiß ich, dass dort eine Silbermetallic-Lackierung bevorzugt wird. Wenn mir also auf dieser Straße ein Silbermetallic-PKW mit Frankfurter Kennzeichen entgegenkommt, grüße ich „blind". In Frankfurt treffe ich solche Fahrzeuge natürlich sehr häufig an, unterlasse dort jedoch den „blinden" Gruß, genauso wie bei anderen Fahrzeugen auf der stillen Straße im Tal der Lahnberge, deren Fahrerin ich nicht erkennen kann.

Wie in der Medizin handelt es sich um ein diagnostisches Problem: Ich weiß nicht, wer im Wagen sitzt; vielmehr muss ich dies aus Befunden erschließen. Die mir auf der Seitenstraße begegnenden Autos sind meine Fälle (Patientinnen); der Zustand, der mich interessiert, ist die Anwesenheit von Herrn oder Frau W., die ich wegen unserer langjährigen Bekanntschaft grüßen möchte (Analogie zur Krankheit – ich habe mich bei der Familie dafür entschuldigt). Frankfurter Kennzeichen und Silbermetallic sind meine diagnostischen Tests. Liegen sie vor (Test „positiv"), gehe ich von ihrer Anwesenheit aus und grüße (Analogie zur Therapie). Bei allen anderen Fahrzeugen grüße ich nicht (Behandlung unterbleibt).

So gehe ich jedoch nur dann vor, wenn ich durch diese Seitenstraße radele. In einem anderen Kontext (andere Stadtteile von Marburg, Frankfurter Stadtgebiet usw.) verzichte ich auf den Gruß (immer natürlich vorausgesetzt, ich habe keinen direkten Blick in das Fahrzeug). Dass Herr oder Frau W. am Steuer sitzen, ist in der Seitenstraße sehr wahrscheinlich. An allen anderen Orten dürfte jedoch in einem Silbermetallic-Fahrzeug mit Frankfurter Kennzeichen meist jemand anders sitzen. Der Satz von Bayes quantifiziert diese Intuition: Es hängt vom Kontext ab, wie ich einen diagnostischen Befund werte. Was an einem Ort (Kontext) den interessierenden Zustand (Bekannter am Steuer; Krankheit) nahelegt, muss dies an einem anderen Ort nicht tun.

So werde ich die Angabe einer Episode von Atemnot bei einem gesunden Teenager (Hyperventilation?) anders werten als dasselbe Symptom bei einem 68-jährigen Mann, der vor vier Wochen einen Herzinfarkt durchgemacht hat. Das Symptom ist zwar auch beim (bisher gesunden) Teenager mit einer Herzinsuffizienz vereinbar; diese Idee dürfte in dieser demografischen Gruppe jedoch nur extrem selten bestätigt werden. Beim älteren Patienten mit einer kürzlich erlittenen Schädigung des Herzmuskels ist die Hintergrundwahrscheinlichkeit für eine Herzinsuffizienz viel höher. Wir sprechen von der Prävalenz oder von der Vortestwahrscheinlichkeit einer Erkrankung, d.h. dem Ausgangspunkt eines diagnostischen Prozesses.

Beim Gruß durch die gespiegelte Windschutzscheibe wie auch bei Diagnose einer Herzinsuffizienz handelt es sich um Entscheidungen unter Unsicherheit. Mit anderen Worten: Wir machen zwangsläufig Fehler, auch wenn das hoffentlich die Ausnahme ist. Wenn Herr W. sich das Auto eines Freundes (anderes Ortskennzeichen, andere Farbe) ausgeliehen hat, wird er sich vielleicht fragen, warum ich ihn neuerdings ignoriere. Wenn sich doch einmal ein anderer Fahrer eines Silbermetallic-Fahrzeugs mit Frankfurter Kennzeichen in besagte Seitenstraße verirrt, wundert er sich über den herzlichen Gruß eines Fremden. Fehler ergeben sich auch bei der Diagnose einer Herzinsuffizienz; wir können nie den Krankheitsprozess direkt erfassen, sondern müssen uns mit indirekten und unsicheren Indizien begnügen. Auch wenn wir eine Erkrankung über eine bestimmte Methode definieren (zum Beispiel eine bestimmte Reduktion der linksventrikulären Auswurffraktion), werde ich fälschlich Patientinnen als herzinsuffizient deklarieren (diagnostischer Fehler 1. Art), aber auch solche verpassen, die eigentlich von einer Behandlung profitieren würden (diagnostischer Fehler 2. Art – hier eröffnet sich die Problematik der Herzinsuffizienz mit erhaltener linksventrikulärer Funktion).

Bisher habe ich nur von eher intuitiven Schätzungen im Alltag bzw. der klinischen Praxis gesprochen. Wenn wir diese Überlegungen mit Evidenz aus Studien unterfüttern wollen, benötigen wir eine mathematische Formalisierung. In diese Formel müssten die Hintergrundwahrscheinlichkeit (Krankheitsprävalenz) und die Aussagekraft (Testgenauigkeit) des jeweils betrachteten diagnostischen Tests eingehen. Mit diesen Quantifizierungen können wir den diagnostischen Prozess beschreiben, ja sogar einen normativen Standard entwickeln. Dies leistet der Satz (Theorem) von Bayes.

5.3.2 Formalisierung: der Satz von Bayes

Der englische Geistliche Thomas Bayes (1702–1761) liebte es, sich an mathematischen Problemen zu betätigen. In seinem Nachlass fand man einen kurzen Text mit dem Titel „Essay towards Solving a Problem in the Doctrine of Chances“. Dessen Argumentation wurde die Grundlage für einen Zweig der modernen Statistik, der ursprünglich sehr umstritten war, aber inzwischen breite Anwendung und Akzeptanz gefunden hat.

$$\begin{array}{c}\text{Vor-Test-}\\\text{Wahrscheinlichkeit}\\\text{(Chance [Odds])}\end{array} \times \begin{array}{c}\text{Likelihood}\\\text{Ratio (LR)}\end{array} = \begin{array}{c}\text{Nach-Test-}\\\text{Wahrscheinlichkeit}\\\text{(Chance [Odds])}\end{array}$$

Dies ist der Satz von Bayes in der sog. Odds- bzw. Chancen-Version (siehe Hintergrund-Text für eine andere Fassung). Die Ausgangswahrscheinlichkeit (Vortestwahrscheinlichkeit) wie auch End-Wahrscheinlichkeit (Nachtestwahrscheinlichkeit) sind hier nicht in den uns eher vertrauten Prozentzahlen bzw. Bruchteilen von „1" angegeben, sondern als Chancen (engl. odds). Einer Wahrscheinlichkeit von 20 % entspricht eine Chance von 1 : 4. Der Unterschied besteht darin, dass bei der Chance der Zähler nicht im Nenner enthalten ist. In Redewendungen wie „seine Chancen stehen 1 : 4" ist uns dieses Maß vertraut. Es handelt sich um unterschiedliche Ausdrucksweisen für denselben Sachverhalt (zur Umrechnung siehe Hintergrund-Text).

Das Maß der Likelihood Ratio (LR) haben wir in Kap. 4.1.4 bereits kennengelernt. Dieses gibt recht gut die klinische Intuition über den Beitrag, den ein diagnostischer Test leistet, wieder. Mit anderen Worten: Die LR sagt uns, wie sehr ein Testergebnis die angenommene Wahrscheinlichkeit für die betrachtete Erkrankung verändert.

Wir können die Vortestwahrscheinlichkeiten entsprechenden Studien entnehmen. Dabei ist allerdings genau auf das Studiendesign und die Zusammensetzung der Stichprobe zu achten. Nützlich sind hier v. a. symptomevaluierende Studien, welche die Häufigkeit relevanter Erkrankungen in bestimmten Versorgungssettings erfassen. Eine epidemiologische Studie, welche die Prävalenz bzw. Inzidenz der akuten Appendizitis in der Bevölkerung darstellt, nützt uns wenig. Eine sinnvolle Vortestwahrscheinlichkeit können uns nur Studien liefern, die Patientinnen in Praxen oder Krankenhaus-Notaufnahmen untersucht haben, die sich dort – als Beispiel: mit akuten Bauchschmerzen – vorgestellt haben. Anhand der weiteren Untersuchungen bzw. einer Nachverfolgung über einige Wochen muss festgestellt worden sein, welcher Anteil der Patientinnen tatsächlich eine akute Appendizitis gehabt hat. Auf dieser Basis lassen sich dann valide Aussagen zur Prävalenz bzw. Ausgangswahrscheinlichkeit relevanter Erkrankungen machen.

Damit geben wir dem Satz von Bayes allerdings einen besonderen Akzent. Immer wieder hat es Unverständnis dafür gegeben, wie man innerhalb der Bayes'schen Berechnung auf seine Vortestwahrscheinlichkeiten kommt. Diese kann man natürlich per Bauchgefühl schätzen (und ist damit oft gar nicht so schlecht); aber vielen Kritikerinnen ist dies ein Graus. Wir segeln elegant durch diese Klippen, indem wir für die Vortestwahrscheinlichkeit (Prävalenz) einer Erkrankung auf eine solide empirische Basis zurückgreifen.

Ein in diesem Zusammenhang häufiger Ausdruck ist die „bedingte Wahrscheinlichkeit". Damit sind die Veränderungen der Wahrscheinlichkeit gemeint, die sich durch diagnostisch relevante Information ergibt. Wir nehmen dabei einen Ausgangspunkt von allgemeiner (sog. marginaler) Wahrscheinlichkeit an, die im Laufe des Prozesses modifiziert wird (bedingte Wahrscheinlichkeiten). Die marginale Wahrscheinlichkeit (hier denkt man an die Randsummen der Vierfeldertafel) ist allerdings Definitionssache; bei Wahrscheinlichkeiten müssen wir immer angeben, worauf wir uns beziehen (siehe Kap. 5.6.1).

Wir bleiben beim Prinzip dieses Buches, dass formale mathematische Instrumente (auch) als Modell klinischer Intuition interessant sind. Unsere Bauchvermutung über den Nutzen eines diagnostischen Tests können wir mit dieser Methode beschreiben, aber auch einer kritischen Prüfung unterwerfen.

5.3.3 Der Fall: Brustschmerz am frühen Morgen

Dr. M. kommt am Morgen in seine Praxis. Eine MFA verhindert, dass er überhaupt seinen Mantel auszieht. Frau K. hat angerufen und bittet um einen dringenden Hausbesuch wegen ihres Mannes. Dieser habe Brustschmerzen seit etwa 4 Uhr morgens, die Ehefrau habe sehr besorgt geklungen. Dr. M. dreht auf der Schwelle wieder um und fährt zur Wohnung des Patienten. Dieser ist 64 Jahre alt. In Bezug auf Herzkrankheiten ist die Anamnese leer; allerdings wird seit 5 Jahren ein Bluthochdruck mit Medikamenten behandelt. Auf der Treppe kommt ihm die

Ehefrau des Patienten entgegen und erwähnt, dass ihr Mann nicht nur den starken, drückenden Schmerz auf der Brust habe, sondern jetzt auch keine Luft mehr bekomme. An diesem Punkt spürt Dr. M., dass er jetzt schon genug Verdachtsmomente für ein akutes Koronarsyndrom (ACS) beisammen hat und den Rettungsdienst verständigen kann – bevor er überhaupt den Patienten gesehen hat.

Analysieren wir diesen Fall, auf den wir in Kap. 6 noch einmal zurückkommen werden, mithilfe des Satzes von Bayes. Als Erstes müssen wir die Prävalenz der relevanten Erkrankung, hier des ACS, in der Primärversorgung berücksichtigen. Diese können wir einer der Marburger Brustschmerz-Studien entnehmen, sie beträgt 3,5 %. Bei diesem Anteil an den Patientinnen, die sich mit Brustschmerz in der hausärztlichen Praxis einfinden, lässt sich also ein ACS feststellen. Dies ist die Ausgangswahrscheinlichkeit für unseren diagnostischen Prozess, bevor wir Informationen über eine einzelne Patientin erhalten und verarbeiten (**Abbildung 5-1**).

Kollege M. macht sich das Alter des Patienten klar. Dieses Kriterium ist in den Studien dichotomisiert worden, d.h. es wird in zwei Ausprägungen (alt vs. jung) berücksichtigt. Unser Patient ist oberhalb dieser Schwelle (differenziert nach Geschlecht), damit steigt die Wahrscheinlichkeit für das ACS auf 6 %. Diese Krankheitswahrscheinlichkeit ist der Ausgangspunkt für den nächsten Test, die Nachtestwahrscheinlichkeit des vorigen Tests ist die Vortestwahrscheinlichkeit für den nächsten Test usw. Ein wichtiges Kriterium ist offenbar, dass die Praxis um einen dringenden Hausbesuch gebeten worden ist – dies ist unser nächster „Test". Die Marburger Brustschmerz-Studie hat gezeigt, dass dies ein brauchbares diagnostisches Kriterium ist, d.h. es hilft bei der Unterscheidung von Patientinnen mit und ohne ein ACS. Eine positive LR von 6.4 spricht sogar dafür, dass es sich um einen recht starken Hinweis handelt. Auch hier nutzen wir übrigens, wenn auch indirekt, die Evaluation der Beschwerden durch die Patientin. Patientinnen bzw. Angehörige, die um einen Hausbesuch wegen Brustschmerz bitten, schätzen die Situation als dringlich ein – und liegen damit tendenziell richtig, was ein weiteres Beispiel für die Relevanz der personalen Dimension bei der diagnostischen Aufgabe ist (siehe Kap. 1.12). Unserer Abbildung 5-1 können wir entnehmen, dass die Wahrscheinlichkeit für ein ACS inzwischen auf 30 % gestiegen ist. Dies ist tatsächlich das Ergebnis der Bayes'schen Formel – aber Vorsicht: Nicht vergessen, dass wir hier nicht direkt mit den Wahrscheinlichkeiten, sondern nur mit den

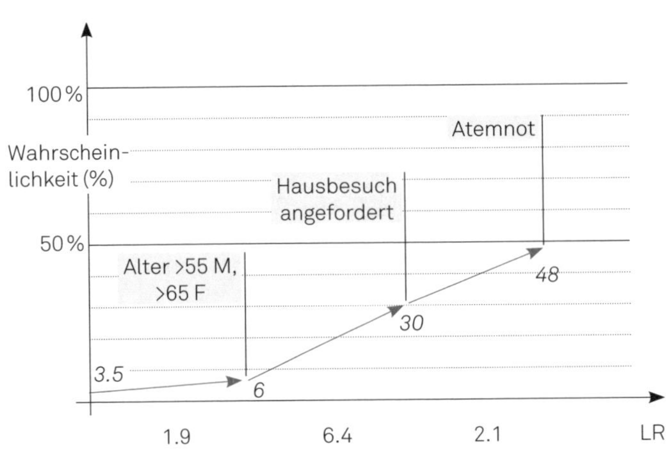

Abbildung 5-1: Akuter Brustschmerz: berücksichtigte diagnostische Information und Wahrscheinlichkeit für ein akutes Koronarsyndrom (ACS). F: Frauen; M: Männer; LR: Likelihood Ratio.

Odds (Chancen, also 1 : 3 statt 25 %) rechnen dürfen; in Abbildung 5-1 sind diese wieder in Wahrscheinlichkeiten umgerechnet.

Wir sehen, dass das Alter einen schwächeren Beitrag leistet als die listig von uns ausgenutzte Tatsache des Hausbesuches. In derselben Größenordnung (LR+ ~2) bewegt sich das Kriterium der „Atemnot“; wir sind jetzt bei einer Wahrscheinlichkeit für das ACS von fast 50 % angekommen. Mithilfe von klug ausgenutzten Informationen haben wir es also geschafft, eine Niedrigprävalenz- in eine Hochprävalenzsituation zu verwandeln. Der Satz von Bayes hat uns geholfen, die Sequenz diagnostischer Informationsverarbeitung zu verstehen. Input für diese Übung waren Maßzahlen aus einer Studie. Dass unser Dr. M. seinen Patienten mit Notarztbegleitung in ein geeignetes Krankenhaus einweist, entspricht nicht nur der auf dem Satz von Bayes beruhenden evidenzbasierten Norm, vielmehr sind die Auswahl der Kriterien, ihre Interpretation und die Konsequenzen auch hausärztlich-klinisch plausibel.

Das Beispiel demonstriert die Aussagekraft von selten diskutierten Kontextfaktoren (dringender Hausbesuch). Es wird auch deutlich, dass durch eine Reihe von isoliert wenig aussagekräftigen Tests (hier: Alter und Atemnot) genug Material für eine gute Entscheidung zusammenkommt.

Zwei methodische Einschränkungen seien hier noch gemacht. Zum einen haben wir angenommen, dass die untersuchten diagnostischen Kriterien unabhängig voneinander sind, dies ist meist nicht vollständig der Fall, vereinfacht aber die Berechnung der Nachtestwahrscheinlichkeiten deutlich. Zum anderen bezieht sich die hausärztliche Entscheidung ja nicht nur auf das ACS, sondern jede Erkrankung bzw. Konstellation, die eine dringende stationäre Einweisung erfordert, also etwa auch eine Lungenembolie oder ein Aneurysma dissecans im Thorax. Allerdings wurde diese Kategorie in der Marburger Studie quantitativ so sehr vom ACS dominiert, dass man zu den anderen Ursachen hier keine begründeten Aussagen machen kann. Da die Handlungskonsequenz dieselbe ist (= dringende Einweisung), ist die Unterscheidung an diesem Punkt der Versorgungskette noch nicht relevant.

5.3.4 Ein heilsames Korrektiv

In der Primärversorgung tätige US-amerikanische Ärztinnen, aber auch Angehörige nicht ärztlicher Professionen (nurse practitioners, physician assistants) nahmen an einer schriftlichen Befragung zur diagnostischen Einschätzung teil. Dazu wurden Fälle präsentiert: Husten und Atemnot – Pneumonie; Mammografie zur Früherkennung; Brustschmerz – KHK; auffälliger Geruch des Urins – Harnwegsinfekt. Die Befragten sollten auf der Basis dieser Informationen die Wahrscheinlichkeit der jeweiligen Erkrankung schätzen, und zwar sowohl vor wie auch nach einer weiteren Untersuchung (Rö-Thorax; Mammografie; Belastungs-EKG; Urinkultur). Im Ergebnis fand sich eine große interindividuelle Streuung der Schätzungen. Vor allem fiel eine deutliche Überschätzung der Vortestwahrscheinlichkeiten auf. Dieser Effekt wurde dadurch verstärkt, dass auch der Beitrag der positiven Testbefunde überschätzt wurde. In der Konsequenz bejahten die meisten Teilnehmerinnen, dass sie auf der Basis ihrer Einschätzungen eine Therapie verordnen würden.

Da es sich hier um US-amerikanische Ärztinnen handelte, dürften sie denselben unheilvollen Einflüssen wie ihre deutschen Kolleginnen ausgesetzt gewesen sein. Damit meine ich vor allem die Überschätzung bzw. Verabsolutierung technischer Befunde (den Begriff der Hinterweltler-Medizin für diese unangemessene Sicht erläutere ich in Kap. 14). Die große Varianz der Zahlenangaben entspricht einer Befragung von Schweizer Internistinnen; auch hier wurden für klinische Konstellationen dramatisch variierende Wahrscheinlichkeiten für ein ACS angegeben.

Wie konnten die Autorinnen der Studie zu dem Ergebnis kommen, dass hier Krankheitswahrscheinlichkeiten systematisch überschätzt wurden? Sie haben aus empirischen Untersuchungen die Wahrscheinlichkeiten für die interessierenden Erkrankungen extrahiert. In ähnlicher Weise wurde die Aussagekraft der erwähnten technischen Untersuchungen quantifiziert. Die Nachtestwahrscheinlichkeiten haben sie mithilfe des Satzes von Bayes berechnet. Damit unterstreichen sie, dass der Satz von Bayes auch ein normatives Instrument sein kann; er kann uns dazu anregen, über blinde Flecke und falsche Einschätzungen nachzudenken.

5.4 Ist ein Test informativ?

Wir haben in Kap. 4.1.4 bereits Maßzahlen diskutiert, die etwas über die Testgenauigkeit unserer diagnostischen Kriterien aussagen. Jetzt bewegen wir uns immer mehr in Richtung konkreter klinischer Situationen, wo Tests mit identischer Testgenauigkeit (Aussagekraft) sehr unterschiedliche Beiträge zur diagnostischen Entscheidung leisten können.

5.4.1 Fallbeispiel: unerwartete Atemnot

Montagmorgen gegen 10 Uhr, ein 52-jähriger Mann schildert mir seine Beschwerden: Zunächst hat er Hals- und Kopfschmerzen gehabt, er fühlt sich insgesamt schlapp, dann sind Husten und Auswurf hinzugekommen. Besondere Vorerkrankungen und Risiken sind nicht bekannt, außer dass er etwa 15 Zigaretten pro Tag raucht. Dies ist der vierte Patient an diesem Morgen mit ähnlichen Beschwerden. Mein Aufmerksamkeitsniveau ist niedrig; ich vermute, dass der Anlass rein administrativ ist (benötigt Krankschreibung für den Arbeitgeber), und rufe das entsprechende Formular auf. Dies verhindert, dass ich ihm ins Wort falle; er kann deshalb mit seiner Schilderung fortfahren. Plötzlich merke ich auf; fast beiläufig erwähnt er, dass ihn die Treppe, um ein Stockwerk höher zu kommen, völlig fertiggemacht habe: Die Luftnot war so stark, dass er zunächst einmal stehen bleiben musste. Es stellt sich heraus, dass er eine Pneumonie auf der Basis einer frühen, bisher nicht bekannten COPD hat. Er erholt sich davon sehr gut, und es gelingt ihm, mit dem Rauchen aufzuhören. Die Dauermedikation für seine COPD kann er ein halbes Jahr später absetzen.

Diese Geschichte illustriert, was wertvolle Information ist und was nicht. Nach den ersten Sätzen seiner Symptomschilderung gehe ich von einem gutartigen respiratorischen Infekt aus, der keiner spezifischen Therapie bedarf. Nach der Erwähnung von Hals- und Kopfschmerzen bringen die nächsten Symptome kaum zusätzliche Erkenntnis, da sie das vorher Vermutete nur bestätigen. Bis zu diesem Punkt ist die Wahrscheinlichkeit für ernste, spezifisch zu behandelnde Erkrankungen so niedrig, dass ich keine weiteren Informationen einhole, seien dies Fragen zur Anamnese oder apparative Tests. Dass er Husten und Auswurf erwähnt, ändert an dieser Situation nichts; bei der spontanen Äußerung einer ausgeprägten Belastungsdyspnoe merke ich allerdings auf: Dies ist eine Überraschung. Eine Überraschung bedeutet, dass ich eine Information erhalten habe, die meine bisher gehegten Annahmen infrage stellt; mit anderen Worten: welche die Wahrscheinlichkeit für relevante Hypothesen deutlich verändert.

Die Hypothesen „ernste respiratorische Erkrankung“ oder „Herzinsuffizienz“ sind bis dahin in dem Pool der Erkrankungen, die gar nicht infrage kommen, sind mit anderen Worten so „entlegen“, dass ich sie als Hypothesen gar nicht bewusst vor Augen habe. „Belastungsdyspnoe vorhanden“ ist also ein höchst informatives Stück Anamnese und öffnet ein Feld für ganz andere Ursachen der aktuellen Beschwerden.

Zerknirscht mache ich mir klar, dass ich bei den vorangehenden Patienten mit respiratorischer Symptomatik *nicht aktiv* nach einer Belastungsdyspnoe gefragt habe. Ob ich dadurch versäumt habe, wesentliche, behandelbare Erkrankungen zu erkennen und zu behandeln? Allerdings hält mein guter Vorsatz, diese Frage in Zukunft jedes Mal zu stellen, nicht bis zum Ende der Woche. Durchgängig erhalte ich eine verneinende Antwort, sodass ich schließlich die routinemäßige Frage nach Dyspnoe wieder unterlasse.

Man könnte sagen, der alte Schlendrian hat wieder Einzug gehalten. Eine alternative Deutung wäre, dass ich mein Vorgehen an die Epidemiologie des Versorgungssettings (in diesem Fall: die hausärztliche Praxis) angepasst habe. Der diagnostische Test (eine getriggerte Routine; siehe Kap. 2.2.8) „Frage nach Belastungsdyspnoe" ist als solcher wenig informativ. Nur in dem recht seltenen Fall, dass er bejaht wird, hilft er dadurch weiter, dass sich die Wahrscheinlichkeit für ernste kardiopulmonale Erkrankungen ändert. Die „Kosten" für die Durchführung (kognitiv, Zeitaufwand) sind offenbar zu hoch, auch wenn es sich nur um wenige Sekunden handelt. Es spielt hier noch anderes eine Rolle als nur die Testgenauigkeit. Wir scheinen ein Gefühl für die „Ergiebigkeit" von Tests zu haben; dieses möchte ich im nächsten Abschnitt näher ergründen. Wichtiger Hinweis: Diese Überlegungen sind immer spezifisch für ein Setting; für den ärztlichen Bereitschaftsdienst, die Notaufnahme des Krankenhauses oder die pneumologische Sprechstunde gelten andere Gesichtspunkte.

5.4.2 Fallbeispiel: Differenzialdiagnose des Brustschmerzes

Als Beispiel ziehe ich wieder Daten über Patientinnen heran, die sich mit dem Symptom „Brustschmerz" in der hausärztlichen Praxis vorstellen. Dieses Symptom diskutieren wir vorzugsweise unter dem Aspekt der KHK bzw. des akuten Koronarsyndroms (ACS). In der Primärversorgung ist die KHK jedoch nur in gut 10 % der Präsentationen die Ursache des Symptoms. Allgemeinärztinnen müssen also eine beträchtliche Zahl von nicht kardialen Ursachen bedenken.

Die folgenden Abbildungen beziehen sich auf Patientinnen, die sich mit Brustschmerz in der Allgemeinpraxis vorstellen (entspricht dem gesamten karierten Quadrat). Die jeweils von der betrachteten Erkrankung Betroffenen sind durch ein graues Quadrat, diejenigen, die das Symptom bzw. den positiven Befund darstellen, durch einen Kreis entsprechend ihrer Häufigkeit dargestellt.

Zunächst sei anhand der **Abbildung 5-2** das Prinzip der grafischen Darstellungen erläutert. Beispiel a zeigt das Ergebnis eines perfekt sensitiven Tests: Alle Erkrankten werden erfasst bzw. testen positiv. In Beispiel b dagegen sehen wir einen perfekt spezifischen Test: Zwar werden nicht alle Erkrankten erfasst, aber alle Nichterkrankten testen negativ. Schließlich demonstriert Beispiel c den wirkungslosen Test: Erkrankte und Nichterkrankte testen zu gleichen Anteilen positiv (ca. 20 %).

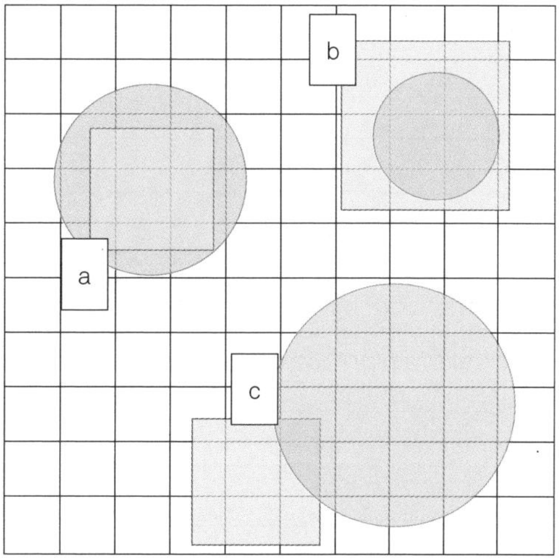

Abbildung 5-2: Wahrscheinlichkeiten für Symptome und Erkrankungen (Kreis: Symptom/Befund; graues Rechteck: Erkrankung). Weitere Erläuterungen im Text.

Weiter oben hatten wir bereits erfahren, dass die Anforderung eines Hausbesuchs einen Hinweis auf ein akutes Koronarsyndrom darstellen kann. Diese Tatsache allein macht ein ACS deutlich wahrscheinlicher; die Vortestwahrscheinlichkeit steigt von 0.035 auf 0.2 (= positiver prädiktiver Wert) an (ich gebe im Rest des Kapitels Wahrscheinlichkeiten als Bruchteil von „1" an). Wir sehen aber in **Abbildung 5-3**, dass dieses Zeichen nur selten positiv (0.06) vorliegt; das Kriterium wird uns also nicht allzu häufig bei unserer Entscheidung helfen.

Noch seltener geben Patientinnen an, dass ihr Brustschmerz von der Nahrungsaufnahme abhängig ist (**Abbildung 5-4**). In diesem Fall gehen unsere diagnostischen Überlegungen in Richtung einer Ösophagitis, eines gastroösophagealen Refluxes bzw. einer Gastritis. Wenn dieser Zusammenhang angegeben wird, haben wir es bei einem positiven Vorhersagewert von über 50 % und entsprechend hoher LR+ mit einem schon fast „pathognomonischen Test" zu tun; so bezeichnen wir Befunde, bei deren alleinigen Vorhandensein wir davon ausgehen, dass

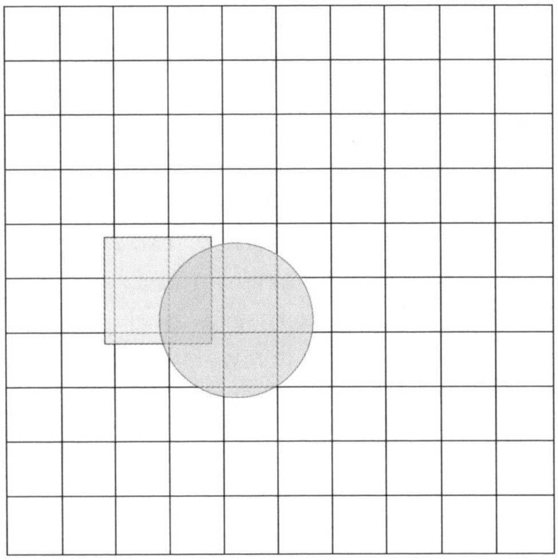

Prävalenz	0.035
Sensitivität	0.35
Spezifität	0.97
diagn. Odds Ratio	39
pos. Präd-Wert	0.2
neg. Präd-Wert	0.97
W pos. Test	0.06
LR pos.	7
LR neg.	0.68
erw. Gewinn pos.	0.01
erw. Gewinn ges.	0.02

Abbildung 5-3: Wahrscheinlichkeiten für Symptome und Erkrankungen bei Brustschmerz; hier: Anforderung Hausbesuch und akutes Koronarsyndrom. Prävalenz, Sensitivität usw. als Bruchteil von „1" angegeben. W: Wahrscheinlichkeit.

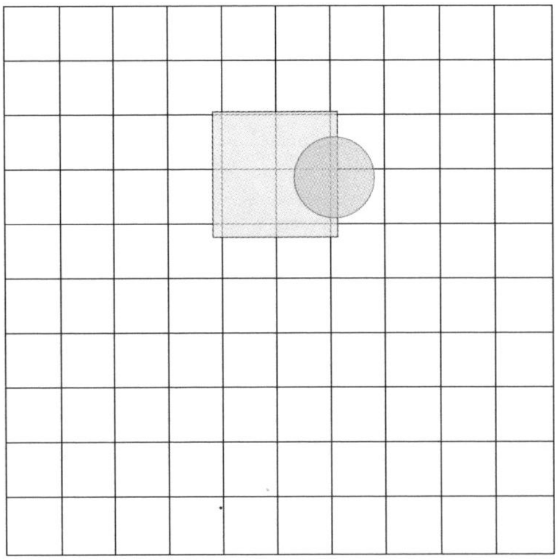

Prävalenz	0.05
Sensitivität	0.21
Spezifität	0.99
diagn. Odds Ratio	380
pos. Präd-Wert	0.52
neg. Präd-Wert	0.96
W pos. Test	0.02
LR pos.	21
LR neg.	0.8
erw. Gewinn pos.	0.0095
erw. Gewinn ges.	0.02

Abbildung 5-4: Wahrscheinlichkeiten für Symptome und Erkrankungen bei Brustschmerz; hier: Bezug zu Nahrungsaufnahme und gastrointestinalen Ursachen. Prävalenz, Sensitivität usw. als Bruchteil von „1" angegeben. W: Wahrscheinlichkeit.

eine Krankheit vorhanden ist. So erfreulich dies ist, so wird der Nutzen dieses Kriteriums durch die Tatsache begrenzt, dass er so selten positiv ist und uns damit so selten diagnostisch leitet. Wie überhaupt pathognomonische Tests in der Medizin etwas sehr Seltenes sind.

Eine ganz andere Situation haben wir in **Abbildung 5-5**; der dort dargestellte „positive" Testbefund ist sehr häufig, nämlich das männliche Geschlecht. Aber es handelt sich um einen schlechten Diskriminator in Bezug auf die hier betrachtete KHK; zwar ist die Wahrscheinlichkeit für eine stabile KHK bei Männern etwas höher als bei Frauen, aber der Unterschied ist nur gering (Sensitivität und Spezifität nur knapp über 50 %, niedriges diagnostisches Odds Ratio, Likelihood Ratios nahe „1").

Ähnlich häufig ist der Befund „Brustschmerz ist palpatorisch reproduzierbar" (**Abbildung 5-6**). Dieser lässt sich für die Diagnose des Brustwandsyndroms nutzen, das die häufigste Erklärung für einen Brustschmerz ist. Hier sehen wir eine deutlich stärkere Überlappung von Befund und Erkrankung, das Kriteri-

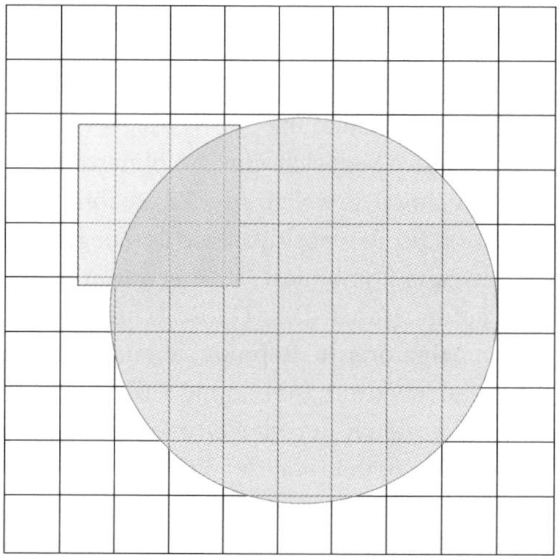

Prävalenz	0.09
Sensitivität	0.56
Spezifität	0.59
diagn. Odds Ratio	3.2
pos. Präd-Wert	0.12
neg. Präd-Wert	0.93
W pos. Test	0.42
LR pos.	1.4
LR neg.	0.75
erw. Gewinn pos.	0.01
erw. Gewinn ges.	0.025

Abbildung 5-5: Wahrscheinlichkeiten für Symptome und Erkrankungen bei Brustschmerz; hier: männliches Geschlecht und stabile KHK. Prävalenz, Sensitivität usw. als Bruchteil von „1" angegeben. W: Wahrscheinlichkeit.

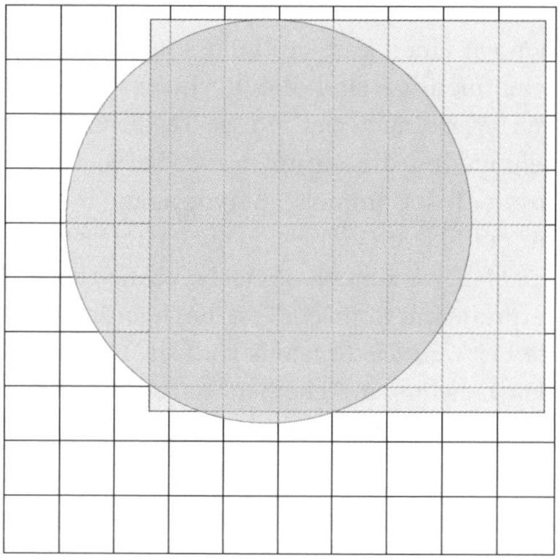

Prävalenz	0.53
Sensitivität	0.62
Spezifität	0.75
diagn. Odds Ratio	3.3
pos. Präd-Wert	0.74
neg. Präd-Wert	0.64
W pos. Test	0.45
LR pos.	2.5
LR neg.	0.5
erw. Gewinn pos.	0.09
erw. Gewinn ges.	0.18

Abbildung 5-6: Wahrscheinlichkeiten für Symptome und Erkrankungen bei Brustschmerz; hier: Reproduzierbarkeit durch Palpation und Brustwandsyndrom. Prävalenz, Sensitivität usw. als Bruchteil von „1" angegeben. W: Wahrscheinlichkeit.

um diskriminiert also besser als das Geschlecht bei der stabilen KHK. Intuitiv haben wir also das Gefühl, dass uns bei diesem Beispiel die diagnostische Information des Tests am meisten weiterhilft. Hier bitte nicht verwirren lassen: Beim Marburger Herz-Score, der sich auf die *KHK* (akut und chronisch-stabil) bezieht, entspricht die *Nichtreproduzierbarkeit* des Schmerzes durch eine Palpation dem positiven Test!

Die Beispiele machen deutlich, dass die bisher besprochenen Maße der Testgenauigkeit nicht genügen, um die „Ergiebigkeit" eines Tests in klinischen Situationen zu beschreiben. Die Odds Ratios der ersten beiden Situationen (Abbildung 5-3 und Abbildung 5-4) sind viel höher als jenes in Abbildung 5-6, was unserer Intuition widerspricht.

Wie lässt sich die Häufigkeit, mit der ein Test überhaupt positiv wird und damit uns bei einer Entscheidung weiterhilft, berücksichtigen? Es sind verschiedene Maßzahlen entwickelt worden, um Testgenauigkeit, Prävalenz und Häufigkeit des positiven Tests gleichzeitig quantitativ zu erfassen und damit ein Maß dafür zu erhalten, wie informativ ein Test in einer definierten Situation zu sein verspricht („Ergiebigkeit"). In den Abbildungen habe ich den „erwarteten Gewinn an Sicherheit" (Connell & Koepsell) angegeben.

Wir haben oben bereits die Differenz von Prävalenz (Vortestwahrscheinlichkeit) und den prädiktiven Werten besprochen. Ist diese Differenz groß, haben wir es offenbar mit einem leistungsfähigen Test zu tun; die Wahrscheinlichkeit für die betrachtete Krankheit wird relevant modifiziert (ggf. unterschiedlich für den positiven und den negativen Testbefund). Diese Zusammenhänge quantifizieren wir mit dem Satz von Bayes. Diese Früchte (= Erkenntnisse) ernten wir jedoch erst, wenn ein Test durchgeführt ist. Wenn er nur selten positiv ist (siehe Abbildung 5-3 und Abbildung 5-4; meist ist auch die entsprechende Erkrankung eher selten), profitieren wir in entsprechend wenigen Fällen davon. Meist erfahren wir nichts Relevantes („kein Hausbesuch angefordert" – „keine Veränderung der Schmerzen durch Nahrungsaufnahme"). Die breitere Intuition von „Ergiebigkeit", die wir anhand der Abbildungen entwickelt haben, entspricht der Größe „erwarteter Gewinn an Sicherheit". Darin gehen neben der Testgenauigkeit auch die Häufigkeit des positiven Tests und die der Erkrankung ein. Der erwartete „Gewinn an Sicherheit" für den positiven Befund ist deshalb im Beispiel der Abbildung 5-6 am größten, obwohl die Odds Ratio als Ausdruck der Testgenauigkeit niedriger ist als in Abbildung 5-3 und Abbildung 5-4. Durch die höhere Prävalenz des Brustwandsyndroms und des positiven Testbefundes haben wir „mehr" von diesem Test, d.h. die Palpation in Abbildung 5-6 ist deutlich informativer als die Maßnahmen in Abbildung 5-3 und Abbildung 5-4.

Schließlich lässt sich eine kombinierte Maßzahl berechnen, in welcher der Zugewinn an Information für den positiven wie den negativen Testausgang kombiniert ist (= erwarteter Gewinn gesamt); auch diese Größe ist am größten für die palpatorische Reproduzierbarkeit beim Brustwandsyndrom (Abbildung 5-6).

Der Vergleich der vier Situationen unterstreicht die Bedeutung der Prävalenz für die Ergiebigkeit (= Informationsgewinn; = Gewinn an Sicherheit). Die Maßzahlen der Testgenauigkeit (Sensitivität, Spezifität, diagnostische Odds Ratio, Likelihood Ratios) werden von ihr nicht berührt. Bei den prädiktiven Werten sehen wir einen großen Einfluss: Ist die Prävalenz niedrig, sind die positiven prädiktiven Werte auch bei großer Testgenauigkeit sehr niedrig, die negativen auch bei wirkungslosen Tests immer „hervorragend". Aber die prädiktiven Werte sind nur ein retrospektives Maß; wir können sie erst berechnen und interpretieren, wenn ein Test durchgeführt worden ist und das Ergebnis vorliegt. Die Größe des „Gewinns an Sicherheit" dagegen kann vor der Entscheidung über den Test quantifizieren, ob er in einer solchen Situation „ergiebig" ist bzw. einen relevanten Erkenntnisgewinn verspricht.

5.5 Wahrscheinlichkeiten anreichern

An den Schnittstellen des Gesundheitswesens zur Außenwelt sind die diagnostischen Herausforderungen am größten, aber das Nachdenken darüber auch am interessantesten. Eine dieser Herausforderungen in der Krankenhausaufnahme wie auch in der Primärversorgung ist die niedrige Prävalenz relevanter Erkrankungen. Dies ist, wie oben dargestellt, eine schlechte Voraussetzung für jeglichen diagnostischen Test.

Zum Glück gibt es Strategien, Patientinnen mit hoher Krankheitswahrscheinlichkeit von denen mit niedriger zu trennen. Mit anderen Worten: Wir können die Prävalenz „anreichern“, um in einen Bereich von Wahrscheinlichkeiten zu kommen, in dem Tests ergiebig werden. Dies ist vor allem dann von Bedeutung, wenn Untersuchungen aufwendig und/oder risikoreich sind. Wir haben dabei zwei großartige Verbündete: unsere Patientinnen und die Zeit.

5.5.1 Die Patientin: induktives Streifen

Ärztinnen haben ein recht gutes Gefühl dafür, wie häufig bestimmte Erkrankungen in ihrem Versorgungsbereich sind. Dies wird dann deutlich, wenn ein Neuling dazu stößt, seien dies Studierende oder ÄiWs. Es gibt natürlich immer bestimmte eingeschliffene Routinen, aber es gibt auch einen rationalen Kern, wenn das Vorgehen des Neulings als nicht ganz passend empfunden wird; mit dem Satz von Bayes lässt sich das Problem benennen: Der Neuling beginnt seine diagnostischen Überlegungen noch nicht mit realistischen Vortestwahrscheinlichkeiten, auch die positiven prädiktiven Werte werden typischerweise überschätzt.

Experimentelle psychologische Befunde weisen darauf hin, dass wir durch längere Erfahrung die Häufigkeit relevanter Ereignisse recht gut in der Erinnerung speichern können (siehe Kap. 2.5.5). So wie die Komplexität einer Software dadurch reduziert wird, dass Voreinstellungen eingebaut sind, welche die Nutzerin individuell anpassen kann, gehen Ärztinnen mit einen „Default“ in den diagnostischen Prozess. In den Niedrigprävalenzbereichen ist dies die Annahme, das ernste bzw. spezifische Erkrankungen selten sind; mit anderen Worten: Sie werden in der Regel zunächst als *ausgeschlossen* betrachtet; nur wenn *positive Hinweise* in dieser Richtung vorliegen, werden sie weiterverfolgt.

Welche Charakteristika müssen diese Hinweise haben, wenn sie uns von unserer Voreinstellung (relevante Erkrankungen bzw. abwendbar gefährliche Verläufe sind ausgeschlossen) abbringen sollen? Es sind tatsächlich die spezifischen Tests, die uns hier weiterhelfen. Wie oben dargestellt (Kap. 4.1.4), sind sensitive Tests hilfreich beim Ausschließen von Erkrankungen (Sn-out). Wenn ich diese jedoch als ausgeschlossen annehme, sind sie nicht sehr informativ; würde ich den erwarteten Gewinn an Sicherheit berechnen, wäre dieser niedrig. In unserem Montagmorgen-Beispiel (Kap. 5.4.1) wären dies etwa Husten und Schnupfen als zusätzliche Angaben zu den Halsschmerzen und systemischen Symptomen während der Grippezeit. Dass der Patient die Belastungsdyspnoe erwähnt, stellt eine Überraschung dar; dieses Faktum ist informativ (sog. Red Flag) und ändert die Wahrscheinlichkeiten für relevante Erkrankungen (abwendbar gefährliche Verläufe).

Diese Überlegung sei noch einmal in Zahlen für ein Beispiel mit dem Symptom Brustschmerz erläutert. Es geht wieder um die Feststellung eines ACS. Wir wissen, dass die Wahrscheinlichkeit dafür, je nachdem welche Studie wir zugrunde legen, um 3–6 % liegt. Wenn es sich um eine jüngere Patientin (Frau < 65 Jahre, Mann < 55 Jahre) handelt und kein Druck bzw. Enge angegeben werden, sinkt die Wahrscheinlichkeit auf etwa 0,25 %, was bezüglich der Entscheidung (einweisen? Rettungsdienst alarmieren?) keine klinische Relevanz hat. Eine andere Konsequenz legen jedoch positive Befunde nahe: Ist eine KHK bekannt und wird ein Hausbesuch von der Patientin angefordert, steigt die Wahrscheinlichkeit auf 30–40 %. Dieser Sprung ist entscheidungsrelevant: Bei dieser Wahrscheinlichkeit werde ich tatsächlich die stationäre Krankenhausaufnahme veranlassen. Es sind also die positiven Befunde, die uns hier weiterhelfen, d.h. eine andere Entscheidungskonsequenz nahelegen. Dies werden sie umso eher tun, je spezifischer sie sind; Sensitivität hilft an diesem Punkt weniger als Spezifität. Aber wie sollen wir aus der unendlichen Zahl von möglichen Tests die geeigneten auswählen? Glücklicherweise kommen uns unsere Patientinnen hier zu Hilfe.

Man kann der Patientin eine Batterie von Fragen stellen, was in Notfallaufnahmen auch häufig geschieht. Wesentlich effektiver und effizienter ist es jedoch, die Auswahl der Tests der Patientin selbst zu überlassen. Für den zentralen Bereich der Anamnese heißt dies, sie ausreden zu lassen: Sie wird dann die Beschwerden erwähnen, die neu, ungewöhnlich, beängstigend sind. Auch die Patientin nutzt die Diskrepanz-Heuristik (siehe Kap. 2.2.4): Sie liefert positive Testbefunde, die in diesem frühen Stadium des Prozesses höhere diagnostische Ergiebigkeit versprechen als die verneinende Antwort auf eine gezielte Frage. Mit diesen Informationen ist es dann möglich, die wesentliche Unterscheidung zu treffen: Gehört diese Patientin zur Gruppe mit einer höheren Krankheitswahrscheinlichkeit, wo sich die weitere Abklärung „lohnt" (mit anderen Worten: ergiebiger ist wegen erhöhter Vortestwahrscheinlichkeit), oder ist die Wahrscheinlichkeit eher niedrig, sodass ich eine andere Hypothese verfolge oder eine symptomatische Behandlung anbiete?

Die Formalisierungen des Problems der Testauswahl unterstützen also sehr eindrucksvoll ein ausreichend genutztes „induktive Streifen", das ohnehin zu einer guten Medizin dazugehören sollte (siehe Kap. 2.2.7). Wer hier zu früh das Ruder übernimmt, wird die wenig hilfreichen Verneinungen vieler Symptomfragen erhalten. Wer dagegen sich von der Patientin in die auffälligen Zonen des Problemraums führen lässt, kann den Gewinn an Information einstreichen – und das mit deutlich geringerem Aufwand als die Kolleginnen, die mit gezielten Fragen oder gar Labor und Bildgebung eingestiegen sind. Wir sehen hier wieder die enge Verbindung zwischen patientenorientiertem Gespräch und diagnostischer Testgenauigkeit.

5.5.2 Die Zeit: Abwarten und Beobachten

Das „abwartende Offenhalten", aber auch die „stationäre Beobachtung", die Varianten von Watchful Waiting, Test of Time, dem Time-efficiency Principle oder die Active Surveillance haben eines gemeinsam: Sie nutzen die Zeit, um ein diagnostisches Problem zu klären. Irving und Holden haben berechnet, wie in der Primärversorgung durch Zuwarten die Prävalenz relevanter Erkrankungen angereichert werden kann. Wenn bei der ersten Einschätzung keine Red Flags für einen dramatisch-gefährlichen Verlauf vorliegen, kann die Zeit eingesetzt werden, um die diagnostische Genauigkeit zu erhöhen. Zu diesem Zeitpunkt des diagnostischen Prozesses ist die Prävalenz der relevanten „gefährlichen Verläufe" noch niedrig, meist deutlich unter 10 %. Diese Patientinnen mischen sich also mit der großen Mehrheit, die unter meist diffusen, aber harmlosen und meist auch gar nicht spezifisch therapierbaren Erkrankungen bzw. Zuständen leiden. Selbst die spezifischen Erkrankungen sind im frühen Stadium meist noch uncharakteristisch und lassen sich zu diesem Zeitpunkt kaum von der großen Mehrheit ohne ernste Erkrankung trennen. Will man an diesem Punkt einen aggressiven diagnostischen Kurs fahren, muss eine große Zahl von Hypothesen formuliert und eine noch größere Zahl von Tests eingesetzt werden. Diese sind unter Bedingungen niedriger bzw. extrem niedriger Prävalenz weitgehend wirkungslos (vor allem: haben niedrige positive prädiktive Werte). Damit steigt das Risiko von rein statistisch bedingten auffälligen Befunden, von iatrogenen Schäden und somatischer Fixierung – ganz zu schweigen von den Kosten.

Die Zeit für sich arbeiten zu lassen, ist eine bessere Lösung als der sofortige Einsatz der „Schrotflinte" (siehe **Abbildung 5-7**). Wenn ein Kontrollbesuch für den Fall von weiterbestehenden Beschwerden arrangiert werden kann, reichern sich bis dahin die Wahrscheinlichkeiten von relevanten Erkrankungen bei den Patientinnen mit andauernden Beschwerden an, da in der Mehrzahl die Symptome sich bessern oder gänzlich legen. Für die jetzt noch in der Praxis befindliche Gruppe hat sich die Prävalenzschätzung nach oben bewegt, ab 10 % bessert sich die Aussagekraft von Tests, seien dies Laborwerte, Bildgebung oder die Einschätzung einer Spezialistin.

Wenn allerdings eine Hausärztin nach reiflicher Überlegung und einer Periode des Zuwartens ihre Patientin in die Sekundärversorgung überweist, ist der diagnostische Nutzen der Zeit meist ausgeschöpft. Spezialistinnen des jeweiligen Gebietes verhalten sich angepasst rational, wenn sie ohne Zögern mit ihren Untersuchungen beginnen (die deshalb unterschiedlichen

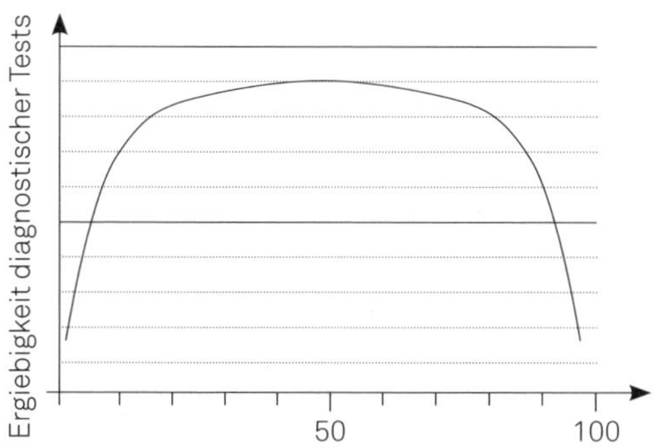

Abbildung 5-7: Ergiebigkeit eines diagnostischen Tests in Abhängigkeit von der Prävalenz der interessierenden Erkrankung. Ergiebigkeit mithilfe des Predictive Summary Index operationalisiert (siehe Hintergrund-Text). Quelle: Irving, G; Holden, J. The time-efficiency principle: Time as the key diagnostic strategy in primary care. Family Practice. 2012;30(4):386–9 https://doi.org/10.1093/fampra/cmt007 [16].

Mentalitäten sollten wir gegenseitig verstehen und kollegial akzeptieren). Voraussetzung ist allerdings, dass ein wirksamer „Gatekeeper" darauf achtet, dass nur Patientinnen mit ausreichender Krankheitswahrscheinlichkeit in die Sekundär- oder Tertiärversorgung gelangen.

Eigentlich auch noch zur Primärversorgung gehört die Aufnahme in das Krankenhaus zur stationären Beobachtung. Wenn die Situation nicht eindeutig ist in dem einen (geringe Wahrscheinlichkeit, Entlassung in die ambulante Versorgung) oder anderen (hohe Wahrscheinlichkeit, Beginn der Behandlung) Sinne, ist das Abwarten mit regelmäßiger Befragung und Untersuchung eine nicht invasive Möglichkeit der diagnostischen Klärung; der Verdacht auf eine akute Appendizitis bzw. OP-Indikation ist das klassische Beispiel.

Wir haben uns daran gewöhnt, den „Niedrigprävalenz"-Bereich der Primärversorgung dem „Hochprävalenz"-Setting in Spezialversorgung und Krankenhaus gegenüberzustellen. Durch exzessiven Einsatz technischer Diagnostik und verbesserten Gesundheitszustand der Bevölkerung sind auch Letztere vielfach zu mittleren oder Niedrigprävalenzbereichen geworden, in denen die typischen Pathologien der Lehrbücher immer seltener geworden sind, dafür aber der Anteil von Menschen mit grenzwertigen und unklaren Befunden zugenommen hat. Mit anderen Worten: Die positiven prädiktiven Werte sind auch in diesen Versorgungssettings niedriger geworden.

5.6 Wahrscheinlichkeit: Definitionen

Bisher habe ich den Begriff der Wahrscheinlichkeit in recht nonchalanter Weise gebraucht. Das hat sowohl für die Pragmatik wie auch für einige Formalisierungen gereicht; jetzt ist Zeit für nähere Überlegungen, was wir mit dem Begriff überhaupt gemeint haben.

In mehreren wissenschaftlichen Disziplinen macht man sich dazu Gedanken, und die Herausforderungen (Entscheidung unter Unsicherheit) ähneln sich – ob es um das Wetter am nächsten Tag, den befürchteten Vulkanausbruch oder das Wählerverhalten geht.

Philosophinnen nähern sich dem Problem der Wahrscheinlichkeit heute eher in pluralistischer Weise: Es gibt nicht nur verschiedene historisch überlieferte Definitionen, sondern auch nach Fachgebiet und Situation variierende und damit auch gerechtfertigte Sichtweisen. Daraus seien hier einige herausgegriffen, die für medizinische Entscheidungsprobleme und die einschlägige wissenschaftliche Evidenz von Bedeutung sind. Dabei umschreibt der Begriff Wahrscheinlichkeit verschiedene Intuitionen, die durchaus nebeneinander ihre deskriptive, didaktische und normative Gültigkeit haben.

Bevor wir in die Details gehen, hier noch eine Anmerkung, worum es *nicht* geht, nämlich um die sogenannten Konfidenzintervalle. Diese finden Sie überall da, wo eine Häufigkeit (z. B. die Prävalenz oder Inzidenz einer Erkrankung) oder ein Zusammenhang (z. B. das Odds Ratio oder Risk Ratio [„relatives Risiko"]) geschätzt werden. Sie sind sozusagen ein studientechnisches Maß, das vom Umfang der Stichprobe und der Varianz der interessierenden Größe abhängt. Sie drücken aus, mit welcher Präzision die jeweilige Größe in dieser konkreten Studie hat geschätzt werden können; bestenfalls indirekt haben sie damit zu tun, was wir unter dem Begriff „Wahrscheinlichkeit" oder anderen Modellen von Unsicherheit verstehen.

5.6.1 Wahrscheinlichkeit als relative Häufigkeit

Die Häufigkeitstheorie der Wahrscheinlichkeit („frequentistisch") bezieht sich auf einen präzise bestimmbaren Anteil von Ereignissen an einer Referenzklasse, also auf relative Häufigkeiten.

Diesem Begriff von Wahrscheinlichkeit begegnen wir bei medizinischen Daten sehr häufig: Die Prävalenz einer Erkrankung ist eine solche Wahrscheinlichkeit, wobei es sich bei dem Ereignis von Interesse um eine Erkrankung handelt; die Referenzklasse (entspricht dem Nenner des Bruches) können die Patientinnen sein, die in einem definierten Zeitraum eine Praxis aufsuchen, oder die Menschen, die in einer bestimmten Region leben. Aber auch aus Therapiestudien leiten wir solche Wahrscheinlichkeiten ab, etwa wenn wir die Häufigkeiten eines unerwünschten Ereignisses in der Interventions- und einer Kontrollgruppe miteinander vergleichen.

Diese an einer konkreten Stichprobe erhobenen Zahlen (Prozentzahlen) nehmen wir als einen Hinweis dafür, wie wahrscheinlich ein Ereignis (z. B. Krankheit) ist bzw. in der Zukunft sein wird. Es handelt sich um präzise Zahlen, mit denen wir sogar Rechenoperationen durchführen können (z. B. Differenz [entsprechend der absoluten Risikoreduktion], Quotient [relatives Risiko]). Zweifel mögen sich einstellen, ob die Zahl der Versuche bzw. die Stichprobe groß genug ist; die Zweifel sind umso geringer, je häufiger ein Versuch (Bestimmung, ob Krankheit Ja/Nein) wiederholt wird. Die Häufigkeitstheorie der Wahrscheinlichkeit ist deshalb mit dem Begriff des Grenzwerts bzw. dem Gesetz der großen Zahlen verbunden; wir gehen davon aus, dass bei wachsender Zahl der Versuche (= Größe der Stichprobe) die relative Häufigkeit gegen einen ideellen „wahren" Wert – die Wahrscheinlichkeit – konvergiert. Dieser Wahrscheinlichkeitsbegriff ist also nur in Bezug auf ein Kollektiv zu denken.

Oft wird bei diesem Wahrscheinlichkeitsbegriff die Objektivität im Gegensatz zur subjektiven Natur anderer Definitionen betont. Dies ist sicher nicht ganz falsch, wir sollten aber die subjektiven Elemente der konkreten Bestimmung einer solchen Wahrscheinlichkeit nicht übersehen. Dazu müssen wir zunächst die Referenzklasse und das interessierende Ereignis definieren. Dies gelingt nur, wenn gemeinsame Eigenschaften von Individuen postuliert werden. Im „Zähler" mag dies eine Erkrankung sein, für die diagnostische Kriterien, Schweregrad, diagnostische Prozeduren (wie wird die Krankheit für die Untersuchung gesichert?)

festgelegt werden müssen. Der „Nenner" wiederum muss sich an einer Referenzklasse orientieren, aus der die interessierenden Ereignisse stammen; hier wollen wir uns vielleicht auf eine Region, ein Land und eine demografisch eingegrenzte Gruppe festlegen. Das Sprechen von Wahrscheinlichkeiten beruht also auf Definitionen von Klassen oder Gruppierungen, wobei es sich letztlich um subjektive Setzungen handelt, die obendrein mit zahlreichen methodischen Unschärfen einhergehen.

Wenn meine Eltern sich den Kopf über die Wahrscheinlichkeit zerbrochen hätten, dass ihr Sohn im nächsten Jahrhundert in Marburg lebt und an einem Buch über die medizinische Diagnose schreibt, wären sie bei einer absurd geringen Wahrscheinlichkeit gelandet (wenn sie denn überhaupt über eine solche absonderliche Frage nachgedacht hätten). Streng betrachtet gibt es nur Individuen und Einzelschicksale mit absurd geringer Ereigniswahrscheinlichkeit. Erst durch Gruppierungen von Individuen nach bestimmten Kriterien ergeben „objektive" Wahrscheinlichkeitsaussagen einen Sinn, wie z. B. die Überlebenswahrscheinlichkeit eines im Jahr 1956 in Westdeutschland geborenen Säuglings bis zum 65. Lebensjahr oder der Anteil eines Geburtsjahrgangs, der ein Studium beginnt usw.

5.6.2 Wahrscheinlichkeit als Propensität

Die relative Häufigkeit ist labil. Schon geringfügige Änderungen in der Definition für Zähler oder Nenner können die Wahrscheinlichkeit für das interessierende Phänomen deutlich verändern. Ein anderes Verständnis von Wahrscheinlichkeit hebt auf inhärente Charakteristika der untersuchten Gegenstände oder Personen ab, auf mehr oder weniger stabile Dispositionen, welche die beobachteten Häufigkeiten produzieren. Entwickelt wurde dieser Begriff von Wahrscheinlichkeit an der Kernphysik, etwa um den radioaktiven Zerfall von Isotopen abzubilden.

Der Charme dieses Wahrscheinlichkeitsbegriffs liegt darin, dass er sich leichter auf Individuen anwenden lässt. Wenn wir für eine einzelne Patientin mithilfe des entsprechenden Rechners ihr Risiko berechnen, in den nächsten zehn Jahren eine kardiovaskuläre Erkrankung zu erleiden, bewegen wir uns natürlich im Bereich von Wahrscheinlichkeitsaussagen. Der Output, typischerweise als Prozentangabe (anschaulich: Anteil an 100 Smileys), präsentiert eine relative Häufigkeit. Im Gespräch mit der Patientin konkretisieren wir die Beziehung von Individuum und Kollektiv mit der Wendung „Stellen Sie sich 100 Doppelgänger von Ihnen vor, mit denselben Eigenschaften und denselben Messwerten...". Oft gehen wir jedoch darüber hinaus, etwa wenn wir uns klar machen, dass diese Patientin deutlich mehr raucht als die durchschnittliche Raucherin; vielleicht gehört sie außerdem einer benachteiligten sozialen Schicht an. Beide Kriterien erhöhen (an Kollektiven nachgewiesen) das kardiovaskuläre Risiko. Vielleicht drücken wir dies in Zahlen aus („...eventuell sogar noch mehr, das wären dann etwa 24/100 [statt 21/100] Schlaganfälle oder Herzinfarkte"), vielleicht auch nur in verbaler Umschreibung („deutlich mehr als 21/100"). Jetzt hat sich der Fokus von der Vorhersage für das Kollektiv von Doppelgängern auf die Charakteristika des Individuums verlagert; obwohl orientiert an Studienevidenz, betrachten wir jetzt Eigenschaften des Individuums und deren Auswirkungen auf seine zukünftige Gesundheit. Man kann nun lange diskutieren, ob das nun noch zu den „objektiven" Wahrscheinlichkeitsbegriffen oder schon zu den weiter unten behandelten „subjektiven" gehört. Jedenfalls ist dies ein gebräuchliches und legitimes Vorgehen, um die an Kollektiven (epidemiologischen Kohorten) gewonnenen Erkenntnisse für das Individuum nutzbar zu machen.

Allerdings müssen wir darüber klar sein, dass wir uns hier immer noch im Bereich von Wahrscheinlichkeiten bewegen. Auch die Propensität bleibt also eine stochastische Konzeption. Unsere individualisierten Prognosen würden sich bei systematischer Prüfung (z. B.

Follow-Up nach zehn Jahren) der Einzelfälle häufig als nicht treffsicher erweisen.

5.6.3 Subjektive Wahrscheinlichkeit

Begebenheit

Sie werden als diensthabende Ärztin in die Notaufnahme gerufen; eine 82-jährige Patientin mit akuter Atemnot warte dort auf Sie. Auf der Einweisung stehe „V.a. Pneumonie". In Bezug auf neue Therapien sind Sie einigermaßen auf dem Laufenden, lesen wohl auch schon mal den einen oder anderen Abstract einer Originalarbeit. Diagnosen zu stellen ist für Sie allerdings mehr eine Sache des Bauches und der Erfahrung. Damit sind Sie auch immer recht gut klargekommen.

Schon im Aufzug zettelt der Sie begleitende PJ-Student eine Diskussion darüber an, wie wahrscheinlich jetzt eine Pneumonie bei dieser Patientin sei. Sie haben dazu durchaus eine Meinung. Vielleicht hat der Pfleger der Notaufnahme den Namen des einweisenden Arztes genannt? Sie haben schon häufig mit dem Kollegen zu tun gehabt und haben eine Meinung bezüglich der Treffsicherheit seiner Diagnosen, können also die Einweisungsdiagnose entsprechend werten. Die Diskussion führt schließlich dazu, dass Sie eine kleine Summe darauf wetten, ob sich am Ende des diagnostischen Prozesses die Pneumonie als endgültige Diagnose herausstellen wird oder nicht (innerlich beschließen Sie natürlich, dass nur gezahlt wird, wenn Sie die Wette gegen den Studenten verlieren). Sie halten die Pneumonie für wahrscheinlicher, ihr Student wettet dagegen.

Der Name der Patientin kommt Ihnen bekannt vor, jetzt fällt Ihnen ein, dass diese schon einmal wegen einer Herzinsuffizienz stationär in Ihrer Abteilung behandelt worden ist. Deren Verschlechterung, vielleicht sogar ein Lungenödem, wäre eine alternative Erklärung für ihre Atemnot. Allerdings kann die Herzinsuffizienz zu einer Stauungspneumonie führen. Sie würden ihren Wetteinsatz jetzt nicht ändern wollen.

In der Notaufnahme angekommen, treffen Sie auf eine ältere Dame mit einem hochroten, fiebrigen Gesicht. Der ebenfalls anwesende Sohn berichtet von gelblich-grünlichem Auswurf seit drei Tagen; der Pfleger reicht Ihnen einen Zettel mit Angaben zur aktuellen Körpertemperatur von 38,2 °C, einem Blutdruck von 112/74 mmHg und einer Pulsfrequenz von 96/min.

Aufgrund dieser Informationen würden Sie jetzt eine höhere Wette darauf eingehen, dass die Patientin unter einer Pneumonie leidet. Rechts basal lassen sich feinblasige Rasselgeräusche auskultieren, die Perkussion ist normal, periphere Ödeme fehlen. Sie erfahren, dass soeben eine Röntgenaufnahme des Thorax gemacht worden ist. Während Sie auf das Ergebnis warten, können Sie mit Ihrem Studenten schon die Therapieplanung diskutieren. Er beteiligt sich an dieser Diskussion jedoch nur widerwillig, da er zunächst wissen will, ob das Röntgenbild Infiltrate zeigt. Sie interessieren sich dagegen eher dafür, ob in der Aufnahme (auch) Stauungszeichen zu sehen sind.

Die hier dargestellten Überlegungen bewegen sich im Bereich von subjektiven Wahrscheinlichkeiten. Die Kriterien, die in den geschilderten Prozess eingehen, sind nicht klar zu belegen: Die Ärztin im Fallbeispiel kann keine Studien mit Angaben von relativen Häufigkeiten bzw. deren Modifikation durch diagnostische Tests aufführen. Aber Lehrbuchwissen, eigene Erfahrung (Prävalenzen, Veränderung der Einschätzung durch Tests, kollegiale Vertrauenswürdigkeit), Orientierung am professionellen Standard (informell und Leitlinien) u.v.m. führen zu einer Überzeugung (Meinung), deren „Stärke" sich mit den eingehenden Daten verändert.

Dabei werden im Fallbeispiel zwei Aspekte angesprochen. Zum einen berücksichtigen wir materielle Größen wie z.B. die Aussagekraft (Testgenauigkeit) der eingehenden Informationen. So haben wir etwa eine Idee davon, wie nützlich der akute Auswurf und die mäßig erhöhten Temperaturen für die Feststellung einer Pneumonie sind; dies ließe sich mit dem Satz von Bayes plausibel quantifizieren. Weitere materielle Größen wären die Ausgangswahrscheinlichkeiten relevanter Erkrankungen, die den Beginn der diagnostischen Überlegungen markieren. Gleichzeitig bedenken wir aber noch einen anderen, nämlich den epistemologischen Aspekt: Dieser bezieht sich auf die Qualität und Verlässlichkeit der eingehenden Information (engl. confidence [Vertrauen]). So wird die oben erwähnte Ärztin die Einweisungsdiagnose unterschiedlich werten, je nachdem von welcher Kollegin in der Region sie gestellt worden ist. Eine weitere Unsicherheit bezüglich der Qualität der Information mag sich dadurch ergeben haben, dass die telefonische Verbindung mit dem Pfleger in der Notaufnahme schlecht war (der typische Lärm im Hintergrund!); deshalb ist sie sich nicht sicher, ob sie den Namen des einweisenden Kollegen richtig verstanden hat.

In die subjektive Wahrscheinlichkeit geht also sowohl unsere Einschätzung ein, wie wahrscheinlich eine Erkrankung ist (materieller Aspekt), als auch unser Vertrauen in unsere Schätzung (epistemologischer Aspekt). Unter beiden Aspekten lassen sich jeweils vielfältige Faktoren subsumieren, die einen Einfluss auf die globale Einschätzung „Für wie wahrscheinlich halte ich eine Pneumonie bei dieser Patientin?" haben. Diese subjektive Wahrscheinlichkeit mögen wir als Geldsumme quantifizieren, die wir bereit sind, auf ein Ereignis (hier: Pneumonie) zu setzen. Aber auch ein Wettquotient bei festgelegter Geldsumme oder die direkte Angabe einer geschätzten Wahrscheinlichkeit (%) sind denkbar. Gemeinsam ist diesen Operationalisierungen, dass ein großes und heterogenes Bündel von Erfahrungen, Wissen, Gewohnheiten, vielleicht auch Emotionen in eine einzige Zahl gepresst werden. Die so generierte „subjektive Wahrscheinlichkeit" lässt sich durchaus mathematisch bearbeiten, nämlich mit dem Satz von Bayes. Die Zusammenführung vielfältiger (oft diffuser bzw. sogar verzerrter) Information auf eine einfache Skala (hier: Wahrscheinlichkeit für eine Pneumonie), ist ein wichtiger Schritt für eine konkrete Behandlungsentscheidung, wie z.B. über eine stationäre Aufnahme oder ein intravenöses Antibiotikum (dazu mehr in Kap. 6).

Der Schluss der Fallschilderung ist übrigens ein Beispiel dafür, dass zusätzliche Diagnostik Patientinnen schaden kann. Wer in dieser Situation die Gabe des Antibiotikums vom radiologisch nachgewiesenen Infiltrat abhängig macht, trifft keine gute Entscheidung. Auf der Basis von Anamnese und Befund haben wir bereits eine so hohe Wahrscheinlichkeit für eine Pneumonie, dass diese auch mit einem normalen Thoraxröntgenbild immer noch so hoch ist (Satz von Bayes), dass ein Antibiotikum definitiv gerechtfertigt ist. Aber machen wir dem Studenten keinen Vorwurf, er folgt nur der Hinterweltler-Logik seiner akademischen Lehrerinnen (siehe Kap. 14).

5.6.4 Objektiv versus subjektiv

Man kann ausgedehnte philosophische Diskussion darüber führen, ob bzw. in welchem Maße Wahrscheinlichkeiten „objektiv" oder „subjektiv" seien. Die Positionen reichen von der These de Finettis, dass es überhaupt nur subjektive Wahrscheinlichkeitseinschätzungen gibt, bis hin zu der säuberlichen Trennung, dass objektive Wahrscheinlichkeiten etwas für die Natur- und die subjektiven etwas für die Sozialwissenschaften und Psychologie seien, vielleicht auch die objektiven etwas für kollektive Phänomene, die subjektiven für das singuläre Subjekt. Als kritischer Leserin hat Ihnen die oben von mir gemachte Trennung von objektiven (relative Häufigkeiten, Propensität) und subjektiven Wahrscheinlichkeiten nicht recht eingeleuchtet; ich muss Ihnen dabei recht geben, sie gibt mehr die Literatur als meine eigene Meinung wieder.

Wir mögen zur Abschätzung der Prävalenz einer Erkrankung bei einem bestimmten Symptom (Wie häufig ist eine Depression bei Müdigkeit?) auf eine entsprechende Studie zurückgreifen („objektiv"). Aber vielleicht ist die einschlägige Studie bereits 30 Jahre alt? Liegt ihr eine andere Krankheitsdefinition zugrunde, als wir sie heute als angemessen empfinden? Entsprechend werden wir die quantitative Information (relative Häufigkeit) interpretieren und gewichten, was ja ein durchaus subjektives Vorgehen ist. Eine sich an der wissenschaftlichen Evidenz orientierende, aber gleichzeitig patientenzentrierte Medizin wird unweigerlich mit dieser Kombination von objektiver und subjektiver Komponente arbeiten müssen. Selbst in die reinen Bauchschätzungen von Kolleginnen, die um wissenschaftliche Daten einen großen Bogen machen, sind auf indirektem Wege (Leitlinien, Mindlines, kollegiale Gespräche) durchaus Studienergebnisse eingeflossen. Wer reale Patientinnen behandelt, muss diese Evidenz zwangsläufig interpretieren und für den einzelnen Fall anpassen, d.h. individualisieren.

Diese subjektiven Wahrscheinlichkeiten mit der Präzision von Prozentzahlen zu quantifizieren, ist bei einer theoretischen Reflexion sinnvoll, trifft aber wohl nicht die reale Vorstellung der Praktiker. Die oben in Kap. 5.3.4 erwähnte Studie mit Schweizer Internistinnen ergab dramatisch variierende Abschätzungen der Vortestwahrscheinlichkeit für einen Myokardinfarkt. So „überraschend und enttäuschend" dieser Befund nach Ansicht der Autorinnen ist, so ist es hier wohl so wie in vielen anderen Bereichen: Wir merken uns keine präzise Zahl bzw. arbeiten damit in unseren Überlegungen, sondern haben eine grobe semiquantitative Vorstellung vom Wesentlichen im Auge. Was letztlich zählt, ist die Handlung; im Zuge des Prozesses (Erhebung weiterer diagnostischer Daten) konvergieren vermutlich die Wahrscheinlichkeiten, sodass das klinische Problem dann doch wieder einigermaßen einheitlich behandelt wird – zumindest wäre das zu hoffen.

5.7 Andere Konzeptionen (Modelle) von Unsicherheit

5.7.1 Unscharfe Mengen: Fuzzy Theory

> *„Selbstverständlich wird man nicht da, wo die Natur nun einmal flüssige oder gar keine Grenzen gesetzt hat, einen Begriff scharf umschreiben wollen; die Aufgabe ist, ihn genau der Natur anzupassen und nicht mehr sich einzubilden, es mit einer Vorstellung von bekannter und fester Umrahmung zu tun zu haben, wenn das Gegenteil der Fall ist."* (Eugen Bleuler)

In Informatik und Technik hat sich ein weiterer theoretischer Zugang zur Modellierung von Unsicherheit als sehr erfolgreich erwiesen, nämlich die sog. unscharfen Mengen (fuzzy sets, fuzzy theory). Hier wird die Zugehörigkeit zu Mengen nicht einfach als Ja/Nein entschieden, sondern quantitativ differenziert. Ein Beispiel wäre etwa die Menge „junger Menschen". Bei einer 12-Jährigen wären wir davon überzeugt, dass sie dazugehört, bei einer 24-jährigen schon weniger, während der Autor dieser Zeilen sich ganz und gar nicht dazurechnen darf. Während in der klassischen Mengenlehre ein Individuum entweder zu einer Menge dazugehört oder nicht, ist in dieser Theorie ein Grad der Zugehörigkeit quantifizierbar (Zahl zwischen „0" und „1"). Die entsprechenden Werte für die o.g. Beispiele wären etwa 1; 0,4; 0.

Für das Verständnis von Diagnosen in der Medizin ist diese Theorie interessant, weil sie das Phänomen des ewig unperfekt ausgeprägten Krankheitsbildes explizit angeht. Jede erfahrene Ärztin weiß, dass die wenigsten Patientinnen dem im Lehrbuch beschriebenen Krankheitsbild, einem Ideal- oder Prototyp, entsprechen. Die realen Patientinnen sind also immer in bestimmtem Maße davon entfernt bzw. dem Idealtyp unähnlich.

Ähnlich ist es mit den scharfen Abgrenzungen, mit denen wir „gesund“ und „krank“, „normal“ und „auffällig“ unterscheiden. Die Normotonie geht bis 139 mmHg, dann fängt die Hypertonie an. Ein Kreatininwert von 110 μmol/dl (1,4 mg/dL) ist normal, aber 111 μmol/dl sind auffällig. An irgendeinem Punkt ist eine Entscheidung nötig, z. B. bei der Codierung von Diagnosen. Aber gedanklich wie auch im Gespräch mit der Patientin („Sie sind schon dicht dran am hohen Blutdruck“) arbeiten wir mit unscharfen Grenzen. Ich muss auch zugeben, dass ich mir die genauen Grenzen für Laborwerte gar nicht merken kann, trotzdem aber ein Gefühl dafür habe, wie besorgniserregend oder beruhigend ein Wert ist.

Mengen unscharf zu denken, ist zum einen eine wichtige Lehrmaxime (die „typischen“ Fälle sind viel seltener als die „untypischen“), zum anderen werden solche Modellierungen bedeutsam, wenn diagnostische Vorgänge in Computerprogrammen abgebildet werden sollen. Im Kontext von technischen Steuerungen haben sich Programme, die mit Unschärfen arbeiten, teilweise als wirksamer und erfolgreicher erwiesen als Algorithmen, die mit präzisen Zuordnungen arbeiten. Ein Grund ist offenbar die Robustheit gegen Fehler bzw. Störungen.

Es handelt sich hier also nicht um die oben breit diskutierten Wahrscheinlichkeiten (entsprechen der Unsicherheit, ob ein Ereignis eintreten wird bzw. vorhanden ist), vielmehr betrifft diese Unschärfe (fuzziness) diese Ereignisse (Gegebenheiten) selbst. Sie drückt aus, dass eine Patientin in unterschiedlichem Maße zur Gruppe der Herzinsuffizienzpatientinnen gehören kann. Dies trifft übrigens auch auf die Symptomebene zu: Wir haben nicht entweder einen Husten oder nicht; vielmehr können wir sehr häufig oder nur gelegentlich husten, starke Hustenanfälle haben oder nur diskret hüsteln. Diese Abstufungen denken wir beim Diagnostizieren mit und berücksichtigen sie entsprechend bei unseren Schlussfolgerungen.

5.7.2 Entropie

Bisher haben wir unser Unsicherheitsproblem dadurch vereinfacht, dass wir jeweils nur eine Erkrankung (Ja/Nein) betrachtet haben. Selbst in hoch spezialisierten Sprechstunden kommt mehr als eine Erklärung für das Problem einer Patientin infrage; wir benötigen also eine Größe bzw. ein Modell, das uns mehrere Erkrankungen gleichzeitig betrachten lässt.

Fangen wir wieder mit unserer Intuition an. Wenn die Felder in **Abbildung 5-8** jeweils die Wahrscheinlichkeit darstellen, mit der eine Erkrankung vorliegen mag, wie groß ist die Unsicherheit, die wir jeweils empfinden? Von a bis d wird die Unsicherheit jeweils größer: Am einfachsten habe ich es, wenn nur zwei Möglichkeiten (Erkrankungen) mit jeweils gleicher Wahrscheinlichkeit infrage kommen; vier sind schon schwerer, und am höchsten ist die Unsicherheit bei zehn infrage kommenden Erklärungen.

Interessant ist noch der Vergleich von b und c. Die Zahl der Möglichkeiten ist hier identisch (n=4), in b wissen wir jedoch eher „was kommt“, denn in mehr als der Hälfte der Fälle ist „schraffiert“ die Lösung.

Die Entropie ist die Größe, die diese Intuition quantifiziert. Sie ist umso größer, je größer die Zahl der Möglichkeiten ist. Sie ist bei gleicher Zahl maximal, wenn die verschiedenen Erklärungen gleich häufig sind. Sobald sich diese Häufigkeiten verändern, und zum Beispiel eine einzige Möglichkeit die Situation dominiert (wie in b), wird die Entropie geringer.

Dieses Verständnis von Entropie stammt aus der elektrischen Übertragung von Information und der Entzifferung verschlüsselter Texte. Mithilfe ihrer „mathematischen Theorie der Kommunikation“ haben Shannon und Weaver 1948 eine Methode entwickelt, das Ausmaß von Information zu quantifizieren, das in bestimmten Signalen steckt. Damit kann man etwa die Kapazität von Kanälen (Leitungen) berechnen, die zur Datenübertragung erforderlich sind.

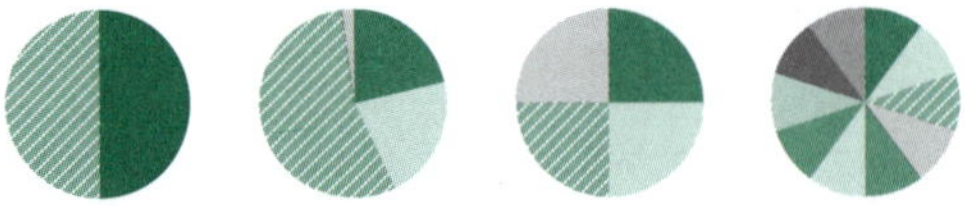

Abbildung 5-8: Intuitive Darstellung diagnostischer Unsicherheit: Quantifizierung als Entropie H (Einheit bits); die Kreissegmente stellen jeweils eine hypothetische Erkrankung dar. Quelle: Donner-Banzhoff N, Haasenritter J, Bösner S, Viniol A, Becker A. Unsicherheit in der Allgemeinmedizin: Eine mathematische Theorie. Z Allg Med. 2012;88:446–51.

Hat der Sender einer Nachricht eine große Wahlmöglichkeit (z. B. Übermittlung eines Textes), benötigt er eine große Zahl von Zeichen. Ist seine Wahlmöglichkeit dagegen eingeschränkt, werden weniger Zeichen und eine geringere Informationskapazität benötigt. Dies ist z. B. bei einem einfachen Leuchtzeichen mit der Taschenlampe der Fall; hier muss allerdings vorher die Bedeutung des Zeichens vereinbart werden.

Die Sprache weist charakteristische statistische Strukturen auf, die sich mithilfe dieser Theorie verstehen lassen. So besteht in der deutschen Sprache nach dem Auftreten des Buchstabens „q" keine Wahlmöglichkeit mehr, danach muss ein „u" folgen. Entsprechendes erfahren wir mit der Autocorrect-Unterstützung unseres Smartphones: Durch die Eingabe der Buchstaben verringert sich schrittweise für das System die Unsicherheit, welches Wort wir gemeint haben. Mit zunehmendem Lernen „weiß" das System zudem immer besser, welches Wort als Nächstes kommt. Ein Übermittlungssystem benötigt weniger Zeichen und weniger Kapazität, wenn nicht jeder Buchstabe für sich, sondern ganze Wörter (Blöcke von Zeichen) codiert werden; häufige Wörter lassen sich mit kurzen Zeichenfolgen codieren. Auch dieser Prozess lässt sich mithilfe der Entropie quantifizieren. Will man umgekehrt verstehen, was mit einer verschlüsselten feindlichen Botschaft gemeint ist, wird man sich diese statistischen Überlegungen über die Sprache zunutze machen. So überrascht es nicht, dass Claude Shannon während des Zweiten Weltkriegs am Projekt der Entschlüsselung der Enigma-Codes beteiligt war.

Die Verbindung dieser faszinierenden Welt zu unserem Thema besteht darin, dass der Wahlmöglichkeit eines Senders die Unsicherheit des Empfängers entspricht. Geht es um eine Ja-Nein-Frage, wie etwa den sprichwörtlichen Angriff im Morgengrauen, ist der Bereich möglicher Inhalte drastisch eingeschränkt (eine Brieftaube kann die Übermittlung dieser Information übernehmen, oder das o. g. Lichtzeichen). Entsprechend einfach ist das Verständnis der Botschaft. Geht es dagegen um die Übermittlung eines modernen Gedichts, sind die Möglichkeiten des Ausdrucks und damit die Unsicherheit des Empfängers bezüglich der erwarteten Botschaft praktisch unbegrenzt. Die als Unsicherheit des Empfängers einer Botschaft definierte Entropie nutzen wir, um diagnostische Unsicherheit in der Medizin zu quantifizieren.

Die Größe „Entropie" kann uns auch dabei helfen, die Reduktion von Unsicherheit im Laufe eines diagnostischen Prozesses zu verdeutlichen. Sehen wir uns das Beispiel eines Patienten an, der sich mit Brustschmerz in der Praxis vorstellt (siehe **Abbildung 5-9**). Um das breite Feld möglicher Ursachen zu beschreiben, seien hier zunächst 30 Krankheiten als möglich angenommen. Wenn man sich heuristisch auf die in der Primärversorgung 13 häufigsten Krankheiten (bzw. Gruppen) konzentriert und deren Prävalenzen berücksichtigt, reduziert sich die Entropie (= diagnostische Unsicherheit) von 4.9 auf 2.7 bits (siehe Hintergrundtext für nähere Erläuterungen). Eine optimale Anamnese mit sieben Fragen reduziert die Unsicherheit auf 1.7 bits. Steht am Ende des diagnostischen Prozesses die Überweisung an eine kardiologische Praxis mit der Fragestellung: „Liegt eine koronare Herzkrankheit (KHK) vor?" (wobei eine Prävalenz von 30 % an diesem Punkt angenommen wird), hat die Hausärztin die Entropie bereits auf 0.9 bits verringert.

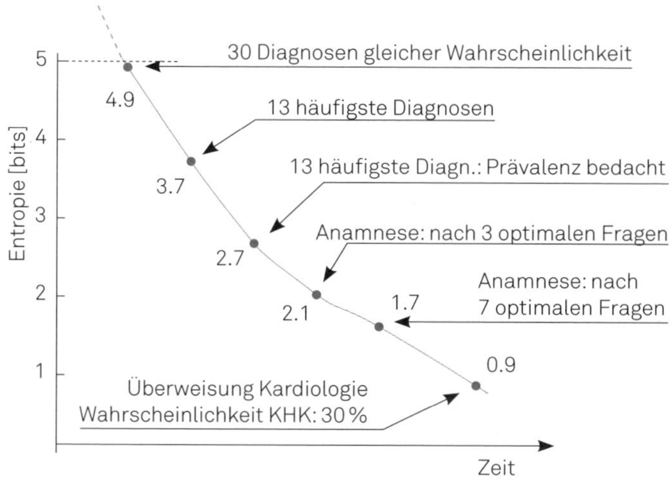

Abbildung 5-9: Entropie: schrittweise Reduktion von Unsicherheit im diagnostischen Prozess (im Fall von Brustschmerz). Donner-Banzhoff N, Haasenritter J, Bösner S, Viniol A, Becker A. Unsicherheit in der Allgemeinmedizin: Eine mathematische Theorie. Z Allg Med. 2012;88:446–51.

Diese Zahlen können eine diagnostische Abklärung, die ja überwiegend im Kopf stattfindet, natürlich nur unvollkommen darstellen. Sie demonstrieren aber eindrücklich, was wir vorher ja bereits ahnten, nämlich dass im Medizinsystem Generalisten (z. B. in der Notaufnahme des Krankenhauses oder der Allgemeinpraxis) den größten Anteil zum Abbau von Unsicherheit leisten, vor allem mithilfe der kundigen Anamnese. Die Expertise und apparative Ausstattung der Kardiologin gegen Ende des Prozesses sind sicher nützlich, sie reduzieren jedoch die Entropie um einen Betrag von weniger als eins (eine Reduzierung bis auf einen Wert von H = 0 erreichen wir in der Regel nicht). Je weiter ein diagnostischer Prozess fortschreitet, desto geringer wird der Effekt eines Tests in Bezug auf eine weitere Reduktion der diagnostischen Unsicherheit. Wir betrachten hier nicht jeden Test bzw. seine Genauigkeit per se, sondern im Zusammenhang eines bestimmten Punkts im diagnostischen Prozess. Hinzu kommt, dass Tests im weiteren Verlauf des Prozesses eher aufwendiger, teurer und invasiver werden.

Die Entropie ist also geeignet, diagnostische Leistung zu beschreiben. Unsere bisherigen Maße der Wahrscheinlichkeit bezogen sich immer nur auf eine einzige Erkrankung. Dies mag für ein spätes Stadium des Prozesses angemessen sein, nachdem eine Einengung auf eine binäre Fragestellung stattgefunden hat („Liegt Krankheit x vor?“), man übersieht dadurch jedoch leicht, welche Filter-Leistungen bereits vorher, oft implizit, stattgefunden haben.

Der Entropiebegriff kann auch die Diskussion um neue Arbeitsteilungen in der Praxis und die allgemeinärztliche Kernkompetenz verständlich machen. Der diagnostische Aspekt von Tätigkeiten, die in fortgeschrittenen Gesundheitssystemen von nicht ärztlichen Professionen übernommen werden, zeichnet sich eher durch eine niedrige Entropie aus. Dies gilt beispielsweise für das Monitoring bei bekannten chronischen Erkrankungen, bei denen ein begrenztes Programm von Messwerten erhoben wird (z. B. Disease-Management-Programme). Bei Abweichungen von einer Norm bzw. von einem Zielwert kommen entweder vorgegebene Behandlungsalgorithmen zum Einsatz oder ein ärztlicher Termin wird vereinbart.

Die primäre diagnostische Einschätzung, also die Reduktion von hoher Unsicherheit (entsprechend hoher Entropie), ist bisher nur selten delegiert worden. Wird diese Aufgabe an nicht entsprechend ausgebildete Personen übertragen (z. B. Nurse Practitioners), verstehen dies die Betroffenen oft als Notlösung. Sollen alternative Gesundheitsberufe die primäre diagnostische Einschätzung übernehmen (wie z. B. Physician Assistants in den Niederlanden), wirft dies die interessante Frage nach ärztlichen Schlüsselqualifikationen auf.

5.8 Schlussbemerkung

In diesem Kapitel haben wir verschiedene Begriffe und Modelle kennengelernt, die unsere diffus empfundene Unsicherheit beim Stellen von Diagnosen erhellen sollen. Die Lösungen widersprechen sich teilweise, aber haben für ihre jeweiligen Anwendungen doch eine gewisse Plausibilität. Diese Plausibilitäten sind zum einen qualitativer Art („Ja, genauso ist es"), vielfach erlauben sie auch Quantifizierungen von (Un-)Sicherheit und mathematische Operationen, um den diagnostischen Prozess zu verstehen. Ob wir eine diagnostische Sequenz mit dem Satz von Bayes oder einem Gewinn an Sicherheit bzw. Information verstehen, wir erreichen nie den Punkt vollständiger Sicherheit. Dies sollten wir bedenken, wenn wir den diagnostischen Prozess abschließen und uns für eine Behandlung entscheiden wollen.

Wann dieser Zeitpunkt gekommen ist, hängt nicht nur von der Testgenauigkeit der Untersuchungen ab, die wir bereits eingesetzt haben bzw. die noch zur Verfügung stehen. Die Kosten spielen – völlig zu Recht – bei unserem inneren Kalkül immer eine Rolle, wobei dies nicht nur die finanziellen Aspekte sind, sondern auch die Invasivität und der Zeitaufwand. Da erscheint der oben diskutierte Hausbesuch dann doch wieder in einem helleren Licht, da für diesen diagnostischen Test selbst der Zeitaufwand gleich null ist (für den Hausbesuch natürlich nicht, aber den unternehme ich aus therapeutischer Absicht). Die meisten Ärztinnen nutzen diese Information intuitiv, ihre Verarbeitung dürfte weitgehend unterhalb der Bewusstseinsschwelle erfolgen. Ähnlich erfreulich ist es, wenn uns ein „Testergebnis" von der Patientin spontan in der Anamnese dargeboten wird.

Nicht berücksichtigt habe ich bisher die Schwere der Erkrankung; natürlich gehen wir mit der Hypothese ACS anders um als mit dem Brustwandsyndrom. Dies führt uns zu Kap. 6, in dem es um Entscheidungsschwellen und den verantwortungsvollen Abbruch des diagnostischen Prozesses geht.

Weiterführende Literatur

> Diese Literaturangaben sind nur eine Auswahl der benutzten Referenzen. Detaillierte Angaben finden sich online im ausführlichen Hintergrund-Text, siehe Seite 343.

1. Benish WA. Mutual information as an index of diagnostic test performance. Methods Inf Med. 2003;42(3):260–4. https://doi.org/10.1055/s-0038-1634358
2. Bösner S, Abushi J, Feufel M, Donner-Banzhoff N. Diagnostic strategies in general practice and the emergency department: a comparative qualitative analysis. BMJ Open. 2019;9(5):e026222. https://doi.org/10.1136/bmjopen-2018-026222
3. Bösner S, Becker A, Haasenritter J, Abu Hani M, Keller H, Sönnichsen AC, et al. Chest pain in primary care: epidemiology and pre-work-up probabilities. Eur J Gen Pract. 2009;15(3):141–6. https://doi.org/10.3109/13814780903329528
4. Bösner S, Becker A, Abu Hani M, Keller H, Sönnichsen AC, Haasenritter J, et al. Accuracy of symptoms and signs for coronary heart disease assessed in primary care. Br J Gen Pract. 2010;60(575):246–57. https://doi.org/10.3399/bjgp10X502137
5. Braun RN, Fink W, Kamenski G. Lehrbuch der Allgemeinmedizin: Theorie, Fachsprache und Praxis. Wien: Berger Horn; 2007.
6. Connell FA, Koepsell TD. Measures of gain in certainty from a diagnostic test. Am J Epidemiol. 1985;121(5):744–53. https://doi.org/10.1093/aje/121.5.744
7. Donner-Banzhoff N, Haasenritter J, Bösner S, Viniol A, Becker A. Unsicherheit in der Allgemeinmedizin: Eine mathematische Theorie. Z Allg Med. 2012;88:446–51.
8. Donner-Banzhoff N, Kunz R, Rosser W. Studies of symptoms in primary care. Fam Pract. 2001;18(1):33–8. https://doi.org/10.1093/fampra/18.1.33
9. Donner-Banzhoff N, Seidel J, Sikeler AM, Bosner S, Vogelmeier M, Westram A, et al. The phe-

nomenology of the diagnostic process: a primary care-based survey. Med Decis Making. 2017;37(1):27–34. https://doi.org/10.1177/0272989X16653401

10. Gill CJ, Sabin L, Schmid CH. Why clinicians are natural bayesians. Brit Med J. 2005;330(7499):1080–3. https://doi.org/10.1136/bmj.330.7499.1080
11. Gillies D. Philosophical theories of probability. London, New York: Routledge; 2000.
12. Haasenritter J, Biroga T, Keunecke C, Becker A, Donner-Banzhoff N, Dornieden K, et al. Causes of chest pain in primary care – a systematic review and meta-analysis. Croat Med J. 2015;56(5):422–30. https://doi.org/10.3325/cmj.2015.56.422
13. Hacking I. The taming of chance. Cambridge: Cambridge University Press; 1990. https://doi.org/10.1017/CBO9780511819766
14. Hacking I. The emergence of probability: a philosophical study of early ideas about probability, induction and statistical inference. 2nd ed. Cambridge: Cambridge Univ. Press; 2009.
15. Houben PHH, van der Weijden T, Winkens B, Winkens RAG, Grol RPTM. Pretest expectations strongly influence interpretation of abnormal laboratory results and further management. BMC Fam Pract. 2010;11:13. https://doi.org/10.1186/1471-2296-11-13
16. Irving G, Holden J. The time-efficiency principle: time as the key diagnostic strategy in primary care. Fam Pract. 2013;30(4):386–9. https://doi.org/10.1093/fampra/cmt007
17. Morgan DJ, Pineles L, Owczarzak J, Magder L, Scherer L, Brown JP, et al. Accuracy of practitioner estimates of probability of diagnosis before and after testing. JAMA Intern Med. 2021;181(6):747–55. https://doi.org/10.1001/jamainternmed.2021.0269
18. Sadegh-Zadeh K. Fuzzy health, illness, and disease. J Med Philos. 2000;25(5):605–38. https://doi.org/10.1076/0360-5310(200010)25:5;1-W;FT605
19. Sox HC. Medical decision making. Philadelphia: American College of Physicians; 2007.
20. Steurer J, Held U, Miettinen OS. Diagnostic probability function for acute coronary heart disease garnered from experts' tacit knowledge. J Clin Epidemiol. 2013;66(11):1289–95. https://doi.org/10.1016/j.jclinepi.2013.04.018

6 Schwellen

„All receipt of information is necessarily the receipt of news of difference, and all perception of difference is limited by threshold." (Gregory Bateson)

Schwellen sind in unserem Leben von großer Bedeutung: Sobald wir als Gast die Schwelle eines Hauses überschritten haben, genießen wir den Schutz und die Aufmerksamkeit unserer Gastgeber; wir selbst kennen die Erwartungen an einen Gast und benehmen uns anders als in der eigenen Wohnung oder draußen. Schwellen markieren den Übergang eines Menschen von einer Lebensphase zur anderen und werden entsprechend gefeiert.

Mit Schwellen setzen wir uns unweigerlich auseinander, wenn wir aufgrund von Eindrücken, die wir aus unserer Umgebung aufnehmen, eine Entscheidung treffen müssen. Auf einer unbeleuchteten Straße folgt mir eine verdächtige Person: Ab wann entscheide ich mich dazu, wegzulaufen oder um Hilfe zu rufen? – Am Morgen ziehen dunkle Wolken auf: Soll ich die Bergtour abbrechen? – Ähnliche Überlegungen stellt der Wetterdienst an: Rechtfertigen die meteorologischen Daten eine Sturmwarnung an die Öffentlichkeit?

Diesen Situationen sind zwei Dinge gemeinsam: zum einen die Unsicherheit, d.h. diffuse und vieldeutige Informationen („Rauschen"), zum anderen der Zwang zu handeln, also eine Entscheidung zu treffen; diese fällt dann, wenn ein „Signal" im Rauschen wahrgenommen worden ist. Sobald Unsicherheit (Rauschen) und der Zwang zur Entscheidung gegeben sind, liegt dem Handeln (das auch in einem Nichthandeln bestehen kann) eine Schwelle zugrunde. Diese mag offen besprochen und bedacht sein, oft ist sie den Betroffenen jedoch gar nicht bewusst.

In der diagnostischen Entscheidung in der Medizin ist das Thema deshalb unausweichlich, weil hier der Übergang von einer stetigen bzw. diffusen (Symptome und Befunde) in eine kategoriale Realität (z.B. Krankheit X vorhanden *oder* nicht vorhanden) gemeistert werden muss. Aus Anamnese und Untersuchungen gewinnen wir vielfältige, meist nicht eindeutige, oft widersprüchliche Informationen; am Ende steht jedoch eine binäre Konsequenz: Verschreibe ich das Antibiotikum für den Atemwegsinfekt bei der 78-jährigen Diabetikerin? Weise ich den 52-jährigen Mann mit seiner exazerbierten COPD ins Krankenhaus ein? Rechtfertigen die Befunde bei der 24-jährigen Frau mit V.a. Appendizitis eine OP? Schicke ich das Kind, das auf den Kopf gefallen ist, zum CT oder doch besser nicht?

Eigentlich sind bei jedem gesundheitsbezogenen Verhalten Schwellen zu reflektieren: wenn Patientinnen das Gesundheitssystem in Anspruch nehmen (oder auch nicht), wenn Ärztinnen einen diagnostischen Test auswerten (auffällig oder nicht?) oder wenn sie eine Therapie beginnen (oder auch nicht). Dabei mag die Wahrnehmung und Interpretation von Informationen in einer expliziten Formulierung münden (Krankheit X festgestellt) oder aber gleich eine Handlungskonsequenz auslösen. Für Letzteres ist die Verschreibung von Antibiotika bei Atemwegsinfekten ein Beispiel; hier wird gerne die Diagnose – wenn sie überhaupt formuliert wird – als Rechtfertigung nachgeschoben.

Diese Entscheidungen sind von so fundamentaler Bedeutung, dass sich ein separates Kapitel über Schwellen lohnt. Zwar sind die einzelnen Entscheidungssituationen phänomenologisch sehr unterschiedlich, es tauchen jedoch immer wieder ähnliche Gesichtspunkte auf, wenn man über Handlungsschwellen nachdenkt.

6.1 Die klinische Situation

Dr. M. kommt am Morgen in seine Praxis. Eine MFA verhindert, dass er überhaupt seinen Mantel auszieht. Frau K. hat angerufen und bittet um einen dringenden Hausbesuch wegen ihres Mannes. Er habe Brustschmerzen seit etwa 4 Uhr morgens, die Ehefrau habe sehr besorgt geklungen. Dr. M. dreht auf der Schwelle zur Praxis wieder um und fährt zu Wohnung des Patienten. Dieser ist 64 Jahre alt. In Bezug auf Herzkrankheiten ist die Anamnese leer; allerdings wird seit 5 Jahren ein Bluthochdruck mit Medikamenten behandelt. Auf der Treppe kommt ihm die Ehefrau des Patienten entgegen und erwähnt, dass ihr Mann nicht nur die starken, drückenden Schmerzen auf der Brust habe, sondern jetzt keine Luft mehr bekomme. An diesem Punkt spürt Dr. M., dass er jetzt schon genug Verdachtsmomente für ein akutes Koronarsyndrom hat und den Rettungsdienst verständigen kann – bevor er überhaupt den Patienten gesehen hat. (Der Fall wurde in Kap. 5.3.3 bereits diskutiert.)

Die Intuition des Dr. M. lässt sich mit der Abb. 6-1, die Sie bereits aus Kap. 5 kennen, formalisiert darstellen. Die Prävalenz eines akuten Koronarsyndroms (ACS) in der Primärversorgung liegt deutlich unter 5%. Durch Informationen, die ihm bereits vor dem direkten Patientenkontakt zur Verfügung standen, kann Dr. M. diese Wahrscheinlichkeit modifizieren. Die Anforderung eines dringenden Hausbesuchs wegen Brustschmerz, das Alter und das Geschlecht des Patienten (Mann > 55 Jahre) sowie die Atemnot haben die Wahrscheinlichkeit für das ACS auf fast 50 % ansteigen lassen. Die direkt am Patienten erhobenen Befunde mögen die Wahrscheinlichkeit noch weiter erhöhen (z.B. starke Angst, Rhythmusstörungen, Kreislaufschock). Selbst wenn der Patient kreislaufstabil ist, Lunge und Herz einen Normalbefund ergeben, wird Dr. M. immer noch das Gefühl haben, dass die Wahrscheinlichkeit für eine bedrohliche Erkrankung so groß ist, dass die Krankenhausaufnahme sinnvoll ist.

6.2 Therapeutische Schwelle

Diese Intuition ist in **Abbildung 6-1** als sog. „therapeutische Schwelle“ dargestellt (in dieser Situation ist die Einweisung mit notärztlicher Begleitung die „Behandlung“, d.h. die Handlungskonsequenz nach Abschluss des diagnostischen Prozesses). Steigt die Wahrscheinlichkeit für eine Erkrankung über diese Schwelle, beenden wir die Sammlung weiterer diagnostisch relevanter Daten und veranlassen eine Behandlung. Solange wir diese Schwelle nicht überschreiten, setzen wir die diagnostische Informationssuche fort. An der Schwelle sind wir dann angelangt, wenn wir indifferent gegenüber den beiden Konsequenzen (Therapie; weitere Diagnostik) sind, d.h. wenn wir eine Entscheidung schwierig finden.

Verschiedene Faktoren beeinflussen unsere Intuition der therapeutischen Schwelle bzw. ih-

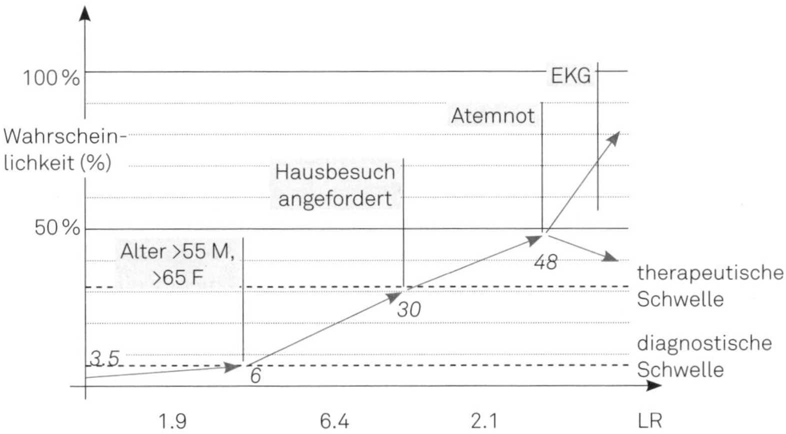

Abbildung 6-1: Akuter Brustschmerz: diagnostische Information und geänderte Wahrscheinlichkeit für ein ACS – Entscheidungsschwellen; LR: Likelihood-Ratio.

rer Höhe. Wenn die in Aussicht stehende Behandlung wenig wirksam und/oder riskant (reich an Nebenwirkungen) ist, werden wir eher weiter testen; bevor wir einer Patientin die Behandlung zumuten, wollen wir eine höhere Sicherheit (Wahrscheinlichkeit der zu behandelnden Erkrankung) – die Schwelle ist also höher. Onkologische Behandlungen wären ein Beispiel. Ähnlich wirken sich genaue bzw. komplikationsarme diagnostische Tests aus: Wir setzen sie eher großzügig ein – sie erhöhen ebenfalls die therapeutische Schwelle. Der Ausschluss einer tiefen Beinvenenthrombose über die Bestimmung der D-Dimere wäre ein Beispiel.

Andere Bedingungen senken dagegen die Behandlungsschwelle, das heißt wir schlagen bereits bei einer niedrigen Wahrscheinlichkeit für eine Erkrankung unserer Patientin eine Behandlung vor. Dies ist der Fall, wenn die Behandlung gut wirksam ist, z. B. Statine in der Sekundärprävention von arteriosklerotischen Erkrankungen. Wenig aufwendige bzw. sicherere Behandlungen haben die gleiche Auswirkung – hier könnte man an ASS mit derselben Indikation denken. Wenn nur Tests mit geringer Genauigkeit zur Verfügung stehen, erleichtert dies ebenfalls die Entscheidung zur Behandlung, d. h. senkt die Schwelle (z. B. Teststreifen für den akuten Harnwegsinfekt). Ähnlich wirken sich hoher Aufwand oder hohe Komplikationsraten von diagnostischen Tests aus; moderne Leitlinien empfehlen, die Diagnose einer KHK (Myokardischämie) nichtinvasiv zu stellen und die Koronarangiografie höchstens zur Therapieplanung einzusetzen.

Ich möchte betonen, dass ich Entscheidungsschwellen zunächst implizit und intuitiv als ärztlichen Entscheidungen zugrunde liegende Phänomene diskutiere (Näheres zur Formalisierung in Kap. 6.4). Während die Erkrankungswahrscheinlichkeit bei einer Patientin zu einem bestimmten Zeitpunkt individuell zu verstehen ist, fließen in den Schwellenbegriff Prinzipien und Wertvorstellungen ein, die von ärztlicher Seite unabhängig von der einzelnen Patientin eingebracht werden. Denn der Nutzen einer Therapie, aber auch deren Risiken und Nebenwirkungen, müssen für diese Abwägungen quantifiziert und gewichtet werden. Ist die Krankheitswahrscheinlichkeit hoch, d. h. ist das klinische Bild eindeutig, sind Schwellen nicht unbedingt interessant; die Konsequenz liegt sozusagen auf der Hand. Interessanter wird es, wenn die Wahrscheinlichkeit in der Nähe einer Schwelle liegt. Dann kommen die sich in den Schwellen manifestierenden Wertvorstellungen ins Spiel, und die Unterschiede zwischen einzelnen Ärztinnen, Fachgruppen und Versorgungssettings werden deutlich.

6.3 Diagnostische Schwelle

In Abbildung 6-1 sehen wir eine weitere Schwelle, nämlich den Punkt (Höhe der Wahrscheinlichkeit für die Erkrankung), an dem wir den diagnostischen Prozess ohne eine Behandlung beenden. Mit anderen Worten: Wenn in unserer Intuition die Wahrscheinlichkeit der Erkrankung unter diese Schwelle absinkt, gehen wir – meist implizit – davon aus, dass diese nicht vorliegt. Vielleicht verfolgen wir differenzialdiagnostisch eine andere Erkrankung als Erklärung für die Beschwerden der Patientin. Wenn wir das Gefühl von Indifferenz haben, d.h. es uns schwerfällt, zwischen weiteren Tests und der Beendigung der Diagnostik zu entscheiden, sind wir an dieser Schwelle angelangt.

Eher mit der Diagnostik aufhören werden wir, wenn es sich um eine weniger schwere Erkrankung handelt; bis auf die Ausnahmesituation einer Pandemie verzichten wir in der ambulanten Versorgung bei Atemwegsinfekten auf Virusnachweise. Wenn schließlich nur wenig genaue bzw. komplikationsträchtige Tests zur Verfügung stehen, werden wir ebenfalls eher geneigt sein, den diagnostischen Prozess für eine Krankheitshypothese abzubrechen. Wenn wir bei dem Zufallsbefund einer Leberzyste im Ultraschall ohne klinische Hinweise für Malignität nur mit der Punktion weiterkommen würden, überlegen wir uns das noch einmal. Eventuell schlagen wir eine Verlaufskontrolle nach drei oder sechs Monaten vor.

Auch hier lässt sich wieder spiegelbildlich beschreiben, was uns eher zu weiterer Diagnostik motiviert, d.h. Faktoren, die unsere intuitive diagnostische Schwelle absenken. Dies wäre eine schwere Erkrankung, die wir im Sinn haben, für die vielleicht spezifisch wirksame bzw. verträgliche Behandlungen existieren. So werden wir bei atypischen Gelenkbeschwerden die Hypothese einer rheumatoiden Arthritis eher länger verfolgen; denn hierfür gibt es spezifische Behandlungsmöglichkeiten. Genauso wird sich die Tatsache auswirken, dass genaue bzw. wenig komplikationsträchtige Tests zur Verfügung stehen. Hier denke ich an die Blutsenkung, bevor ich bei Beschwerden einer Polymyalgia rheumatica hoch dosierte Steroide verordne.

Aus Abbildung 6-1 wird auch deutlich, warum in unserem Beispiel von Brustschmerz am frühen Morgen ein EKG nicht weiterhilft. Bei einem positiven Befund, etwa ST-Hebungen, wird zwar die Wahrscheinlichkeit für einen Myokardinfarkt erhöht; dieser Erkenntniszuwachs ist jedoch nicht relevant. Sowohl die Vortestwahrscheinlichkeit (ca. 50 %) wie auch die Nachtestwahrscheinlichkeit (über 80 % im positiven Fall) liegen oberhalb der therapeutischen Schwelle; mit anderen Worten: Sie unterscheiden sich nicht in ihrer Konsequenz, nämlich der stationären Einweisung. Andererseits wissen wir, dass ein normales EKG im frühen Stadium des Infarkts wenig aussagt; der Negativbefund wird die Situation nicht unter die therapeutische Schwelle bringen, sollte uns also nicht von der stationären Einweisung abhalten. Dasselbe gilt für die frühe Troponin-Bestimmung. Wenn weder das positive noch das negative Ergebnis eines Tests die Wahrscheinlichkeit für die betrachtete Erkrankung über eine Entscheidungsschwelle bewegt, sollte er unterbleiben. Hier besteht sogar die Gefahr, dass eine apparategläubige Kollegin (eine sog. Hinterweltler-Medizinerin, siehe Kap. 14) eine falsche Entscheidung trifft und den Patienten *nicht* einweist. Zusammen mit dem Satz von Bayes (siehe Kap. 5.3) machen diese Schwellen- und Wahrscheinlichkeitsdiagramme deutlich ob bzw. wann das weitere Evaluieren einer bestimmten Erkrankung noch zusätzliche Erkenntnisse bringt. Je weiter dieser Prozess fortschreitet, desto geringer ist meist der Gewinn weiterer diagnostischer Tests. Wir können auf diese Weise verstehen bzw. deutlich machen, dass wir in vielen Situationen vielleicht besser eine Abwartestrategie wählen oder eine andere Hypothese verfolgen sollten.

6.4 Empirisch vs. normativ – intuitiv vs. formal

Die bisher in Zusammenhang mit Entscheidungsschwellen betrachteten Faktoren hatten ihre Begründung in der Patientin, den vermuteten Erkrankungen und den medizinischen Möglichkeiten. Es gibt jedoch auch Gesichtspunkte, die in der behandelnden Ärztin ihren Ursprung haben. So führt die Erfahrung, eine schwere Erkrankung fälschlich übersehen zu haben, zu einer Absenkung der diagnostischen Schwelle: Ärztinnen nehmen sich nach einer solchen Erfahrung vor, gründlicher zu untersuchen, großzügiger technische Diagnostik einzusetzen bzw. zu überweisen, ihre eigenen Schlussfolgerungen wie auch die Diagnosen anderer Ärztinnen häufiger infrage zu stellen sowie eher an seltene Erkrankungen zu denken. All diese Vorsätze entsprechen formal einer erniedrigten diagnostischen Schwelle.

Die oben genannten Begründungen bezogen sich auf normative Entscheidungsschwellen: Wenn es eine spezifische Behandlungsmöglichkeit gibt, z. B. für die rheumatoide Arthritis, *sollen* wir diese Diagnose *im Interesse der Patientin* länger verfolgen als die Polyarthrose. Die zuletzt beschriebene Reaktion einer Ärztin, nach einem tatsächlichen oder vermeintlichen diagnostischen Fehler (zu deren Unterscheidung siehe Kap. 10) künftige Patientinnen eher zur Bildgebung zu über- und großzügiger ins Krankenhaus einzuweisen, ist zwar verständlich; diese veränderten Entscheidungsschwellen sind aber vielleicht nicht mehr im Interesse ihrer Patientinnen, sondern eher ein Akt von Defensivmedizin. Mit anderen Worten: Es geht der Ärztin eher darum, Ärger zu vermeiden, als ihre Patientinnen optimal zu behandeln. Das von Pauker und Kassirer postulierte Schwellenmodell, das diesem Kapitel zugrunde liegt, ist *normativ*: Es sagt Ärztinnen, bei welcher Erkrankungswahrscheinlichkeit beispielsweise ein diagnostischer Test eher unterbleiben und stattdessen mit der Behandlung begonnen werden soll. Man kann jedoch auch empirisch untersuchen, an welchem Punkt reale Ärztinnen bei ihren Patientinnen sich entschließen, den diagnostischen Prozess zu beenden und zu therapieren. Solche Untersuchungen sind meines Wissens nur sehr selten durchgeführt worden. Sie ergeben eine breite Streuung von persönlichen Entscheidungsschwellen, was uns jetzt nicht überrascht. In die Höhe der Schwellen fließen vielfältige Gesichtspunkte ein; sicher geht es – wie bei Pauker und Kassirer – um die betrachtete Erkrankung sowie die diagnostischen und therapeutischen Möglichkeiten. Aber auch die persönlichen Erfahrungen (s. o.) und die Umstände der Entscheidung dürften hier ins Spiel kommen, wie z. B. Zeitmangel, Übermüdung oder die Sorge, einen unklaren Fall „ins Wochenende mitzunehmen“.

Ich habe in diesem Kapitel das Phänomen der Entscheidungsschwellen von der *intuitiven* Seite behandelt. Wie im Eingangsbeispiel dargestellt, können wir im Verlauf der diagnostischen Datensammlung und -verarbeitung oft einen Punkt markieren, an dem unser Empfinden „gekippt“ ist: Jetzt war uns klar, dass dieser Patient laparotomiert werden sollte oder dass die Herzinsuffizienz so unwahrscheinlich geworden war, dass keine Abklärung mehr in diese Richtung erfolgen musste.

Die komplizierte Formel, die Pauker und Kassirer vorgeschlagen haben, finden Sie im Hintergrund-Text. Dabei handelt sich um ein *formales* Modell, das die Annahmen, die in die Berechnung eingehen, explizit macht und – mit Literatur belegt – quantifiziert. Ich gestehe, dass ich diese Berechnungen noch nie für eine individuelle Patientin bzw. Entscheidung durchgerechnet habe. Trotzdem halte ich das Schwellenmodell für eine große Hilfe, wenn die eigenen Entscheidungen reflektiert werden sollen.

6.5 Anpassungen

Im Prinzip ist es sinnvoll, den diagnostischen Prozess in Bezug auf eine Hypothese (Erkrankung) so lange weiter voranzutreiben, bis eine der Schwellen überschritten wird, sei es, dass wir eine entsprechende Therapie beginnen oder die Hypothese aufgeben.

Zumindest für die Primärversorgung ist dies allerdings zu modifizieren, denn hier ist eine Klärung bei einem einzigen Praxisbesuch oft nicht möglich. Mit anderen Worten: die Krankheitswahrscheinlichkeit(en) verbleibt (verbleiben) *unter* der therapeutischen und *über* der diagnostischen Schwelle. Jetzt kann die Zeit als diagnostische Hilfe eingesetzt werden. Handelt es sich um eine Depression oder nur eine vorübergehende Befindlichkeitsstörung? Soweit keine „red flags" für eine Suizidgefahr bestehen, kann ich den Patienten in zwei oder vier Wochen wiedersehen. Nach diesem abwartenden Offenlassen wird oft eine der beiden Schwellen überschritten. Entweder die Symptomatik hat sich verdichtet und verstärkt, und ich schlage ihm jetzt regelmäßige Gespräche vor, vielleicht eine Psychotherapie oder Antidepressiva. Oder, glücklicherweise viel häufiger, die Beschwerden haben sich normalisiert, was dem Absinken der Krankheitswahrscheinlichkeit unter die diagnostische Schwelle entspricht. Ich habe in Kap. 5.5.2 dargestellt, wie sich durch dieses Vorgehen die zeitliche Veränderung von Wahrscheinlichkeiten nutzen lässt. Voraussetzung ist allerdings, dass keine „red flags" für akut bedrohliche Verläufe vorliegen.

Es wird oft gesagt, dass in der Primärversorgung spezifische bzw. relevante Erkrankungen lediglich *ausgeschlossen* werden können – mehr sei nicht möglich. Ich glaube jedoch, dass damit die allgemeinärztliche Aufgabe und Praxis unzureichend beschrieben ist. In Kap. 5.5.1 habe ich dargestellt, dass hier Krankheitshypothesen meist gar nicht in den betrachteten Problemraum hereinkommen. Sie müssen nicht unbedingt aktiv bearbeitet werden, solange die Patientin in der explorativen und offenen Phase des induktiven Streifens die Möglichkeit hatte, Hinweise auch auf entlegene Ursachen ihrer Beschwerden zu geben. Wenn sich diese Anzeichen jedoch ergeben – dabei sind vor allem *spezifische* Kriterien nützlich – machen uns diese Red Flags auf mögliche Erkrankungen aufmerksam, denen wir mit weiteren Fragen und Untersuchungen nachgehen. Wir gehen in der Primärversorgung also davon aus, dass die Wahrscheinlichkeiten für ernste, spezifisch behandelbare Erkrankungen *unter* der diagnostischen Schwelle liegen. Erst positive Hinweise der Anamnese, gerade in der Phase des induktiven Streifens, heben die Wahrscheinlichkeit über die diagnostische Schwelle und führen damit zu einem fokussierten Abklärungsprozess. Sensitive Tests (sind geeignet zum Ausschließen einer Erkrankung) verändern die Wahrscheinlichkeiten seltener Erkrankungen meist nicht relevant; deren Wahrscheinlichkeit verbleibt unter der diagnostischen Schwelle. Spezifische Tests dagegen machen einen Unterschied; sie können – wenn positiv – die Wahrscheinlichkeit über die diagnostische Schwelle heben, d. h. sie weisen auf Bereiche hin, die näher exploriert werden sollten. So zeigte sich in einer Übersichtsarbeit zu anamnestischen Angaben bei KHK, dass das Vorhandensein bzw. die Bejahung informativer war als die Verneinung bzw. Abwesenheit diagnostischer Information (Tests einschließlich der Anamnese).

Die Ausgangsprävalenz vieler bedrohlicher, aber behandelbarer Erkrankungen in der Primärversorgung ist so niedrig, dass sie eigentlich zu Beginn der Konsultation als ausgeschlossen gelten müssten, d. h. die Wahrscheinlichkeiten liegen unter der diagnostischen Schwelle. Es ist der in der diagnostischen Sequenz beschriebene Prozess, beginnend beim offenen induktiven Streifen, der den entscheidenden Unterschied macht. Diese Sequenz habe ich in Kap. 2.6 näher erläutert. Sie dient in der hausärztlichen Versorgung wie auch der Krankenhaus-Notaufnahme dazu, den praktisch unendlichen Problemraum zu explorieren.

Ich habe oben darauf hingewiesen, dass sich die Wahrscheinlichkeitsdiagramme und Entscheidungsschwellen auf den Abklärungsprozess einer einzelnen Erkrankung beziehen.

Diese Bezugserkrankung lässt sich jedoch unterschiedlich interpretieren. Eigentlich muss sich Dr. M. gar nicht über das ACS oder den Herzinfarkt Gedanken machen; vielmehr geht es um die krankheitsübergreifende Entität „Indikation für eine notfallmäßige Krankenhausaufnahme“. Deshalb ist die Differenzialdiagnose von akutem Herzinfarkt einerseits und einer Lungenembolie oder einem Aneurysma dissecans der Aorta andererseits für ihn und seine Patientin nicht relevant, da sich die Konsequenzen für diese Erkrankungen auf dieser Versorgungsebene nicht unterscheiden. Sobald der Patient allerdings in der Krankenhaus-Notaufnahme eintrifft, haben diese Differenzierungen eine vitale Bedeutung. Wir sprechen oft über „etwas Virales“, „etwas Rheumatologisches“ oder „Bösartiges“. In diesem Fall fassen wir eine große Zahl einzelner Erkrankungen, die sich in Bezug auf die anstehende Handlungskonsequenz ähneln, in einer Gruppe zusammen. Dies ist ein sinnvolles Vorgehen, um ein breites Spektrum von Ätiologien zu berücksichtigten; Verfeinerungen und Einengungen werden sinnvollerweise erst später vorgenommen.

6.6 Fehler, Reue und Bedauern

Dem Begriff der Entscheidungsschwellen können wir uns noch auf eine andere Weise nähern. Dazu stellen wir uns vor, wie schwer wir jeweils eine Fehlentscheidung empfinden würden. In den in diesem Kapitel diskutierten Wahrscheinlichkeitsdiagrammen sind zwei Fehler vorstellbar: eine Erkrankung fälschlich anzunehmen und zu behandeln (diagnostischer Fehler 1. Art) oder sie zu übersehen (diagnostischer Fehler 2. Art). In unserem Eingangsbeispiel würde der Fehler 1. Art darin bestehen, den Patienten in notärztlicher Begleitung in ein Krankenhaus einzuweisen, ohne dass ein ACS oder eine andere bedrohliche Erkrankung vorliegen; die Entlassungsdiagnose könnte etwa „Refluxösophagitis“ lauten. Von einem Fehler 2. Art würden wir sprechen, wenn wir ein prognostisch gutartiges Brustwandsyndrom annehmen und den Patienten mit einem Analgetikum behandeln. Am nächsten Morgen erfahren wir, dass die Beschwerden in der Nacht dramatisch zugenommen haben. Glücklicherweise habe die Notärztin erfolgreich reanimieren können; jetzt sei der Patient stabil auf der Intensivstation.

Wir können die Schwelle als den Punkt markieren, an dem wir die Gewichtungen der beiden Fehler als gleich empfinden. Dies lässt sich anhand von Abbildung 6-2 verstehen. Hier sind jeweils Doppelgänger unseres Patienten dargestellt. In jeder Schicht weisen diese unterschiedliche Wahrscheinlichkeiten für ein akutes Koronarsyndrom auf. Oben beträgt diese Wahrscheinlichkeit 50 %. Hier empfinden wir die beiden Fehlermöglichkeiten jedoch nicht als gleichwertig: *Einen* Herzinfarkt oder ACS zu übersehen (diagnostischer Fehler 2. Art) empfinden wir als deutlich gravierender als *eine* fälschliche Einweisung mit dieser Verdachtsdiagnose (Fehler 1. Art). In der Schicht darunter beträgt bei den klinisch identischen Doppelgängern die Wahrscheinlichkeit eines ACS nur noch 20 %. Jetzt müssen wir auf der einen Seite *ein* übersehenes ACS, auf der anderen Seite *vier* fälschliche Einweisungen auf die Waagschale legen. Natürlich wollen wir beide Fehler vermeiden – und glücklicherweise gelingt dies meistens. Für diese Abwägungen müssen wir uns jedoch plastisch die Fehler in der entsprechenden Häufigkeit vorstellen. An diesem Punkt, d. h. einer ACS-Wahrscheinlichkeit von 20 %, würde manche Leserin vielleicht sagen, dass sich die Reue und das Bedauern auf beiden Seiten entsprechen. Die meisten würden dies verneinen und erst in der Zeile darunter oder der übernächsten diese Ausgewogenheit empfinden, d. h. bei einer Krankheitswahrscheinlichkeit von 11 % bzw. 6 %; erst ab *acht* bzw. *sechzehn* ungerechtfertigten Einweisungen hätten sie den Eindruck, dass damit *ein* übersehenes ACS aufgewogen würde. Bei dieser Wahrscheinlichkeit wäre also ihre subjektive Behandlungsschwelle (Einweisung wegen ACS) erreicht. Die obere gestrichelte Linie in Abbildung 6-1 (entsprechend der therapeutischen Schwelle) wäre also niedriger anzusetzen.

Das Gefühl, das wir bei Fehlentscheidungen im Rückblick empfinden, ist in der Psychologie ein eigenes Forschungsgebiet. „Regret" können wir mit Reue oder Bedauern übersetzen; für Ärztinnen ist dies eine sehr belastende Erfahrung – in Kap. 10 gehe ich näher darauf ein. Dieses Gefühl dürfte von zahlreichen Faktoren bestimmt sein. Sicher gehen die oben erwähnten darin ein (Charakteristika der Erkrankung und ihrer Therapien; persönliche Erfahrungen), aber auch professionelle Normen und Erwartungen der Gesellschaft. Wie schwer wiegt die verpasste Behandlungsmöglichkeit bei der übersehenen Erkrankung (Fehler 2. Art)? Wie schwer wiegen die Risiken von stationärer Aufnahme und invasiven Prozeduren, obwohl die Erkrankung nicht gegeben ist (Fehler 1. Art)? Mit dem globalen Begriff des Regret bei den oben darstellten Abwägungen von Fehlern haben wir einen intuitiven Zugang zu Entscheidungsschwellen, mit dem wir diese Erwägungen und Gesichtspunkte zusammenfassen.

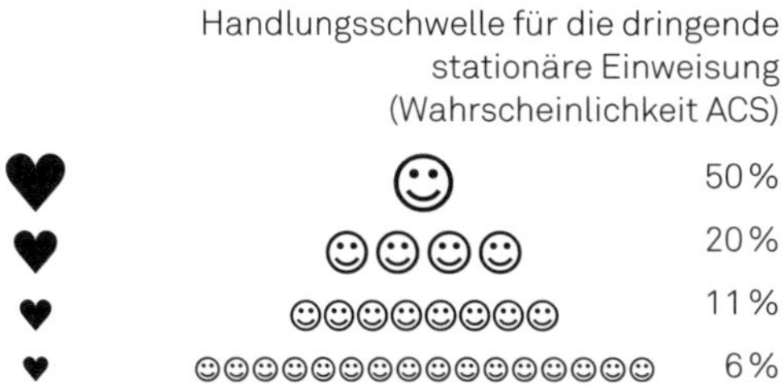

Abbildung 6-2: Entscheidungsschwellen und akzeptables Fehlerrisiko. Stellen wir uns identische Doppelgänger unseres Patienten vor; wir wissen nicht, wie viele von diesen tatsächlich ein akutes Koronarsyndrom (ACS) haben. Wie viele Patienten mit anderen Ursachen (Erkrankungen) würden wir (mit-)einweisen, um einen mit ACS entsprechend zu behandeln (Sofort-PCI, Intensivüberwachung usw.)? Quelle: mit freundlicher Genehmigung von Jef van den Ende.

6.7 Variationen

Viele medizinische Überlegungen und Handlungen lassen sich mit dem Begriff der Schwelle besser verstehen. Wenn ich das Intervall für eine Screening-Untersuchung (z. B. Zervixabstrich) verkürze, senke ich die Entdeckungsschwelle für Auffälligkeiten. Wenn ich mir nach einem tatsächlichen oder vermeintlichen Fehler vornehme, gründlicher in meinem diagnostischen Vorgehen zu sein, d.h. mehr Daten zu erheben und länger zu untersuchen, lässt sich dies als eine abgesenkte diagnostische Schwelle interpretieren. Ich verfolge also eine Hypothese auch dann, wenn ihre Wahrscheinlichkeit schon sehr niedrig ist. Wenn es um Krankenhauseinweisungen geht, operiere ich als Konsequenz vielleicht mit einer niedrigeren Schwelle. Nebenbei bemerkt: Diese Art des Lernens aus Erfahrung kann problematisch sein (siehe Kap. 10.7). Ein Radiologe, dem vorgeworfen worden ist, eine Verschattung nicht gesehen zu haben, wird bei der nächsten Gelegenheit Läsionen als verdächtig einstufen, die er vorher als gutartig beschrieben hat – auch er hat seine Schwelle gesenkt, von der an er einen Malignitätsverdacht, mit der Konsequenz weiterer Maßnahmen, äußert. Die Krankenhauschefärztin, welche die Hausärztinnen der Region auffordert, Patientinnen mit dem V. a. X'itis „früher" einzuweisen, wünscht sich eine niedrigere Entscheidungsschwelle für die Einweisung.

Die hier diskutierten Schwellen variieren also nicht nur je nach Patientin und in Abhängigkeit von den bedachten Erkrankungen, sondern auch je nachdem, welche Ärztin oder Gruppe von Ärztinnen am Werk ist. Findige Stationsärztinnen wissen genau, welche Oberärztin sie ansprechen müssen, um eine Patientin zu entlassen. Unter den Oberärztinnen gibt es solche, die wenig Bereitschaft zeigen, Risiken einzugehen. Sie schlagen unweigerlich eine weitere Runde von Untersuchungen vor – denn man könne ja nicht wissen. Andere sind bereit, die mit der Entlassung einhergehende Unsicherheit auszuhalten.

Allgemeinärztinnen sind eher in der Lage, einen diagnostischen Prozess abzubrechen oder mit dem „abwartenden Offenhalten“ zu arbeiten. Krankenhausärztinnen neigen hingegen dazu, den Prozess länger auszudehnen, d.h. ihre therapeutische Schwelle ist höher und die diagnostische Schwelle niedriger. Auch eine niedergelassene Spezialistin wird länger versuchen, eine Klärung herbeizuführen; schließlich hat sie per Überweisung den Auftrag dazu erhalten.

Neben der Fachgruppenzugehörigkeit sind es individuelle Erfahrungen und persönliche Charakteristika, die sozusagen zu „persönlichen Schwellen“ führen.

Der Einfluss von wirtschaftlichen Motiven lässt sich ebenfalls mit der Logik von Schwellen verstehen. Eine Untersuchung wird eher (häufiger) durchgeführt, wenn sie in der eigenen Praxis verfügbar ist und einen finanziellen Anreiz darstellt. Nach einer öffentlichen Diskussion über zu selten erkannte Demenz wurden englische Allgemeinärzte belohnt, wenn sie eine entsprechende Diagnose stellten. Ebenfalls in England erhielten zeitweise Praxen zwischen 6000 und 11000 Pfund, wenn sie weniger Patienten in den Sekundärsektor überwiesen. Die Wirkung, so sie denn existiert, dürfte sich als erhöhte Schwelle für eine Überweisung und die entsprechende Abklärung beschreiben lassen. Ein Medizinethiker kritisiert dies heftig, weil sich durch eine solche Regelung eine Interessenskonflikt von Ärztin (möchte wegen des Anreizes lieber nicht überweisen) und der Versorgung einer Patientin (sorgt sich wegen möglichem Krebs) ergeben kann. Er wundert sich, dass kein Aufschrei durchs Land geht! Die Kolleginnen gehen vermutlich deshalb nicht auf die Barrikaden, weil der hier aufgerissene Konflikt gar nicht neu ist. Vielmehr sind Ärztinnen in entwickelten Gesundheitswesen dauernd in der Spannung von Patienteninteresse und ökonomischen Motiven.

Schließlich sei auf die Public-Health-Maßnahmen und politische Entscheidungen hingewiesen, aktuell wurde dies bei der Eindämmung der Covid-19-Pandemie. Das Schwellenmodell ist m.E. fruchtbarer als Behauptungen, dass jemand „auf die Wissenschaft höre“ oder auch nicht. Landesregierungen, die über massive Eingriffe in das Bildungswesen, Kultur und Wirtschaft sich abstimmen mussten, sahen sich zwei Möglichkeiten einer Fehlentscheidung gegenüber: zu weitgehende Einschränkungen mit der Folge einer Wirtschaftsrezession, Nachteilen für Kinder, Jugendliche und alte Menschen, für Kultur und gesellschaftliches Leben; der diesem entgegengesetzte Fehler bestand darin, zu schwache Maßnahmen zu verordnen und damit eine erhöhte Sterblichkeit („die Lastwagen von Bergamo“) zu riskieren. Längst nicht alle Kritiker an den Maßnahmen wollten wissenschaftliche Erkenntnisse ignorieren, aber sie gewichteten die möglichen Fehlentscheidungen und deren Folgen (Regret) anders als die meisten Regierungen. Für Letztere war es einfacher, ihre Entscheidungen als direkte Umsetzung wissenschaftlicher Erkenntnisse darzustellen (Sachzwang), als sich auf das unsichere Feld von Wertediskussionen zu begeben.

6.8 Schlussfolgerung

Einen diagnostischen Prozess zu *beginnen*, ist eine klare und selbstverständliche Routine; unsere Patientinnen geben uns den Auftrag, indem sie Praxen und Krankenhäuser aufsuchen und ihre Beschwerden schildern. Die Beendigung dieses Prozesses kann jedoch bei den verantwortlichen Klinikern zu quälender Unsicherheit führen und die Angst provozieren, eine Erkrankung übersehen zu haben. Hier eine verantwortungsvolle Entscheidung zu treffen, ist die wahre Kunst – nicht das vorgeblich heroische Aneinanderreihen von einer Bildgebung, Blutabnahme oder Organpunktion an die nächste.

Die zentralen Größen, die unsere alltäglichen Schwellendefinitionen beeinflussen, sind Wertvorstellungen, d.h. sind subjektiver Natur. Wie hoch wir den Nutzen der Behandlung ansetzen, wie wir im Vergleich die Risiken und Nebenwirkungen ansetzen, wie sich die Waage zwischen Fehlern 1. Art und 2. Art bewegt, ist letztlich von subjektiven Gewichtungen abhängig. Diese Größen bestimmen die therapeutischen und diagnostischen Schwellen, die unserem Handeln – meist implizit – zugrunde liegen.

Die Analyse einer klinischen Situation mithilfe von Entscheidungsschwellen macht auch deutlich, dass für jede „Verbesserung" auf einen Seite ein Preis auf der anderen Seite zu zahlen ist. In einem Medizinsystem, in dem die Technik angebetet wird und mehr oder weniger versteckte Interessenskonflikte allgegenwärtig sind, wird diese Seite meist vergessen: dass Patientinnen, die von Diagnostik und Behandlung wenig oder gar nichts zu erwarten haben, auf den Weg riskanter Abklärung gebracht werden. Die Betrachtung von Schwellen rückt diese Kosten i. w. S. ins Blickfeld und macht deutlich, was tatsächlich an Mehrwert für die Patientin zu erwarten ist.

Die Wertsetzungen, die hinter den diskutierten Schwellen stehen, sind unvermeidlich; sie bestimmen unser Handeln, auch wenn wir naiverweise glauben, objektiv und wissenschaftlich die Diagnostik voranzutreiben. Die enthusiastische Universitätsmedizinerin, die unter „wissenschaftlich" meist den großzügigen (wenn nicht gar exzessiven) Einsatz diagnostischer Mittel versteht, gewichtet den Nutzen möglicher Behandlungen höher als die Risiken und Nebenwirkungen weiterer Diagnostik. Dies wirft ein interessantes Licht auf den wissenschaftlichen Anspruch oder auch eine vermeintliche „Objektivität" des diagnostischen Vorgehens: Dass ein diagnostischer Prozess beendet wird, lässt sich immer auf (meist implizite) Schwellen und die damit verbundenen Gewichtungen zurückführen; das klinisch-diagnostische Handeln kann der Subjektivität, d. h. den zugrunde liegenden Wertvorstellungen, nicht entkommen.

Hier wird deutlich, dass wissenschaftlich begründetes Handeln nicht darin besteht, einen dramatisch anmutenden Apparatepark aufzufahren. Wissenschaftlich wird Handeln durch die Reflexion auf das, was man im Alltag tut. Für den diagnostischen Prozess sind die hier dargestellten Schwellen zentral. Hier kann die Apparatemedizinerin vielleicht auch bemerken, dass die Krankheitswahrscheinlichkeit bei ihrer Patientin längst „ihre" therapeutische Schwelle *über*schritten oder die diagnostische Schwelle *unter*schritten hat; mit anderen Worten: Selbst in ihrem Wertesystem ist weitere Diagnostik in vielen Fällen irrational.

In diesem Kapitel habe ich die Schwellen in der individuellen klinischen Entscheidung diskutiert. Dabei waren die Krankheitsentitäten und ihre Abgrenzung zum Gesunden als gegeben vorausgesetzt. Aber natürlich handelt es sich auch bei der Definition von Erkrankungen (ab wann Diabetes mellitus Typ 2? Ab wann Rheumatisches Fieber?) um Entscheidungsschwellen, jedoch gelten diese jetzt für das gesamte Medizinsystem; in Kap. 8 gehe ich näher darauf ein.

Weiterführende Literatur

Diese Literaturangaben sind nur eine Auswahl der benutzten Referenzen. Detaillierte Angaben finden sich online im ausführlichen Hintergrund-Text, siehe Seite 343.

1. Donner-Banzhoff N. Solving the diagnostic challenge: a patient-centered approach. Ann Fam Med. 2018;16(4):353–8. https://doi.org/10.1370/afm.2264
2. Donner-Banzhoff N, Müller B, Beyer M, Haasenritter J, Seifart C. Thresholds, rules and defensive strategies: how physicians learn from their prior diagnosis-related experiences. Diagnosis (Berl). 2020;7(2):115–21. https://doi.org/10.1515/dx-2019-0025
3. Ebell MH, Locatelli I, Mueller Y, Senn N, Morgan K. Diagnosis and treatment of community-acquired pneumonia in patients with acute cough: a quantitative study of decision thresholds in primary care. Br J Gen Pract. 2018;68(676):e765–74. https://doi.org/10.3399/bjgp18X699545
4. Haasenritter J, Bösner S, Vaucher P, Herzig L, Heinzel-Gutenbrunner M, Baum E, et al. Ruling

out coronary heart disease in primary care: external validation of a clinical prediction rule. Br J Gen Pract. 2012;62(599):e415–21. https://doi.org/10.3399/bjgp12X649106

5. Harskamp R, van Peet P, Bont J, Ligthart S, Lucassen W, van Weert H. The conundrum of acute chest pain in general practice: a nationwide survey in The Netherlands. BJGP Open. 2018;2(4):bjgpopen18X101619. https://doi.org/10.3399/bjgpopen18X101619
6. Johnson HA. Diminishing returns on the road to diagnostic certainty. JAMA. 1991;265(17):2229–31. https://doi.org/10.1001/jama.1991.03460170083038
7. Pauker SG, Kassirer JP. The threshold approach to clinical decision making. N Engl J Med. 1980;302(20):1109–17. https://doi.org/10.1056/NEJM198005153022003
8. Sox HC. Medical decision making. Philadelphia: American College of Physicians; 2007.
9. Swets JA, Dawes RM, Monahan J. Better decisions through science. Sci Am. 2000;283(4):82–7. https://doi.org/10.1038/scientificamerican1000-82
10. Tsalatsanis A, Hozo I, Vickers A, Djulbegovic B. A regret theory approach to decision curve analysis: a novel method for eliciting decision makers' preferences and decision making. BMC Med Inform Decis Mak. 2010;10:51. https://doi.org/10.1186/1472-6947-10-51

7
Screening – Früherkennung von Krankheiten

Im Jahr 1999 legte die südkoreanische Regierung ein Programm für ein regelmäßiges Screening auf Krebs und andere häufige Erkrankungen auf. Die Ultraschalluntersuchung der Schilddrüse gehörte eigentlich nicht dazu; Ärztinnen boten ihren Patientinnen aber für eine zusätzliche Gebühr die Untersuchung an (man fühlt sich an deutsche IGeL erinnert). Die Schilddrüsenkrebs-Diagnoserate schnellte daraufhin in die Höhe: Im Jahr 2012 wurden 15-mal (!) so viele Karzinome der Schilddrüse festgestellt wir noch 1993. Der Anstieg war ausschließlich auf die papilläre Variante zurückzuführen. Einmal entdeckt, werden die Patientinnen aggressiv behandelt: zwei Drittel mit totaler, ein Drittel mit subtotaler Thyreodektomie. Allerdings ist die landesweite Sterblichkeit an Karzinomen der Schilddrüse über den gesamten Zeitraum konstant geblieben.

7.1 Definitionen

Wenn wir eine Diagnose stellen, beziehen wir uns auf die Gegenwart: Wie kann ich das aktuelle Problem meiner Patientin (Beschwerden, auffällige Befunde usw.) erklären? Zwar haben die meisten Krankheitsentitäten kausale (Vergangenheit) und prognostische (Zukunft) Implikationen, aber die Diagnose bleibt in Bezug auf den Zeitstrahl des Krankheitsgeschehens in der Gegenwart. In diesem Kapitel geht es jedoch um Befunde, die ausschließlich auf künftige Probleme und Erkrankungen hinweisen und genau deshalb erhoben werden. Dies können Risikofaktoren sein, wie z. B. der erhöhte Blutdruck oder die verminderte Knochendichte, oder Frühstadien der Erkrankung, wie z. B. das rechtzeitig erkannte kolorektale Karzinom oder der niedrige TSH-Wert beim Neugeborenen. Diesem Zweck können sehr einfache Techniken dienen, wie z. B. für Gefäßkrankheiten die Familienanamnese oder der Knöchel-Arm-Index, aber auch aufwendige, wie z. B. die quantitative Bestimmung des Koronarkalks mit dem CT oder die Feststellung eines Bauchaortenaneurysmas mit einer Ultraschalluntersuchung. Ihnen ist gemeinsam, dass sie Ansatzpunkte für Interventionen sein sollen, um gesundheitliche Beeinträchtigungen zu verhüten.

Die Begriffe „Screening“, „Früherkennung“ oder „präventive Technologie“ gebrauche ich austauschbar synonym. In Mode gekommen ist die „disease interception“, was aber dasselbe ist. Gemeinsam haben diese Begriffe, dass die zu verhütende Erkrankung (Schlaganfälle, Frakturen, Darmkrebs, angeborene Hypothyreose [früher Kretinismus]) klinisch noch nicht erfahrbar oder sichtbar ist. Deshalb sind die Osteoporose und die Hypertonie auch keine Krankheiten, sondern Risikofaktoren für solche (hier: Frakturen, Schlaganfälle); der bei der Screeningkoloskopie gefundene und entfernte Polyp ist ein Vorstadium der Erkrankung.

Man hat zwar bereits in der Antike präventiv gedacht, die Verfasser der hippokratischen Schriften hatten jedoch eine gesundheitsfördernde Umgebung und entsprechende Verhaltensweisen des Individuums im Auge. Der Gedanke, einen okkulten Zustand zu erkennen, der für eine künftige Krankheit stehen würde, konnte erst mit dem modernen Begriff von Krankheit als einer im Körper lokalisierbaren Störung entstehen. Darüber hinaus mussten in den sich industriell entwickelnden Ländern zunächst die drängendsten medizinischen Probleme gelöst werden, die sich aus dem Zusammenwirken von Infektionen und pathogenen Lebensbedingungen ergaben, bevor der Gedanke an eine individuelle Früherkennung sich verbreiten konnte. In den entwickelten Ländern geschah dies zunehmend seit der Mitte des 20. Jahrhunderts. Hinzu kam die Explosion biomedizinischer Erkenntnisse. All dies nährte den Wunsch und die Aussicht, Krankheiten so früh zu entdecken, dass sie durch eine gezielte Behandlung verhindert werden könnten.

7.2 Falsches Feedback und Illusionen

Was ich in Kap. 3 zum falschen Feedback gesagt habe, gilt bei der Früherkennung in besonderem Maße. Hier sorgt selbst das medizinethisch schlimmste Ergebnis, der iatrogene Schaden, für eine positive Rückmeldung. Ein Patient, bei dem mithilfe des PSA-Screenings ein Prostatakarzinom entdeckt und behandelt worden ist, wird seiner Ärztin auch dann dankbar sein, wenn das Karzinom gar nicht zu Beschwerden oder seinem Tod geführt hätte (sog. Überdiagnose im engeren Sinne) und er durch die Behandlung vielleicht sogar gravierende Nebenwirkungen erlitten hat (z.B. Inkontinenz oder Impotenz nach einer radikalen Prostatektomie). Er wird das Gefühl haben, der PSA-Test habe ihm das Leben gerettet, er sei „dem Tod noch einmal von der Schippe gesprungen"; dafür nehmen viele Menschen schwere Nebenwirkungen in Kauf. Auch diejenigen, deren Wert bei der jährlichen Untersuchung normal ausfällt, erhalten eine positive Rückmeldung: Sie gehen mit dem guten Gefühl nach Hause, dass alles in Ordnung sei – auch sie empfinden Dankbarkeit gegenüber ihrer Ärztin.

Wenn wir Früherkennungsuntersuchungen aus unserer Erfahrung heraus beurteilen, ergeben sich bestimmte Täuschungseffekte (Bias). Diese mögen sich auf die Patientinnen beziehen, die wir in unseren Sprechstunden oder Ambulanzen betreuen. Die Täuschungseffekte ergeben sich aber auch dann, wenn wir Kohorten von Patientinnen mit Malignomen, die durch eine Früherkennung gefunden worden sind, mit denen vergleichen, bei denen manifeste Beschwerden zur Diagnose geführt haben.

In den folgenden Abbildungen (Abbildung 7-1, Abbildung 7-2, Abbildung 7-3) habe ich, um die Formen des Bias zu demonstrieren, jeweils Krankheitsverläufe schematisch dargestellt. Diese treffen am ehesten für Karzinome zu. Mit dem Kreis ist auf dem Zeitstrahl der Beginn des Krankheitsprozesses markiert, von dem an die Kontrollmechanismen des Körpers die Erkrankungen nicht mehr beherrschen können. Der breite (graue) Streifen zeigt den Zeitraum an, in dem die Erkrankung einer Früherkennung zugänglich ist.

7.2.1 Vorlaufzeit-Bias (Lead-Time-Bias)

Im oberen Teil der **Abbildung 7-1** sehen wir einen Verlauf, welcher der Diagnose aufgrund von Symptomen entspricht.

Im mittleren Teil ist die Entdeckung der Krankheit durch Screening zwar vorverlegt worden; hier wird davon ausgegangen, dass keine wirksame Behandlung zur Verfügung steht. Darum ist die Lebensdauer gegenüber der Diagnose aufrund von Symptomen nicht verlängert.

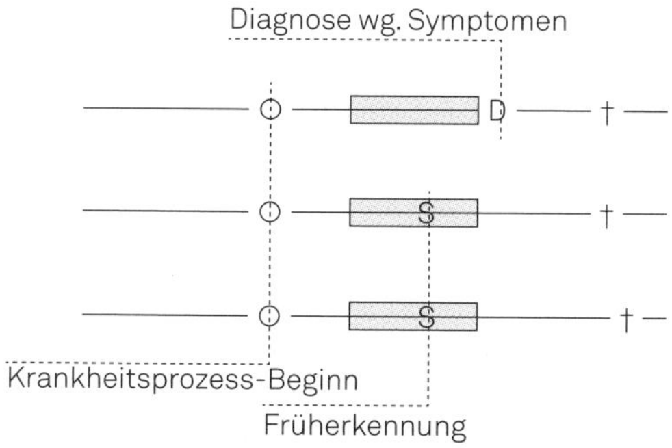

Abbildung 7-1: Vorlauf-Bias (Lead-Time-Bias): Vergleich eines Verlaufs mit symptomatischer Manifestation, wirkungslosem und wirksamen Screening (Erläuterungen im Text). D: Diagnose aufgrund von manifesten Symptomen; S: Feststellung der Erkrankung durch Früherkennung; †: Tod der Person.

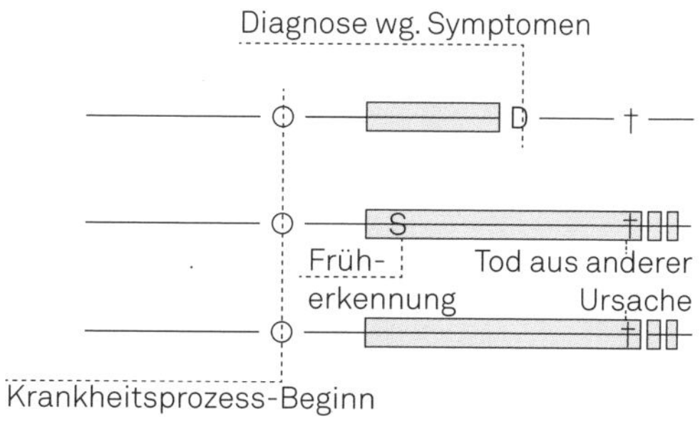

Abbildung 7-2: Überdiagnose: Vergleich eines Verlaufs mit symptomatischer Manifestation, langsamen Verläufen mit und ohne Screening (Erläuterungen im Text). D: Diagnose aufgrund von manifesten Symptomen; S: Feststellung der Erkrankung durch Früherkennung; †: Tod der Person.

Eine Täuschung bei dem Vergleich von aufgrund von Symptomen und durch Screening Diagnostizierten kann sich dadurch ergeben, dass die Dauer der manifesten Krankheit im zweiten Fall verlängert worden sind. In der alltäglichen Betreuung dieser Patientinnen scheint es so zu sein, als würden diese länger leben als die symptomatisch Entdeckten – dabei ist lediglich die Diagnose vorverlegt, sind Krankheitsdauer und -erfahrung verlängert worden. Wir sprechen von Vorlaufzeit-Bias, wenn die Früherkennung den Anschein von Wirksamkeit erweckt, ohne mit einem Gewinn an Lebenszeit für die Betroffenen einherzugehen.

Erstrebenswert ist die Situation im unteren Teil der Abbildung. Hier ist der Zeitpunkt der Diagnose vorverlegt und eine wirksame Behandlung gegeben worden, sodass der Tod dieser Patientin hinausgezögert worden ist.

7.2.2 Überdiagnose

In **Abbildung 7-2** zeige ich im mittleren und unteren Teil sehr langsame Krankheitsverläufe; ein Beispiel wären niedrigmaligne Varianten des Prostatakarzinoms. Beide Verläufe sind identisch, beide Männer versterben an anderen Erkrankungen. Der Patient im mittleren Teil der Grafik ist allerdings beeinträchtigt dadurch, dass die bösartige Erkrankung beim ihm festgestellt und er womöglich behandelt wurde – obwohl dies für seine Prognose unerheblich gewesen ist.

Die Täuschung über die Wirksamkeit der Früherkennung wird augenfällig, wenn das obere mit dem mittleren Schema verglichen wird. Auch hier erscheint das Screening in einem positiven Licht, weil der Verlauf und die scheinbare Überlebenszeit so viel länger sind als nach symptomatischer Diagnose. Dabei hat man hier Krankheitsverläufe mit sehr unterschiedlichen biologischen Charakteristika miteinander verglichen.

7.2.3 Length-Time-Bias

Bei der Früherkennung werden eher Krankheiten mit längeren, weniger gefährlichen Verläufen entdeckt. Denn bei den eher gutartigen Varianten sind die Abstände von Krankheitsbeginn, ersten Symptomen und Tod größer, der Zeitraum für eine mögliche Erkennung durch Screening entsprechend länger. Deshalb werden bei einer Früherkennung (in **Abbildung 7-3** schematisch als gestrichelte Linie dargestellt) eher diese Varianten entdeckt. Vergleicht man diese mit den aufgrund von Symptomen gefundenen Fällen, kann sich der falsche Eindruck aufdrängen, dass durch eine Früherkennung der Verlauf gutartiger ist.

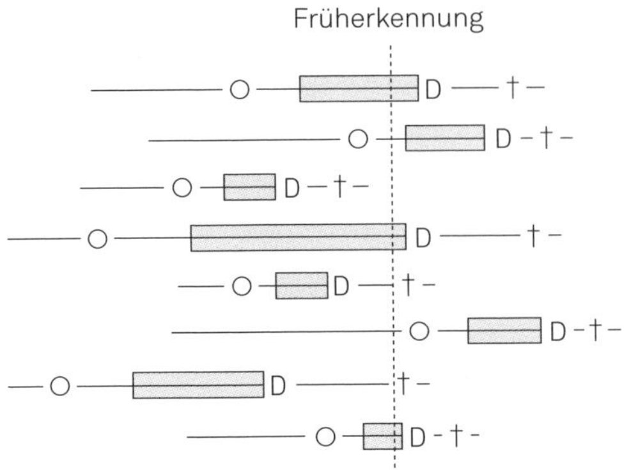

Abbildung 7-3: Length-Time-Bias: Vergleich von Verläufen unterschiedlicher Geschwindigkeit (Erläuterungen im Text). D: Diagnose aufgrund von manifesten Symptomen; S: Feststellung der Erkrankung durch Früherkennung; †: Tod der Person.

7.2.4 Healthy-Volunteer-Bias (Screenee-Bias)

Schließlich ist zu bedenken, dass durch freiwillige Früherkennungsprogramme meist eine Selektion stattfindet. Wer teilnimmt, ist eher gesundheitsbewusst, vermeidet Risiken (Rauchen, Übergewicht, Bewegungsarmut usw.), ist sozial bessergestellt, hat einen besseren Bildungsstand und hat schon langlebige Eltern gehabt. Diese Gruppe hat in Bezug auf die meisten Erkrankungen bessere Karten, sowohl in Bezug auf die Inzidenz wie auch den Verlauf. Dieser Bias durch Selbstselektion kann ebenfalls den Vergleich von aufgrund von Symptomen und durch Früherkennung Diagnostizierten verzerren.

Die erwähnten Täuschungen lassen sich nur dann vermeiden, wenn in einem randomisierten kontrollierten Studiendesign eine Gruppe von Menschen, denen eine Früherkennungsmaßnahme angeboten wird, mit einer Kontrollgruppe ohne dieses Angebot verglichen wird. Dafür benötigt man sehr große Stichproben, die über mehrere Jahre beobachtet werden müssen; der Aufwand ist deshalb beträchtlich. Es ist jedoch so wie in anderen Bereichen: Wir bekommen diese Studien nur, wenn wir sie verlangen. Solange eine Ärzteschaft sich durch schlichte Narrative (siehe Kap. 12.4) von vermeintlich erfolgreicher Früherkennung beeindrucken lässt und unzureichend evaluierte Maßnahmen einsetzt, werden solche Studien eher nicht angestoßen. Tatsächlich sind es vor allem Regulierer (Gesundheitssysteme, Kostenträger, wissenschaftliche Einrichtungen), die solche Untersuchungen anstoßen, viel weniger die Ärzteschaft.

7.3 Zunehmende Kritik

In der öffentlichen Diskussion hat sich in den vergangenen Jahren eine interessante Verschiebung vollzogen: Bis zur ersten Dekade des 21. Jahrhunderts war es selbstverständlich, dass eine Früherkennung, vor allem von Krebs, sinnvoll sei, und möglichst alle mitmachen sollten. Inzwischen sieht man die Problematik in den Fach- wie auch allgemeinen Medien differenzierter. Die meist nur geringen Effekte, das Schadenspotenzial (Komplikationen von Untersuchungen, Überdiagnose), aber auch die Interessenskonflikte der beteiligten Gruppen werden offen angesprochen. Das Resultat ist, dass in der Urologie darüber geklagt wird, dass immer weniger Männer eine PSA-Untersuchung machen lassen. Selbst im Nationalen Krebsplan findet sich ein Paradigmenwechsel: die „Informierte Entscheidung" zur (Nicht-)Teilnahme hat das Bemühen abgelöst, möglichst große Teile der Bevölkerung zur Früherkennung zu bewegen.

Früherkennungsuntersuchungen werden meist als harmlose Geschichte angesehen: nur eine kleine Blutabnahme (PSA-Testung), nur eine kurze Ultraschalluntersuchung, tut ja gar nicht weh (Bauchaortenaneurysma). Immerhin ist den meisten klar, dass bei der Mammografie ionisierende Strahlen eingesetzt werden und bei der Koloskopie Darmblutungen und -perforationen auftreten können. Mit den auf den ersten Blick „unschuldigen" Untersuchungen ist es nicht getan; vielmehr sind diese immer Teil einer komplexen Abklärungsstrategie, die invasive diagnostische (z.B. Prostatabiopsie) oder therapeutische (z.B. Gefäßoperation [Aorta]) beinhalten.

7.4 Ethik der Früherkennung

Cochrane und Holland haben schon 1971 sehr hellsichtig die ethischen Anforderungen an Prozeduren des Screenings formuliert. So wie es in juristischen Verfahren Regelungen zur Beweislast gibt, beschreiben sie die speziellen Anforderungen an eine Maßnahme für die Früherkennung – im Gegensatz zur kurativen Behandlung.

Wenn eine Patientin uns wegen ihrer Beschwerden um Hilfe bittet, tun wir unser Bestes. Für Lücken im medizinischen Wissen oder unzureichende Behandlungsmöglichkeiten sind wir dabei nicht verantwortlich, denn sie hat den Kontakt initiiert. Wenn wir ihr jedoch eine Prozedur des Screenings (Früherkennung) anbieten bzw. diese durchführen, liegt die Initiative bei uns: Wir machen durch unser Angebot eine „Bürgerin" zur „Patientin", damit tragen wir jetzt die Verantwortung bzw. die Beweislast. Wir sind jetzt verpflichtet, den Nachweis zu führen, dass der Nutzen den Schaden überwiegt.

Screeningsuntersuchungen können also nur dann ethisch gerechtfertigt werden, wenn wir einen belastbaren wissenschaftlichen Nachweis ihrer Wirksamkeit und Unbedenklichkeit führen können. Wie wir dies leisten können, stelle ich im folgenden Abschnitt als „Leiter der Studienevidenz" dar.

7.5 Studienevidenz

Dass ein Früherkennungsprogramm Menschen belästigt, beunruhigt und verletzt, ist offensichtlich: die Untersuchung selbst, das Warten auf ein Ergebnis, wie auch die sich bei positivem Befund anschließenden Untersuchungen (z.B. Biopsien), Operationen (samt Belastungen und Komplikationen) und Chemotherapien, die sonst nicht stattgefunden hätten. Systematische Studien müssen die Frage beantworten, ob dieser negativen Seite („Kosten") ein so großer Nutzen gegenübersteht, dass der Einsatz einer Technologie zur Früherkennung gerechtfertigt werden kann.

Die **Abbildung 7-4** zeigt die „Leiter der Evidenz", die uns hilft, die empirischen Forschungsergebnisse zu sortieren und ihre Konsequenzen besser zu verstehen. Von einer „Leiter" können wir deshalb sprechen, weil die höheren Stufen auf den unteren aufbauen. Über eine Verbesserung der Prognose oder über Kosten lässt sich erst dann sinnvoll diskutieren, wenn der Nachweis vorliegt, dass eine Methode tatsächlich eine relevante, ggf. zusätzliche prognostische Information liefert. Generell empfehlen sollten wir eine Methode nur dann, wenn wir an der Spitze der Leiter angekommen sind, d.h. alle erwähnten Kriterien nachweisbar erfüllt sind.

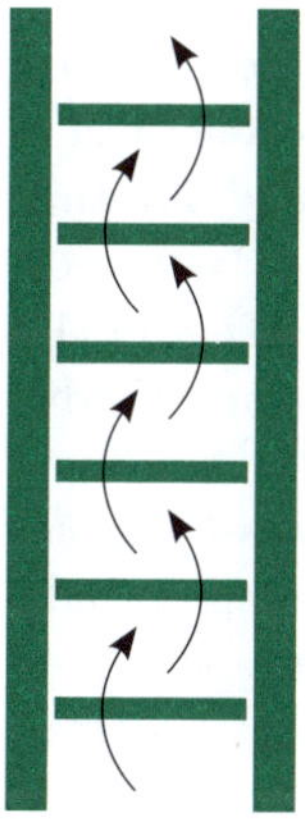

Abbildung 7-4: „Leiter der Evidenz" für Untersuchungen zur Früherkennung von Krankheiten.

Natürlich gibt es viele Möglichkeiten, Krankheiten bzw. manifeste Beschwerden zu verhüten. Ich konzentriere mich hier auf die Situation, dass ein diagnostischer Test i.w.S. eingesetzt wird, um einen krankhaften bzw. auffälligen Zustand zu entdecken, der dann seinerseits behandelt werden kann. So ist die Ernährung mit einer ausreichenden Menge an Folsäure ein wichtiges Mittel, um Neuralrohrdefekte zu verhindern. Eine entsprechende Ernährung empfiehlt man allen Frauen, bei denen eine Konzeption vorstellbar ist. Die Koloskopie stellt jedoch einen individuell einzusetzenden diagnostischen Test dar, der Vorstufen oder frühe Formen des kolorektalen Karzinoms entdecken und einer Behandlung zuführen soll.

7.5.1 Fallbeispiel: Ultraschall der Halsschlagadern

Viele Praxen und Kliniken bieten eine Ultraschalluntersuchung der Halsschlagadern als IGeL an. Damit sollen Karotisstenosen erkannt werden, die bisher keine Symptome verursacht haben. Eine prophylaktische Operation (z.B. Karotis-Endarterektomie) soll künftige Schlaganfälle verhindern. Mit Ultraschall kann auch die Intima-Media-Dicke (intima-media thickness, IMT) gemessen bzw. können arteriosklerotische Plaques gefunden werden. Wenn man davon ausgeht, dass diese für die Schwere der Arteriosklerose im gesamten Körper stehen, kann man daraus Hinweise für intensivierte oder verringerte präventive Bemühungen gewinnen (Verhaltensumstellungen; Medikamente).
Diese Untersuchung ist beispielsweise Teil des Check-ups bei über 40-Jährigen bei der DKD Helios Wiesbaden. Auch bei den Angeboten großer US-amerikanischer Kliniken ist sie häufig Teil der speziell für leitende Angestellte angebotenen Untersuchungen. Ein arbeitsmedizinischer Dienst bietet gar den „Mercedes unter den Karotis-Screenings" an.

Die kritischen Fragen, die sich aus der „Leiter" ergeben (Abbildung 7-4), diskutiere ich zunächst am Beispiel der im Karotis-Ultraschall erhobenen Befunde zur Intima-Media-Dicke (IMT) und arteriosklerotischen Plaques. Ich gehe später auf den Befund einer Karotisstenose ein.

1. *Sind IMT bzw. Plaques im Karotis-Ultraschall mit kardiovaskulären Ereignissen assoziiert?* Ja, in mehreren Kohortenstudien hat man nachweisen können, dass Personen mit höherer IMT bzw. vermehrten Plaques häufiger Herzinfarkte und/oder Schlaganfälle erleiden.
2. *Bleibt dieser Zusammenhang bestehen, wenn man andere Prädiktoren (Risikofaktoren) statistisch berücksichtigt?* Dies ist deshalb von Bedeutung, weil die IMT und Plaques mit demografischen Charakteristika (z.B. Alter) und anderen Risikofaktoren (z.B. Blutdruck) assoziiert sind. Tatsächlich bleibt dieser Zusammenhang von Ultraschallbefund und künftigen kardiovaskulären Ereignissen bestehen, wenn für Alter, Geschlecht und andere Risikofaktoren in entsprechenden statistischen Verfahren adjustiert wird. Allerdings schwächt sich dieser Zusammenhang deutlich ab.
3. *Bringt die Bestimmung von IMT bzw. Plaques relevante zusätzliche prognostische Information?* Die Ultraschalluntersuchung bringt gegenüber den etablierten kardiovaskulären Risikoformeln eine zusätzliche prädiktive Information. Allerdings ist diese nur gering und vermutlich ohne klinische Relevanz.
4. *Gibt es eine sinnvolle Handlungskonsequenz aus den Befunden?* Die Verfechter weisen darauf hin, dass man in Abhängigkeit vom Ergebnis die präventiven Anstrengungen erhöhen oder reduzieren kann.
5. *Verbessert der Einsatz des Karotis-Ultraschall die Prognose?* Das ist unklar, denn es fehlt einschlägige Evidenz, z.B. aus randomisierten kontrollierten Studien. Es ist vorstellbar, dass die wegen der erforderlichen Kompetenz und Ausstattung erforderliche Zentrali-

sierung von Check-ups die Schwelle zur Teilnahme erhöht, d.h. es sind unerwünschte Nebenwirkungen vorstellbar.

6. *Ist die Sicherheit der Untersuchung dokumentiert, sind die Kosten akzeptabel?* Die Ultraschalluntersuchung der Karotiden ist schmerzlos und frei von physischen Komplikationen. Es besteht allerdings eine hohe Variabilität bzw. eingeschränkte Reliabilität der Messtechnik. Zu den Kosten siehe Sprosse 7).
7. *Ist die personelle und apparative Infrastruktur vorhanden?* Während die Gesundheitsuntersuchung nach § 25 SGB V in jeder hausärztlichen Praxis durchgeführt werden kann, erfordert der Karotis-Ultraschall ein entsprechendes Gerät, ein Training und kontinuierliche Qualitätssicherungsmaßnahmen. Diese Struktur müsste quantitativ und qualitativ in Deutschland aufgebaut werden. Nur entsprechend qualifizierte Praxen sollten die Leistung erbringen dürfen. Zwar bieten zahlreiche Praxen eine entsprechende IGeL an, da es nicht um eine GKV-Leistung geht, fehlen aber Regelungen zur Indikations- und Prozessqualität.

Als weiterer Mechanismus, über den der Karotis-Ultraschall präventiv wirken kann, wird die Entdeckung und operative Behandlung von Stenosen postuliert. Diese Überlegung ist ein eindrucksvolles Beispiel dafür, dass eine Früherkennungsuntersuchung auf den ersten Blick ganz harmlos erscheint (nur ein Ultraschall!), es auf den zweiten Blick jedoch nicht ist. Denn hier geht es um eine hochinvasive Konsequenz, nämlich eine Operation (Endarteriektomie der Karotis) mit ihren Risiken (hier vor allem: iatrogener Schlaganfall).

Wir müssen also das Risiko für den (ipsilateralen) Schlaganfall aufgrund der Stenose gegen das Risiko der Operation gegeneinander abwägen. Bei einer Stenose von 70 % und mehr beträgt das jährliche Risiko für einen ipsilateralen Schlaganfall 1,6 %. In Zentren mit großer Erfahrung mit Eingriffen an der A. carotis beträgt das Risiko für einen Schlaganfall oder den Tod innerhalb von 30 Tagen nach der OP etwa 2,4 %. Damit sind sowohl die prozeduralen Risiken für den Patienten wie auch die Kosten für die Gemeinschaft zu hoch, als das ein Screening auf asymptomatische Karotisstenosen gerechtfertigt werden könnte.

Leitlinien zur Ultraschalluntersuchung der Karotis

In ihrem 2013 Statement äußern sich die US-amerikanischen Fachgesellschaften kritisch zur Ultraschalluntersuchung der Karotis. Es fehlten randomisierte kontrollierte Studien, um einen zusätzlichen Effekt der IMT abzuschätzen. Hinzu kämen Probleme der Messung bzw. deren Standardisierung. Eine europäische Leitlinie zur kardiovaskulären Prävention (2016) gibt eine verhalten positive Empfehlung für die Feststellung von Plaques mit einem Karotis-Ultraschall.

Weil mit einem Screening auf asymptomatische Karotisstenosen mehr Schaden als Nutzen verursacht wird, lehnen die deutsche AWMF-Leitlinie – an welcher u.a. die Fachgesellschaften für Gefäßchirurgie und Neurologie beteiligt waren – und die US Preventive Services Taskforce diese Maßnahme ausdrücklich ab.

7.5.2 Mehr als Testgenauigkeit

Die Frage nach dem Nutzen von Screening- bzw. Früherkennungsuntersuchungen geht über die Evaluation diagnostischer Tests (Kap. 4) weit hinaus. Während ein diagnostischer Test auf die Gegenwart zielt bzw. im zeitlichen Querschnitt verbleibt, erhebt die Früherkennung den Anspruch, das Manifestwerden einer Erkrankung zu verhindern, d.h. sie zielt auf die Zukunft. Daher reicht es für die Entscheidung über den Nutzen nicht aus, dass oder ob ein aktueller Zustand, z.B. die Frühform eines Karzinoms, mit hoher Testgenauigkeit (Sensitivität, Spezifität usw.) festgestellt werden kann. Da eine Früherkennungsuntersuchung die Weichenstellung für komplexe Ketten von Aktionen darstellt (z. B. Sicherung der Diagnose, präoperative Untersuchungen [Staging], Operation, Chemotherapie, Rehabilitation, Langzeitbetreuung), müssen Nutzen und Risiken des gesamten „Pakets" untersucht werden. Ohne große prospektive Kohortenstudien mit einer parallelen Kontrolle lässt sich ein entsprechender Nachweis kaum erbringen.

7.6 Grauzonen „wegtesten"

Häufig empfehlen Leitlinien oder Kommentatoren, Patientinnen mit einem grenzwertigen Risiko für kardiovaskuläre Erkrankungen mit dem Karotis-Ultraschall zu untersuchen. Mithilfe der IMT oder nachgewiesener Plaques sollen sie eindeutig entweder der Hoch- oder der Niedrigrisikogruppe zugeordnet werden.

Das „Wegtesten" aus einer Grauzone ist eine von vielen Ärztinnen geschätzte Strategie, mit Ambivalenz umzugehen. Vordergründig funktioniert das: Wenn man lang genug testet, ist irgendwann jede Patientin aus der Grauzone verschwunden. Das mag auf einer subjektiven Ebene Erleichterung schaffen, ist aber ein Trugschluss.

Multivariate Prädiktionsinstrumente für kardiovaskuläre – aber auch alle übrigen – Erkrankungen ergeben praktisch immer eine Normalverteilung, so auch die Framingham-Formel oder der Arriba-Rechner (siehe schematisch **Abbildung 7-5** oben). Diese mag schief oder leicht asymmetrisch sein, es findet sich jedoch immer eine Ballung um den Mittelwert, ein einziger Gipfel sowie nach oben und unten (bzw. rechts und links) lang ausgezogene Schwänze der Verteilung. Bei den meisten Patientinnen bzw. Probandinnen besteht eigentlich kein Zweifel: Sie gehören entweder in die Niedrigrisikozone, in der eine Intervention meist nicht angemessen ist, oder sie weisen ein hohes Risiko auf, das Maßnahmen rechtfertigt, durch die künftige Er-

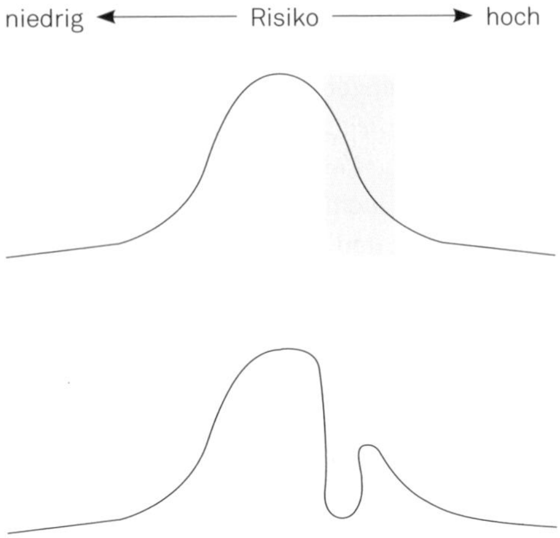

Abbildung 7-5: Risikoverteilung einer multivariaten prognostischen Funktion. Oben: Normalverteilung mit Grauzone (ambivalente Konsequenz); unten: Verteilung nach „Wegtesten" ambivalenter Fälle.

krankungen etwas unwahrscheinlicher werden. Dazwischen gibt es jedoch eine Grauzone, wo wir, aber auch unsere Patientinnen, nicht so recht wissen, was jetzt zu tun ist.

Ein nur bei dieser Gruppe eingesetzter zusätzlicher Test, wie z. B. die mit dem Karotis-Ultraschall gemessene IMT, wird die Unsicherheit vordergründig beseitigen; zumindest ein Teil der Patientinnen wird die Grauzone verlassen und im vermeintlich sicheren Bereich des niedrigen oder des hohen Risikos landen. Ganz nebenbei: Dies würde auch dann gelingen, wenn der Test überhaupt keine (zusätzliche) prognostische Aussagekraft hätte, etwa wenn er rein zufällig breit streuende Risikowerte ausgeben würde. Gegebenenfalls müsste man mehrere Tests einsetzen, um die – eher ironisch zu verstehende – Verteilung wie auf Abbildung 7-5 unten herzustellen.

Nun würden die Verfechter dieser Empfehlung einwenden, dass wir doch eine prognostische Wirksamkeit des Karotis-Ultraschalls nachgewiesen hätten (siehe oben die Sprossen 1 und 2 der Evidenz-Leiter in Abbildung 7-4). Allerdings geschah dies über die gesamte Breite der Risiken hinweg (Bevölkerungs-Stichproben). Die prognostische Wirksamkeit für den engen Bereich der Unsicherheit (siehe Abbildung 7-5 oben) steht auf einem ganz anderen Blatt; abgesehen davon, dass sich mit einem Test nur ein Teil der Probandinnen aus der Grauzone herausbugsieren lässt (wir also mehr als einen Test einsetzen müssten), lässt sich zur Wirksamkeit des Karotis-Ultraschalls in der Grauzone gar nichts sagen.

Eigentlich wäre die gesamte Strategie zu evaluieren: zunächst die traditionellen Risikofaktoren, nachgeordnet dann der Karotis-Ultraschall in bestimmten Fällen. Wir hätten dann jedoch wieder eine multivariate Funktion, die uns unausweichlich eine Normalverteilung bescheren würde.

Diese Gedankenspiele sollen deutlich machen, dass die Empfehlung, den Karotis-Ultraschall in der Grauzone einzusetzen, auf einer falschen Annahme beruht. Wer in der Grauzone mehr Tests durchführen möchte, glaubt offenbar, wir hätten ein *Informationsproblem* vor uns. Tatsächlich ist unsere Vorhersage darüber, ob bzw. welche kardiovaskulären Ereignisse in den nächsten zehn Jahren eintreten, im Einzelfall immer ungenau. Wenn wir uns klar machen, was im Leben unserer Patientinnen passieren kann, wird das immer so sein – die Forschung der letzten 20 Jahre zeigt, dass diese Situation sich mit noch mehr Risikofaktoren in unseren statistischen Modellen nicht wesentlich verbessert. Tatsächlich ist die Grauzone (oben in Abbildung 7-5) kein *Informations-*, sondern ein *Interpretations- und Wertungsproblem*. In der Diktion, die ich in Kap. 1.10 eingeführt habe, handelt es sich um *aleatorische*, nicht um *epistemische* Unsicherheit. Diese bewältigen wir nicht mit noch mehr – banaler, irrelevanter – prädiktiver Information. Vielmehr sind jetzt Überlegen, Abwägen, Sich-Klarmachen und Besprechen angesagt. Zugegebenermaßen ist die offene Diskussion mit unseren Patientinnen über Wertvorstellungen und Präferenzen schwieriger, als den nächsten Test anzuordnen.

7.7 Die Ökonomie der Früherkennung

Bei der Diskussion der Studienevidenz, die eine Früherkennungsmaßnahme rechtfertigen kann, habe ich eine unausgesprochene Annahme gemacht: dass eine Maßnahme im Kontext des Gesundheitssystems auf Nutzen, Risiken und Kosten kritisch geprüft wird. Dieser Prozess ist sicher nicht perfekt, die Bürgerin kann jedoch davon ausgehen, dass es für die innerhalb des GKV-Systems angebotenen Maßnahmen zumindest gute Argumente, meistens sogar einen belastbaren Hinweis auf mehr Nutzen als Schaden gibt.

Zunehmend werden jedoch die Bürgerinnen von Anbietern mit kommerziellen Interessen direkt angesprochen; das oben erwähnte „IGeLn" ist in Deutschland vermutlich der größte Markt dieser Art. Selbst gesetzliche Vorgaben lassen sich in einer globalisierten Gesundheitswirtschaft umgehen: Firmen mit Sitz in USA bieten genetische Untersuchungen an, die in Deutschland an strenge Voraussetzungen (Beratung, Qualifikation) geknüpft wären. Auch Deutsche können Speichel an kommerzielle Labors schicken, die ihren Sitz in Kalifornien haben und sich zum Risiko von Demenz, Krebs, koronarer Herzkrankheit usw. äußern. Früherkennung wird also zunehmend in einem kommerziellen Kontext angeboten: Es ist nicht mehr die Bürgerin, die auf das Gesundheitssystem mit seinen Regularien vertraut, sondern eine Kundin, die zum Ziel von Werbebotschaften wird.

Der Adressatenkreis ist potenziell unendlich, wie auch die Angst vor Krebs, Herzinfarkt und Knochenbruch im hohen Alter. Das präventive Narrativ ist unmittelbar plausibel: Wenn früh erkannt, lässt sich das Problem doch ausräumen und späterer Schaden verhüten. Dieses Narrativ ist so überzeugend, dass ein moralischer Druck entsteht: Eine gute Bürgerin geht regelmäßig zur „Vorsorge", so die ebenso übliche wie unzutreffende Bezeichnung.

Auf der Plausibilität des präventiven Narrativs beruht inzwischen ein gigantischer Wirtschaftssektor. Dazu gehören natürlich auch die von der GKV und anderen Krankenversicherungen getragenen Maßnahmen, das Angebot geht inzwischen jedoch weit darüber hinaus. Mehrtägige Durchuntersuchungen leitender Angestellter, die Messung koronarer Verkalkungen mit dem CT, Ganzkörper-MRTs, Dutzende von Blutwertbestimmungen zu Anti-Aging, Stoffwechsel, Regeneration usw., die einer kritischen Beurteilung auch nicht annähernd standhalten, hinzu kommt der fließende Übergang zum Wellness- und alternativmedizinischen Bereich – der Markt ist kaum noch zu überblicken.

Eine ausgeklügelte Maschinerie sorgt dafür, Bürgerinnen bzw. Patientinnen unter Druck zu setzen. In der gynäkologischen Praxis wird die Blutdruckmessung dazu genutzt, die Patientin mit dem IGeL-Angebot vertraut zu machen. „Wenn Sie das nicht wollen, müssen Sie mir das aber unterschreiben". Das funktioniert wie, na ja, geschmiert. Die MFA hat an einem entsprechenden Seminar teilgenommen, wo sie auch in „Einwand-Bearbeitung" instruiert wurde. Immer ist Angstmacherei dabei; den Menschen, die im historischen wie auch internationalen Vergleich die beste Lebenserwartung haben, wird systematisch Angst vor allen denkbaren Krankheiten eingejagt. Dazu gehören Netzauftritte mit „Testimonals" ausgesuchter Menschen (Models?), die von rechtzeitiger Entdeckung und glücklicher Heilung berichten.

In dem Moment, wo die Bürger diesen Unternehmen als Individuen gegenübertreten, entfallen verschiedene Schutzmechanismen, wie z. B. Ermächtigungen, bestimmte Leistungen für gesetzlich Versicherte erbringen zu dürfen (die an bestimmte Anforderungen geknüpft sind), klinische Qualifikationen (Indikationsstellung, Beratung) und gesetzliche Regelung (z. B. genetische Untersuchungen in Deutschland). All dies entfällt, wenn Bürgerinnen Körpermaterialien an internationale Labore schicken. Wie die genetische Information zu Alzheimer-Demenz, Herzinfarkt oder Parkinson zu verstehen ist, wie hoch das Hintergrundrisiko ist, ob sich hieraus sinnvolle Konsequenzen ergeben und welche – eine fundierte Beratung dazu steht nicht zur Verfügung. Meist werden hier un- bzw. kaum berechtigte Ängste verstärkt, aber auch falsch-negative Auskünfte sind möglich (z. B. werden zu wenige bzw. weniger relevante Varianten von BRCA-Genen untersucht).

Es ist wohl kein Zufall, dass einer der größten Betrugsfälle des Gesundheitssektors auf dem Versprechen einer Früherkennung von Krankheiten beruhte. Die charismatische – wie es sich im Silicon Valley gehört: Studienabbrecherin – Elizabeth Holmes hatte von Investoren fast eine Milliarde US-Dollar für ihr Unternehmen Theranos erhalten. Die Idee bestand darin, ohne die üblichen Kanülen mithilfe eines Patches kleine Mengen Blut abzunehmen, damit eine große Zahl von Erkrankungen frühzeitig zu erkennen und so den Betroffenen Leid und Tod zu ersparen. Das Gerät hat nie funktioniert; Geldgeber, Drogerieketten und Patientinnen wurden hingehalten und getäuscht, teilweise wurden Tests in konventionellen Labors durchgeführt. Bis zu 800 Angestellte hatte die Firma, Prominente rissen sich um Bilder mit Elizabeth Holmes und investierten großzügig.

Diese Geschichte hat in der kommerziell orientierten und leichtgläubigen Blase des Silicon Valley für einige Jahre funktioniert. Dabei hätten nur wenige medizinisch-fachliche Fragen – etwa im Sinne der oben darstellten „Leiter der Evidenz" – genügt, um das Ganze als Träumerei oder genauer: als Betrug zu entlarven.

Der Markt präventiver Angebote steht aber auch für ein Phänomen, das der britische Arzt Julian Tudor Hart als „Inverse Care Law" beschrieben hat. Demnach besteht immer die Gefahr, dass diejenigen mehr medizinische Leistungen bekommen, die eigentlich weniger davon brauchen. Wer sich die teuren präventiven Angebote leisten kann, ist sozial bessergestellt, kann eher über sein Leben disponieren, ist keinen physikalischen Noxen am Arbeitsplatz ausgesetzt – mit anderen Worten: hat ein geringeres Risiko für die meisten Erkrankungen als arme Leute, solche mit belastenden Arbeits- und Wohnverhältnissen oder psychosozialen Risikofaktoren. Wer am wenigsten Früherkennung oder Gesundheitsförderung braucht, bekommt am meisten.

Diese Diskrepanz ist umso stärker, je größer der Einfluss von Marktmechanismen ist. Innerhalb eines solidarischen Systems kann immerhin ein teilweiser Ausgleich stattfinden, z. B. dadurch, dass Leistungen für alle kostenlos angeboten werden. Dies setzt voraus, dass die Maßnahmen ausdrücklich geprüft werden und nur solche in den Regelkatalog aufgenommen werden, welche die o. g. Kriterien des Nutzens, der Sicherheit und der Wirtschaftlichkeit (Effizienz) erfüllen.

7.8 Shared Decision Making oder Entscheidungsfalle?

Früherkennung von Krankheiten ist ein Bereich, der zur gemeinsamen Entscheidungsfindung von Ärztin und Patientin bzw. Bürgerin geradezu einlädt. Die Situation, in der sich die Betroffenen (eigentlich sind es ja die „Noch-nicht-Betroffenen") befinden, ist einigermaßen homogen; deshalb können Patienteninformationen oder Entscheidungshilfen breit eingesetzt werden. Ganz anders die klinische diagnostische Situation, die sich aus Beschwerden oder auffälligen Befunden ergibt, hier führt schon die Schilderung der Beschwerden zu stark variierenden Wahrscheinlichkeiten, die sich obendrein meist auf mehrere Erkrankungen beziehen. Für jede dieser Situationen maßgeschneiderte anschauliche Entscheidungshilfen (Krankheitswahrscheinlichkeiten, Behandlungseffekte) zu entwickeln, ist ein aussichtsloses Unterfangen. Bei der Früherkennung geht es immer nur um eine einzige Erkrankung, auf welche die Information fokussieren kann. Schließlich dürfte eine Früherkennungsuntersuchung bei gesunden Menschen eher als „Entscheidung" empfunden werden als ein diagnostischer Text im klinischen bzw. kurativen Kontext; Letzteren sehen Patientinnen wohl eher als eine technische Aufgabe ihrer Ärztin, nämlich eine korrekte Diagnose zu stellen („Problemlösung"). Vor diesem Hintergrund erstaunt es nicht, dass die weltweit systematisch entwickelten Entscheidungshilfen sich vorzugsweise mit Früherkennungsmaßnahmen befassen.

Gerade kommerzielle Anbieter heben gerne das „Empowerment" hervor: Mit Tests auf künftige Krankheiten würden Menschen zu wohl informierten und souveränen Entscheidern über ihre Gesundheit. Tatsächlich ist es jedoch so, dass die Betroffenen vielfach nicht verstehen, worum es geht. Gerade präventive Untersuchungen beinhalten meist eine Sequenz von Handlungen (Screening-Test → weitere Abklärung → Auswahl verschiedener Behandlungsmöglichkeiten, darunter z. B. auch Surveillance, → Behandlung), Entscheidungsweichen und Wahrscheinlichkeiten für Befunde, erwünschte Behandlungseffekte, unerwünschte Nebenwirkungen und Komplikationen. Diese Situation bietet eine Komplexität, die selbst von ärztlicher Seite nicht immer vollständig erfasst wird. Umso mehr besteht die Gefahr, dass Laienpatientinnen – selbst unter der Voraussetzung optimaler Beratung – die Alternativen und deren Implikationen nicht mehr nachvollziehen können.

Das große Angebot möglicher Tests setzt die Menschen unter Druck, nichts versteht sich mehr von selbst, überall müssen Entscheidungen getroffen werden; was früher ein selbstverständlich angenommener Aspekt des Lebens war (z. B. Schwangerschaft, Geburt, Sterben) ist mit Herausforderungen zur Entscheidung gepflastert. Silja Samerski spricht von einer „Entscheidungsfalle". Treibende Kraft hinter diesen Entwicklungen sind weniger die Wünsche der Betroffenen, sondern die Verfügbarkeit von medizinischen Technologien. Die Entwickler von Entscheidungshilfen, zu denen ich selbst ja auch gehöre, sind hier permanent in der Defensive. Trotzdem sind Patienteninformationen und Entscheidungshilfen wichtig; Bürgerinnen nehmen – trotz des kommerziellen Getöses –

auch kritische Informationen wahr und lernen, diese zu verarbeiten.

Entscheidungshilfen sollten Bürgerinnen bzw. Patientinnen auch bei etablierten Maßnahmen im Rahmen der gesetzlichen Krankenversicherung angeboten werden. Die wissenschaftlich begründete Entscheidung auf der Systemebene ist die eine Sache, ob ich als Individuum eine dieser Untersuchungen in Anspruch nehmen möchte, eine andere.

7.9 Schlussfolgerung

Es geht hier um die Sorge, was uns in der Zukunft zustoßen kann. Durch die öffentliche Präsenz von Erkrankungen, häufig von kommerziell Interessierten lanciert, wird diese Angst verstärkt und anhand vieler Beispiele (Personen [Prominente], Krankheiten) konkretisiert. Demenz, Herzerkrankungen, Krebs werden zu allgegenwärtigen Bedrohungen; die Freude an einer gesunden Gegenwart erscheint vor diesem Hintergrund geradezu als leichtsinniger Tanz auf dem Vulkan.

Unabhängig davon, ob Nutzen, Sicherheit oder Wirtschaftlichkeit belegt werden können, stellen Tests zur Früherkennung ein wirkungsvolles Ritual dar, die Angst vor der gesundheitlichen Bedrohung zu bannen. Wer seinen regelmäßigen Gesundheits-Check absolviert hat, seine erste Mahlzeit nach Koloskopie (Befund: negativ) wieder einnehmen darf oder erfährt, dass beim Kind „alles in Ordnung" ist, fühlt sich erleichtert und irgendwie gewappnet gegenüber dem, was da kommen mag. Selbst wenn ein Befund positiv ist, weitere Tests, vielleicht sogar invasive Behandlungen sich anschließen, bleiben das Gefühl, das Richtige getan zu haben, und die Hoffnung, dass es noch nicht zu spät gewesen ist.

Allerdings schafft die Früherkennung ihre eigenen, spezifischen Unsicherheiten. So werden häufig Vorstufen erkannt, deren Prognose nicht klar ist, ebenso wie die angemessene Behandlungsstrategie; dazu gehören etwa das duktale Carcinoma in situ der Mamma oder das nicht metastasierte Prostatakarzinom. Unser Bild des unbeirrt fortschreitenden Krebses ist nicht korrekt (insofern wären Abbildung 7-1 bis Abbildung 7-3 zu differenzieren). Wir wissen inzwischen um zahlreiche Mechanismen der Entdeckung und Kontrolle des Körpers, der Elimination entarteter Zellen und Zurückbildung auffälliger Befunde.

Die Sorge um die Gesundheit, oft geschürt von Parteien mit massiven kommerziellen und/oder wissenschaftlichen Interessen, macht uns vulnerabel. Die Früherkennung von Krankheiten ist Beispiel dafür, dass einzelne Bürgerinnen auf einem „freien" Markt Gefahren ausgesetzt sind, die im Rahmen eines solidarischen Gesundheitssystems reduziert werden können. Voraussetzung ist allerdings, dass in diesem System auf der Basis wissenschaftlicher Evidenz die Spreu vom Weizen getrennt wird.

Weiterführende Literatur

Diese Literaturangaben sind nur eine Auswahl der benutzten Referenzen. Detaillierte Angaben finden sich online im ausführlichen Hintergrund-Text, siehe Seite 343.

1. Andermann A, Blancquaert I, Beauchamp S, Déry V. Revisiting Wilson and Jungner in the genomic age: a review of screening criteria over the past 40 years. Bull World Health Organ. 2008;86(4):317–9. https://doi.org/10.2471/BLT.07.050112
2. Cochrane AL, Holland WW. Validation of screening procedures. Br Med Bull. 1971;27(1):3–8. https://doi.org/10.1093/oxfordjournals.bmb.a070810
3. Dans LF, Silvestre MAA, Dans AL. Trade-off between benefit and harm is crucial in health screening recommendations. Part I: general principles. J Clin Epidemiol. 2011;64(3):231–9. https://doi.org/10.1016/j.jclinepi.2010.09.009
4. Samerski S. Die Entscheidungsfalle: Wie genetische Aufklärung die Gesellschaft entmündigt. Darmstadt: Wissenschaftliche Buchgesellschaft; 2010.

5. Siontis KC, Siontis GCM, Contopoulos-Ioannidis DG, Ioannidis JPA. Diagnostic tests often fail to lead to changes in patient outcomes. J Clin Epidemiol. 2014;67(6):612–21. https://doi.org/10.1016/j.jclinepi.2013.12.008

6. Stacey D, Légaré F, Lewis K, Barry MJ, Bennett CL, Eden KB, et al. Decision aids for people facing health treatment or screening decisions. Cochrane Database Syst Rev. 2017;4(4):CD001431. https://doi.org/10.1002/14651858.CD001431.pub5

8
Normal oder pathologisch?

> *"In pursuing the supposedly self evident truth, we have, for the first time in history, separated our notions of disease from the human experience of suffering and have created an epidemic of disease without symptoms, defined only by aberrant biometrics."* (Iona Heath)

Es ist sehr viel Kluges darüber geschrieben worden, was unter Gesundheit und Krankheit per se zu verstehen sei. Bemerkenswert an diesen Diskussionen ist vor allem, dass weder die im Gesundheitswesen Tätigen noch die Wissenschaft diese Überlegungen zur Kenntnis nehmen, geschweige denn sich davon beeindrucken lassen.

Aber trotzdem spielt das Thema bei konkreten Maßnahmen eine Rolle, etwa wenn Fachgremien die Grenzen für den Diabetes mellitus Typ 2 oder die Hypertonie festlegen (oft: ausdehnen) oder die Psychiatrie mit dem Verdacht belegt wird, Variationen des Lebens mit einem diagnostischen Etikett zu belegen, das in der Konsequenz medizinische Interventionen einschließlich psychopharmakologischer Therapie nach sich ziehen würde.

In Kap. 6 standen die Schwellen im Fokus, an denen Ärztinnen diagnostische Entscheidungen treffen; sei dies, dass die Befunde ausreichen, um eine Krankenhauseinweisung zu veranlassen, eine Behandlung zu beginnen oder den diagnostischen Prozess abzuschließen. Ich habe dort dargestellt, dass sich diese Schwellen als Krankheitswahrscheinlichkeiten operationalisieren lassen, in deren Berechnung u. a. der Nutzen und die Risiken von diagnostischen Tests und denkbaren Therapien eingehen.

In diesem Kapitel geht es um die medizinisch festgelegte Grenze, die kranke (auffällige, behandlungsbedürftige usw.) Menschen von denen trennt, die wir als gesund ansehen. Auch wenn uns diese Grenze im Alltag als ganz „natürlich" erscheint, ist sie ein kollektiv verhandeltes Objekt (zu den dahin führenden Prozessen siehe Kap. 11). Diese Grenze hat ihre technischen Aspekte (Welche diagnostischen Daten holen wir ein, welche berücksichtigen wir?), verlangt aber auch eine Unterscheidung – und damit immer auch eine Wertung durch die Profession bzw. wissenschaftliche Vertreterinnen. Diese Unterscheidung bezieht sich auf einen Zahlenwert, z. B. bei Laborwerten, eine Symptomkombination oder einen Score zu einem bildgebenden Verfahren, ab dem eine Behandlungsbedürftigkeit bestehen soll. Bei unseren klinischen Entscheidungen setzen wir diese Definitionen voraus. In Kap. 1.14.3 habe ich die einzelnen Krankheitsentitäten als Fiktion bezeichnet habe, die hochproblematisch sind, ohne die wir im Alltag jedoch nicht auskommen; Ähnliches gilt für die Grenze von „normal" und „pathologisch". Da die Unterscheidung von jedoch von so großer Bedeutung ist, lohnt sich eine kritische Reflexion von dem, was wir Tag für Tag tun.

8.1 Alles fließt

Im Betrieb des Alltags geben wir uns den Anschein, als sei die Unterscheidung von „normal" und „nicht normal/krank/untersuchungs- bzw. behandlungsbedürftig" klar. Je genauer wir hinsehen, desto mehr scheint diese Grenze jedoch zu zerfließen. Es gibt kaum Beschwerden oder Befunde, die nur bei Kranken oder gar bei einer bestimmten Erkrankung zu finden ist. Praktisch jedes von uns als krankhaft empfundene oder gemessene Phänomen kann auch bei Gesunden bzw. nur leicht und flüchtig Erkrankten vorkommen.

Vor 50 Jahren diskutierte man noch ernsthaft, ob die Blutdruckwerte in der Bevölkerung nicht eine zweigipflige Verteilung habe, also die Hypertoniker sich „natürlich" von den Normotonikern abgrenzen ließen. Inzwischen wissen wir, dass die Blutdruckwerte einer Normalverteilung mit einem einzigen Gipfel folgt; die zweigipflige Verteilung war ein Artefakt von krankenhausbasierten (selektierten) Stichproben. Seitdem haftet der Abgrenzung der Hypertonie von der Normotonie immer eine gewisse Willkür an; diese Diskussion ist ein Dauerbrenner der Diskussion in der Öffentlichkeit und um den sog. medizinisch-industriellen Komplex geworden.

Dasselbe gilt für fast alle anderen Größen, die wir mit diagnostischer Absicht messen. Kaum ein Phänomen ist in einer Alles-oder-nichts-Manier mit der Krankheit assoziiert. Vielleicht das Cullen-Zeichen (schwärzliche periumbilikale Verfärbung bei fortgeschrittener ektopischer Schwangerschaft und schwerer akuter Pankreatitis) oder das Grey-Turner-Zeichen (Verfärbung der Flanken bei akuter Pankreatitis). Zum Glück kennen wir diese eher aus dem Lehrbuch als aus dem eigenen Erleben. Häufig müssen wir diagnostische Kriterien addieren, die von Fachgremien definiert werden, wie zum Beispiel bei der rheumatoiden Arthritis, dem akuten rheumatischen Fieber oder der Depression. Dass wir diese Kriterien zählen müssen, unterstreicht den kontinuierlichen Übergang von Gesundheit und Krankheit. Am extremen Ende finden wir Patientinnen, die eindeutig erkrankt sind und denen wir ohne Bedenken eine Behandlung anbieten; je nach Versorgungssetting sind diese nicht unbedingt in der Mehrheit, die Bewohnerinnen der Grauzone stellen einen beachtlichen Anteil. Das Vorkommen der Ersteren finden wir so bemerkenswert, dass dies sogar für den kollegialen Tratsch taugt („Ich hatte da einen klassischen Fall").

Selbst Erkrankungen, bei denen wir die Betroffenen immer als „ganz anders" empfunden haben, gehen kontinuierlich in den als normal empfunden Zustand über; dies gilt für Psychosen wie auch den Krebs, die wir klinisch wie auch in der Laienvorstellung als ein Alles-oder-nichts-Phänomen empfinden, das man hat oder nicht hat. Immer sensitivere Früherkennungstests decken Vorstufen auf, deren prognostische Wertigkeit unklar ist; ein großer Teil der Betroffenen wird zu ihren Lebzeiten auch ohne Behandlung keine Nachteile haben. Beim mithilfe des PSA-Werts entdeckten Prostatakarzinom ist dieses Wissen inzwischen Allgemeingut. Entweder ist das Wachstum für eine Krankheitsmanifestation zu langsam oder es findet ein Tumorregress statt. Die Überwachungssysteme des Körpers sind in erstaunlichem Maße fähig, unkontrollierte Zellproliferation zu entdecken und einzudämmen bzw. zu eliminieren. Die Psychiatrie entdeckt zunehmend persönliche Charakteristika und Beschwerden, die noch nicht die Diagnosekriterien einer Schizophrenie erfüllen, aber ein erhöhtes Risiko für eine entsprechende Symptomatik in der Zukunft bieten.

Wie sich Symptome, Befunde und Erkrankungen in der Bevölkerung verteilen, hängt von der Geografie, dem (De-)Industrialisierungsgrad, der demografischen und genetischen Zusammensetzung, der Sozialstruktur und vielen anderen Faktoren ab. Entsprechend variieren die von uns leichtsinnig so genannten „Normalwerte“. Bei den Bewohnern vieler pazifischer Inseln leidet die Mehrheit der Bevölkerung an Diabetes mellitus Typ 2, Ähnliches sehen wir bei einigen indigenen Völkern in Nordamerika. Was heißt hier schon „normal“? Es wird diskutiert, ob sich ein evolutionärer Vorteil (ein „sparsames“ metabolisches Gen: Jeder Nahrungsüberschuss wird im Fettgewebe gespeichert) bei einem Überangebot an (westlicher) Nahrung in einen Nachteil verwandelt hat. Karies wäre ein weiteres Beispiel für eine „Pathologie“, welche die Mehrheit der Bevölkerung betrifft. Die in den vergangenen Jahrzehnten erzielten Fortschritte der Prophylaxe und Hygiene haben gezeigt, dass „Therapie“ auf der Bevölkerungsebene wirksam sein kann.

Die chronischen Krankheiten, die heute den Versorgungsalltag der meisten Sektoren unseres Gesundheitssystems prägen, sind von vielen Faktoren verursacht bzw. beeinflusst („multikausal“). Genetische, umwelttoxische, infektiöse, immunologische, psychosoziale und viele andere Einflüsse wirken in einem kaum aufzuklärenden Knäuel von kausalen Linien auf die Entstehung wie auch den weiteren Verlauf dieser Erkrankungen ein. Diese Effekte sind stochastisch, d. h. sie lassen sich immer nur in Teilgruppen demonstrieren, nur sehr ungefähr vorhersagen und sind immer in ein Konzert anderer Ursachen eingebettet. Nur selten gelingt es, in den Extremen der Normalverteilung Patientinnen mit einer singulären Erklärung zu identifizieren: unter den Menschen mit hohem Blutdruck das Phäochromozytom, unter denen mit Demenz die Chorea Huntington oder den Asthmatiker mit einem α1-Antitrypsin-Mangel. Bei diesen Patientinnen besteht dann vielleicht die Möglichkeit, mit einer sehr spezifischen Behandlung kausal in das Geschehen einzugreifen – hier nähern wir uns tatsächlich dem deterministischen Krankheitsmodell. Allerdings ist auch hier ein näheres Hinsehen nötig: So ist die Penetranz vieler genetischer Erkrankungen von 100 % weit entfernt, es sind offenbar auch hier noch andere Einflüsse als der genetische Code am Werk.

Die Normalverteilung (manchmal recht schief und nur auf einer Seite interessant [z. B. beim Kreatinin], aber immer eingipflig) ist das Modell, mit dem sich die Verteilung der meisten biologischen, aber auch psychosozialen Phänomene beschreiben lässt. Wie sie im Detail aussieht, ist allerdings wesentlich von den Entscheidungen der untersuchenden Wissenschaftlerinnen abhängig. Welches Merkmal wurde überhaupt betrachtet? Welche Messinstrumente wurden eingesetzt? Wie waren deren Skalen eingeteilt? Aber auch: Wer gelangte in die Stichprobe? Wo wurde rekrutiert? Alter, Geschlecht, Wohnort, Krankheitsstadien usw. beeinflussen ebenfalls, wie die statistische Verteilung des interessierenden Merkmals aussieht – und damit die sog. Grenzwerte. Was wir jedoch immer finden, ist eine hochgradige Variabilität; Ausprägungen von Beschwerden, laborchemische Messwerte, Organ- und Tumorgrößen – immer finden wir breite Streuungen. In ihrer Breite und Ausdehnung sind sie Ausdruck der vielfältigen Einflüsse, die in lebendigen Systemen offenbar am Werk sind. Ihre Begrenzung hingegen steht dafür, dass Organismen irgendwann nicht mehr in der Lage sind, Extreme auszuhalten, und in der Folge dekompensieren. Ganz selten können die Extreme in einer Verteilung allerdings für die Evolution von Bedeutung sein, nämlich dann, wenn sie eine bessere Anpassung an Anforderungen der Umwelt bieten. Dies kann langfristig die Entwicklung zu einer neuen Normalität fördern.

8.2 Homöostatischer Furor

Es gibt nun eine ebenso schlichte wie auf den ersten Blick plausible Art, mit dieser Situation umzugehen; ich möchte sie *homöostatischen Furor* nennen. Da wird nicht lange gefragt, sondern die Extreme der Verteilung werden zur Krankheitszone erklärt und fröhlich „korrigiert". So wurde der erhöhte Blutdruck in Deutschland längst behandelt, bevor es Evidenz zu Nutzen und Sicherheit blutdrucksenkender Medikamente gab. Das Absenken des Harnsäurespiegels mit Allopurinol, auch wenn überhaupt keine Gichtsymptome geklagt werden, ist ein wenig aus der Mode gekommen, aber immer hoch häufig. Die chronische arterielle Hypotonie („German disease") ist dabei, in die Rumpelkammer obsoleter Diagnosen abzuwandern – nur um einige Beispiele für diese reflexartige Einstellung in der Medizin zu nennen.

Was stört uns am homöostatischen Furor? Es sind zwei Dinge, die hier problematisch, aber letztlich auch erhellend sind; denn sie führen uns zu einer Ethik der Diagnose in der Medizin. Der erste Kritikpunkt besteht darin, dass dieses Vorgehen Deskription und Wertsetzung miteinander vermengt. Eine große Streubreite von Befunden zeigt zunächst einmal nur dies an: welche Ausprägungen (Werte) eines Charakteristikums häufig sind und welche nicht, wie breit sie streuen und wo die Durchschnitts- und wo die Extremwerte liegen. So wie sich aus der Verteilung von Körpergröße, Haut- oder Haarfarbe zunächst einmal keine Handlungskonsequenz ergibt, so ist die Verteilung eines Laborwertes oder einer Organgröße zunächst einmal nur die Beschreibung eines Phänomens und sollte auch so angenommen werden.

Der zweite Kritikpunkt besteht darin, dass der homöostatische Furor die sich als Nächstes stellende Frage einfach übergeht, nämlich: ob eine Korrektur des Wertes (z. B. mit einem Medikament) der betroffenen Patientin tatsächlich einen Nutzen bringt und ob die Risiken einer Behandlung akzeptabel sind. Gerade bei medikamentösen Interventionen gibt es mehrere Beispiele dafür, dass eine Intervention mehr Schaden als Nutzen angerichtet hat: Rosiglitazon und Muraglitazar beim Diabetes, Torcetrapib bei Fettstoffwechselstörungen – bei den letzten beiden wurden die Probleme glücklicherweise in Studien vor der Zulassung entdeckt. Wer annimmt, die Korrektur eines Extremwertes sei automatisch von Nutzen, liegt also falsch; der homöostatische Furor ist häufig nicht nur nutzlos, sondern schädlich.

Die monokausal beschränkte Sicht des homöostatischen Furors übersieht:

1. Die gefundene Abweichung kann ein reines Symptom oder Epiphänomen sein, d. h. sie resultiert aus einer Störung an anderer Stelle, die mit einer „Down stream"-Korrektur nicht behoben wird.
2. Der Befund kann einen kompensatorischen Prozess darstellen, dessen Korrektur die Patientin gefährden würde.
3. Schließlich ist zu bedenken, dass – trotz der schönen und übersichtlichen Wirkdiagramme des Pharmakologie-Lehrbuches – wir die Wirkung eines Medikaments im Körper nicht vollständig überblicken können (aus dieser Einsicht heraus verlangen wir heute für jedes neue Medikament ein umfangreiches klinisches Studienprogramm).

Das HDL-Cholesterin wäre ein Beispiel für Punkt 1: Die Anhebung mit dem Medikament Torcetrapib führte zu erhöhter Sterblichkeit. Die zu schnelle Senkung des arteriellen Blutdrucks bei einer hypertensiven Krise würde der Situation 2 entsprechen; auch eine unkritische Fiebersenkung gehört hierher. Die im vorangehenden Absatz genannten Medikamente stellen eindrucksvolle Beispiele für Punkt 3 dar.

Stattdessen wäre zu fragen, was die Abweichungen bzw. Extreme prognostisch bedeuten und ob einer Intervention den Betroffenen mehr nützt als schadet. Der homöostatische Furor vernebelt diese Fragen mit seinem impliziten Werturteil, das jede gemessene Abweichung einer Intervention bedürfe.

Der homöostatische Furor beleuchtet allerdings recht eindrucksvoll, dass sich bei Betrachtungen über Abweichungen, erst recht bei Störungen, Werturteile einschleichen. Gesundheit und Krankheit(en) sind keine wertfreien Begriffe, so wie die Entscheidungsschwellen in Kap. 6 Ausdruck von Wertentscheidungen waren. Sie beinhalten normative Vorstellungen, denn sie werden als unerwünschte, oft auch behandlungsbedürftige Zustände empfunden. Umso wichtiger ist es, den um diese Begriffe wehenden Nebel gedanklich zu lichten und verantwortungsvoll mögliche Behandlungsangebote zu definieren.

8.3 Die Schwelle zur Krankheit – Überdiagnose und Medikalisierung

> Bis ca. 1998 musste eine Lungenembolie mithilfe von Anamnese, indirekten Hinweisen im EKG und einem Ventilations-Perfusions-Szintigramm diagnostiziert werden. Seitdem gibt es die Möglichkeit, mithilfe der CT-Angiografie auch kleine subsegmentale Embolien festzustellen. Dies hat dazu geführt, dass die Diagnose einer Lungenembolie wesentlich häufiger gestellt wird als zuvor; entsprechend häufiger wird eine Antikoagulationsbehandlung begonnen. Die Sterblichkeit an Lungenembolien hat sich seitdem jedoch nicht verändert.

Dass die sensitivere Feststellung und die Behandlung von Lungenembolien nicht zu besseren Resultaten (Sterblichkeit) geführt haben, ist ein Hinweis darauf, dass wir es mit dem Phänomen „Überdiagnose" zu tun haben. Ein Großteil der zusätzlich entdeckten Embolien hätte keinen Schaden angerichtet und hätte deshalb keiner Behandlung bedurft. Dass die Lunge ein physiologischer Filter für kleine Embolien ist, wird durch die hohen Raten von bei Autopsien zufällig gefundenen Lungenembolien bestätigt.

Selbst die allgemeine Öffentlichkeit erfährt davon, wenn Fachgremien sich zur Schwellendefinition des Diabetes mellitus Typ 2 oder der arteriellen Hypertonie äußern, deren Motive und Interessenskonflikte sorgen regelmäßig für öffentlich artikuliertes Misstrauen. Bei anderen Maßnahmen ist der Schwellencharakter verborgen. Wenn Frauen häufiger zur Früherkennung des Zervixkarzinoms eingeladen werden, zeigt sich auch häufiger eine abklärungs- oder beobachtungsbedürftige Auffälligkeit, d.h. dies entspricht der Absenkung der Schwelle. In Deutschland werden Frauen jährlich zum Zervixabstrich eingeladen (manche gynäkologische Praxis treibt es mit einem halben Jahr Zeitabstand noch toller), in den meisten europäischen Ländern genügt offenbar eine Spanne von drei Jahren. Oft sind auch die Altersgrenzen umstritten, ab denen ein Screening sinnvoll ist. Für die Mammografie wird weltweit die untere Altersgrenze diskutiert, von der an die Untersuchung durchgeführt werden sollte: ab 50, ab 40 Jahren oder noch jünger? Die US Preventive Services Task Force hat einen Sturm der Entrüstung geerntet, als sie vorschlug, den Beginn der in jedem zweiten Jahr durchzuführenden Mammografie auf 50 Jahre heraufzusetzen.

Ab wann bzw. wie häufig in klinisch-diagnostischen Situationen apparative und Labordiagnostik eingesetzt wird, hat ebenfalls Schwellenimplikationen. Häufigerer Einsatz führt zu erhöhten Raten pathologischer Befunde, die vielfach von fraglicher Relevanz sind (siehe Kap. 3.1.3). Deutschland zeigt im internationalen Vergleich exorbitante Raten an medizinischen Prozeduren. So wurden 2016 in Deutschland mehr als doppelt so viele MRTs pro Bevölkerung durchgeführt wie in Kanada, Australien oder den Niederlanden – sämtlich Länder mit einem gut ausgebauten und gut organisierten Gesundheitswesen. Zur den in diesem Kapitel diskutierten Schwellen gehören also nicht nur die Entscheidungen über die berücksichtigten Befunde und bewertende Grenzziehungen (Normwerte), sondern auch Praktiken.

8.3.1 Normwerte, Referenzbereiche und Entscheidungen

Wir sollten uns an dieser Stelle klarmachen, was die auf den üblichen Laborformularen angegebenen „Normalwerte" bedeuten, deren

Überschreitung oft sogar mit Sternchen, Farben oder kleinen Grafiken hervorgehoben wird. Sie gehen auf Stichproben von klinisch Gesunden zurück, bei denen die interessierende Größe gemessen worden ist. Bei der sich daraus ergebenden Verteilung (meist eingipflig und nahe der normalen) werden die unteren und oberen 2,5% abgeschnitten (entsprechend ± 1,96 × Standardverteilung). Diese Punkte auf der Skala der möglichen Werte dienen als Orientierung. Es ist also nicht so, dass diejenigen außerhalb dieses Bereichs „krank" oder „behandlungsbedürftig" wären, denn die „Abgeschnittenen" waren ja auch gesund. Vielmehr sollte man ganz vorsichtig sagen: Diese Werte geben uns eine Möglichkeit, den Befund einer (möglicherweise) Kranken orientierend mit den Werten von gesunden Personen zu vergleichen. Deshalb sollten wir lieber von Referenz- und nicht von Normalwerten sprechen.

Diesen Referenzbereich müssen wir von einem Entscheidungsbereich bzw. von -grenzen unterscheiden. Wenn die WHO für Blutzucker und HbA_{1C} Schwellen festlegt, oberhalb derer wir von einem Diabetes mellitus Typ 2 ausgehen, handelt es sich um eine Entscheidungsgrenze. Hier gehen Überlegungen zur Prognose, den Behandlungsmöglichkeiten usw. ein, die empirische Verteilung in der Bevölkerung spielt hier keine Rolle (man mag diese Grenze und die Prozesse dahinter kritisieren; dies ändert nichts daran, dass solche Grenzen sinnvoll sind).

Bei einem unkritischen Verständnis von „Normalwerten" ist der Medizin ein nie endender Strom von Pseudopatientinnen garantiert. Misst man nur häufig genug, wird eine Patientin schon bei irgendeinem Wert außerhalb des 95%-Korridors sein (siehe Kap. 3.1.4). Dies ist der biostatistische Hintergrund des alten Internistenspruchs: „Ein gesunder Patient ist lediglich ein unzureichend untersuchter Patient". Diese Methode kreiert also eine Pseudokrankheit nach der anderen, mit den entsprechenden Ängsten und Sorgen aufseiten der betroffenen Patientinnen (das Aushändigen von Laborbefunden an Patientinnen kann zusätzlichen Gesprächsbedarf produzieren, und zwar umso mehr, als die „Abweichungen" eindrucksvoll dargestellt sind).

Sich das Zustandekommen der Referenzbereiche klarzumachen, hilft bei der Anwendung und der Wertung von Laborbefunden u. Ä. Diese werden an Stichproben gewonnen, die nicht sehr groß sind (z. B. 120 Personen). Daraus ergeben sich bereits Schwankungen und Ungenauigkeiten. Die Werte sind oft abhängig von genetischer Konstitution, ethnischer Zugehörigkeit, Alter, Geschlecht, Ernährungsgewohnheiten und vielen weiteren Faktoren. Ohne dass wir über Erkrankungen sprechen, haben wir je nach Auswahl der Stichprobe also sehr unterschiedliche Referenzbereiche. Besonders kritisch ist dies bei Kindern, aber auch alten Menschen (nicht leicht, genug Gesunde ohne Dauermedikation zu finden). Welche Normalität produzierte eine langfristige Hormoneinnahme (z. B. Antikonzeptiva), regelmäßige Menstruation bei Frauen bzw. deren Fehlen bei Männern, vegetarische oder vegane Ernährung? Immer häufiger behandeln wir Menschen unterschiedlicher ethnischer Zugehörigkeit, was biologische und Verhaltensimplikationen hat. Dies alles sind Gründe, Referenzbereiche nur sehr zurückhaltend zu verwenden. Auf keinen Fall bedeutet ein außerhalb liegender Wert, dass hier zwingend weitere Abklärung oder Behandlung in Gang gesetzt werden müsste. Auch hier fließt alles und ist mit kritischem ärztlichem Verstand zu interpretieren. So ist ein Wert, der noch innerhalb eines Referenzbereichs liegt, der aber zu einem problematischen Muster passt, manchmal klinisch relevanter als ein einzelner Ausreißer jenseits der Referenzgrenzen.

In der Laborchemie ist das Instrumentarium der Qualitätssicherung und Produktion von Referenzbereichen weit entwickelt. Wesentlich weniger wissen wir über andere quantitative, aber höchst relevante Größen, wie z. B. mit Ultraschall gemessene Organgrößen oder -funktionen.

Es ist also nicht so, dass sich die Welt in „krank“ und „pathologisch“ aufteilen ließe. Dies ist genauso eine Illusion, wie ein Verständnis von medizinischer Diagnose als deterministischem Rätsel (siehe Kap. 9) oder der Glaube, dass eine Krankheitskategorie eine klar abgegrenzte biologische Wirklichkeit erfassen würde (siehe Kap. 1.13 und Kap. 1.14).

8.3.2 Sensitivitäts-Furor

Die Grenzen zwischen „gesund“ und „krank“ weisen eine bestimmte Dynamik auf, die ich „Sensitivitäts-Furor“ nennen möchte (noch ein Furor!), der in Zusammenhang mit technischen Neu- und Weiterentwicklungen auftritt. Letztere führen dazu, dass immer kleinere Abweichungen oder Strukturen entdeckt werden. Werden diese Befunde unkritisch gewertet (wie oben bei der Lungenembolie), wird der Bereich der Krankheit immer weiter ausgedehnt und damit die Schwelle zur Krankheit immer weiter abgesenkt.

Das o.g. Beispiel zur Lungenembolie steht in Kontrast zu der bei Laien und vielen Ärztinnen immer noch weitverbreiteten Überzeugung: Immer feinere und präzisere Diagnostik müsse doch besser sein! Gerade wenn es um invasive therapeutische Konsequenzen aus den Befunden geht (z.B. orale Antikoagulation), muss deren Nutzen kritisch diskutiert werden. Die in ihrer Empfindlichkeit gesteigerte neue Maßnahme führt in der Regel zur Aufdeckung weniger schwerer Abweichungen (Schweregrade, Krankheitsstadien), die prognostisch günstiger sind als die in den einschlägigen Therapiestudien untersuchten Patienten. Tatsächlich werden dadurch auch vermehrte Behandlungen getriggert, wie z.B. koronare Interventionen, Wirbelsäulen-OPs und Biopsien bzw OPs wegen Mamma- und Prostatakarzinomen. Hier stellt sich die Frage, ob Nutzen und Risiken (Blutungen!) der Behandlung noch in einem sinnvollen Verhältnis stehen – eine Frage, die leider selten empirisch beantwortet wird.

Australische Wissenschaftlerinnen untersuchten aktuelle Leitlinien darauf, wie sie mit Schwellen zur jeweiligen Erkrankung umgingen. Zehn von 16 Publikationen empfahlen eine Ausweitung des Krankheitsbegriffs, wobei sog. „Pre-Disease“ (Vorstufen), erniedrigte diagnostische Schwellen oder frühere oder andere Diagnosestellung die Mechanismen waren. In keiner dieser Publikationen fanden sich kritische Überlegungen dazu, ob durch diese Veränderungen möglicherweise Schaden angerichtet würde. Wo Verbindungen zu kommerziellen Herstellern offengelegt wurden, wiesen im Durchschnitt 75 % der Panel-Mitglieder solche Verbindungen auf. Diese betrugen im Median 7 (!) pro Person.

Abbildung 8-1 (die wir so ähnlich als Abbildung 4-5 gesehen haben und die uns als Abbildung 10-1 wieder begegnen wird) verdeutlicht die Einseitigkeit und das Schadenspotenzial des Sensitivitäts-Furors. Sie zeigt die Verteilung der Patientinnen, die an der ersten Marburger Brustschmerz-Studie teilgenommen haben. Die Schichten der Grafik entsprechen dem in dieser Studie abgeleiteten Herz-Score. Fünf Punkte stehen für eine hohe, null Punkte für eine niedrige Wahrscheinlichkeit für eine KHK. Im linken Teil der Grafik finden sich entsprechend dem Referenzstandard KHK-Patientinnen, im rechten Teil diejenigen, deren Brustschmerz sich mit anderen Ursachen erklären lässt. Als Ergebnis der Auswertung ist die Schwelle für die Annahme, dass die Beschwerden durch eine KHK verursacht seien, zwischen 2 und 3 Punkten festgelegt worden. Zwischen 0 und 2 (einschließlich) wurde also der „Norm“-Bereich angenommen. Die Unsicherheit auch dieser gut evaluierten Entscheidungsregel zeigt sich u.a. darin, dass in dieser Stichprobe 9 KHK-Patientinnen mit einer Punktzahl von „2“ fälschlich als nicht an einer KHK erkrankt eingestuft werden. Eine ganz natürliche Reaktion darauf wäre, die Schwelle zum Pathologischen um einen Punkt abzusenken (Linie B), um diese Gruppe auch noch adäquat zu behandeln. Die Grafik zeigt eindrucksvoll, wozu dies auf der Seite der Nichterkrankten führen würde: Fast 270 Patienten würden durch die abgesenk-

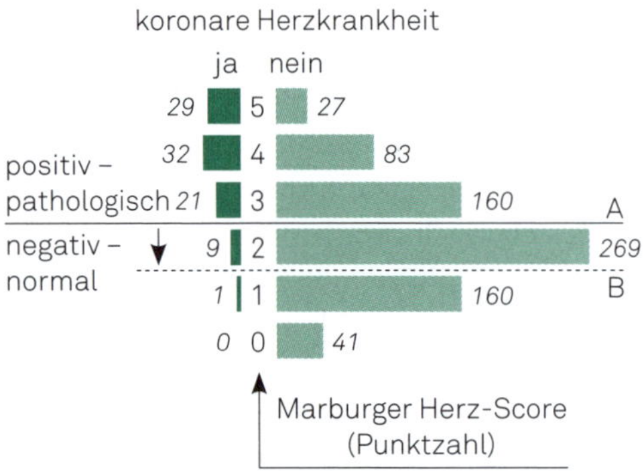

Abbildung 8-1: Auswirkung der Absenkung von Schwellen zum Pathologischen (von A nach B). Als Beispiel dient der Marburger Herz-Score zur KHK in der Primärversorgung (Erläuterung im Text).

te Schwelle fälschlich als an KHK erkrankt angesehen, weiterer Diagnostik zugeführt und möglicherweise über- bzw. fehlbehandelt.

Der Sensitivitäts-Furor ist blind für die Problematik der „rechten Seite" der Grafik, d.h. für das Schicksal der Nichterkrankten. Er starrt nur auf die linke Seite in seinem Bemühen, möglichst keine Person mit der Krankheit entkommen zu lassen. Ein Gewinn auf der linken Seite, d.h. ein Zuwachs an Sensitivität, ist jedoch nicht zu haben ohne einen hohen Preis auf der rechten Seite. Eine abgesenkte Schwelle betrifft immer beide Seiten, es sei denn, es handelt sich um einen ganz anderen Test mit einer höheren Genauigkeit. Wegen der Gefahren, die sich durch abgesenkte Schwellen ergeben, hat sich – auch international – eine kritische Diskussion über das Phänomen „Überdiagnose" entwickelt.

Immer extensivere Diagnostik, v.a. mit Bildgebung, hat zum vermehrten Auftreten von sog. Inzidentalomen geführt. Ursprünglich verstand man darunter Tumoren der Nebenniere, die sich als Zufallsbefund bei Untersuchungen mit ganz anderer Fragestellung zeigen. Dies warf die Frage auf, wie der Befund zu bewerten sei: Soll die Patientin froh sein, dass ein relevantes Problem rechtzeitig erkannt geworden ist und einer frühen Behandlung zugeführt werden kann? Oder hätte das Inzidentalom nie Probleme gemacht und die Behandlungskonsequenzen (z.B. Operation) stellen eine sinnlose Gefährdung dar? Inzidentalome – inzwischen verwenden wir den Begriff auch für andere Zufallsbefunde – lassen sich auch bei wohlbedachter Bildgebung nicht ganz vermeiden. Allerdings lässt sich ihr Auftreten bzw. das Risiko dafür mit zurückhaltendem Einsatz von diagnostischen Maßnahmen reduzieren.

8.3.3 Vom Offenbaren zum Okkulten

Wir haben uns daran gewöhnt, dass sich Definitionen von Krankheit zunehmend auf beschwerdefreie Grade (eingeschränkte linksventrikuläre Pumpfunktion wird wie eine Herzinsuffizienz behandelt), geringere Ausprägungen (erniedrigte Schwelle für den Diabetes mellitus Typ 2) oder frühe Phasen (Carcinoma in situ beim Mamma-Ca) beziehen. Hinzu kommen neue Risikozustände für die spätere Krankheit; hier wären die berüchtigten „Prä-" Erkrankungen zu nennen: Prä-Diabetes, Prä-Hypertonie usw.

All diese Mechanismen führen dazu, den Bereich der Krankheit ins bis dahin Verborgene auszudehnen: Wie im Eingangszitat von Iona Heath gezeigt, sind wir längst nicht mehr im Bereich des Symptomatischen bzw. der direkten Krankheitserfahrungen, sondern bei nur noch von diagnostischen Technologien feststellbaren Zuständen.

8.3.4 Umdeutungen

Als letzter Mechanismus für die Ausdehnung des Reiches der Krankheit wäre die Umdeutung von Phänomenen des Lebens zu nennen, d.h. die Medikalisierung im engeren Sinne. Schnarchen, Sodbrennen, Impotenz oder Zuckungen beim (Ein-)Schlafen sind in der Geschichte der Menschheit immer vorhanden gewesen, sie waren jedoch „normalisiert", d.h. sie wurden als unangenehm, aber zu einem nicht medizinischen Kontext zugehörig empfunden: Es war das Alter, der Stress, das übertriebene Wohlleben usw. Vielleicht nahm man volksmedizinische Mittel in Anspruch, ansonsten gab es keinen Anlass zu medizinischer Intervention.

Sobald eine therapeutische Technologie zur Verfügung steht, werden diese Beschwerden medikalisiert. Jetzt sprechen wir von Schlafapnoe, gastroösophagealem Reflux und sexuellen Funktionsstörungen. Legendär sind die Deutungen psychiatrischer diagnostischer Manuale, die jede Variante des menschlichen Verhaltens zu Pathologien mit medizinischer Zuständigkeit erklären. Großen Ertrag dieser Art versprechen die Technologien des Self-Trackings bzw. des Quantified Self. Natürlich sind die erhobenen Werte mehr oder weniger normal verteilt, wie alle biologischen Größen, die multifaktoriell beeinflusst sind. Es gibt also Normgrenzen, Abweichungen, Angst, Sorge und Gesprächsbedarf...

8.3.5 Chronisches Kranksein heute

Neben den o. g. asymptomatischen Zuständen hat sich auch unser Begriff von chronischer Erkrankung verändert. Eine Krankheit wie die Herzinsuffizienz, die wir vor 30 Jahren noch durch ihre Episoden von Atemnot, Ödemen und verringerter Belastbarkeit, oft stationärer Behandlung, diuretischer Behandlung, evtl. Beatmung usw. definierten, ist jetzt eine chronische Erkrankung, die auch im symptomfreien Intervall mit Medikamenten behandelt wird und medizinischer Aufmerksamkeit bedarf. Ähnliches gilt für den Diabetes mellitus Typ 2, die koronare Herzkrankheit oder die obstruktiven Lungenerkrankungen. Die meiste Zeit sind die Betroffenen beschwerdefrei oder in einem Schwerebereich, der sich mit medikamentösen Maßnahmen ambulant oder gar durch die Patientin selbst auffangen lässt (mit mehr Insulin, Nitroglyzerin oder oralen Steroiden). Diese Erkrankungen ähneln immer mehr den Risikofaktoren wie der Hypertonie; die Behandlungen zielen vor allem auf die Zukunft (Prävention von Exazerbationen oder Organkomplikationen), immer weniger auf aktuelle Symptome.

Diese Entwicklungen sind zu begrüßen, schließlich gehen sie auf evidenzbasiert wirksame Langzeitbehandlungen zurück: Statine bei KHK, Antimuskarinika bei COPD, ACE-Hemmer bei Herzinsuffizienz. All diese Behandlungen reduzieren Krankheitsepisoden, die früher stationär behandelt werden mussten, und verlängern das Leben. Ganz allmählich hat sich damit unser Krankheitsverständnis verändert. Eine Krankheit ist immer weniger ein Muster, mit dem Symptome interpretiert werden können, sondern immer mehr ein mit medizinischen Untersuchungen definierter Risikozustand.

8.3.6 Interessen

Wenn Krankheitsbegriffe sich zunehmend auf verborgene oder zuvor unproblematisch normalisierte Zustände richten, bedarf es zu ihrer Durchsetzung wirkungsvoller Propaganda. Früher waren Ärztinnen dankbar, wenn sie bis dahin rätselhafte Symptome mit einer gut begründeten und plausiblen Diagnose verstehen konnten. Heute hämmern ihnen professionelle und allgemeine Medien ein, dass Dutzende von Krankheiten auf keinen Fall übersehen werden dürfen.

In den Koalitionen, die sich zur öffentlichen Durchsetzung oder Förderung einer Krankheit zusammentun, findet man zum einen die Naiven, die glauben, es ginge hier tatsächlich vor allem darum, den Menschen Gutes zu tun. Das mag bei regionalen Kampagnen die Bürgermeisterin oder der Landrat sein, sehr beliebt sind auch Zelebritäten aus Film und Klatschmedien. Auf der anderen Seite findet man in diesen Koalitionen Parteien mit massiven Interessenskonflikten. Dies sind typischerweise (Universitäts-)Kliniker, die sich Geld und Geltung erhoffen, und kommerzielle Hersteller von einschlägigen Pharmaka oder Medizinprodukten. Firmen „pflegen" die entsprechenden Meinungsbildner; aus der gegenseitigen Interessensverflechtung entsteht ein „medizinisch-industrieller Komplex“, der die Öffentlichkeit, die Gremien des Gesundheitssystems, aber auch Aus- und Fortbildung zu beeinflussen sucht. Fachgesellschaften und Berufsverbände begeben sich durch Anzeigen in Fachzeitschriften und Kongress-Sponsoring in so große Abhängigkeiten, dass ihre fachlichen Aussagen Misstrauen provozieren. Auch die Organisationen der betroffenen Patientinnen haben sich häufig von Firmen vor diesen Karren spannen lassen.

In Zusammenhang mit dem Phänomen der „Überdiagnose“ spricht die britische Allgemeinärztin Iona Heath von einer „toxic combination of vested interest and good intentions“. Materielle Interessen sind eine problematische Konstante in den wissenschaftlichen und politischen Auseinandersetzungen nicht nur um neue Technologien, sondern auch um diagnostische Begriffe und die Grenzen zwischen Pathologie und Normalität.

Durch das Absenken der HbA_{1C}-Schwelle für einen Prä-Diabetes von 6,1 auf 5,7 % wurden in den USA auf einen Schlag 72 Mio. potenzieller Prä-Diabetes-Patienten geschaffen, ein gigantischer Markt für Testungen, Medikamente, ärztliche Leistungen usw. Dabei ist die zuständige Fachgesellschaft (American Diabetic Association) kein neutraler und vertrauenswürdiger Partner. Nach eigenen Angaben hat sie jährlich (!) zwischen 18 und 27 Mio. Dollar von Pharmafirmen erhalten.

Iona Heath weist auch auf die Folgen hin, die sich aus gesenkten Schwellen und der Ausdehnung pathologischer Bereiche ergeben. Dazu gehört eine reduzierte Lebensqualität dadurch, dass die Betroffenen ein diagnostisches Etikett erhalten. Unklar ist, ob die zur Behandlung erforderlichen Ressourcen hier sinnvoll ausgegeben werden oder doch an anderer Stelle mehr Gesundheit bewirkt hätten; dies gilt für das Individuum (Zeitaufwand, Zuzahlungen) wie auch das Gesundheitssystem. Schließlich lenken die diskutierten Grenzverschiebungen immer den Blick auf biotechnische Lösungen; die sozialen und ökonomischen Ursachen der angesprochenen gesundheitlichen Probleme werden geflissentlich ignoriert.

8.3.7 PIPO: ein argumentatives Syndrom

Wenn Sie noch zu industriegeförderten Fortbildungen oder Kongressen gehen (es lässt sich leider nicht ganz vermeiden), so stoßen Sie in den Vorträgen immer wieder auf eine bestimmte Kombination von Argumenten, die sich in dem Akronym PIPO zusammenfassen lassen (**Abbildung 8-2**). Mit Vorliebe werden *pathophysiologische Argumente* ins Feld geführt, die wegen ihres deterministischen, narrativen Charakters eine höhere Überzeugungskraft (siehe Kap. 12.4) haben als etwa die probabilistische Information einer „number needed to treat“ (NNT) von 110 (d.h. man muss 110 Patientinnen behandeln, damit eine von diesen einen Nutzen hat; die übrigen 109 müssen sich mit den Nebenwirkungen zufrieden geben...). Die Protagonisten haben mit der Nähe zur *Industrie* überhaupt keine Probleme, bedauerlicherweise handelt es sich oft um Vertreter der Universitätsmedizin. Obwohl diese sich häufig mit Professorentiteln schmücken, hat sich für diese Gruppe der deutsche Ausdruck „Mietmaul“ etabliert (international spricht man vornehmer von „key opinion leaders“). Die Verbreitung von *Panik* ist regelmäßig Teil der Argumentation; zu Beginn werden Prävalenzen, Inzidenzen und Risiken der betrachteten Erkrankungen an die Wand gemalt. Ein besonders perfides Beispiel stellt die Adipositas-Epidemie dar. Das über die Jahre allmählich zunehmende durchschnittliche Körpergewicht in den USA hätte man in nüchternen Tabellen darstellen können. Stattdessen kam ein für das CDC tätiger Pädiater auf die Idee, diese Information als Grafik darzustellen: Auf einer Landkarte wurden die einzelnen US-Staaten entsprechend dem Durchschnittsgewicht ihrer

Pathiophysiologie
Industrienähe
Panik
Ohne Grenzen

Abbildung 8-2: Das argumentative Syndrom des PIPO.

Bewohnerinnen (bzw. von Perzentilen) eingefärbt. Betrachtet man diese Landkarte für konsekutive Jahre in der Projektion, gewinnt man den beängstigenden Eindruck einer sich über das Land ausbreitenden Katastrophe. Natürlich wurden die Farben so gewählt, dass sich aus einem beruhigenden Blau ein beängstigendes Rot entwickelt. *„Ohne Grenzen"* steht in Abbildung 8-2 schließlich für den oben bereits beschriebenen Drang (Furor), immer mehr asymptomatische Risiko- oder Krankheitszustände zu definieren und Gesunde als Kranke zu deklarieren.

8.4 Was ist normal? Eine wissenschaftlich orientierte Ethik der Diagnose

Wenn Patientinnen ihr Anliegen formulieren, steht die Frage nach dieser Grenze mehr oder weniger versteckt im Raum: Frau Doktor, ist es etwas Ernstes? Haben Sie so etwas schon einmal gesehen? Oder ganz explizit: Ist das noch normal? Vor dem Hintergrund explodierender Technologien und fragwürdiger Befunde (Wo fängt Krankheit an? Wo hört Gesundheit auf?) wollen Patientinnen mit ihren Beschwerden angenommen werden, aber offenbar auch ihre subjektive Einschätzung mit den Maßstäben der Medizin abgleichen.

Dies ist weniger ein Problem für den Mann, der vom Rettungsdienst mit akuter Atemnot in die Notaufnahme gebracht wird. Wer dagegen seit Monaten unter Müdigkeit und dem Gefühl der Erschöpfung leidet, stellt sich die Frage „Ist das normal?" schon eindringlicher.

Unsere Patientinnen haben ihre individuellen Normen: Was für Menschen mit COPD ein guter Tag ist, mag einen Teenager in Panik versetzen und wegen Atemnot in die Notaufnahme treiben. Mit ihrer Diskrepanz-Heuristik (siehe Kap. 2.2.4) sind unsere Patientinnen am besten platziert, die Entscheidung darüber zu treffen, ob es sich um ein klinisch relevantes Problem handelt oder nicht. Sehr hilfreich ist es, wenn dieser Referenzmaßstab im Rahmen einer kontinuierlichen Beziehung auch in den Köpfen der betreuenden Ärztin verankert ist (siehe Kap. 2.2.5).

Dass auf der Ebene von Symptomen das subjektive Empfinden unserer Patientinnen das Kriterium für die Unterscheidung von normal und auffällig zu sein habe, darauf hat bereits in den 1940er-Jahren der französische Arzt, Theoretiker und Widerstandskämpfer Georges Canguilhem hingewiesen. Seine Welt war allerdings einfacher als die unsere: Er plädierte dafür, die Definition der Normabweichung der Patientin zu überlassen und sich von ärztlicher Seite auf die Klärung der Ursache und die Therapie zu beschränken.

Diese bereits sehr patientenorientierte Definition genügte zu einer Zeit, in der die Menschen die Schwelle hoch ansetzten, von der an sie eine Ärztin konsultierten. Auch für den oben erwähnten Mann mit akuter Atemnot kann die Definition von Canguilhem gelten. Inzwischen sind jedoch unsere Möglichkeiten, „objektive" Befunde unabhängig von den Symptomen der Betroffenen zu erheben, explodiert. Vor dem präventiven Anspruch der Medizin (und der entsprechenden Erwartung der Gesellschaft) verschwimmen die Grenzen zwischen dem Normalen und dem Pathologischen. Zudem wird vonseiten der Medizin versucht, diese Schwelle zu beeinflussen, z.B. durch sog. „disease awareness campaigns".

Wir reagieren auf die Anliegen unserer Patientinnen entweder mit *Normalisierung* oder *Pathologisierung* (hier ist dieser Ausdruck wertfrei gemeint!). Im ersten Fall sagen wir etwa, dass die Beschwerden zu einer bestimmten Altersphase gehören („Wachstumsschmerzen" bei Kindern, geringere körperliche Leistungsfähigkeit bei den Alten – zumindest widersprechen wir einer solchen Deutung unserer Patientinnen nicht). Oder wir weisen darauf hin, dass es Menschen gibt, die besonders sensibel auf Signale aus ihrem Körper reagieren und deshalb häufig Praxen mit medizinisch nicht ohne Weiteres erklärbaren Beschwerden aufsuchen (siehe Kap. 16.3.5). Oder wir ziehen einen Vergleich mit Phänomenen wie roten Haaren, unterschiedlich geformten Nasen usw., also der launischen Spielbreite der Natur (mit der wir u. U. auch nicht zufrieden sind, dazu unten mehr). Wir teilen diesen Patientinnen auch mit, dass ihre Beschwerden keine negativen prognostischen Implikationen haben und schon gar keiner Therapie bedürften. Dies ist entscheidend, die Beschwerde mag durchaus in einem Extrem der Normalverteilung liegen; diese Tatsache genügt jedoch nicht, um eine medizinische Zuständigkeit zu beanspruchen (siehe Kap. 8.3.1).

Bisher habe ich den Prozess von Normalisierung und Pathologisierung aus der Perspektive der individuellen Begegnung von Patientin und Ärztin betrachtet. Aber natürlich greift Letztere auf allgemeine Wissensbestände zurück; sie kann nicht für sich selbst entscheiden, ob ein erniedrigter Vitamin-D- oder ein erhöhter Harnsäurespiegel „noch normal" sind oder ob die Bedingungen für eine angemessene Pathologisierung (prognostisch relevant; sichere und wirksame Intervention verfügbar) gegeben sind. Dies kann nur durch wissenschaftliche Untersuchungen an Kollektiven der Betroffenen geschehen.

Eine Alternative zum oben beschriebenen „homöostatischen Furor" ist also die strikte Orientierung an prognostischer Relevanz. Nur die Zustände oder Befunde werden als Krankheit markiert (im Sinne einer „Pathologisierung"), die wirklich eine prognostische Bedeutung haben. Nur die davon Betroffenen fallen in unsere medizinische Zuständigkeit, denn nur bei ihnen macht auch eine therapeutische oder präventive Intervention Sinn. In diesem Sinne wären also erniedrigte Vitamin-D-Spiegel oder ein erhöhter Harnsäurewert bei ansonsten Gesunden keine „Krankheit", ein erhöhter Blutdruck oder ein sonografisch festgestelltes Bauchaorten-Aneurysma aber schon.

Wir haben hier durchaus eine Parallele zur Ethik der Früherkennung bzw. des Screenings (siehe Kap. 7.4). In der (diagnostischen) klinischen Situation wirft der medizinische Fortschritt Fragen auf, die der Situation in der Früherkennung ähneln. Wie dort, sollten wir uns mit Etikettierungen und Interventionen zunächst bzw. im Zweifelsfall zurückhalten. Nur wenn entsprechende Evidenz vorliegt, sollten wir (gerechtfertigt!) pathologisieren bzw. eine Früherkennung empfehlen oder durchführen. Diese Evidenz besteht bei der diagnostischen Situation darin, einem Befund oder einer Entität prognostische Relevanz zuzusprechen und die Patientin entsprechend zu informieren. Bei der Früherkennung ist der ethisch-wissenschaftliche Anspruch höher, hier kommt auch die Intervention (= Konsequenz aus dem auffälligen Befund bei der Früherkennung) ins Spiel. Bevor eine Früherkennung angeboten wird, fordern wir den Nachweis, dass der Nutzen eines Screenings einschließlich der sich anschließenden Interventionen die Nachteile aufwiegt und die Kosten i. w. S. rechtfertigt (siehe Kap. 7).

Zum Schluss sei noch erwähnt, dass es vielfältige Interventionen ohne Krankheit in diesem Sinne gibt: Menschen nehmen Stimulanzien ein, um ihre Leistungsfähigkeit in Studium oder Beruf zu erhöhen; Männer lassen die lichten Stellen auf ihrem Schädel mit Haaren bepflanzen; Eltern wollen Nachteile für ihre kleinwüchsigen Kinder mit Wachstumshormon vermeiden; indische Familien verhindern die Geburt von Mädchen mit selektiven Schwangerschaftsabbrüchen. Die Möglichkeiten der „Optimierung" sind unendlich. An viele haben wir uns gewöhnt, nur wenige wecken noch Empörung – je nach geografischer oder kultureller Distanz. Aber „Self-Enhancement" ist nicht das Thema dieses bereits viel zu dicken Buches...

8.5 Das Paradox der Gesundheit – kontraproduktive Medizin

Überdiagnose, abgesenkte diagnostische Schwellen und immer mehr verängstigte Bürgerinnen, die zu tickenden Zeitbomben deklariert werden: Wo bleiben Gesundheit und Lebensfreude? Dies geschieht in Gesellschaften, welche die Krankheiten des Mangels und der Armut besiegt haben, deren Bürgerinnen sich einer beständig steigenden Lebenserwartung erfreuen können. Zwar steigt die Prävalenz chronischer Krankheiten an, aber auch für diese stehen zahlreiche Behandlungen zur Verfügung, mit denen Beschwerden gelindert und Prognosen verbessert werden können. Diese objektiven Maße von Gesundheit stehen eigentlich für einen Erfolg – und die Menschen könnten sich doch ihres Lebens und ihrer Gesundheit freuen! Tatsächlich sind jedoch die Ängste und die Sorgen, die privaten und gesellschaftlichen Ausgaben für die Gesundheit gestiegen, sodass in entwickelten Ländern das Gesundheitssystem der größte Wirtschaftssektor geworden ist.

Doch ist ein immer geringerer Grenznutzen medizinischer Interventionen inzwischen in einen Schaden umgeschlagen? Bereits in den 1970er-Jahren sprach der Philosoph und Theologe Ivan Illich davon, dass die Medizin eine kritische Grenze überschritten habe: Sie produziere mehr Krankheit als sie heile oder verhüte, sie vernebele die gesellschaftlichen Ursachen von Krankheit, und schließlich nehme sie den Menschen die Fähigkeit und die Möglichkeiten, die Bedingungen für ein gesundes Leben zu erkennen und zu verändern. Auch wenn unser Wissen über den Nutzen und die Risiken einzelner medizinischer Maßnahmen im Zeitalter der Evidenzbasierten Medizin dramatisch zugenommen hat, ist das Phänomen „Überdiagnose" eine Bestätigung von Illichs Analysen. Unsere wirtschaftlichen und ökologischen Ressourcen sind begrenzt und eine Gesellschaft sollte kritisch darauf achten, wofür diese Ressourcen eingesetzt werden.

Weiterführende Literatur

Diese Literaturangaben sind nur eine Auswahl der benutzten Referenzen. Detaillierte Angaben finden sich online im ausführlichen Hintergrund-Text, siehe Seite 343.

1. Aronowitz RA. The converged experience of risk and disease. Milbank Q. 2009;87(2):417–42. https://doi.org/10.1111/j.1468-0009.2009.00563.x
2. Canguilhem G. Das Normale und das Pathologische. 2. Aufl. Berlin: August; 2017.
3. Croft P, Altman DG, Deeks JJ, Dunn KM, Hay AD, Hemingway H, et al. The science of clinical practice: disease diagnosis or patient prognosis? Evidence about "what is likely to happen" should shape clinical practice. BMC Med. 2015;13:20. https://doi.org/10.1186/s12916-014-0265-4
4. Dinant GJGJ, Buntinx FF, Butler CCC. The necessary shift from diagnostic to prognostic research. BMC Fam Pract. 2007;8:53. https://doi.org/10.1186/1471-2296-8-53
5. Heath I. Overdiagnosis: when good intentions meet vested interests – an essay by Iona Heath. BMJ. 2013;347:f6361. https://doi.org/10.1136/bmj.f6361
6. Heath I. Role of fear in overdiagnosis and overtreatment – an essay by Iona Heath. BMJ. 2014;349:g6123. https://doi.org/10.1136/bmj.g6123
7. Hofmann B. Complexity of the concept of disease as shown through rival theoretical frameworks. Theor Med Bioeth. 2001;22(3):211–36. https://doi.org/10.1023/A:1011416302494
8. Hucklenbroich P. Die Normativität des Krankheitsbegriffs: Zur Genese und Geltung von Kriterien der Krankhaftigkeit. Analyse Kritik. 2016;38(2):459–96. https://doi.org/10.1515/auk-2016-0122
9. Illich I. Limits to medicine. Medical nemesis: the Expropriation of health. London, New York: Penguin; 1976. https://doi.org/10.1097/00004010-197700000-00017
10. McCartney M. Cancer strategy should be led by evidence. BMJ. 2015;350:h735. https://doi.org/10.1136/bmj.h735

11. Moynihan R, Cooke GPE, Doust JA, Bero L, Hill S, Glasziou PP. Expanding disease definitions in guidelines and expert panel ties to industry: a cross-sectional study of common conditions in the United States. PLoS Med. 2013;10(8): e1001500. https://doi.org/10.1371/journal.pmed.1001500
12. Oliver JE. Fat politics: The real story behind America's obesity epidemic. New York, Oxford: Oxford University Press; 2006.
13. Temkin O. Health and Disease. In: Temkin O, editor. The double face of Janus and other essays in the history of medicine. Baltimore: Johns Hopkins University Press; 1977.
14. Wiener RS, Schwartz LM, Woloshin S. When a test is too good: how CT pulmonary angiograms find pulmonary emboli that do not need to be found. BMJ. 2013 Jul;347:f3368. https://doi.org/10.1136/bmj.f3368

9 Detektive, Fiktionen und Mythen

9.1 Parallelen

Immer wieder sind Parallelen zwischen der Tätigkeit des Arztes und des Detektivs gezogen worden (die archetypischen Figuren dieses Kapitels sind überwiegend männlich, deshalb weiche ich hier stellenweise von der weiblichen generischen Form ab). Beiden ist die Lösung von Rätseln aufgetragen: „hinter" einem Problem die Lösung (Ursache, Täter) herauszufinden. Der Unbedarfte tappt im Dunklen, gefragt ist ein spezifisches Können bzw. Wissen, das Licht in die Angelegenheit bringt und Perspektiven für eine Korrektur eröffnet.

Ärzte haben selbst Kriminalgeschichten geschrieben, das bekannteste Beispiel ist wohl Conan Doyle mit seinem paradigmatischen Problemlöser Sherlock Holmes. Es überrascht nicht, dass Neurologen bei diesen Grenzgängen besonders produktiv gewesen sind.

Diese gegenseitigen Bezüge sollen uns hier eine Anregung sein, die Praxis, aber vielleicht noch eher die Träume und Sehnsüchte im Zusammenhang mit der medizinischen Diagnose zu verstehen.

9.2 Der Krimi

Krimis sind vermutlich die am häufigsten konsumierte literarische Gattung, vor allem dann, wenn wir auch andere Medien als das gedruckte Buch einbeziehen. Ein großer Teil der Jugend- und Fantasyliteratur ist ebenfalls dem Genre zuzuordnen; das Prinzip des Regionalkrimis hat zu einer weiteren Proliferation geführt. Bei der schier unendlichen Zahl von Autorinnen, Geschichten und Milieus ist die Konstanz der literarischen Struktur auffällig. Bestimmte Elemente sind Teil einer jeden Geschichte, ob sie im Paris des frühen 19. Jahrhunderts, auf englischen Landsitzen oder in modernen Großstädten spielt. Dazu gehören die folgenden Komponenten:

1. *Das Problem:* Zu Beginn steht eine Herausforderung, klassischerweise ein Mord oder ein anderes Verbrechen, dessen Urheber, Motiv und Hergang unklar sind. Sollte sich eine Erklärung aufdrängen, so gehört es zu den Gesetzen des Genres, dass diese sich als falsch herausstellt und im Laufe der Geschichte durch die wahre ersetzt wird.
2. *Der Problemlöser:* Eine identifikationsfähige Figur ist mit der Lösung des Problems beauftragt. Dies mag zu ihrem beruflichen Auftrag gehören, literarisch interessanter sind jedoch die Außenseiterinnen, die entweder wegen des Versagens oder der Unerwünschtheit der konventionellen Ordnungsmacht (Polizei) herbeigerufen werden oder zufällig anwesend sind. Nur selten handelt es sich um strahlende Helden mit intakter Familie und einem Häuschen im Grünen, vielmehr sind diese Figuren irgendwie gebrochen und haben mit eigenen existenziellen Problemen zu kämpfen. Auguste Dupin, der Held der

ersten Kriminalgeschichte im modernen Sinne, lebte, obwohl aus bester Familie stammend, unter ärmlichen Umständen. Sherlock Holmes hatte ein Problem mit Drogen, mit Frauen und wohl auch mit den Menschen insgesamt.

3. *Die Methode:* Auch wenn der Krimi per se eine Auseinandersetzung mit Gewalt und der Verletzung gesellschaftlicher Regeln darstellt (mit einer solchen Tat fängt die Geschichte üblicherweise an), gelingt die Aufklärung mithilfe intelligenter Überlegung. Diese ist in der Regel systematisch, methodisch oder gar wissenschaftlich, aber auch Intuition, Bauchgefühl und das Schnuppern an Fährten haben ihren Platz. Aus Zeichen wird auf eine dem Unkundigen und Ungeschulten verborgene Wirklichkeit geschlossen. Am Schluss mag es Verfolgungs- und Gewaltszenen geben, und der Übeltäter wird der staatlich legitimierten Gewalt überantwortet (wie dümmlich sich diese vorher auch immer angestellt hat), die eigentliche Aufklärungsarbeit ist jedoch eine intellektuelle.
4. *Ein begrenzter Problemraum:* In praktisch jedem Werk dieser Art ist der zum Schluss überführte Täter bereits vorher im Laufe der Geschichte dem Leser bekannt gemacht worden. Mit anderen Worten: Krimis spielen sich in einem geschlossenen Universum ab, das nur von den Opfern, den Verdächtigen, dem Täter und dem Detektiv bevölkert wird. Die Reisenden im Waggon eines Luxuszuges oder die Gesellschaft, die sich für ein Wochenende in einem englischen Schloss versammelt hat, sind die klassischen Beispiele.
5. *Spannung:* Dieses Gefühl wird dadurch aufgebaut, das ein Problem (wer ist der Täter?) sozusagen nach seiner Lösung (Aufklärung) lechzt, diese aber erst am Schluss der Geschichte erreicht wird. Bis dahin passieren erwartungsgemäß überraschende Dinge (die widersprüchliche Formulierung ist gewollt): weitere Morde, ein falsches Geständnis oder eine falsche Festnahme (durch die intellektuell überforderte Regel-Polizei), neue und auffällige, aber doch ambivalente Indizien usw. Die Spannung kann sich am Schluss durch die Identifikation des Täters (intellektuelle Auflösung des Falls) und seine Festnahme oder sonstige Unschädlichmachung lösen. Damit ist nicht nur die Neugier der Leserin befriedigt, sondern auch die moralische Ordnung wiederhergestellt. Allerdings gelingt es nicht immer, die Erkenntnis (Diagnose) umzusetzen; in der US-amerikanischen „hard boiled novel“ kann dies an Korruption oder den Machtverhältnissen scheitern.
6. *Die Lösung:* Zum Schluss wird immer eine eindeutige Lösung geboten. An diesem Punkt besteht keinerlei Unsicherheit mehr. Die Beweislage ist so erdrückend, dass sie sogar vom Täter akzeptiert wird. Letzteres lässt sich auch durch entsprechendes Verhalten ausdrücken, seien dies Fluchtversuch, Selbsttötung oder ein gewaltsamer Angriff auf den Detektivhelden. Zu den Grundprinzipien dieser Welt gehört also, dass es eine eindeutige Lösung des Problems gibt, diese aus Indizien erschlossen werden kann, und dies zum erlösenden Schluss auch tatsächlich geschieht. Das Problem ist also ein deterministisches (siehe Kap. 1.11), das auf klaren Gesetzmäßigkeiten beruht und deshalb mit dem nötigen Verstand entschlüsselt werden kann.
7. *Unsicherheit:* Unsicherheit, d.h. das Nichtwissen um den Täter, ist beim Detektiv nur temporärer Natur; er wird sie im Laufe der Geschichte überwinden. Mit der Überführung des Täters ist sie vollständig eliminiert. Die übrigen Protagonisten sind zu beschränkt, als dass sie aus eigener Geisteskraft die Lösung finden würden. Bestenfalls leisten sie lobenswerte, aber doch begrenzte Teilbeiträge. Unsicherheit findet sich in dieser Welt also nur aufseiten der Subjekte, nicht jedoch im Objekt (nur epistemisch, nicht jedoch aleatorisch – siehe Kap. 1.10). Wenn sich die Subjekte nur genügend anstrengen, was allerdings nur

bei der zentralen Figur des Detektivs aussichtsreich erscheint, können sie die Lösung finden und die Unsicherheit auf null reduzieren.

Wie bei jeder systematischen Charakterisierung, so werden diese Kriterien nicht in jedem einzelnen Fall erfüllt. Auch wenn es diese Ausnahmen gibt, so scheint es gerade die Monotonie der Struktur zu sein, welche die Leserin erwartet und die zur breiten Akzeptanz der Gattung führt.

Eine besondere Faszination ergibt sich dann, wenn die Handlung in einer anderen, fremdartigen Welt stattfindet. Oft geht es an die Grenze der Normalität, das Ambiente selbst ist ein Rätsel, oft bedrohlich – und daran ändert meist auch die Auflösung der Geschichte nichts. Kriminelle Milieus sind naheliegend, oft sind es verelendete Stadtteile, Industriebrachen, oder das Gegenteil: die Reichen und die Schönen in ihrer luxuriösen Welt. Im Schauerroman stellen eine alte Abtei, eine Burg oder ein Spukschloss die geeignete Umgebung dar. Eine ähnliche Rolle kann die Geografie spielen; aus angelsächsischer Sicht stellen osteuropäische Regionen mit düsteren Wäldern, Nebel (hier scheint nie die Sonne), verfallenen Hütten und Gemäuern, verschrobenen Charakteren mit schiefen Zähnen, Runzeln und bedrohlich lauernden Blicken die geeigneten Assoziationen her. Aus britischer Sicht beginnt diese Sorte von Balkan bzw. dem Osten in der Gegend von Köln...

Die Entführung in das geografisch, zeitlich oder soziokulturell Fremde gehört so typisch zum traditionellen Genre des Kriminal- und Schauerromans in den ersten zwei Jahrhunderten seiner Existenz, dass der Regionalkrimi zum interessanten Kontrast geworden ist. Die Entrückung aus dem Alltag, gerade auch durch die formale Struktur, bietet offenbar einen besonderen Reiz, wenn sie kontrastierend in vertraute Orte oder Einrichtungen verpflanzt wird und dort vielleicht sogar bekannte Personen (meist leicht camoufliert) auftreten.

9.3 Indizienparadigma

> *"But lurking behind this symptomatic or divinatory model one glimpses the gesture, which is the oldest, perhaps, of the intellectual history of the human race: the hunter crouched in the mud, examining a quarry's tracks."*
> (Carlo Ginzburg)

Die Denkfigur – ein schwieriges Problem, dessen Lösung verborgen ist, sich vom Kundigen jedoch durch die kundige Interpretation von Zeichen lösen lässt – findet sich nicht nur in einem speziellen Zweig der Unterhaltungsliteratur. In den Geistes- und Kulturwissenschaften ist das sog. Indizienparadigma als ein „epistemologisches Modell" vorgeschlagen worden, das für zahlreiche Lebensbereiche relevant sei. Der italienische Historiker Carlo Ginzburg führt dieses Modell vor allem auf die diagnostische Logik der Medizin des 19. Jahrhunderts zurück.

In den 1870er-Jahren wurde unter einem Pseudonym – später stellte sich heraus, dass es sich um den Italiener Giovanni Morelli handelte – eine neue Methode der Zuschreibung alter Gemälde dargestellt. Demnach sollte man sich bei der Beurteilung des Urhebers nicht auf die offensichtlichen, zentralen Teile eines Bildes konzentrieren, etwa das Lächeln von Leonardos Frauen, sondern auf die peripheren Details der dargestellten Personen: Ohren, Fingernägel, Zehen u. Ä., also meist nicht beachtete oder versteckte Aspekte. Morellis Analysen verursachten einigen Aufruhr; in europäischen Museen mussten Beschriftungen geändert, einige Werke ins Magazin verlagert werden.

Offenbar hatte der junge Arzt Sigmund Freud die Morelli-Methode kennengelernt; er erwähnt sie in seinem ebenfalls zunächst unter Pseudonym veröffentlichten Aufsatz „Der Moses des Michelangelo". Vielleicht hat er hier die Anregung zu seiner interpretativen Methode bekommen, die ihre Schlüsse aus vermeintlich marginalen oder irrelevanten Details zieht. Mit ihrer Deutung von Fehlleistungen („Psychopathologie des Alltagslebens"), Scherzen und Träumen beruht die Psychoanalyse auf demselben Prinzip: Interpretation von Indizien, die nicht bewusst kontrolliert werden (oder sogar: nicht kontrolliert werden können).

Ungefähr zu derselben Zeit veröffentlichte Arthur Conan Doyle seine Erzählungen von den Fällen des Sherlock Holmes. Auch in diesem fiktiven Raum können Fälle nur anhand von Indizien gelöst werden, die dem üblichen Geist in ihrer Bedeutung verschlossen bleiben. Obwohl dieser „übliche Geist", Dr. Watson, von einem intellektuell nicht übermäßig strahlenden Arzt dargestellt wird, führt Ginzburg diese methodischen Vorgehensweisen auf die klinische Medizin zurück, die zu dieser Zeit zu ihrer ersten Blüte kam. Denn Conan Doyle war Arzt, wie übrigens auch Morelli, der Medizin studiert hatte, und Siegmund Freud. Es geht um den Schluss von Indizien auf eine verborgene Wahrheit.

Ginzburg sieht einen noch älteren Ursprung des Paradigmas, nämlich die alten Jäger, die aus feinen Spuren auf die Art und den Zustand eines Wildtiers oder Feindes schließen müssen. Auch wenn die Inhalte und sozialen Umstände drastische Unterschiede aufweisen, finden sich identische Vorgehensweisen (Analyse, Vergleich, Klassifikation) bei den Zukunftsdeutern Mesopotamiens, juristischen Anwendungen, Physiognomie, Grafologie, Paläografie usw. Es gab schon frühere medizinische Anwendungen, so in der hippokratischen Medizin. Allerdings bot die Medizin des 19. Jahrhunderts mit ihren großen Universitätskliniken und der Möglichkeit systematischer Autopsie einen überzeugenden Zugriff auf die verborgenen Ursachen hinter den sinnlich erfassbaren Indizien.

Dieses epistemologische Modell feiert seine offensichtlichen und überraschenden Triumphe dann, wenn versteckte Information scharfsinnig genutzt wird. Die vom zu lösenden Problem betroffenen Personen, seien es Patientinnen, Opfer eines Verbrechens oder Täterin, sind lediglich Träger eines Symptomkomplexes. Ihre Mitwirkung ist nicht gefragt und nicht nötig, der Detektiv wird dadurch nur gestört – sowohl durch die wohlmeinenden, aber täppischen Bemühungen der Watsons wie auch das Verwischen von Spuren durch Unkundige oder gar den Schurken.

9.4 Requiem auf den Kriminalroman

Das deterministische Rätsel mit eindeutiger Lösung ist also eine weitverbreitete literarische Konvention. Der Schweizer Schriftsteller Friedrich Dürrenmatt hat in seinem Büchlein „Das Versprechen" das Gegenmodell geliefert, das „Requiem auf den Kriminalroman", wie es im Untertitel heißt. Erzählt wird die eigentliche Geschichte von einem alten Kriminalbeamten im Ruhestand („Ich bin alt und mache mir nichts mehr vor"), der den „Schwindel" beklagt, der in Kriminalromanen typischerweise betrieben wird. Bevor er dem Ich-Autor, einem Verfasser von Kriminalromanen, die eigentliche Geschichte erzählt, liefert er eine Fundamentalkritik des gängigen Kriminalromans: „Es genügt, dass der Detektiv die Regeln kennt und die Partie [vorher wurde die Analogie zur logischen Klarheit des Schachspiels gezogen – NDB] wiederholt, und schon hat er den Verbrecher gestellt, der Gerechtigkeit zum Siege verholfen." Tatsächlich jedoch: „Der Wirklichkeit ist mit Logik nur zum Teil beizukommen. [...] Doch in euren Romanen spielt der Zufall keine Rolle, und wenn etwas nach Zufall aussieht, ist es gleich Schicksal und Fügung gewesen; die Wahrheit wird seit jeher von euch Schriftstellern den dramaturgischen Regeln zum Fraße hingeworfen. Schickt diese Regeln endlich zum Teufel. [...] Unsere [der Kriminalistik – NDB] Gesetze fußen nur auf Wahrscheinlichkeit, auf Statistik, nicht auf Kausalitäten, treffen nur im Allgemeinen zu, nicht im Besonderen. Der einzelne steht außerhalt der Berechnung. [...] Ich weiß, wie fragwürdig wir alle dastehen, wie wenig wir vermögen, wie leicht wir uns irren, aber auch, dass wir eben trotzdem handeln müssen, selbst wenn wir Gefahr laufen, falsch zu handeln.“

In einem Schweizer Dorf wird ein siebenjähriges Mädchen ermordet aufgefunden, grausam zugerichtet mit einem Rasiermesser. Der Hausierer, der die Leiche entdeckt und die Polizei benachrichtigt hat, wird bald verdächtigt. Nach nächtelangem Verhör legt er ein Geständnis ab. Noch im Gefängnis erhängt er sich und der Fall wird zu den Akten gelegt, alle sind zufrieden. Nur der Kommissar Matthäi misstraut dieser leichten Antwort. Er nimmt den Riesen ernst, von dem das ermordete Mädchen kurz vor ihrem Tod gesprochen hat – was von seinen Kollegen als Fantasie ohne realen Hintergrund abgetan worden ist. Weitere Schlüsse kann er aus einer Zeichnung des Mädchens ziehen. Mit großem Scharfsinn, sein Chef spricht von „Genie“, kann er ein recht präzises Profil des Täters zeichnen. Der Mutter des Kindes hat er sein Versprechen gegeben, den Täter zu finden. So verbeißt er sich in den Fall, quittiert den Polizeidienst und übernimmt eine Tankstelle an der Straße, die seiner Ansicht nach der Täter auf dem Weg zu seiner Tat, und zwei weiteren, ganz ähnliche Morden, genommen hat. Und nehmen wird: Matthäi legt einen Köder, um den Mörder bei seiner nächsten Tat zu ertappen. Er stellt eine Frau als Haushälterin ein, deren kleine Tochter in Alter und Aussehen den zuvor getöteten Mädchen entspricht. Doch der Mörder geht nicht in die Falle, über die Jahre des Wartens verwahrlost Matthäi, er ertränkt seine Zweifel und seine Enttäuschung im Alkohol. Erst nach Jahren erfährt der Erzähler, sein ehemaliger Vorgesetzter, durch das Geständnis einer alten Frau auf ihrem Totenbett, vom wahren Hintergrund. Tatsächlich hat der deutlich jüngere, geistig beschränkte Ehemann dieser Frau die Taten verübt. Sein Aussehen und Vorgehen entsprechen genau der Hypothese von Matthäi. Auf dem Wege zur Tankstelle und damit der nächsten blutigen Tat, die Polizei lag auf Anregung von Matthäi bereits auf der Lauer, ist er jedoch tödlich verunglückt.

Dieser Anti-Krimi arbeitet die Unterschiede heraus, in denen sich die literarische Konvention von der täglich erfahrenen Wirklichkeit absetzt. Dabei ist die deterministische Natur des literarischen Rätsels wohl der zentrale Unterschied: Die Lösung des Krimis ist eindeutig, und wenn man sich anstrengt und schlau genug ist, lässt sie sich aus den präsentierten Indizien zweifelsfrei erschließen. Das auch in der Kriminalistik nur probabilistische Assoziationen von Zeichen und Hypothesen (Erklärungen, Diagnosen) zu haben sind, wird ignoriert; Unsicherheit gibt es nur aufseiten der Subjekte („epistemisch“), die Unsicherheit in der Sache („aleatorisch“) wird ignoriert (siehe Kap. 1.10). Mit literarischen Mitteln wird der Problemraum begrenzt; der fiktive Detektiv kann davon ausgehen, dass in einer definierten Gruppe von Verdächtigen die Täterin zu finden ist. Da das Ziel dieser Texte Unterhaltung durch Spannung ist, dient der normale Alltag samt seinen Routinen als Kontrast, gegen den Ungewohntes und Unerwartetes geschehen muss, um die Leserin bei Laune zu halten.

9.5 Detektivgeschichten in der Medizin: die Abenteuer des Dr. House

Die House-Serie lebt von der Idee, den Detektivplot in die Medizin zu verlegen. Dabei werden zwei Milieus belebt: zum einen das Krankenhaus mit seinen allzu menschlichen Akteuren und Begebenheiten, zum anderen das System des Körpers. Mit raffinierten Animationen werden Krankheitsprozesse visualisiert, sogar Verfolgungsjagden und Cliffhanger werden hier möglich. Die Fahrten durch den Körper und die unerwarteten Krisen und Ereignisse steuern den unheimlichen, düsteren, „gotischen“ Aspekt bei.

Die oben dargestellten Komponenten der Kriminalgeschichte (Kap. 9.2) sind sämtlich vorhanden:

1. Das *Problem* besteht hier in einem dramatischen Krankheitsbeginn; Symptome und erste Befunde lassen das Geschehen zunächst rätselhaft erscheinen; früh formulierte Hypothesen müssen als nicht plausibel verworfen werden.
2. *Zuständig für die Lösung* ist ein ärztliches Team, das von dem genialen, aber doch auch wieder verschrobenen und am Rand des Medizinsystems angesiedelten Dr. House dominiert wird. Den geeigneten Kontrast, in Analogie zur gesetzestreuen, aber beschränkten Polizei, bieten die jüngeren ärztlichen Kolleginnen. Diese mühen sich redlich und sind für die Durchführung von medizinischen Untersuchungen und Eingriffen unverzichtbar. Aber letztlich ist nur House in der Lage, die einzelnen Bausteine (Befunde) zu einer schlüssigen Lösung zusammenzuführen. Auch dieser Held ist gebrochen, ist abhängig von opiathaltigen Schmerzmitteln, ist menschlich irgendwo zwischen Griesgram, Misanthrop und Technokrat anzusiedeln. Sein Vorgehen ist rücksichtslos, von „Bedside Manners" keine Spur. Was die Patientinnen und die Angehörigen ihm zu sagen haben, ist völlig uninteressant. Eine gute Anamnese würde das Unterhaltungsbedürfnis des Publikums nicht ausreichend befriedigend, da ist der nächtliche Einbruch in die Wohnung der Patientin ergiebiger.
3. *Die Methode:* In klassischer Weise lässt sich die Lösung (finale Diagnose) aus den Indizien (Symptome und Befunde) erschließen. Allerdings ist der Weg dorthin verwickelt und kompliziert. Neue dramatische Krankheitsereignisse („Der Täter schlägt wieder zu") wirbeln die bisherigen Erklärungen durcheinander. Es sind vor allem seltene und spektakuläre Krankheiten, die erwogen und letztlich dingfest gemacht werden. Grundsätzlich bedient sich House der medizinischen Wissenschaft; aber wenn neben der spannenden Unterhaltung hier eine Botschaft steckt, dann ist es der Abgesang auf den antibürokratischen Maverick. Dessen Tage sind gezählt, er wird ersetzt werden durch Kolleginnen, die sich an die administrativen und rechtlichen Vorschriften halten. Diese werden von der schönen Chefin Dr. Lisa Cuddy (Lisa Edelstein) mit der perfekten Haut angeführt. House mit seinem narbigen Gesicht stellt den verletzlichen und authentischen Helden dar. House geht Risiken ein, im Gegensatz zu den Personen in seiner Umgebung, v.a. Dr. Cuddy, die sich an Regeln halten und die Accountability Culture verkörpern.
4. Der *Problemraum* dieser Geschichten ist insofern begrenzt, als die Krankheitserscheinungen auf definierte Ursachen (Diagnosen) zurückgeführt werden können, wie obskur diese auch immer sein mögen. Auch hier gibt es also immer eine eindeutige Lösung. Diffuse, ätiologisch nicht aufzuklärende Symptome, das tägliche Brot der Primärversorgung, kommen hier nicht vor; diagnostische Zurückhaltung oder eine Wiedereinbestellung („test of time") würden gegen die Gesetze des Genres verstoßen.
5. Da die Erzeugung von *Spannung* die wichtigste Aufgabe dieser Geschichten ist, müssen die realen Krankheitswahrscheinlichkeiten systematisch ignoriert werden. Im Vergleich zur Kriminalgeschichte ist der Alltag in Krankenhaus und Praxis sterbenslangweilig; dies gilt auch für die meiste Arbeitszeit in Rettungsdienst und Notaufnahme (Häufiges ist häufig...). Die Demografie der dargestellten Patientinnen sticht in bemerkenswerter Weise von den realen Patientinnen eines Krankenhauses ab: Wen interessieren die Krankheiten alter Leute? Ein beim Sportfest spektakulär zusammenbrechender Teenager ist dagegen höchst geeignet als Einstieg in die neue Folge. Dass die Krankheitsbilder (Symptome, Befunde, Prognose), mit denen House und sein Team konfrontiert werden, korrekt recherchiert sind, ver-

mittelt dem Unkundigen den Eindruck, so gehe es in der Versorgung zu. Reale Ärztinnen und Pflegepersonal danken dem Himmel dafür, dass dem nicht so ist...

6. *Unsicherheit* gibt es letztlich nur aufseiten der Ärztinnen; die klinische Wirklichkeit ist grundsätzlich verstehbar. Wer sich genügend Mühe gibt und intellektuell seiner Aufgabe gewachsen ist, wird die Ursachen der Beschwerden diagnostizieren. In dieser deterministischen Welt gibt es keine Unsicherheit, die nicht überwindbar wäre.

9.6 Die Detektiv-Metapher: Risiken und Nebenwirkungen

Die Versuchung ist groß, unsere Außendarstellung mithilfe des Sherlock-Holms-Vergleichs auf ein Genie-Niveau zu heben. Der kulturgeschichtliche Hintergrund scheint dafür eine historische Argumentationsbasis zu liefern. Ich möchte dem die These gegenüberstellen, dass eine Orientierung an diesen literarischen (!) Figuren für reale Ärztinnen nicht nur falsch, sondern sogar gefährlich ist. Erst recht gilt dies für die medizinische Ausbildung.

Im fiktiven Plot kann der Autor dafür sorgen, dass der Maverick-Detektiv es schon immer gewusst hat. Dass er bei seiner Linie (Spur) bleibt, rettet letztlich die Patientin. In die probabilistische Welt realer Patientinnen übertragen ist diese Einstellung verantwortungslos. In Kap. 5 und Kap. 6 habe ich dargestellt, dass die Einschätzung der Wahrscheinlichkeit nicht nur eine zentrale Orientierung im diagnostischen Prozess ist, sondern auch ein Kriterium der Verantwortung gegenüber der Patientin. Die Einschätzung von Wahrscheinlichkeiten ist eine wesentliche Dimension in meiner Entscheidung, ob meine Patientin vom nächsten diagnostischen Schritt profitiert oder nicht, ob ich den Prozess der Informationssuche weitertreiben oder abbrechen soll. Es ist das Abbrechen des diagnostischen Prozesses im Interesse der Patientin, das heute Mut erfordert, nicht die von defensiven Gemütern unternommene nächste Runde apparativer bzw. invasiver Diagnostik. Die Serie gaukelt eine deterministische Welt vor, in der für jedes Problem eine Lösung zu finden ist (siehe dagegen Kap. 1.13.4).

Der Determinismus des Dr. House ist, wenn ernstgenommen, ein Rezept für Überdiagnostik und verantwortungsloses Handeln. Er setzt zudem Studierende der Medizin und junge Ärztinnen unter Druck; durch die verlogene Behauptung, jedes Leid könne einer präzisen Diagnose zugeordnet werden, werden junge Kolleginnen in ihrer verletzlichsten Phase einer unrealistischen Erwartung ausgesetzt und damit alleingelassen (siehe Kap. 15).

Eine andere Diskrepanz zwischen dem fiktiven Produkt Dr. House und der Wirklichkeit ist die Erwartung an die Patientin. Im House-Drama ist diese bestenfalls passiv, ansonsten aber oft ein Störfaktor. Konsequenterweise werden viele der „Ermittlungen" gegen die Patientin geführt (bis hin zum bereits erwähnten nächtlichen Einbruch in ihre Wohnung). Auch dies aus der Sicht des Genres ein interessantes Spannungsmoment. Mit der Wirklichkeit hat es jedoch wenig zu tun; hier ist die Kooperation der Patientin essenziell, ja sogar ihre – phasenweise – „Projektleitung" (siehe Kap. 1.12 und 2.2.7).

9.7 Andere literarische Beispiele

In „Die Zitadelle" verfolgt der Schriftsteller-Arzt A. J. Cronin den Lebensweg seines Helden Andrew Manson, junger Absolvent einer schottischen Universität. Der idealistisch gesonnene junge Mann beginnt seine Laufbahn in Allgemeinpraxen südwalisischer Bergarbeitersiedlungen, später zieht er nach London. Nach einer frustrierenden Erfahrung mit der Langweile eines arbeitsmedizinischen Instituts übernimmt er die Praxis eines verstorbenen Kollegen. Vom Outsider, der mit bangem Herzen seine Patientinnen erwartet und deren Fähigkeit taxiert, die Behandlungsgebühr zu bezahlen, entwickelt er sich zum geschätzten und modischen Arzt, den auch die feine Londoner Gesellschaft konsultiert. Seinen Durchbruch erzielt er, als ihn die Verkäuferin eines Kleidungsgeschäfts mit reicher Kundschaft um Hilfe bittet. Sie leidet an einer entstellenden Dermatitis der Hände, welche die junge Frau gesellschaftlich und beruflich extrem behindert, ohne dass die zuvor konsultierten Ärzte die Ursache oder gar ein heilendes Mittel gefunden hätten. Andrew untersucht ihre Hände und fühlt dabei den Kitzel einer seltenen Diagnose („feeling all the thrill of an obscure yet positive diagnosis", S. 239). Er verordnet eine Diät, die zur vollständigen Heilung führt. Die junge Frau erzählt den reichen Kundinnen vom kundigen Arzt; seine Praxis – es handelt sich um die Zeit vor der Gründung des Nationalen Gesundheitsdienstes – entwickelt sich durch die Mundpropaganda in schönster Weise.

Die Krankheit dieser jungen Frau war für den Plot des Romans notwendig (Aufstieg zum erfolgreichen Arzt in der Hauptstadt des Landes). Interessant ist jedoch, dass der Arzt-Autor dieser Krankheit keinen Namen gegeben hat, was er bei den übrigen Behandlungsproblemen des Romans durchaus tut. Es scheint, als gäbe es keine reale Krankheit, die dem – deterministischen – Traum eines jeden jungen Arztes, aber auch den ängstlichen Erwartungen seiner Patientinnen, entspricht.

„Der Name der Rose" von Umberto Eco ist wiederum eine Detektivgeschichte. Die Rollen werden offensichtlich dadurch, dass die Aufzeichnung von einem Benediktiner-Novizen Namens „Adson" stammt, während die eine Mordserie aufklärende Hauptfigur auf den Namen „William von Baskerville" hört. Die Geschichte spielt im Jahr 1327 in einer Benediktiner-Abtei in Oberitalien. William ist primär in einer politischen Mission im Konflikt zwischen Kaiser und Papst unterwegs; sein Scharfsinn ist jedoch willkommen, eine geheimnisvolle Mordserie an den Mönchen der vor allem für ihre grandiose Bibliothek bekannten Abtei aufzuklären. Die Mönche sterben grausame und spektakuläre Tode; die Art, wie sie zu Tode kommen, scheint sich an der Apokalypse zu orientieren.

Die systematisch aufgebaute Erwartung an einen einzigen Täter, der einen grausamen Plan konsequent umsetzt, wird jedoch enttäuscht. Wie Dürrenmatts Roman „Das Versprechen" handelt es sich um einen Anti-Krimi. Es gibt keinen Meisterschurken, vielmehr hatte sich der ursprüngliche Plan des alten Jorge „selbständig gemacht und eine Verkettung von Ursachen eingeleitet, von Haupt- und Neben- und Gegenursachen, die sich auf eigene Rechnung weiterentwickelten, indem sie Wechselbeziehungen eingingen, denen keinerlei Plan unterlag". So gibt es mehrere Täter und eine Reihe grausamer Zufälle. William sieht ein, dass er „wie ein Besessener hinter einem Anschein von Ordnung hergelaufen" ist, „während ich doch hätte wissen müssen, dass es in der Welt keine Ordnung gibt". Der junge Adson gibt zu bedenken, dass am Schluss trotzdem die Taten aufgeklärt waren, und zwar weil William sich „falsche Ordnungen vorgestellt" und damit den Prozess vorangebracht hat. Es ist also nicht sinnlos, die Welt zu erforschen; aber die dabei gefundenen Wahrheiten seien lediglich „Werkzeuge, die man nach Gebrauch wegwirft". „[Die Zeichen] sind das Einzige, was der Mensch hat, sich in der Welt zurechtzufinden." Aber er müsse immer bedenken, in welch komplexem Geflecht von Ursachen und Bedingungen er lebt, dass er dieses Geflecht nie vollständig durchdringen und beherrschen kann.

Umberto Eco hat in diesem Buch nicht nur die politische und religiöse Situation des „Heiligen Römischen Reiches" des 14. Jahrhunderts eingefangen, sondern auch zahlreiche Reflexionen zu Erkenntnistheorie und Wissenschaftsphilosophie, Sozialkritik und historischer Entwicklung, ethischer und politischer Orientierung, Sprache und Denken eingebaut – oft mit einem Augenzwinkern. Name und Denkweise der Hauptfigur stehen für William von Ockam, der im mittelalterlichen Universalienstreit die nominalistische Position vertrat (siehe Kap. 1.14).

9.8 Der geniale Diagnostizierer (Mythen)

Die These, dass diagnostizierende Kliniker sich grundsätzlich im Bereich hoher Unsicherheit bewegen, scheint durch geniale Vertreter der Profession widerlegt zu werden. In einer deterministischen Umgebung hat ein Problem immer eine definierte Lösung, nur hier macht die Aufforderung Sinn, die Suche nach der Lösung (Diagnose) bis zum Letzten zu treiben. Während der Neuling aufgefordert wird, sich anzustrengen, nicht zu früh zu erlahmen (die Lösung mag verborgen sein und schwer zu finden, aber vorhanden), überspringt der geniale Arzt (die männliche Form ist hier angemessen, es handelt sich immer um Männer!) diese Mühen und gelangt mit seiner Intuition rasch zum entscheidenden Punkt.

Mich stimmt misstrauisch, dass ich in meiner Tätigkeit im Gesundheitswesen noch nie ein solches Geschöpf aus der Nähe beobachten konnte (immerhin habe ich in über vierzig ärztliche Teams Einblicke nehmen können). Die Beispiele, von denen ich höre und lese, finden immer in weiter Ferne statt, mal sind sie geografisch, mal sind sie historisch, ja, dies ist das angemessene Wort: entrückt. Ist hier in der Übermittlung (Erzählung) vielleicht manches verloren gegangen oder unterdrückt worden, wodurch das Bild von Perfektion gestört worden wäre?

Aus empirischen Forschungen haben sich kaum Charakteristika ergeben, die den großartigen Diagnostizierer vom gewöhnlichen unterscheiden. Hier stellt sich bereits das methodische Problem, zu Beginn der Untersuchung die guten (von den genialen ganz zu schweigen) von den weniger kompetenten zu unterscheiden.

Im klinischen Alltag gedeihen bestenfalls die rudimentären Formen des diagnostischen Genies. Immer wieder gibt es Situationen, in denen ein Arzt eine überraschende Hypothese äußert, welche die Umstehenden ob ihrer Plausibilität erstaunen lässt. Typischerweise findet dies bei der Chefvisite im Krankenhaus statt; natürlich ist der Chef derjenige, von dem der diagnostische Sechste Sinn erwartet wird. Zwei wichtige Störgrößen (Confounder) sind hier allerdings zu bedenken: Erfahrung und Definitionsmacht.

In der Gruppe, die sich während der Chefvisite von Bett zu Bett bewegt, ist der Chef in der Regel der erfahrenste oder er hat doch zumindest deutlich mehr an Jahren praktiziert als die meisten in seiner staunenden Entourage von ÄiW und Studierenden. Wenn wir davon ausgehen, dass Erfahrung die Treffsicherheit von Diagnosen erhöht, sollte er schon am besten mit dem diagnostischen System seiner Zeit klarkommen (ich wähle diese Formulierung ganz bewusst, da die Reihe dieser Persönlichkeiten von der Antike über das Mittelalter bis in das 20. Jahrhundert reicht). Ein Teil der diagnostischen Leistung lässt sich also plausibel mit der Zeitdauer erklären, die eine Person in dem jeweiligen Geschäft verbracht hat.

Der Chef hat außerdem die Definitionsmacht; wenn ein Problem diffus oder ambivalent ist und mehrere Interpretationen erlaubt, entscheidet er, was zählt. Mit anderen Worten: Im Wettbewerb „Wer ist der genialste Diagnostizierer in unserer Klinik?" ist er Teilnehmer und Schiedsrichter zugleich.

Der mit der Rolle des genialen Diagnostizierers verbundene Glanz lässt sich leider nur im Querschnitt aufrechterhalten. Der allgemeinen Bewunderung folgt die postvisitäre Problembereinigung; hier kommen endlich Frauen ins Spiel: Der verunsicherte, vielleicht weinende Patient muss getröstet werden, Untersuchungen sind zu organisieren, Serum für eine exotische Untersuchung muss auf Trockeneis in ein weit entferntes Labor geschickt werden. Wenn die Nachricht mit dem Vermerk „auf dem Postweg ausgelaufen" zurückkommt, interessiert sich keiner mehr für die Idee; für die weitere Behandlung des längst entlassenen Patienten ist die Information belanglos. Was jedoch bleibt, ist die allgemeine Überzeugung vom besonderen diagnostischen Gespür des Chefs.

Im ambulanten Bereich hört man das viel seltener. Hier fehlt zum einen das staunende und kontrastbildende Publikum, zum anderen stellt der Längsschnitteindruck einen gnadenlosen Schiedsrichter dar. Der Patient wird nicht in die Unsichtbarkeit entlassen, sondern kommt immer wieder und bildet damit einen strengen Test für die kühnen Hypothesen.

Manchmal kommt eine sehr spezielle Unordnung in das System, nämlich dann, wenn ein neuer Chef auftritt und in der Visitengruppe deutlich ältere und erfahrenere Oberärztinnen eine eigene Meinung haben. Hier klaffen dann Seniorität (im Sinne hierarchischer Position) und Erfahrung auseinander; die Definitionsmacht (mit welcher Entität haben wir es hier zu tun?) ist nicht mehr klar zugeordnet. Vielleicht ist diese Diffusion einer der Gründe, warum auch heute noch in vielen Kliniken die Eliminierung alter Oberärzte den Beginn der Amtsperiode eines neuen Chefs markiert.

In vielen anderen gesellschaftlichen Bereichen werden Genies gewünscht und gefunden, die mehr von den geheimen Gesetzmäßigkeiten der Sache verstehen als die Normalsterblichen. Fußballtrainer sind Figuren, die eine solche Aura erwerben können, ebenso Börsengurus und die Vorstände großer Konzerne. All dies sind Bereiche, von denen ich wenig verstehe. Ich habe jedoch den Verdacht, dass angesichts der Komplexität dieser Handlungsfelder und der hohen Unsicherheit von Problemanalysen und Politikprognosen diese Personen eher symbolische als tatsächliche langfristige Wirkungen auf das reale Geschehen haben. Gnadenlos bekommen sie allerdings die Kehrseite zu spüren: Wenn es mal nicht läuft, sind sie der Sündenbock, der in die Wüste gejagt wird. Der Nachfolger wiederum profitiert von der Regression zum Mittelwert, ein neuer Zyklus kann beginnen (siehe Kap. 3.1.6).

9.9 Schlussfolgerung

Wenn ich die Welt selbst nur zum Teil verstehe, so möchte ich doch wenigstens das Idyll des Meisterdetektivs und seiner Welt genießen. Hier ist ein Charakter, für den jeder Gegenstand zum bedeutungsschwangeren Zeichen wird, das nur Er verstehen kann. Nur Er kann diese Zeichen zu einer schlüssigen Lösung zusammenfügen, welche die entfernten, völlig unterschiedlichen Befunde elegant in einem definitiven Zusammenhang „einrasten“ lässt.

In seiner Untersuchung über Arthur Conan Doyle stellt der Literaturwissenschaftler Bernd Stiegler die zwei Seiten des berühmten Autors dar: Auf der einen Seite der weltweit bekannte Schöpfer des Sherlock Holmes, „Wahrnehmungs-Maschine“ und brillanter Kombinator, auf der anderen Seite war Conan Doyle – was viel weniger bekannt ist – ein Kämpfer für den Spiritismus. Er war davon überzeugt, dass die Verstorbenen in ihrer Welt weiterleben und wir mit ihnen kommunizieren können. Stiegler fragt, ob es nicht etwas Magisches habe, wenn die nicht existierende Wohnung (Adresse) von Holmes regelmäßig von Pilgern gesucht wird, die Fanpost Angebote enthält, als Haushälterin zu arbeiten oder sogar den berühmten Detektiv zu heiraten.

Im Kontext medizinischer Diagnose wird klar, worin das Magische im Zeitalter des Rationalismus besteht: Der Detektiv-Autor verwandelt das irdische Durcheinander in eine verstehbare Angelegenheit, in ein deterministisches Rätsel, das eine und genau eine Lösung hat. Die Nebel und Zufälligkeiten sind vergessen, der Meister deckt die zugrunde liegenden Strukturen auf, mithilfe von Zeichen, die er mit überlegenem Scharfsinn zu lesen weiß. Und wenn wir uns genug anstrengen, dann können wir ihm nahekommen. Jedenfalls ist das Problem (= die Unsicherheit) auf unserer Seite, nicht jedoch in der (magischen) Welt, die der Autor für uns ausbreitet. „Er ist das Detektiv gewordene Ordnungsversprechen in einer modernen Welt, in der klassische Erklärungsmuster nicht länger greifen und bereits der Alltag die Wahrnehmungsfähigkeiten des einzelnen überfordert. Die Desorientierung der Leser bleibt, aber immerhin findet sich Sherlock Holmes für sie in dieser Welt zurecht und bezaubert sie mit seiner säkularen Magie.“ (Stiegler)

Während die literarischen Beispiele eine wohlige Flucht aus der Realität bieten, geht es bei der Gesundheit und deren Bedrohung durch Verletzung und Krankheit um existenzielle Ängste. In Zeiten von Krankheit neigen wir alle zu Regression; dabei wächst die Bereitschaft, uns an Hoffnungen und vermeintlich starke Schultern anzulehnen, auch wenn diese kaum halten, was sie versprechen. Hier kommen archaische Mechanismen und Charaktere ins Spiel, denen Kap. 12 gewidmet ist.

Weiterführende Literatur

Diese Literaturangaben sind nur eine Auswahl der benutzten Referenzen. Detaillierte Angaben finden sich online im ausführlichen Hintergrund-Text, siehe Seite 343.

1. Cronin AJ. The citatel. London: Hodder and Stoughton; 1983.
2. Dürrenmatt F. Das Versprechen: Requiem auf den Kriminalroman. In: Dürrenmatt F, Hrsg. Die Kriminalromane. Zürich: Diogenes; 2011. 351–548.
3. Eco U. Der Name der Rose. München: Deutscher Taschenbuch Verlag; 2008.
4. Green MJ. Reimagining the cape: exploring new metaphors for emerging medical professionals. Ann Intern Med. 2019;170(3):205–6. https://doi.org/10.7326/M18-3466
5. Ginzburg C. Morelli, Freud, and Sherlock Holmes. In: Umberto E, Sebeok TA, editors. The Sign of three. Dupin, Holmes, Peirce. Advances in Semiotics Series. Bloomington: Indiana University Press; 1983. 81–118.
6. Krämer S. Friedrich Dürrenmatt (1921–1990): Krankheitsmetaphorik als Leitmotiv. Dtsch Arztebl. 2015;112:2104–5.
7. Norman GR, Coblentz CL, Brooks LR, Babcook CJ. Expertise in visual diagnosis: a review of the literature. Acad Med. 1992;67(10 Suppl):S78–83. https://doi.org/10.1097/00001888-199210000-00045
8. Rapezzi C, Ferrari R, Branzi A. White coats and fingerprints: diagnostic reasoning in medicine and investigative methods of fictional detectives. BMJ. 2005;331(7531):1491–4. https://doi.org/10.1136/bmj.331.7531.1491
9. Stiegler B. Spuren, Elfen und andere Erscheinungen: Conan Doyle und die Photographie. Frankfurt a. M.: S. Fischer; 2014.

10
Der diagnostische Fehler

In der Allgemeinpraxis von Dr. M. stellt sich der 50-jährige S. mit thorakalen Beschwerden vor. Er ist technischer Angestellter eines norddeutschen Universitätsklinikums. M. und S. kennen einander gut, beide sind Mitglied in mehreren Vereinen des Ortes. Der Termin ist kurzfristig „eingeschoben", zunächst untersucht ihn die anwesende Medizinstudentin im Blockpraktikum.

Der Patient gibt einen stechenden Schmerz etwa eine Handbreit unterhalb des linken Schlüsselbeins an, der sich bei tiefer Einatmung verstärkt. Manchmal habe er das Gefühl, „nicht richtig Luft zu bekommen". In seiner körperlichen Leistungsfähigkeit sei er nicht beeinträchtigt, ganz im Gegenteil: Vor einigen Wochen habe er begonnen, Tischtennis zu spielen; damit „powere er sich so richtig aus", was ihm guttue. Trotzdem frage er sich, ob die Beschwerden vom Herzen kommen. Bei der klinischen Untersuchung ergeben sich an Herz und Lunge keine krankhaften Befunde; der Schmerz lässt sich durch Tasten eindeutig reproduzieren. Das EKG ist unauffällig und entspricht einem zwei Jahre alten Vorbefund. Relevante Vorerkrankungen gibt es weder beim Patienten noch in seiner Familie.

Dr. M. bestätigt nach eigener Untersuchung die Schlussfolgerung der Studentin, dass es sich um einen Prozess in der Brustwand (Brustwandsyndrom) handelt. Falls die Beschwerden sich in den nächsten Tagen nicht legen, möge der jetzt erleichtert wirkende S. sich noch einmal melden.

Zehn Tage später – die Praxis von Dr. M. ist wegen Urlaub geschlossen – ruft S. bei der vertretenden Praxis an und bittet um eine Überweisung zum Lungenfacharzt, da sich die Beschwerden nicht gebessert hätten. Eine Einladung zur Vorstellung in der Praxis und EKG lehnt er ab, sein Hausarzt habe eine Herzerkrankung bereits ausgeschlossen. Es müsse an der Lunge liegen. Die Überweisung wird ausgestellt; als Klinikumsangestellter bekommt er rasch einen Termin in der pneumologischen Ambulanz. Dort bricht er im Wartebereich zusammen. Auf der Intensivstation wird ein akuter Myokardinfarkt festgestellt, einen Tag später verstirbt S. im kardiogenen Schock.

Dr. M. wird von der vertretenden Praxis über das Geschehen informiert. Er spricht sofort mit der Ehefrau des Verstorbenen und erläutert den Hintergrund. Diese kann die Entscheidungssituation nachvollziehen und bleibt als Patientin in seiner hausärztlichen Behandlung.

10.1 Selbstvorwurf und Reue

Kaum eine Erfahrung ist für Ärztinnen schlimmer als die oben beschriebene: der tödliche Ausgang der Erkrankung, die Verbundenheit mit dem Patienten und seiner Familie, die enge zeitliche Abfolge, sodass ein Zusammenhang von Behandlung und Ergebnis („übersehener Herzinfarkt") sich aufdrängt, schließlich die dörfliche Umgebung, die eine rasche Verbreitung der Nachricht, vielleicht sogar wirtschaftliches Desaster für die Praxis verheißt.

Die deutsche Sprache umschreibt die dabei empfundenen Gefühle mit Reue, Zerknirschung, Hadern oder Bedauern. Für viele Entscheidungsbereiche, v. a. bei Kaufentscheidungen von Konsumenten, aber auch in der Medizin, sind diese Gefühle nachgewiesen worden (engl. regret). Schon die Vorstellung solcher Ereignisse (engl. anticipated regret) und der Wunsch, sie zu vermeiden, können eine mächtige Wirkung auf Entscheiderinnen haben. So wird verständlich, dass in seiner ersten zerknirschten Reaktion Dr. M sich sagt: „Hätte ich doch S. eingewiesen, dann wäre das alles nicht passiert!"

10.2 Typische Reaktionen

Zwei Wochen später stellt sich der 70-jährige Schwiegervater einer der medizinischen Fachangestellten (MFA) der Praxis des Dr. M. mit einem unsystematischen Schwindel und bewegungsabhängigem Ziehen in der linken Schulter vor. Er ist übergewichtig, ein hoher Blutdruck ist bekannt und wird medikamentös behandelt. Auch hier kommt Dr. M. zu dem Ergebnis, dass keine Herzerkrankung vorliegt. Allerdings bedrängt ihn die MFA und Schwiegertochter des Patienten, eine kardiologische Abklärung zu veranlassen; sie verweist dabei auf das Schicksal von S. Um ihre Sorge zu dämpfen, aber auch weil er selbst unsicher geworden ist, besorgt Dr. M. einen Termin. Auch die Kardiologin kommt zu dem Ergebnis, dass eine koronare Herzkrankheit unwahrscheinlich ist; eine weitere Abklärung hält sie nicht für angezeigt.

Im Kontext von Diskussionen um Fehler in der Medizin wird immer wieder betont, dass wir aus Fehlern lernen sollten. Die Reaktion der MFA scheint dies zu belegen: es beim nächsten Mal besser zu machen, damit der „Fehler" nicht wieder passiert. Hier ist offenbar aus der Erfahrung gelernt worden.

10.2.1 Abgesenkte Schwellen

Wenn Sie das Kapitel über Entscheidungsschwellen (Kap. 6) bereits gelesen haben, können Sie die Reaktion des Teams begrifflich fassen: Hier ist die diagnostische Schwelle abgesenkt worden. Der typische gute Vorsatz als Konsequenz bezieht sich auf die Sensitivität (= Anteil der Erkrankten, die durch die Untersuchung identifiziert werden); diese soll gesteigert werden, damit weniger Erkrankte übersehen werden (weniger falsch-negative Befunde). Was das bedeutet, zeige ich wieder am Bespiel der Diagnose der KHK in der Primärversorgung. Die Linie B in **Abbildung 10-1** als gesenkte diagnostische Schwelle zeigt jedoch, dass damit die Zahl der falsch-positiven Befunde dramatisch ansteigt. Für neun KHK-Patientinnen, die jetzt zusätzlich diagnostiziert werden, schätzen Ärztinnen 269 Patientinnen ohne KHK fälschlich als positiv ein, mit stationärer Einweisung, Überwachung, u. U. invasiver Diagnostik usw. als Konsequenz.

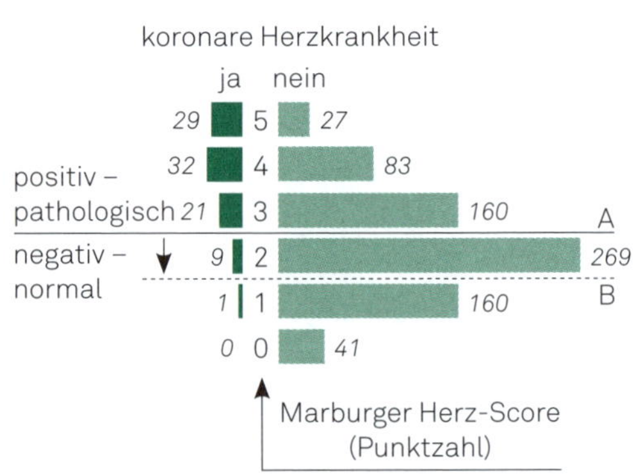

Abbildung 10-1: Auswirkungen von abgesenkten Schwellen am Beispiel der KHK in der Primärversorgung. Marburger Herz-Score und Verteilung von Patientinnen mit und ohne KHK; kursive Ziffern geben die Häufigkeit, d.h. Patientinnen-Anzahl der Stichprobe an.

Dies unterstreicht der o.g. Fall des Schwiegervaters einer MFA. Auch er präsentierte sich mit einer Symptomatik aus der Grauzone und hatte sogar noch eine höhere Wahrscheinlichkeit für eine koronare Erkrankung als der Eingangsfall.

Im verständlichen Bemühen, eine ernste Krankheit in Zukunft nicht mehr zu übersehen, haben die Beteiligten oft nur die Sensitivität im Blick (linke Seite der Abbildung 10-1). Zu leicht wird dabei vergessen, dass eine gesenkte Schwelle nicht nur mehr Erkrankte einer Behandlung zuführt, sondern eine meist sehr viel größere Zahl von Nichterkrankten fälschlich als krank einstuft und einer überflüssigen, vielleicht riskanten Diagnostik aussetzt. Ob letztlich ein Absenken der diagnostischen Schwelle (Erhöhung der Sensitivität) mehr Nutzen für die gesamte Gruppe der Betroffenen bietet, ist höchst fraglich. Für eine gute Balance sind beide Seiten bzw. Arten der Fehlentscheidung zu bedenken.

10.2.2 Mehr Technik

Einem in der Universitätsmedizin tätigen Kollegen zeigte ich diesen Fall, und sogleich warf er Dr. M. vor, keinen Troponin-Test veranlasst zu haben. Technische Untersuchungen sind eine typische Reaktion, wenn sich Ärztinnen in den Grauzonen der Unsicherheit sehen. Nur ein Teil der medizinischen Unsicherheiten lässt sich jedoch mit Technik lösen. Das Problem der Troponine ist die zu geringe Sensitivität in der Frühphase des Herzinfarkts. Ihre Bestimmung kann am ehesten noch helfen, bei länger bestehenden Beschwerden (> 10 Stunden) einen Infarkt auszuschließen und Patienten die stationäre Aufnahme zu ersparen. Hochsensitive Assays für die Primärversorgung (Hausbesuch!) stehen weder zur Verfügung noch ist ihr Einsatz für diesen Versorgungsbereich evaluiert.

Der Einsatz von technischen Methoden wird meist nicht hinterfragt; ihr Nutzen wird ohne Nachdenken vorausgesetzt. In diesem Fall besteht jedenfalls die Gefahr, dass bei unkritischer Anwendung Patientinnen mit Infarkt fälschlich nicht eingewiesen werden. Eher bekannt sind die Grenzen des EKG in dieser Situation: Hier schafft die typische ST-Hebung zwar endgültige Klarheit, im Frühstadium des Infarkts ist sie jedoch selbst beim ST-Hebungsinfarkt meist noch nicht vorhanden und deshalb bei der Entscheidung nicht hilfreich (hoher positiver, jedoch zu geringer negativer prädiktiver Wert). Die Entscheidung darüber, ob ein akutes Koronarsyndrom vorliegt und die stationäre Einweisung angezeigt ist, ist also letztlich auf der Basis von Anamnese und klinischer Untersuchung zu treffen. Der Einsatz von Technik dürfte eher als Ritual zu verstehen sein, mit dem wir unsere eigene Unsicherheit bannen wollen.

10.2.3 „Besser aufpassen“

„Reiß’ dich zusammen! – Pass doch auf!“ Schon aus der Kindheit sind uns diese Ermahnungen als Reaktion auf unerwünschte Ereignisse (verschüttete Getränke, blutige Knie...) bekannt. Sie finden im aktuellen Fehlerdiskurs ihre Parallele in der Ermahnung, bewusst, strukturiert und gründlich vorzugehen. Mit anderen Worten: eher am analytischen Pol des kognitiven Spektrums zu arbeiten (siehe Kap. 1.7). Heuristiken, d.h. schnelle, einen Großteil der verfügbaren Information ignorierende Entscheidungsregeln, gelten oft als Fehlerursache und haben den Geruch von mangelnder Sorgfalt.

In Kap. 2.5.4 habe ich dargestellt, dass wir den großen Teil unserer täglichen ärztlichen Aufgaben mit oft gar nicht bewussten, schnellen Routinen erledigen. Für viele Bereiche ist nachgewiesen, dass eine solche Arbeitsweise, d.h. ökologisch angepasste Heuristiken, zu sinnvollen Entscheidungen führt („bounded rationality“). Ungewöhnliche bzw. schwierige Fälle lösen wir mit dem bewussten „analytischen“ Vorgehen. Unsere Entscheidungen im Alltag spielen sich auf diesem Spektrum zwischen Intuition und analytischem Vorgehen ab. Fehler kommen jedoch nicht speziell auf der intuitiven Seite vor, sondern genauso beim bewussten analytischen Vorgehen. Die Forderung, verstärkt auf der analytischen Seite des Spektrums zu arbeiten, ist also nicht nur unrealistisch, sondern verspricht keine Reduktion des Fehlerrisikos.

10.3 Wissenschaftliche Evidenz

Dr. M. prüft anhand der Leitlinie Nr. 15 „Brustschmerz“ der Deutschen Gesellschaft für Allgemeinmedizin und Familienmedizin (DEGAM), ob sein Vorgehen korrekt gewesen ist. Er bedenkt die Kriterien des Marburger Herz-Scores (MHS) wie auch die übrige Anamnese und die klinischen Befunde. Demnach ist die Wahrscheinlichkeit für ein akutes koronares Geschehen so niedrig gewesen, dass eine Über- oder Einweisung nicht indiziert war. Dr. M. hat sich also entsprechend dem professionellen Standard verhalten.

Die Abbildung 10-1 stellt die Ergebnisse einer unabhängigen Validierung des MHS dar. Zwar handelt es sich um ein valides diagnostisches Instrument, es wird durch die Überlappung von KHK-Patientinnen (akute und chronisch-stabile kombiniert – linke Seite) und sonstigen Ursachen (rechte Seite) aber auch die hohe Rest-Unsicherheit deutlich. Der MHS ist in Bezug auf die Sensitivität optimiert, damit sind von den Score-Negativen nur 2 % koronar erkrankt (1 – negativer prädiktiver Wert); trotzdem werden 10 % der Erkrankten nicht identifiziert. Die hohe Sensitivität wird mit einem Verlust an Spezifität „bezahlt“; gut ein Drittel der „Gesunden“, d. h. Patientinnen ohne eine KHK, wird fälschlich als positiv eingestuft. Von den Score-Positiven haben nach Einschätzung des Referenzkomitees in der Studie lediglich 23 % eine KHK gehabt.

Dr. M. hat sich also entsprechend der Leitlinie, d. h. dem professionellen Standard verhalten. Es bleibt jedoch, auch wenn man sich an diesen Standard hält, immer eine diagnostische Rest-Unsicherheit bestehen; keine einzelne diagnostische Maßnahme, aber auch nicht die gesamte diagnostische Einschätzung eines einzelnen Falls, kann perfekt sein.

10.4 Verfehlte Fehlerdiskurse – Schwierigkeiten

Fehler in der Praxis und im Krankenhaus, die Sicherheit von Patientinnen und ihrer Behandlung sind ein großes öffentliches Thema geworden. Wenn es um die Diskussion von Einzelfällen geht – spektakulär in der Öffentlichkeit oder (wie oben) genauso bedrückend als individuelle Erfahrung – herrscht allerdings eine schlichte, monokausale Sicht vor. Auch wenn wir uns inzwischen von der individuellen Schuldzuschreibung hin zu einer systemischen Sicht bewegen (zumindest in der Theorie), machen wir es uns beim diagnostischen Fehler oft zu einfach.

10.4.1 Was ist ein Fehler?

Wenn es um die Therapie geht, ist ein Fehler meist einfacher festzumachen als bei der Diagnose. Eine Operation auf der falschen Körperseite, die Verordnung eines kontraindizierten Medikaments oder ein Verstoß gegen Hygieneregeln: Die Entscheidung, ob ein Fehler gemacht worden ist, ist hier nicht allzu schwer. Denn für diese Situationen kann ein eindeutiger Standard (Verhalten) definiert werden und ein Verstoß dagegen ist leicht zu erkennen.

Schwieriger ist der Standard dagegen für die Diagnose zu beschreiben. Dies gilt in besonderem Maße für die Krankenhaus-Notaufnahme und die Primärversorgung, also generalistische Settings. Patientinnen mögen sich mit einem identischen Symptom vorstellen, aber weitere Beschwerden, Befunde oder Charakteristika führen – oft innerhalb von Sekunden – zu völlig unterschiedlichen Krankheitswahrscheinlichkeiten. Entsprechend unterschiedlich sehen die Schritte aus, die jeweils als nächste angezeigt sind. Wollte man einen Standard des Vorgehens definieren, müsste dieser aus einem unendlich verzweigten Algorithmus bestehen. Die Expertengruppe, die diesen Algorithmus für wichtige Leitsymptome und verschiedene Versorgungssettings zu erarbeiten hätte, würde nach fünf Jahren ihren Auftrag – unerfüllt – zurückgeben. Dies bedeutet also, dass wir bei einem unerwarteten gravierenden Ereignis (siehe oben) oft ratlos sind; wenn der Standard des Vorgehens nicht genau zu definieren ist, wie sollen wir dann über einen Verstoß dagegen urteilen?

So verwundert es nicht, dass Gutachterinnen bei der Beurteilung von Fällen eines möglichen (diagnostischen) Fehlers häufig nicht übereinstimmen. So wie sich Ärztinnen – geradezu sprichwörtlich – in ihrer Meinung darüber, wie eine einzelne Patientin zu behandeln sei, unterscheiden, so zeigt sich dieselbe Uneinigkeit in der retrospektiven Beurteilung des Einzelfalls.

Wenn wir davon ausgehen, dass es sich bei unseren diagnostischen Formulierungen um pragmatische „Fiktionen" (Koch) bzw. provisorische, handlungsbezogene Formulierungen (Cohen) handelt, fällt es schwer, überhaupt von Fehlern zu sprechen (siehe Kap. 1.14.3). Auch ein „gutes" diagnostisches Vorgehen ist nur allzu oft ein Sichvortasten mit Hypothesen, die jederzeit auch wieder verworfen werden können. Aber nicht nur der interpretative Prozess, sondern auch die Erkrankung selbst macht häufig eine evolutionäre Entwicklung durch; eine Ärztin, die nach mehreren Tagen die Patientin sieht, nimmt oft ein ganz anderes Krankheitsbild wahr als ihre Kollegin zuvor. Wenn die Goldstück-Metapher bzw. der substanzielle Begriff von Diagnosen falsch sind (siehe Kap. 1.13 und 1.14), es also nur vorläufige Annäherungen, aber keine fassbare Wahrheit gibt, ist dann nicht der ärztlichen Willkür Tür und Tor geöffnet?

10.4.2 Falsche Fragen

Wenn es im Rückblick um mögliche diagnostische Fehler geht, werden zwei typische Fragen gestellt, die eigentlich gar nicht weiterhelfen:

1. Was hätten Sie (Kollegin, Gutachterin usw.) anders gemacht?
2. Wie hätte man das das schädliche Ereignis verhindern können?

Zur 1. Frage: Sie werden gebeten, die Situation zu beurteilen – sei dies informell im kollegialen Gespräch oder als Gutachterin bei der Schlichtungsstelle bzw. einem Gericht. Oft hört man Äußerungen wie: „*Ich* hätte in dieser Situation dies und das...", vielleicht werden Sie sogar explizit danach gefragt. Tatsächlich ist diese Frage kaum von Interesse. Ärztinnen gehen dieselbe Situation auf sehr unterschiedliche Weise an, gerade bei nicht ganz eindeutigen diagnostischen Aufgaben. Wenn Sie sich genauso verhalten hätten wie die Kollegin im interessierenden Fall, würde dieser das sicher guttun. Wenn nicht, mag das Vorgehen von ihnen beiden immer noch im breiten Korridor des Akzeptablen liegen. Wir wissen aber immer noch nicht, ob sie einen ihr zurechenbaren diagnostischen Fehler begangen hat. Vielleicht haben Sie beide einen Kurs verfolgt, der die Patientin schädigen konnte oder gar musste. Für ein Urteil über einen diagnostischen Fehler sind offenbar andere Kriterien zu beachten.

Zur 2. Frage: Welches Vorgehen hätte das schädliche Ergebnis verhindert? Auch diese Frage ist wenig hilfreich, jedenfalls in Isolation. Im Rückblick lassen sich oft mehrere Maßnahmen aufzählen, die das Ergebnis verändert hätten: dieser oder jener Test, Überweisung hierhin oder Einweisung dorthin. Aber selbst wenn sich diese Möglichkeiten beschreiben lassen, wissen wir immer noch nicht, ob fehlerhaft gehandelt worden ist. Die stationäre Einweisung hätte vielleicht das Ergebnis *im vorliegenden Fall* verhindert, aber um diese *einzelne* Patientin zu retten, müsste ich *alle* Patientinnen mit dieser Konstellation von Beschwerden und Befunden überweisen, einweisen, einer Bildgebung unterziehen usw. Würden Nutzen und Schaden bei diesem regelhaften Vorgehen noch in einem akzeptablen Verhältnis stehen? Genau diese Überlegung ist ein Kern der in Kap. 10.6 ausgeführten Pseudofehler-Methode.

10.4.3 Retrospektiv: getrübter Blick

Die Fälle, die ich bei Seminaren oder Workshops zum Thema „diagnostischer Fehler" präsentiere, fangen natürlich immer ganz harmlos und alltäglich an – wie die Beispielsfälle in diesem Kapitel. Interessant ist zu verfolgen, wie sich im Laufe der Schilderung eine düstere Stimmung im Raum breitmacht; jede Teilnehmerin versucht, Anzeichen für eine noch im Verborgenen schlummernde Katastrophe zu entdecken. Den ersten Fall lasse ich deshalb ganz harmlos und alltäglich enden: Die Kopfschmerzen sind tatsächlich unangenehme, aber nicht gefährliche Spannungskopfschmerzen, der Husten ist nur ein harmloser Infekt usw.

In Kontext von Fehlerdiskussionen gehen die Teilnehmerinnen davon aus, dass die präsentierten Fälle „böse" ausgegangen sind. Ähnliches passiert mit formlos erzählten kollegialen Geschichten; diese erzählen wir nicht wegen ihrer Alltäglichkeit, sondern wegen ihres sensationellen Ausgangs. Das Wissen um den katastrophalen Ausgang führt dazu, dass wir rückblickend sofort eine Geschichte konstruieren, dass es so kommen musste. Dieselbe Entscheidungssituation würden wir aber ganz anders beurteilen, wenn sie nicht „böse" ausgegangen wäre oder wenn wir selbst mit dieser Fallkonstellation in unserem Alltag konfrontiert wären. Menschen neigen dazu, auch bei eher diffusen Phänomenen eine zwingende kausale Interpretation zu konstruieren. Damit werden Entscheidungen zu Fehlern, die wir bei einem „guten" Ausgang ganz anders bewertet hätten. In der Kognitionspsychologie nennen wir dies einen Rückschau-Bias (Hindsight-Bias) (siehe auch Kap. 3.2).

Kollegiale Diskussionen über Fälle wie den oben beschriebenen sind oft unergiebig. Sie erbringen zahlreiche „Ich-hätte-aber-Statements", die den Verdacht von Selbstgerechtigkeit oder zumindest Hindsight-Bias aufkommen lassen. Die Kolleginnen haben es gut, sie wissen ja, dass der Fall „böse" ausgeht; Ärztinnen, die tatsächlich mit einem solchen Fall konfrontiert sind, wissen nur, dass die große Mehrheit dieser Fälle „gut" ausgeht. Fälle mit „guter" und „böser" Prognose sind ohne das Wissen um den Ausgang – dies ist die Praxissituation – eben nicht sicher zu unterscheiden.

10.5 Emotionen (Regret)

Die Diskussion des Eingangsfalls zeigt, wie stark Emotionen auf unsere ärztlichen Entscheidungen einwirken. Ärztinnen, die ähnliche Diskrepanzen von ursprünglicher Einschätzung und späterem Verlauf erlebt hatten, benutzten bei einer anonymen Befragung starke Worte, um ihre gefühlsmäßige Reaktion zu beschreiben: Scham, Schuld, schlechtes Gewissen, Bestürzung, schwere Getroffenheit, Trauer, Aufregung, Hochspannung, Belastung, Reue, Gefühl von Versagen, Ärger über sich selbst.

Natürlich verstärkt ein schwerer, vielleicht sogar tödlicher späterer Verlauf das Gefühl von Reue und Bedauern. Verstärkt wird Reue auch dadurch, dass andere (der Notdienst, das örtliche Krankenhaus), und nicht man selbst, den unvermuteten Verlauf feststellen. Wenn auch andere Ärztinnen im Vorfeld eine gutartige Erkrankung vermutet haben, werden wiederum die Reuegefühle abgemildert.

Interessanterweise berichteten die Ärztinnen bei o.g. Befragung fast ausschließlich Fälle, bei denen sie zunächst eine leichte Erkrankung angenommen hatten, später sich jedoch eine schwere Problematik zeigte. Der umgekehrte Fall wird offenbar von den Beteiligten, auch ihren Patientinnen, nicht als ein gravierender Irrtum verstanden.

Die starken Gefühle des „regret" stellen sich auch dann ein, wenn sich die betroffenen Ärztinnen gar keinen Vorwurf machen müssen, d.h. realistisch der gravierende Verlauf nicht hätte abgewendet werden können bzw. sie sich entsprechend dem professionellen Standard verhalten haben.

10.6 Die Pseudofehler-Methode

Hätte ich tatsächlich die Krankheit früher erkennen können und müssen? Muss ich mir etwas vorwerfen (lassen)? Soll ich aus diesem Erlebnis Konsequenzen für die Zukunft ziehen, d.h. lernen? Oder handelte es sich um einen „schicksalhaften Verlauf", etwas weniger vornehm: um ein Beispiel von „shit happens"? Da die emotionale Belastung in diesem Fall genauso groß ist wie bei einem wirklichen Fehler, schlage ich für letztere Situation die Bezeichnung „Pseudofehler" vor.

Versuchen Sie, eine Regel zu formulieren, deren Beachtung das schädliche Ereignis mit hoher Wahrscheinlichkeit verhindert hätte (siehe **Abbildung 10-2**). Dies mag eine Leitlinienempfehlung sein oder eine validierte diagnostische Entscheidungsregel, aber Leitlinien halten sich bei der Diagnosestellung meist zurück. In den meisten konkreten diagnostischen Fällen existiert eine solche öffentliche Empfehlung also nicht oder eine vorhandene trifft nicht zu. Versuchen Sie trotzdem, eine solche Regel auf der Basis Ihres Wissens und Ihrer Erfahrung zu formulieren. Bei den unendlichen Variationsmöglichkeiten in den klinischen Präsentationen unserer Patientinnen mögen Sie der erste sein, der diese Regel formuliert. Dies ist eine Möglichkeit, wie Sie Ihre fachliche Expertise für den konkreten Fall nutzbar machen können.

Es muss eine auch in der Zukunft auf andere Fälle, d.h. andere Patientinnen mit dieser Befundkonstellation, anwendbare Regel sein. Über eine solche Regel nachzudenken, macht es einfacher, vom betrachteten Einzelfall und seinen Konsequenzen zu abstrahieren und die gesamte Gruppe ähnlicher Patientinnen im Auge zu haben.

Die so ausformulierte Regel muss die drei Kriterien „plausibel, spezifisch, realistisch" sämtlich erfüllen:

- *plausibel:* Die Regel muss mit dem einschlägigen medizinischen Wissen in Einklang stehen. Nachdem eine junge Frau mit der klinischen Diagnose einer schweren Bronchitis eine Lungenembolie entwickelt hat, fragt

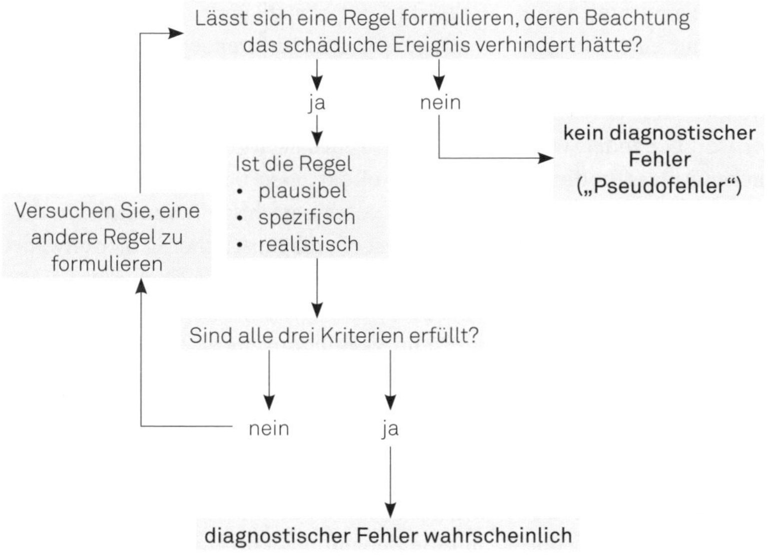

Abbildung 10-2: Pseudofehler-Methode: Entscheidungsalgorithmus.

sich der behandelnde Arzt, ob die Anweisung „Fertige bei Patienten mit ausgeprägten respiratorischen Symptomen ein EKG an“ eine solche Regel darstellt. Wir wissen, dass die Testgenauigkeit des EKG in Bezug auf Lungenembolien gering ist; das EKG wird deshalb in den meisten Fällen nicht zur Diagnose führen, sei dies direkt oder indirekt. Diese Regel widerspräche also dem medizinischen Wissen.

- *spezifisch* (konkret): Die Regel muss eine bestimmte logische Form haben, nämlich: *wenn* (Beschwerden, Befunde etc.) – *dann* (definierte diagnostische Maßnahme). Vorsätze wie „in Zukunft gründlicher sein“ oder „frühzeitiger überweisen“ sind zu allgemein. „An Krankheit X denken“ genügt diesem Kriterium ebenfalls nicht, weil hier keine definierte diagnostische Maßnahme genannt ist. Ein Ausdruck wie „In solchen Fällen muss man“ ist ebenfalls nicht spezifisch bzw. genau genug. Die allgemein formulierten Vorsätze mögen sinnvoll sein („Lass deinen Patienten ausreden“); für die Pseudofehler-Methode muss das Problem jedoch auf eine ganz konkrete Wenn-dann-Regel heruntergebrochen werden. – Wenn ein diagnostischer Test (Untersuchung) Teil Ihrer Regel ist, muss es eine hohe Wahrscheinlichkeit für pathologische Befunde und eine klare Behandlungskonsequenz mit einem besseren Ergebnis als im betrachteten Fall geben. Ein Beispiel wäre: Wenn Patientinnen mit hohen Dosen von Kortison behandelt werden, prüfe den Blutzucker. Anlass für dieses Beispiel war ein dekompensierter, neu aufgetretener Diabetes und Schlaganfall einer Patientin, berichtet in der o.g. Befragung von Allgemeinärztinnen.
- *realistisch* (praktikabel): Hier ist die Prävalenz ernster Erkrankungen von besonderer Bedeutung. Als erfahrene/r Arzt/Ärztin haben Sie ein Gefühl dafür, wie selten bzw. häufig die Erkrankung ist, um die es geht. Oder vielleicht gibt es sogar Studien zu diesem Thema (sog. symptomevaluierende Studien). Die aufgestellte Regel ist nur dann realistisch, wenn die Erkrankung genügend schwer und häufig ist, sodass die Anwendung auf *alle* Patientinnen mit der jeweiligen Befundkonstellation gerechtfertigt ist (zusätzliche Abklärung, Überweisung, Einweisung usw.). Mit anderen Worten: Der Nutzen einer Abklärung gemäß der Regel muss in einem sinnvollen Verhältnis zu den Schäden, Risiken und Kosten stehen, welche die Beachtung der Regel nach sich zieht. Um auf den Eingangsfall zurückzukommen: Die Regel „Weise jede Patientin mit Brustschmerz ins Krankenhaus ein“ ist zwar (auf den ersten Blick) plausibel und spezifisch, sie ist jedoch nicht realistisch. Wenn in der Region sich alle niedergelassenen Ärztinnen daran hielten, würden die internistischen Aufnahmestationen überquellen von Patientinnen mit Brustschmerz und Infarktverdacht, der sich in geschätzt 97 % der Fälle nicht bestätigen würde. Dies wäre nicht nur eine Vergeudung wertvoller Behandlungskapazitäten, sondern es würde das Risiko unangemessener Behandlungen steigen (z. B. invasive Prozeduren) und dadurch ein iatrogener Schaden entstehen. Zudem ist es im oben beschriebenen Eingangsfall gar nicht zwingend, dass die zunächst präsentierte Symptomatik mit dem mehr als 10 Tage später aufgetretenen Herzinfarkt überhaupt in Verbindung gestanden hat.

Wenn Ihnen auch nach gründlicher Überlegung keine Regel der oben beschriebenen Art einfällt, ist dies eine wichtige Erkenntnis. In diesem Fall ist ein diagnostischer Fehler unwahrscheinlich bzw. es handelt sich eher um einen „Pseudofehler“ (siehe Abbildung 10-2).

Wenn Sie andererseits eine solche Regel haben aufstellen können, und diese die genannten Kriterien *sämtlich* erfüllt, ist ein echter diagnostischer Fehler wahrscheinlich. Die von Ihnen gefundene Regel kann helfen, das schädliche Ereignis in Zukunft zu vermeiden und damit die Behandlung künftiger Patientinnen zu verbessern. Ob man einer behandelnden Ärztin in einem konkreten Fall einen Vorwurf machen kann, hängt davon ab, ob diese Regel zur Zeit der Entscheidung bereits zum Wissensbestand und allgemeinen Versorgungsstandard gehört hat.

10.7 Aus der Erfahrung lernen?

Wenn sich ein Fall als schwerwiegend herausstellt, obwohl er ursprünglich nur als leichte Störung eingeschätzt war oder im weiteren Verlauf sich eine ganz andere Einschätzung abzeichnet als ursprünglich gedacht, kann dies eine bedrückende, aufwühlende oder peinliche Erfahrung auch für die behandelnde Ärztin sein. Wie im Eingangsfall gezeigt, sind Überlegungen zu möglichen Konsequenzen für die künftige Behandlung von Patientinnen kaum zu vermeiden.

10.7.1 Kurzschlüsse

Bei der Formulierung guter Vorsätze zur Fehlervermeidung wird oft jedoch die „Lichtseite“ übersehen: Kaum bewusste Regeln und Heuristiken können in der überwältigen Mehrzahl der Behandlungssituationen befriedigend funktionieren. Bei der Entscheidung über ihre Tauglichkeit sind Nutzen und Nachteile (einschließlich Zeitökonomie) gegeneinander abzuwägen. Es ist eine Illusion, dass durch die Befolgung moralischer Aufrufe und Umstellung von Regeln jeder Fehler aus der Welt geschafft werden könne. In der Versorgung eingespannte Ärztinnen müssen primär die Probleme ihrer Patientinnen lösen – und nicht etwa Fehler vermeiden; um Letzteres hat sich natürlich jeder zu bemühen, dies ist aber nur ein Gesichtspunkt unter mehreren. Tritt ein Fehler auf, oder besser: ein unerwünschtes Ereignis, soll dies durchaus Anlass zur kritischen Überprüfung der eigenen Routinen und Arbeitsbedingungen sein. Dabei ist jedoch immer kritisch zu überlegen, ob die Vorteile einer veränderten Routine für alle künftigen Patientinnen tatsächlich die Nachteile überwiegen; die oben vorgeschlagene Pseudofehler-Methode kann dafür ein erster Einstieg sein.

10.7.2 Falsches Feedback

Bei den hier behandelten Diskrepanzen bzw. späteren bösartigen Verläufen handelt es sich immer um seltene Ereignisse. Wie immer bei Überlegungen zur Kausalität im Einzelfall (siehe Kap. 13), stellt sich die Frage, ob sie überhaupt ihre „Ursache“ im Handeln der Ärztin hatten.

Hier wird die Unterscheidung von echtem Fehler und dem Pseudofehler besonders wichtig. War es ein Pseudofehler, dann sollte aus diesem Fall nicht gelernt werden. Vielmehr besteht die Gefahr, dass künftige Patientinnen durch veränderte Behandlungsgrundsätze schlechter behandelt werden (siehe Kap. 10.2). Denn die überwiegende Mehrzahl auch der Fälle künftiger Patientinnen wird nicht „böse“ enden, sondern „gutartig“. Es gibt also Fallbeispiele und Erfahrungen, aus denen definitiv *nicht* gelernt werden soll. Durch abgesenkte diagnostische Schwellen, Überdiagnostik und deren Komplikationen sowie auch Übertherapie werden künftige Patientinnen gefährdet.

Das Lernen aus einem schlimmen Verlauf kann zunächst einmal als adaptive Heuristik verstanden werden. Ich habe in Kap. 3 dargestellt, dass ein unverzerrtes Feedback Schlüssel für valide und belastbare diagnostische Tests ist. Problem ist hier jedoch die statistische Unsicherheit. Eine Ärztin, die im Jahr 30-mal ein Medikament verschreibt und bei fünf Patientinnen von einer bestimmten Nebenwirkung erfährt, ist in Bezug auf ihr Erfahrungslernen in einer anderen Lage als ihre Kollegin, die einen älteren Patienten mit einem schwer heilenden Fuß-Ulcus behandelt hat und schließlich erfährt, dass es sich um ein malignes Melanom handelt. Letzteres passiert ihr in ihrer Laufbahn nur ein einziges Mal, was soll sie aus solch einem Ereignis machen? Es als abstruses Spiel des Zufalls abtun und so weitermachen wie bisher? Dies dürfte der Vorgehensweise der meisten Leserinnen entsprechen, nämlich bei diesen Wunden älterer Menschen die Durchblutung und eine periphere Neuropathie zu berücksichtigen, aber an eine Biopsie mit der Frage nach Malignität nicht zu denken, geschweige denn, diese zu veranlassen. Höchstens eine allgemeine Maxime wäre sinnvoll: nach einem sehr protrahierten Verlauf bzw. fehlendem Fortschritt die Situation zu überdenken und kollegialen Rat einzuholen.

Die hier diskutierten seltenen, katastrophalen Ereignisse taugen also meist nicht als (alleinige) Entscheidungsgrundlage über künftige Regeln oder Vorgehensweisen. Selbst wissenschaftliche Untersuchungen stoßen bei diesen „schwarzen Schwänen" an ihre Grenzen: Bei den Marburger und Lausanner Brustschmerz-Studien fand sich unter insgesamt 2000 Patientinnen keine mit einer Dissektion der thorakalen Aorta, bei weniger als einer Handvoll wurde eine Lungenembolie nachgewiesen.

Eine Befragung von Ärztinnen, die mit der hier diskutierten Diskrepanz von ursprünglich angenommener gutartiger Diagnose und einem gravierenden späteren Verlauf konfrontiert waren, ergab ein bedenkliches Ergebnis: unabhängig davon, ob es sich um einen Fehler oder einen Pseudofehler handelte, wurden Konsequenzen für die Zukunft formuliert. Dabei sollte ein Pseudofehler gerade *nicht* zu veränderter Behandlung motivieren; die Gefahr ist zu groß, dass sich daraus mehr Schaden als Nutzen ergibt.

Bevor einzelne Ärztinnen oder Organisationen aus einem Einzelfall eine Konsequenz ziehen, also lernen, sind also kritische Überlegungen anzustellen. Es reicht nicht, sich eine Maßnahme oder Regel zu überlegen, die den bedauerlichen Ausgang *in diesem Einzelfall* verhindert hätte. Denn es kann sein, dass die Versorgung dadurch insgesamt komplizierter und invasiver wird und am anderen Ende das Risiko für Fehler und Verletzungen steigt. Vielleicht werden durch abgesenkte diagnostische Schwellen Patientinnen einer invasiven Abklärung zugeführt, die davon nur minimal oder gar nicht profitieren, aber unter den Komplikationen leiden werden. Die Pseudofehler-Methode kann helfen, bei der Reaktion auf gravierende Situationen die Weichen so zu stellen, dass sich am Ende eine bessere Versorgung ergibt.

10.8 Die juristische Sicht

Jedes ärztliche Handeln ist justiziabel, d.h. für jede unserer Entscheidungen und Handlungen können unsere Patientinnen und ihre Angehörigen eine gerichtliche Überprüfung verlangen. Meist wird nach einem gesundheitlichen Schaden ein Verstoß gegen den Behandlungsvertrag geltend gemacht, den Ärztin und Patientin implizit geschlossen haben (BGB § 630a). Es handelt sich um eine zivilrechtliche Problematik, bei der es um die Haftung aus einem Vertrag geht. Ärztinnen kann aber auch der Vorwurf gemacht werden, gegen strafrechtliche Normen verstoßen zu haben (z.B. Körperverletzung, fahrlässige Tötung). In diesem Fall ermittelt die Staatsanwaltschaft. Schließlich gibt es die von Ärztekammern eingerichteten Schiedsstellen. Diese sollen eine im Vergleich zu Gerichten schnellere und weniger aufwendige Möglichkeit bieten, den Fall zu klären und evtl. für einen Schadensausgleich zu sorgen.

10.8.1 Fragen zur Beurteilung

Unabhängig davon, ob es sich um zivilrechtliche Haftungsansprüche, eine strafrechtliche Prüfung oder ein Schiedsstellenverfahren handelt, sind die folgenden Fragen zu beantworten:

1. Hat die beklagte Ärztin fehlerhaft gehandelt, d.h. gegen den professionellen Standard verstoßen?
2. Ist der bei der Patientin eingetretene Schaden ursächlich auf diesen Fehler zurückzuführen?

Dabei wird angenommen, dass im Verlauf der Erkrankung bzw. der Behandlung die Gesundheit der Patientin beeinträchtigt worden ist, d.h. ein Schaden entstanden ist.

Zunächst seien einige Begriffe geklärt, die in diesem Zusammenhang häufig auftauchen. Unter einem Behandlungsfehler versteht die Rechtsprechung allgemein einen Verstoß gegen den Behandlungsvertrag nach § 630a BGB. Zu der Behandlung nach Facharztstandard, auf die eine Patientin grundsätzlich ein Recht hat, gehört natürlich auch die diagnostische Einschätzung. Das Wort „Behandlung" hat hier also eine ähnlich breite Bedeutung wie beim Begriff „behandelnde Ärztin".

Wenn es um die diagnostische Einschätzung geht, werden Befunderhebungs- und Diagnosefehler unterschieden. Bei Ersterem wird versäumt, eine bestimmte Untersuchung durchzuführen bzw. ihr Ergebnis zur Kenntnis zu nehmen. Bei Letzterem handelt sich um eine fehlerhafte Interpretation der eingeholten diagnostischen Informationen, dazu gehören auch fehlerhafte Auswertungen, z.B. von bildgebenden Verfahren. Allerdings weisen juristische Kommentare darauf hin, dass eine Unterscheidung oft nicht möglich ist, da im Laufe einer diagnostischen Abklärung eine erste Fehleinschätzung dazu führen kann, dass weitere Befunde nicht erhoben werden.

Die Definition eines ärztlichen Behandlungsstandards und die Prüfung, ob dieser eingehalten worden ist, sind zentral für die rechtliche Beurteilung eines Falls. Dabei hält sich das Gericht meist an die Einschätzung und Bewertung der medizinischen Sachverständigen. Deren Aufgabe ist es, den Einzelfall in seinen besonderen Aspekten zu prüfen. Zur Definition des Behandlungsstandards werden zunehmend Leitlinien herangezogen, aber auch klinische Studien einschließlich systematischer Übersichtsarbeiten; Lehrbücher, Überblicksartikel und fachliche Traditionen spielen ebenfalls eine Rolle. Die Beurteilung darf nicht schematisch erfolgen, sondern muss die Spezifika der Entscheidungssituation beachten. So kann das Abweichen von den Empfehlungen einer Leitlinie im Einzelfall gut begründet sein und muss keinen Behandlungsfehler darstellen.

Die Rechtsprechung ist sich darüber im Klaren, dass Patientinnen kein Anrecht auf eine sichere Einschätzung und ein gutes Behandlungs*ergebnis* haben; dazu sind Körper und Seele des Menschen zu widerspenstig. Die Patientin hat allerdings ein Recht darauf, dass der Behandlungs*prozess* angemessen ist, also dem Wissen und den Maßstäben der Profession entspricht.

10.8.2 Verteilung der Beweislast

Für die Beantwortung der zweiten Frage sind die Regelungen der Beweislast zentral. Grundsätzlich muss die Patientin, d.h. die Klägerseite im zivilrechtlichen Verfahren, beweisen, dass der gesundheitliche Schaden auf die Fehlbehandlung zurückzuführen ist. Da es meist komplexe Ursachenbündel sind, die auf die Erkrankung einwirken (variable Verläufe der behandelten Erkrankung, Komorbiditäten, verschiedene Behandler, mehrfache Therapien) gelingt dieser Nachweis meistens nicht. Obwohl eine Mitursächlichkeit genügt, erhalten klageführende Patientinnen deshalb oft keinen Ausgleich für eingetretene Schäden. Allerdings gibt es Situationen, in denen die Beweislast sich umkehrt. Wenn nämlich der Ärztin ein Fehler unterlaufen ist, der schlechterdings nicht hätte passieren dürfen, sie sich in einer Weise verhalten hat oder eine Einschätzung geliefert hat, die aus der Situation nicht verständlich oder nachvollziehbar sind, spricht man von einem groben Behandlungsfehler. Ein Beispiel wäre etwa die unterlassene Untersuchung des Abdomens bei akuten Bauchschmerzen und einem vom Patienten geäußerten Verdacht auf eine akute Appendizitis. Befunderhebungsfehler sind als grobe Behandlungsfehler zu werten (§ 630h Abs. 5 BGB [Patientenrechte-Gesetz]). Im Falle eines groben Behandlungsfehlers kehrt sich die Beweislast um, d.h. jetzt muss die beklagte Ärztin beweisen, dass der Schaden nicht auf ihr Handeln zurückzuführen ist. Da angesichts der Vielfalt von Krankheitsverläufen und der Schwierigkeit der Kausalfeststellung im Einzelfall (siehe Kap. 13) ein Nachweis meist weder in der einen noch in der anderen Richtung gelingt, sind diese Beweislastregelungen im medizinischen Haftungsprozess von großer Bedeutung.

Angesichts der Vielfalt von diagnostischen Möglichkeiten gewinnt die Nichtberücksichtigung erhobener Befunde (Ergebnisse) eine immer größere Bedeutung.

Hier wird deutlich, warum das Wort der ärztlichen Sachverständigen beim Gericht so schwer wiegt; ob gegen den Behandlungsstandard verstoßen worden ist, ob das unerfreuliche Ergebnis kausal mit der diskutierten Entscheidung (Behandlung) zusammenhängt – dies sind fachlich-medizinische Fragen. Wenn die Sachverständigen als glaubwürdig eingeschätzt werden, bestimmen ihre Aussagen ganz wesentlich darüber, ob das Gericht einen Behandlungsfehler feststellt und ob eine Entschädigung gezahlt werden muss. Es ist natürlich überspitzt ausgedrückt, aber unsere Profession hat das Privileg, über sich selbst zu Gericht zu sitzen. Dies sollten die Kolleginnen bedenken, die Untersuchungen „wegen der Juristen" veranlassen. Es liegt die Deutung nahe, dass diese Kolleginnen die Unsicherheit der Situation nicht aushalten können und deshalb ihre Zuflucht in Aktionismus suchen (siehe Kap. 10.9).

In der Ärzteschaft wird gerne das Zerrbild vom rigiden Rechtssystem gepflegt, das uns zu sinnloser Absicherungsdiagnostik nötigen würde. Gerne benutzt man den Ausdruck „Kadi", d. h. den Richter der Scharia, als ob es um ganz andere Beurteilungsmaßstäbe ginge. Tatsächlich ist man sich auf juristischer Seite der Unsicherheit in der Diagnosestellung wohl bewusst. Dass Erkrankungen unter sehr variablen Bildern auftreten können, Verläufe nicht vorhergesagt werden können und Ursachen nur selten und unter große Mühen dingfest gemacht werden können, ist nach meiner Erfahrung Juristinnen eher geläufig als manchem Angehörigen der Universitätsmedizin.

10.8.3 Was ist der Behandlungsstandard?

> Am Freitagabend sucht ein 71-jähriger Mann wegen Oberbauchschmerzen, die im Laufe des Vormittags aufgetreten sind, das örtliche Krankenhaus auf. Der Pförtner verweist den Patienten und seine Ehefrau an den ärztlichen Bereitschaftsdienst, der auf dem Gelände des Krankenhauses seine Räume hat. In der Vorgeschichte sind eine gut behandelte Hypertonie und ein Schlaganfall bekannt. Letzterer lag vier Jahre zurück und hatte sich vollständig zurückgebildet.
> Der diensthabende hausärztliche Internist vermutet nach der Untersuchung des Bauches eine akute Gastroenteritis und entlässt den Patienten nach Hause. Spätabends macht er noch einen Hausbesuch; jetzt wird eher eine Gallenblasenerkrankung vermutet, aber auch weiterhin symptomatisch behandelt (Metoclopramid i.v.). Danach gibt es noch einen Telefonkontakt; offenbar geht es dem Patienten jetzt etwas besser. Der diensthabende Arzt empfiehlt dringend, am Montag den Hausarzt aufzusuchen.
> Dies geschieht. Die Hausärztin untersucht den Bauch per Ultraschall, allerdings ohne einen erklärenden Befund. Da es sich um einen Privatpatienten handelt, wird niedrigschwellig die Indikation zum EKG gestellt. Dieses zeigt einen akuten Vorderwandinfarkt.
> In notärztlicher Begleitung wird der Patient in ein nahe liegendes Krankenhaus verbracht. Eine Notfall-PCI führt nicht zur Eröffnung des betroffenen Gefäßes. Der weitere Verlauf wird durch eine Pneumonie und eine Herzinsuffizienz kompliziert.

Auf den ersten Blick ist der Fall klar: Dass ein Herzinfarkt sich auch durch Oberbauchschmerzen zeigen kann, steht in jedem Lehrbuch der Inneren Medizin. Zwei Prozent aller akuten Myokardinfarkte präsentieren sich in dieser Weise.

Damit machen wir jedoch den Fehler, dass wir den Fall vom Ergebnis her aufrollen. Wir wissen, dass der von der Hausärztin diagnostizierte Myokardinfarkt am Ende der Ereigniskette liegt und neigen dazu, die vorangehenden Schritte im Wissen um das Ende zu beurteilen – der oben erwähnte Rückschau-Bias ist am Werk.

Oft findet man die Formulierung, in einer Situation müsse an eine bestimmte Diagnose „gedacht werden" – so wie hier an den Myokardinfarkt. Dies ist ein ganz perfides Spiel: Hier wird den diagnostisch verantwortlichen Kolleginnen eine Last aufgebürdet (Krankheit X ist diagnostisch zu sichern), ohne konkret auszuführen, wie dies geschehen soll.

Wenn wir stattdessen die Pseudofehler-Methode nutzen, müssen wir eine Regel finden, deren Anwendung für eine frühere Behandlung des Infarkts gesorgt hätte. Diese Regel hat sich auf das ärztliche Verhalten zu beziehen. Wie könnte diese lauten? Hier ist zu bedenken, dass es sich um den ambulanten Bereich bzw. ärztlichen Bereitschaftsdienst handelt. In der Notaufnahme des Krankenhauses sind serielle EKGs und Troponin-Bestimmungen kein Problem, aber wie kann ein entsprechendes Prozedere „draußen" aussehen, z.B. beim Hausbesuch? Die Leitlinie „Brustschmerz" der DEGAM warnt vor einem frühen Einsatz des EKG und myokardspezifischen Markern; gerade im frühen Stadium ist deren Sensitivität unzureichend, d.h. ein negatives Ergebnis kann den Infarkt nicht mit genügender Sicherheit ausschließen. Wir sind deshalb bei der Diagnose des akuten Koronarsyndroms weitgehend auf die Anamnese und die klinische Untersuchung angewiesen. Wenn wir den Zusammenhang von Myokardinfarkt und Oberbauchsymptomatik ernst nehmen, müssen wir also den o.g. Patienten mit dem Vermerk „Oberbauchbeschwerden; Ausschluss Myokardinfarkt" in eine kardiologische Abteilung mit Intensivüberwachung und PCI-Bereitschaft einweisen. Vielleicht sollten wir das Alter eingrenzen und die Anwendung dieser Regel auf Menschen über 60 Jahre beschränken. Sie würde also lauten: *Wenn* bei einem Menschen > 60 Jahre akute Oberbauchbeschwerden (Schmerzen, Übelkeit, Erbrechen) auftreten, *dann* dringende stationäre Einweisung zum Infarktausschluss bzw. -behandlung. Die Beachtung dieser Regel hätte mit großer Wahrscheinlichkeit dazu geführt, dass der Infarkt früher erkannt und – beispielsweise mit einer sofortigen PCI – mit einem besseren Ergebnis behandelt worden wäre.

Diese Regel ist zweifellos „plausibel", sie entspricht der in Lehrbüchern erwähnten möglichen abdominalen Präsentation der Erkrankung. Sie ist in der o.g. Formulierung „spezifisch" (konkret) mit einer genauen Wenn-dann-Formulierung. Aber ist sie auch realistisch? Stellen wir uns vor, was passieren würde, wenn alle niedergelassenen Ärztinnen einer Region die Regel anwenden würden. Menschen über 60 Jahre, die sich mit akuten Oberbauchbeschwerden in Praxen und Notdienstzentralen vorstellen, würden stationär zum Infarktausschluss eingewiesen. Innerhalb von drei Tagen würden die kardiologischen Stationen mit diesen Patientinnen überquellen, bei keiner würde eine kardiale Ursache dingfest gemacht werden können. Die Oberärztin der Kardiologie ruft einige ihr näher bekannte Praxen an und fragt, was denn da los sei... Die Regel ist also nicht „realistisch", sie wäre es auch dann nicht, wenn wir nur Patientinnen mit bekannten manifesten Gefäßerkrankungen in der Anamnese entsprechend einweisen würden. Zwar stellen sich gelegentlich Infarktpatienten beiderlei Geschlechts mit ausschließlich abdominalen Beschwerden vor, in der diagnostischen Situation müssen wir umgekehrt denken. Für jeden dieser Fälle gibt es Hunderte, vielleicht sogar Tausende, bei denen keine kardiale Problematik dahintersteckt.

Wie viele dies sind, kann ich nicht sagen. Leitlinien zur Differenzialdiagnose abdominaler Beschwerden schweigen sich zum Herzinfarkt als möglicher Ätiologie aus. In einschlägigen symptomevaluierenden Studien ist diese Ursache so selten, dass man sie nicht hat erfassen und quantifizieren können.

Es gibt also keine Regel, deren Beachtung das traurige Ergebnis verhindert hätte und die gleichzeitig die drei Kriterien der Plausibilität, der Spezifität und der Praktikabilität erfüllt. In der Konsequenz dürften die meisten von uns in der o.g. Situation so gehandelt haben wie der diensthabende Arzt, d.h. symptomatische Behandlung einer vermuteten gastrointestinalen Problematik, mit dem Rat, sich am Montag bei der Hausärztin vorzustellen.

Ich möchte es noch einmal betonen: Die häufig anzutreffende Formulierung „an etwas denken" ist ein schlechter Hinweis – entweder nehme ich die Erkrankung ernst, dann ist in unserem Fall die stationäre Einweisung die zwingende Verhaltenskonsequenz, oder ich entscheide, dass die Wahrscheinlichkeit ohne weitere Hinweise (z.B. Kreislaufschock, Herzrhythmusstörungen) so gering ist, dass ich ambulant weiter behandele (hier ist auch immer zu bedenken, dass das Krankenhaus für alte Menschen ein gefährlicher Ort ist). Ein Denkstandard ist kein Behandlungsstandard! Wir können unsere eigene Unsicherheit auch nicht mit (ambulanter) Diagnostik besänftigen, wie wir es sonst ja gerne tun. Die möglichen Tests (EKG, Serummarker) sind praktisch kontraindiziert, da sie ein hohes Potenzial für Irreführung bieten (falsch-negativer Befund).

Der Fall unterstreicht, wie wichtig der fachliche Hintergrund der Gutachterin ist. Eine Krankenhauskardiologin wäre mit dem versorgungsepidemiologischen Hintergrund vermutlich nicht vertraut gewesen, hätte sich an die traditionellen Lehrbücher (von Ordinarien in Universitätskliniken geschrieben) gehalten und einen Verstoß gegen einen Behandlungsstandard festgestellt. Solchermaßen ausgerichtete Gutachter mögen sehr viel über die diskutierten Krankheiten wissen, sind aber für die Analyse von Entscheidungen im Kontext der Primärversorgung oder in Krankenhäusern der Grund- und Regelversorgung nicht geeignet.

Mit diesem Fall möchte ich auch deutlich machen, dass die Pseudofehler-Methode nicht nur bei der informellen Diskussion von diagnostischen Entscheidungen z.B. in der Gemeinschaftspraxis oder im Qualitätszirkel hilft. Sie kann auch bei der Beurteilung im juristischen Kontext nützlich sein. Wenn die besagte Regel nicht aufgestellt werden kann, ist ein Behandlungsfehler eigentlich ausgeschlossen. Wenn sie sich allerdings doch formulieren lässt, und die Kriterien der Plausibilität, Spezifität und Praktikabilität erfüllt, wäre zu fragen, ob es sich tatsächlich um einen etablierten Behandlungsstandard handelt, der den jeweils Betroffenen bekannt sein konnte oder gar musste.

10.9 Die Angst vor dem Kadi: Defensivmedizin

10.9.1 Die teuflischen Quadrate oder eine Theorie der Defensivmedizin

Die ärztliche Tätigkeit spielt sich immer in einem sozialen Kontext ab: Mit der Patientin schließen wir einen Behandlungsvertrag, aus dem sich die Verpflichtung zur Behandlung nach dem aktuellen Stand des Wissens ergibt; die Familie hat ebenfalls ihre Erwartungen und Ansprüche, wie auch das weitere Behandlungsteam (Station, Krankenhausabteilung, Praxis, kooperierende Einrichtungen in der Region usw.) und schließlich die Institutionen des Gesundheitssystems. Ärztinnen müssen ihre Entscheidungen vor all diesen Parteien verantworten.

Dies geschieht auf zwei Ebenen. Da ist zum einen die medizinische Rationalität: Welche diagnostischen Tests sind in einer definierten klinischen Situation aussagekräftig? Vertretbar in Bezug auf Komplikationen, Aufwand und Kosten? Welche denkbaren Erkrankungen sind wahrscheinlich und gravierend genug, dass ebendeshalb eine weitere Aufklärung in dieser Richtung erfolgen sollte?

Zum anderen agieren wir jedoch auch auf einer symbolischen Ebene (ich führe dies in Kap. 12 und Kap. 16 näher aus). In dem was wir tun – das Herz abhören, eine Ultraschalluntersuchung durchführen, Blutwerte bestimmen – senden wir Botschaften an unsere Patientinnen: Ich setze mich für dich ein, ich versuche, die Ursache deiner Beschwerden zu finden, ich erkenne dein Leiden als genuin an.

Im Lichte des weiteren Verlaufes ihrer Erkrankung evaluieren Patientinnen dieses ärztliche Verhalten (oder zumindest stellen sich Ärztinnen dies vor). Dadurch ergeben sich die in **Abbildung 10-3** dargestellten Konstellationen der „teuflischen Quadrate".

Wenn nach der diagnostischen Einschätzung und der entsprechenden Behandlung sich die Beschwerden bessern oder gar ganz legen, gehen beide Seiten von einer kausalen Beziehung aus: Frau Doktor, Sie haben mich gesund gemacht. Auf der einen Seite Stolz, auf der anderen Dankbarkeit – die klassische "physician's friend" Situation (Feld a in Abbildung 10-3).

Kommt es dagegen nach der Behandlung zu Verschlechterungen oder Komplikationen (Feld b), mag die Patientin vielleicht beschließen, dass die Ärztin die falsche Behandlung verordnet hat. Vermutlich wird sie jedoch keine kausale Beziehung annehmen und den Ausgang als „Pech" interpretieren; Frau Doktor habe ihr Bestes gegeben, aber der Krebs (das Virus, das Rheuma, die Vergiftung etc.) war einfach zu stark.

Wie werden beide Seiten den gravierenden Verlauf interpretieren, wenn keine Behandlung verordnet, keine aufwendige Diagnostik unternommen worden sind? Wenn ein Abwarten mit symptomatischer Linderung vorgeschlagen worden ist (siehe unterer Teil der Abbildung 10-3)?

Ist der Verlauf gutartig (Feld c), wird die Ärztin keine Lorbeeren ernten, obwohl ihre Entscheidung zur diagnostischen oder therapeutischen Zurückhaltung weise war. Vielmehr wird die Patientin die Heilung ihrem guten Abwehrsystem, der Natur im Allgemeinen oder dem schieren Glück zuschreiben. Diesen Interpretationen ist gemeinsam, dass der ärztlichen Behandlung keine kausale Wirkung zugeschrieben wird.

Im Fall eines „bösen" Verlaufs sieht die Sache anders aus (Feld d). Dass Frau Doktor sich zur Zurückhaltung entschlossen hat, vielleicht sogar die eine oder andere von der Patientin oder ihrer Familie vorgeschlagene Maßnahme nicht umgesetzt hat, wird jetzt gegen sie verwendet. Zwischen ihrer Zurückhaltung in der Ersteinschätzung und -behandlung und dem gravieren-

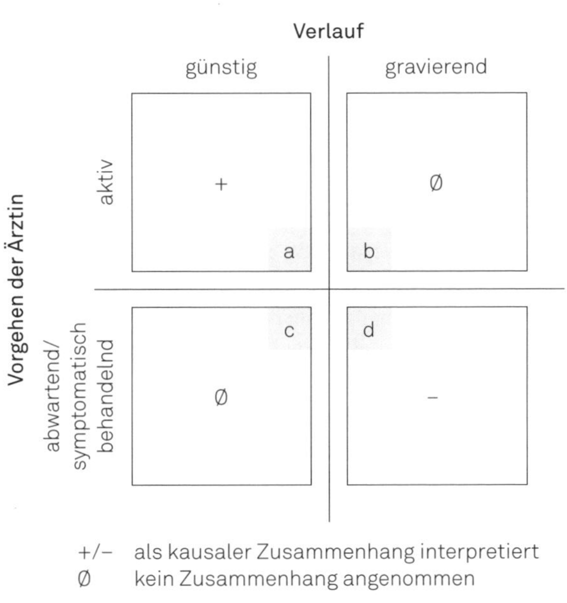

Abbildung 10-3: Interpretation von Krankheits- und Behandlungsverläufen: die teuflischen Quadrate (Erläuterung im Text).

den negativen Ergebnis wird eine (negative) Kausalbeziehung angenommen. Ob diese Interpretationen nur zu einem schwierigen Gespräch, einem Arztwechsel oder zu einem Haftungsprozess führen, ist zunächst einmal gleichgültig; sie können jedenfalls emotional hochgradig belastend im Sinne eines „Regret" sein.

Die Abbildung zeigt, dass auf der symbolischen Ebene ein aktives Vorgehen auf ärztlicher Seite so etwas wie eine Versicherung gegen späteren Ärger darstellt (Felder a und b). Bei aktiv angeordneter Behandlung ist das Schlimmste, was passieren kann, ein negatives Ergebnis trotz der wackeren Bemühungen der Ärztin bzw. Pech. Ein positives Ergebnis dagegen hilft, einen Ruf als wirksame Heilerin einer großen Zahl dankbarer Patientinnen zu etablieren. Dies funktioniert auch bei wirkungslosen oder gar gefährlichen Therapien (z.B. Antibiotika für gutartige Atemwegsinfekte).

Mit dem abwartenden Vorgehen (Felder c und d) ist jedoch auf der symbolischen Ebene kein Blumentopf zu gewinnen. Das Beste, was sich erreichen lässt, ist die indifferente Interpretation im Falle eines günstigen Ausgangs. Geht es in eine bösartige Richtung, wird die Ärztin der entsprechende Vorwurf treffen, vielleicht sogar verbunden mit einer Klage.

Unsere diagnostischen und/oder therapeutischen Handlungen führen also zu charakteristischen Verschiebungen bei der Interpretation von negativen oder gar bösartigen Krankheitsverläufen. Während die abwartende Ärztin direkt verantwortlich gemacht wird, billigt man ihrer aktiven Kollegin die Zufallsinterpretation zu („trotz" ihrer Bemühungen). Bei günstigem Verlauf verschiebt sich die Interpretation von der Zufalls- zur Kausalannahme. Jetzt wird der Verlauf in einem positiven Licht, d.h. als das Ergebnis ihrer Bemühungen gesehen. Durch aktives Vorgehen erreichen Ärztinnen also über alle Verläufe hinweg im Durchschnitt eine positivere Rückmeldung auf ihr Handeln.

Hier sei noch einmal darauf hingewiesen, dass wir uns auf der symbolischen Ebene bewegen. Zu solchen Handlungen gehören immer (mindestens) zwei, Patientin und Ärztin. Mit diagnostischer Testgenauigkeit oder therapeutischer Wirksamkeit hat dieses Spiel nichts zu tun. Ob es sich um Aderlässe und Einläufe handelte, arthroskopische Knorpelglättungen, koronare Interventionen oder ACE-Hemmer für die Herzinsuffizienz – die evaluativen Mechanismen sind dieselben. Der reale Verlauf der Erkrankung bietet genügend Spielraum für verschiedene, ja entgegengesetzte Interpretationen (siehe Kap. 3.1.6). Ob es der nach langen Beschwörungen schwitzende Schamane oder der erschöpfte Chirurg mit Haube und Kasack an der Tür zum OP ist – beide stehen viel besser da als ihre abwartenden Kolleginnen, die ihren Patientinnen vielleicht mehr genützt und weniger geschadet haben. Die archaischen Interpretationen orientieren sich am fassbaren Verhalten und sind oft mächtiger als die nüchtern-wissenschaftlichen. Diese Mechanismen mögen auch der Grund dafür sein, dass die meisten Heilerinnen sämtlicher Medizinsysteme der Gegenwart und der Vergangenheit einen aktivistischen Kurs fahren.

Patientinnen müssen den Behandlungserfolg gar nicht entsprechend den teuflischen Quadraten interpretieren, damit diese Mechanismen wirken können; es reicht, wenn Ärztinnen – meist nicht bewusst – davon ausgehen, dass *dies der Fall sein könnte*. Wir haben es dann mit dem sogenannten „anticipated regret" zu tun. Im Moment der Entscheidung (soll ich dieses CT veranlassen oder nicht?) evaluieren Ärztinnen die ihnen offenstehenden Optionen und den möglicherweise resultierenden Ärger. Wer das CT veranlasst, steht am Ende besser da (Felder a und b). Teuflisch nenne ich diese Zusammenhänge deshalb, weil die betroffenen Patientinnen glauben, es mit besonders sorgfältigen Ärztinnen zu tun zu haben. Tatsächlich ducken sich diese in feiger Weise und veranlassen Diagnostik oder auch Therapie, die sie an sich selbst oder ihrer Familie vielleicht nicht zugelassen hätten.

Ich habe jetzt sehr schwarzgemalt. Ich glaube, dass die meisten Kolleginnen durchaus im

Sinne ihrer Patientinnen und wissenschaftlich begründet ihre diagnostischen und therapeutischen Entscheidungen treffen. Zu welchem Anteil die hier beschriebenen düsteren Mechanismen in der Praxis eine Rolle spielen, wissen wir nicht. Hier spielt sich vieles im Nebel von Halbbewusstem und wenig Durchdachtem ab. Wenn allerdings behauptet wird: „Ich tue dies, um mich abzusichern", oder gar auf „die Juristen" verwiesen wird, liegt das Motiv im Sinne der „teuflischen Quadrate" nahe. Denn für die Juristen muss das Ganze nicht sein; sie wollen nur wissen, worin der ärztliche Behandlungsstandard besteht und ob dieser eingehalten wird. Sie verlangen nichts, was über die medizinisch begründbare Verhaltenserwartung hinausgeht.

Natürlich spielt der Kontext eine Rolle. Je großmäuliger die Versprechungen der Medizin oder auch die Ankündigungen auf der eigenen Homepage ausfallen, desto schwieriger wird es, den unerwartet schweren Verlauf zu erklären. Umgekehrt macht persönliches Vertrauen es möglich, Unsicherheit zu teilen und gemeinsam auszuhalten. Dabei helfen ehrliche Informationen, z. B. über probabilistische Zusammenhänge von Behandlung und Ergebnis, wie auch Sicherheitsnetze (siehe Kap. 16).

10.9.2 Defensivmedizinische Praxis

Ich definiere Defensivmedizin als eine diagnostische oder therapeutische Handlung, die von einem Behandlungsstandard und dem Interesse der Patientin selbst nicht gefordert werden, aber der Rechtfertigung der Ärztin im Falle eines unerwünschten Ereignisses dienen können. In Form zusätzlicher Laboruntersuchungen oder einer Bildgebung „zur Absicherung" ist uns dies geläufig. Aber auch eigentlich unnötige Medikamentenverschreibungen (z. B. Antibiotika bei gutartigen Atemwegsinfekten) oder Überweisungen zu Fachärztinnen können diesem Ziel dienen.

Defensivmedizin hat immer etwas Verlogenes: Patientinnen sind positiv beeindruckt von ihrer Ärztin, die wirklich an alles denkt. Tatsächlich liegen die Maßnahmen gar nicht in ihrem (der Patientinnen) Interesse, sondern dienen der „Reinwaschung" der behandelnden Ärztin im Falle von Verschlechterung oder zunächst nicht festgestellten Krankheiten. Man könnte vor dem Hintergrund der o. g. Definition sagen, dass mit klugen klinischen Entscheidungen *Fehler* vermieden werden können, defensivmedizinische Taktiken jedoch dazu dienen, im Fall eines *Pseudofehlers* eine passende Rechtfertigung zu haben.

In den Vereinigten Staaten geben über 90 % der Ärztinnen zu, „defensivmedizinisch" tätig zu sein: unnötige Tests, mehr Medikamente zu verordnen als eigentlich sinnvoll und Patienten eher zu überweisen als nötig. Die Wahrscheinlichkeit, von einem Gericht zur Rechenschaft gezogen zu werden, ist dort wesentlich höher als in Deutschland. In den USA bleibt geschädigten Patientinnen kaum eine Alternative als der Klageweg, da sowohl die medizinische Versorgung von Komplikationen wie auch die soziale Absicherung oft unzureichend sind. Dies macht es für die Ärztinnen dort schwieriger, einen aufrechten Kurs beizubehalten.

Wird das defensivmedizinische Vorgehen jedoch zur Regel, kann ein Teufelskreis in Gang kommen. Paranoia und zur Bewältigung der eigenen Unsicherheit massenweise angeordnete Diagnostik können allmählich den Behandlungsstandard verändern. Wenn auch die medizinischen Sachverständigen die Beklagten daran messen, wäre eine selbsterfüllende Prophezeiung eingetreten.

Interessant sind US-amerikanische Untersuchungen über den Zusammenhang von Kommunikationsstil von Ärztinnen einerseits und der Zahl der gegen sie angestrengten gerichtlichen Verfahren. Mit einer Analyse von lediglich 10 Sekunden langen Tonaufnahmen von chirurgischen Konsultationen, deren verbaler Inhalt unkenntlich gemacht wurde (sog. thin slicing) führte die Charakterisierung „dominant" zu einem höheren, „einfühlsam/besorgt" zu einem niedrigeren Risiko eines Verfahrens. Die verblindete Auswertung von Tonbandaufnahmen in einer anderen Studie zeigte, dass Hausärztinnen, die ihre Patientinnen häufiger über den nächsten Schritt informierten, sie ermunterten, sich zu äußern, Humor einsetzten und deren Konsultationen länger dauerten, seltener ein Verfahren hatten als die Kolleginnen, die sich nicht entsprechend verhielten. Überspitzt könnte man sagen, dass (in den USA) vor allem diejenigen Patientinnen ein rechtliches Verfahren in Gang setzen, die in der Konsultation nicht ausreichend zu Wort gekommen sind.

10.10 Risikofaktoren und Prävention

Um die nicht optimale Behandlung von Patientinnen zu vermeiden, sollte man sich die Charakteristika riskanter Situationen klarmachen:

- *ärztlicher Bereitschaftsdienst:* Hier sehen Hausärztinnen überwiegend „neue“ Patientinnen, ohne Kenntnis von chronischen Krankheiten, Dauerbehandlungen und dem Inanspruchnahmeverhalten; bei Hausbesuchen können äußere Bedingungen wie beengter Raum, schlechte Beleuchtung, Lärm im Hintergrund u.Ä. die Einschätzung beeinträchtigen.
- *Krankenhaus-Notaufnahme:* Auch hier werden überwiegend „neue“ Patientinnen ohne systematische Feedback-Möglichkeit gesehen. Wenn die Patientinnen bekannt sind, muss die vorhandene Dokumentation verfügbar und aussagekräftig sein. In diesem Setting dürfte eine unzureichende Personalausstattung (qualitativ und quantitativ) einen wichtigen Risikofaktor für Fehler darstellen, ebenso das Unterlassen einer ausreichenden Anamneseerhebung. Letzteres hat natürlich mit der verfügbaren Zeit zu tun, aber resultiert vor allem aus falscher Prioritätensetzung in Bezug auf die Relevanz diagnostischer Information (sog. Hinterweltler-Medizin – siehe Kap. 14). Permanente Störungen und Unterbrechungen stellen ebenfalls einen Risikofaktor dar (dies gilt für alle Bereiche). Dass sowohl im ärztlichen Bereitschaftsdienst wie auch in der Krankenhaus-Notaufnahme überwiegend „neue“ Patientinnen versorgt werden, erhöht nicht nur das Risiko für Fehlentscheidungen. In einem solchen Kontext werden diese von Patientinnen und ihren Familien weniger leicht verziehen.
- *Kommunikationsschwierigkeiten:* Nach der Lektüre bis zu diesem Punkt wissen Sie, dass die Anamnese die entscheidenden Informationen für die diagnostische Einschätzung liefert – Professionelle Übersetzerdienste stehen in Deutschland leider nicht verlässlich zur Verfügung, übersetzende Familienangehörige sind der Aufgabe häufig nicht gewachsen.
- *eigene Übermüdung, Hunger, Durst:* Hier lässt sich leicht präventiv ansetzen; eine Pause ist kein Zeichen von Schwäche, sondern kann Voraussetzung für hohe Versorgungsqualität sein.
- *Spannungen im Behandlungsteam*: Diese können den Informationsaustausch und das abgestimmte Handeln erschweren; ein gut eingespieltes Team dient der Patientensicherheit.

10.11 Schlussfolgerung

Wenn es um einen – möglichen – diagnostische Fehler geht, spielen alle mit einem hohen Einsatz. Für eine Patientin, aber auch die allgemeine Öffentlichkeit, geht es um die Gesundheit und deren Gefährdungen. Ärztinnen empfinden ihre Pflicht zur Rechenschaft gegenüber den Spielern des Gesundheitssystems als Gängelei oder Bedrohung. Was die Rechtsordnung von ihnen verlangt, ist oft nur vage bekannt, führt aber zu schädlichen Ausweichstrategien.

Die Verantwortung für die diagnostische Entscheidung ist eine noch persönlichere, häufig auch einsamere, als wenn es um Therapie und Management geht; man denke etwa an den nächtlichen Hausbesuch im ärztlichen Bereitschaftsdienst. Im Krankenhaus entwickelt sich eine Fehlerkultur, die das Individuum zu entlasten sucht und den Blick auf Abläufe und Strukturen lenkt. Für die diagnostische Entscheidung, vor allem im ambulanten Sektor, bieten sich kaum entlastende Faktoren an.

Entwickelt sich ein Verlauf gravierender als ursprünglich vermutet, trifft das Ereignis die diagnostischen Entscheiderinnen mit voller Wucht: Wegen der emotionalen, kognitiven, sozialen und somatischen Folgen sind Ärztinnen als das „zweite Opfer" von Fehlentscheidungen bezeichnet worden. Bei der Diagnosestellung reicht bereits eine vermeintliche Fehleinschätzung, d.h. ein Pseudofehler, aus, um emotionalen Stress und Änderungen in der Behandlung künftiger Patientinnen auszulösen. Letztere Änderungen mögen verständlich und nachvollziehbar sein, schaden aber häufig mehr als sie nützen.

Wenn Diagnostik „für die Juristen" veranlasst wird, liegt der Verdacht nahe, dass die eigene Unsicherheit, was angemessen zu tun sei, auf andere projiziert wird. Alles Mögliche wird unternommen, um Ärger zu vermeiden – auch wenn es nicht im Interesse der Patientin ist. Offene Kommunikation und ehrliche Information wären eine Alternative (siehe Kap. 16).

Hier kommt eine altmodische Tugend ins Spiel, nämlich Mut. Feige verhalten sich diejenigen, die mit defensivmedizinischen Taktiken ihre Patientinnen täuschen und häufig auch gefährden (Strahlenbelastung, Inzidentalome usw.). Mutig wäre es, stattdessen die Grenzen der Medizin und des Wissenkönnens offen darzulegen und mit der Patientin ein abwartendes Vorgehen zu vereinbaren. Mutig ist dieses Verhalten, weil so viele Schreier ein Interesse an invasivem Vorgehen haben, und meist sind intellektuelle und ökonomische Interessenskonflikte hier nicht weit. Als feige würde ich diejenigen von uns bezeichnen, die diese Spirale gedankenlos oder zynisch weiterdrehen.

Die Offenheit gegenüber der Patientin und ihrer Familie ist vorher, also zum Zeitpunkt der diagnostischen Einschätzung, anzustreben, aber auch nachher. Es nicht mehr so, dass Haftpflichtversicherer uns davon abhalten, ein offenes Gespräch mit den Betroffenen zu führen, wenn es anders gekommen ist als erwartet. Dieses Gespräch gehört zu einer guten Betreuung dazu. Die Differenzierung nach Fehler und Pseudofehler ist dabei eine Voraussetzung. Falls es sich tatsächlich um einen Fehler gehandelt hat, sind Erläuterungen, die Bitte um Entschuldigung, Verständnis für die Situation der Patientin, vielleicht auch Hinweise auf mögliche Entschädigung (z.B. Schiedsstelle der Landesärztekammer) angemessen. Ausflüchte und Drumherumreden machen die Situation oft noch schlimmer.

Ach ja, noch ein altmodisches Wort: Solidarität. Ärztinnen und Ärzten, denen ein Pseudofehler oder ein Fehler widerfahren ist, sollten wir kollegial so unterstützen, dass es in der Konsequenz nicht zu Fehllernen oder Mutlosigkeit kommt.

Weiterführende Literatur

Diese Literaturangaben sind nur eine Auswahl der benutzten Referenzen. Detaillierte Angaben finden sich online im ausführlichen Hintergrund-Text, siehe Seite 343.

1. Budetti PP. Tort reform and the patient safety movement: seeking common ground. JAMA. 2005;293(21):2660–2. https://doi.org/10.1001/jama.293.21.2660
2. Donner-Banzhoff N. Der Pseudofehler in der Medizin – paradoxe Gefährdungen für Patienten. Z Allg Med. 2014;90:200–6.
3. Donner-Banzhoff N, Müller B, Beyer M, Haasenritter J, Seifart C. Thresholds, rules and defensive strategies: how physicians learn from their prior diagnosis-related experiences. Diagnosis (Berl). 2020;7(2):115–21. https://doi.org/10.1515/dx-2019-0025
4. Fischhoff B. Hindsight not equal to foresight: the effect of outcome knowledge on judgment under uncertainty. 1975. Qual Saf Health Care. 2003;12(4):304–12. https://doi.org/10.1136/qhc.12.4.304
5. Hofer TP, Kerr EA, Hayward RA. What is an error? Eff Clin Pract. 2000;3(6):261–9.

6. Hoffman JR, Kanzaria HK. Intolerance of error and culture of blame drive medical excess. BMJ. 2014;349:g5702. https://doi.org/10.1136/bmj.g5702
7. Hoffrage UHRGG. Hindsight bias. J Exp Psychol Learn Mem Cogn. 2000;26(3). https://doi.org/10.1037/0278-7393.26.3.566
8. Hollnagel E, Wears RL, Braithwaite J. From safety-I to safety-II: a white paper. University of Sourthern Denmark; 2015.
9. Köbberling J. Diagnoseirrtum, Diagnosefehler, Befunderhebungsfehler. Karlsruhe: Verlag Versicherungswirtschaft; 2013.
10. Müller BS, Donner-Banzhoff N, Beyer M, Haasenritter J, Müller A, Seifart C. Regret among primary care physicians: a survey of diagnostic decisions. BMC Fam Pract. 2020;21(1):53. https://doi.org/10.1186/s12875-020-01125-w
11. Norman GR, Eva KW. Diagnostic error and clinical reasoning. Med Educ. 2010;44(1):94–100. https://doi.org/10.1111/j.1365-2923.2009.03507.x
12. Olson APJ, Graber ML, Singh H. Tracking progress in improving diagnosis: a framework for defining undesirable diagnostic events. J Gen Intern Med. 2018;33(7):1187–91. https://doi.org/10.1007/s11606-018-4304-2
13. Sacchi S, Cherubini P. The effect of outcome information on doctors' evaluations of their own diagnostic decisions. Med Educ. 2004;38(10):1028–34. https://doi.org/10.1111/j.1365-2929.2004.01975.x
14. Studdert DM, Mello MM, Sage WM, DesRoches CM, Peugh J, Zapert K, et al. Defensive medicine among high-risk specialist physicians in a volatile malpractice environment. JAMA. 2005;293(21):2609–17. https://doi.org/10.1001/jama.293.21.2609
15. Wu AW. Medical error: the second victim. The doctor who makes the mistake needs help too. BMJ. 2000;320(7237):726–7. https://doi.org/10.1136/bmj.320.7237.726

11 Diagnose als soziales Phänomen

11.1 Der Zeitachse entlang

11.1.1 Individuelle Geschichte: Schule des Sehens

Erinnern Sie sich noch an die ersten Organschnitte, die Sie im Mikroskop betrachtet haben? Oder an die Blut- und Knochenmarksausstriche von Leukämiekranken? Die Dozentinnen sagten Ihnen, was Sie eigentlich sehen sollten; aber Sie sahen überhaupt nichts! Ähnlich erging es Ihnen, wenn Ihre Patientinnen von ihrer Krankheit erzählten; bestenfalls war dies ein netter Schwatz und für Sie eine Gelegenheit, Mitgefühl zu zeigen. Aber einen diagnostischen Reim konnten Sie sich kaum machen auf die Einzelinformationen, die dabei auf Sie einstürzten.

Erst im Laufe der Zeit haben Sie gelernt, worauf Sie zu achten haben und worauf nicht. Sie haben begonnen, bestimmte Dinge zu erfassen und andere zu ignorieren; allmählich haben Sie Strukturen ausmachen können, wo vorher nur ein sinnloses Durcheinander war. Aus der Beschwerdeschilderung Ihrer Patientinnen haben Sie plötzlich ein „Signal" gehört, d.h. Hinweise auf benennbare Krankheiten.

Dabei hat die schiere Erfahrung (Exposition) nicht gereicht; Sie brauchten Lehrerinnen (die meisten davon eher informell und nicht speziell dafür bezahlt), die Sie bei diesem Prozess unterstützt haben; sie haben Sie auf Wichtiges aufmerksam gemacht und damit auch eine Aussage zu Unwichtigem gemacht. Sie haben ein persönliches Feedback bekommen oder am Krankheitsverlauf einer Patientin sehen können, was hier das Problem war. Aber auch diese Verläufe mussten interpretiert werden.

Hier wird deutlich, dass die Fähigkeit zum Diagnostizieren eine Sozialisation voraussetzt (auch wenn diese im Medizinstudium in Deutschland viel zu wünschen übrig lässt) und dass diese Dinge eher aufgeschnappt als gezielt vermittelt werden (siehe Kap. 15). Beim Stellen einer Diagnose werden nicht Daten voraussetzungslos verarbeitet, vielmehr sind sowohl die Fähigkeit zur Wahrnehmung wie auch der Interpretation (wobei hier darauf hingewiesen sei, dass auch bei der Wahrnehmung schon reichlich Interpretation dabei ist) erlernt und von einer fachlichen Gemeinschaft entwickelt und weitervermittelt. Ohne diese soziale Grundlage sind weder Wissen (auch wissenschaftliches [systematisch evaluiertes] Wissen) noch eine klinische Anwendung möglich.

Es ist dann aber so wie mit dem Kinderkriegen: Dieser mühselige Prozess wird gnädig vergessen, ja vielleicht sogar verdrängt. Was die reifen Profis später sehen, entscheiden und tun, erscheint als absolut natürlich und folgerichtig, ja gar als die einzige Möglichkeit, an die Probleme heranzugehen.

11.1.2 Kollektive Geschichte

Dass diese Herangehensweisen nicht „natürlich" sind, wird auch in der medizinhistorischen Perspektive deutlich. Es gibt neben der „Ontogenese", d.h. der beruflichen Sozialisation und Wahrnehmungsschulung der Individuen, auch eine „Phylogenese"; die Denkstile einer Profession oder wissenschaftlichen Gemeinschaft haben ihre Geschichte. Was wir heute an Medizin erfahren, ist ein kurzer Ausschnitt aus einer Entwicklung, die nicht an ihr Ende gekommen ist, sondern sich in der Zukunft weiterentwickeln wird.

Das 18. Jahrhundert war die Zeit der großen Nosologien. Die ärztlichen Pioniere dieser Zeit definierten an – wie wir heute sagen würden – Clustern von Symptomen viele Krankheitsbilder, wie wir sie heute kennen. Natürlich waren die einzelnen Beschwerden längst bekannt: Von Patientinnen wurden sie empfunden und von ärztlicher Seite wahrgenommen und behandelt. Sie wurden aber jetzt als klinische „Krankheitsbilder" gesehen, die uns z.T. heute noch vertraut sind, wie z.B. die Gicht oder der Scharlach. Vorbild waren die auf morphologischen Kriterien beruhenden Klassifikationen in Zoologie und Botanik, die noch heute unser Wissen über die natürlichen Arten strukturieren. Die so definierten biologischen Arten waren zunächst deskriptiv; erst später wurden die physiologischen, morphologischen wie auch die evolutionsbiologischen Hintergründe beleuchtet.

Das 19. Jahrhundert brachte kaum nennenswerte therapeutische Fortschritte, aber es gelang immer häufiger, die Konstellation von Symptomen und Befunden auf einen anatomischen, physiologischen oder zellulären Prozess zurückzuführen. Für diese „epistemologische Revolution" (Rosenberg) war die Identifizierung von Bakterien als Krankheitsursachen wohl das eindrucksvollste Beispiel. Aber schon lange vorher arbeitete die Medizin daran, makroskopisch-anatomische Veränderungen an der Leiche mit klinischen Befunden zu verknüpfen. Damit etablierte sich das Modell von Krankheit als Ausdruck einer spezifischen, lokalisierbaren Störung. Beide Herangehensweisen, das nosologische Tableau wie auch die Demonstration einer bakteriellen Ursache, boten zunächst keine Perspektiven für eine Behandlung; therapeutisch waren diese beiden Jahrhunderte von Nihilismus geprägt.

Der Begriff von „Krankheit", den wir heute haben, ist also nicht selbstverständlich, sondern ein historisch gewordenes Konstrukt. Erst seit dem 19. Jahrhundert haben wir das Bild einer biologischen Störung vor Augen, die bestimmte Symptome und Befunde erzeugt. Über diese Symptome und Befunde sowie über zusätzlich eingeholte technische Informationen (Labor, Bildgebung, Messung von Strömen usw.) lässt sich demnach im individuellen Fall diese Störung dingfest machen.

Selbst unser Sprechen von allgemeinen Symptomen wie „Brustschmerz" oder „Schwindel" ist aus einer historischen Perspektive nicht selbstverständlich. Im 18. Jahrhundert waren diese Beschwerden mit subtilen Charakterisierungen und Kombinationen im Individuum noch so verbunden, dass man nur eingeschränkt von einem Symptom sprechen konnte, das eben auch andere Menschen befallen konnte.

Inzwischen sind wir noch einen Schritt weiter: Wir haben subjektives Leid und objektive Krankheit weitgehend voneinander entkoppelt. Wir werden Zeugen einer Epidemie von Risikokonstellationen und abnormalen Messgrößen, die mit wahrnehmbaren Beschwerden gar nichts mehr zu tun haben. Genetische Befunde stimmen selten mit den phänotypischen Krankheitsdefinitionen überein; sie sorgen dafür, dass herkömmliche Krankheitsbegriffe sich auflösen und wir neue Zuordnungsmöglichkeiten entwickeln. In der Medizinsoziologie ist vom „Verschwinden der Patientin" die Rede.

Dass die Medizin historisch geworden ist, ist überhaupt nicht zu kritisieren: Das muss so sein; alle Wissensbestände sind historisch geworden und in Veränderung begriffen (dies gilt selbst für Jahrtausende alte religiöse Systeme – nur brauchen diese etwas länger). Wenn man sich von der schlichten Vorstellung einer wissenschaftlichen Siegesgeschichte frei gemacht hat, macht der historische Blick die soziale Natur medizinischen Wissens deutlich (siehe Kap. 1.13.1).

11.2 Entscheidung an der Patientin: Teams und lokale Normen

Eine Diagnose zu stellen ist per se eine soziale Aktivität, schließlich geschieht dies im Kontakt und in einer Beziehung zur Patientin. Dies gilt sogar, wenn diese bewusstlos ist; ganz deutlich wird es in der diagnostischen Sequenz (siehe Kap. 2.6).

In Bezug auf die ärztliche Seite dieser Beziehung hat dieses Buch vielleicht eine zu sehr individualisierende Tendenz; dies hat natürlich damit zu tun, dass Sie als individuelle Leserin angesprochen sind. Zudem können die vielfältigen Überlegungen, die das Diagnostizieren ausmachen, zunächst als individuelle Leistung gesehen werden. Aber dies ist nur ein Teil der Wahrheit. Im Krankenhaus ist das Team als Akteur deutlich sichtbar: Der PJler befragt und untersucht den Patienten ausführlich und dokumentiert das, was er erfahren hat. In der Notfallaufnahme unternimmt die Triage-Pflegekraft eine erste Sichtung. Die Stationsärztin checkt die wichtigen Punkte, und auch der Oberarzt hat immerhin einen kurzen Schwatz mit dem Patienten (einschließlich Blick-Eindruck). Hinzu kommen die Personen, die der Patient bei den Funktionsuntersuchungen antrifft (z.B. Ultraschalluntersuchung, EKG-, EEG-Assistentinnen) oder auch nicht (z.B. Laborangestellte, Auswerterinnen von Bildern). Sie alle bilden ein Team mit hochdifferenzierten Rollen, Hierarchien und Verbindungen, das sich als der eigentliche diagnostische Akteur verstehen lässt.

Im ambulanten Bereich muss man etwas genauer hinsehen, da das Bild der individuellen diagnostischen Leistung auf den ersten Blick so plausibel erscheint. Aber dann gibt es da doch die Ersteinschätzung der MFA, die letztlich über die Dringlichkeit des Anliegens entscheidet (stelle ich den Telefonanruf zur Ärztin durch?). Funktionsuntersuchungen werden auch hier delegiert. Manche Patientinnen werden in andere Praxen überwiesen, sei dies für spezifische Maßnahmen oder für eine allgemeine Einschätzung. Vielleicht veranlasst die Patientin selbst eine Zweitmeinung. So entsteht auch hier ein regional verteiltes Team, deren Mitglieder sich häufig nur vom Telefon oder aus Berichten kennen, das aber durch die Patientin und ihren Weg durch das Mikrosystem generiert und zusammengehalten wird.

Historisch gesehen hat die hausärztliche Praxis in den vergangenen Hundert Jahren eine dramatische Entwicklung durchgemacht: vom einzelnen Hausarzt (hier jetzt rein empirisch die männliche Form angemessen), dessen Praxis kaum von seinen Wohnräumen abgegrenzt war und der seine Patientenkontakte vor allem in Form von Hausbesuchen pflegte, hin zur räumlich und arbeitsteilig differenzierten Gruppenpraxis; dort findet die Mehrzahl der Kontakte nicht mehr mit einer Ärztin für Allgemeinmedizin statt, sondern mit Angehörigen anderer Berufsgruppen. Diese Entwicklung ist in Ländern wie dem Vereinigten Königreich, den Niederlanden und Skandinavien deutlich weiter fortgeschritten als in Deutschland.

Dieses virtuelle Team kann nur funktionieren, wenn sich die Beteiligten ohne größere Diskussion an bestimmte Normen halten. Dafür sorgen zum einen die offiziellen Vorgaben des Gesundheitssystems, zum anderen aber auch die informellen Werte und Traditionen, welche die professionelle Gruppe entwickelt und pflegt. Auf der intellektuellen Seite gehört dazu ein gemeinsames Verständnis von Begriffen (z.B. Bezeichnung von Befunden oder Krankheitskategorien), letztlich eine gemeinsame Sprache und Sicht der Welt.

Bei allen Klagen über Pannen und Mängel dieses Systems sollten wir nicht übersehen, dass dies ganz ordentlich funktioniert. Wo ein offizieller Weg der Informationsübermittlung fehlt, tut sich ein alternativer Kanal auf. Der begleitende Informationsfluss ist oft mangelhaft (von der Hausärztin zur Spezialistin und zurück). Aber der kundige Patient, der in der vergangenen Woche bei der Dermatologin war, erzählt seiner Hausärztin in seinen Worten von deren Einschätzung; zudem zeigt er die Tube mit dem verordneten Medikament, was ein zusätzliches Indiz darstellt...

Diese vielfältigen formellen und informellen Kontakte sorgen dafür, dass kollektive Verhaltenserwartungen mitgeteilt werden und die Gruppe ihre Einhaltung überwachen kann. Auch wenn die Medizin in den vergangenen Jahrzehnten immer internationaler und homogener geworden ist, behalten diese Netze regionaler Zusammenarbeit ihre eigene Färbung und Atmosphäre.

11.3 Diagnosen haben Macht: Legitimität und Akzeptanz

Die sich im 19. Jahrhundert etablierende Auffassung von Krankheit als Ausdruck einer lokalisierbaren Störung wird primär und sicher zu Recht als die Voraussetzung für den medizinischen Fortschritt mit all seinen Behandlungsmöglichkeiten gesehen. Diese Auffassung hatte aber in noch einem anderen Bereich dramatische Konsequenzen, nämlich in Bezug auf die Legitimität von Beschwerden und Leiden. Wenn sich durch technische Untersuchungen (Labor, Röntgen usw.) ein erklärender Befund erheben lässt, lässt sich damit die Frage nach dem Grund der Beschwerden immer nur für einen Teil der betroffenen Patientinnen beantworten. Diesen gegenüber steht eine Gruppe von „Waisen“ (Aronowitz), bei denen aus einer mechanistischen Sicht heraus keine Ursache festgemacht werden kann.

Solange ein Magen- oder Duodenalulkus anhand von Anamnese und der Palpation des Bauches diagnostiziert wurde, stellte sich das Problem eigentlich noch nicht. Dass sich irgendwann mit Barium-Kontrastmittel und einem Röntgengerät ein Defekt in der Schleimhaut demonstrieren ließ, war sicherlich ein Fortschritt, und das Gastroskop war noch besser. Aber dieser entlastende Nachweis gelang eben nur bei einem Teil der Patientinnen. Bei dem Rest, denen mit „negativen“ Befunden, wurde plötzlich der Krankheitsstatus unsicher, die Legitimität ihrer Situation fragil, als Person waren (bzw. sind) sie von Stigma bedroht. Unverständnis und vielleicht sogar Diskriminierung drohen nicht nur vonseiten der Familie, Bekannten und Kolleginnen, sondern auch von Ärztinnen. Ohne allzu sehr darüber nachzudenken, neigen wir dazu, unter unseren Patientinnen genau diese Zweiteilung vorzunehmen: zwischen denen, die einen „objektiven“ Befund beibringen können, und denen, die das nicht können; Erstere bekommen positive Zuwendung von uns, über Letztere wird im Pausengespräch geklagt, vor allem dann, wenn sie wiederkommen und hartnäckig eine Antwort auf die Frage „Warum?“ fordern.

Die Möglichkeit, diese beiden Gruppen zu unterscheiden, hat der Medizin eine gewaltige Macht gegeben. Sie verfügt über ein Monopol auf bestimmte Prozeduren (Endoskopie, Labor, Bildgebung, EKG usw.) und das damit verbunden geheime Wissen. Damit fällt sie das Urteil über die Legitimität derjenigen, die wegen Beschwerden, Sorgen und Ängsten ein Krankenhaus oder eine Praxis aufsuchen.

Aber diese Macht geht auch nicht spurlos an den Ärztinnen vorbei. Wenn sie das Gespräch mit Patientinnen ohne einen erklärenden pathologischen Befund als sehr belastend empfinden, oder gar Scherze auf deren Kosten machen, dann ist da offenbar etwas zu verarbeiten. Hier rächen sich die Selbstpreisungen einer Medizin, die großmäulig eine Antwort auf alle Fragen verspricht. „Die haben nichts finden können!“ wird dann zur dunklen Kehrseite einer sehr selbstbewusst auftretenden und privilegierten Disziplin. Im letzten Kapitel diskutiere ich Hinweise darauf, dass dieses Monopol dabei ist, erodiert zu werden (siehe Kap. 17.1.1).

11.4 Klassifikationen

> *„In fact, the diseases we currently recognise are rather like the furniture of an old house, in which each generation has acquired a few nice pieces of its own but has never disposed of those inherited from its predecessors, so that amongst the inflatable plastic settees and glass coffee tables are still scattered a few old Tudor stools, Jacobean dressers and Regency commodes, and a great deal of Victoriana.“* (Kendall 1972, zitiert nach Blaxter).

11.4.1 Peripherie an Zentrale: die ICD im deutschen Gesundheitswesen

Wir haben uns daran gewöhnt, nach jeder Behandlungsepisode – sei dies in der Praxis oder im Krankenhaus – dem System mindestens einen diagnostischen Code zukommen zu lassen. Dies geschieht unweigerlich mit dem Gefühl, etwas für unsere Tätigkeit Peripheres zu tun. Aufmerksamkeit und Engagement sind entsprechend gedämpft, aggressiv-negative Gefühle (gegen „die Bürokratie“) mögen da noch hinzukommen. Entsprechend begrenzt ist die Qualität dieser Codierung. Größerer Einsatz ist nur dann zu erwarten, wenn es darum geht, mit den Codierungen Leistungen zu rechtfertigen, also den Umsatz von Praxis oder Krankenhaus zu sichern. Bis vor einigen Jahre gab es sogar Verträge mit Krankenkassen, mit denen eine besonders „gutes“ Codieren belohnt wurde (inzwischen untersagt). Die so produzierten Daten sind also nicht nur ungenau, sondern obendrein auch noch tendenziös.

In Deutschland verlangt das SGB V seit 1986 die Verschlüsselung von Behandlungsdiagnosen mit der „Internationalen Klassifikation der Krankheiten“ (ICD) , einem international vereinbarten System von Krankheitsbegriffen. Wir sprechen auch von einer Taxonomie, d.h. einem ausdrücklich formulierten System, das den Anspruch einer speziellen Ordnung und zugrunde liegenden Logik hat. Jeder Erkrankung ist ein alphanumerischer Code zugeordnet, der in knappster Form die Information über das Vorhandensein einer Erkrankung transportiert.

Die explizit vom SGB V erwähnte und sanktionierte Klassifikation sollte nicht darüber hinwegtäuschen, dass es weitere, weniger formale Taxonomien gibt. Bis wissenschaftlich formulierte diagnostische Entitäten in das Kategoriensystem des ICD eingehen, können Jahre und Jahrzehnte vergehen. Unabhängig davon benutzen Praktiker und sogar Wissenschaftlerinnen weniger scharf definierte Begriffe. Und da die Bürgerinnen den größten Teil der auftretenden Erkrankungen selbst diagnostizieren, behandeln und mit anderen darüber sprechen, gibt es natürlich auch eine Laientaxonomie (engl. folk taxonomy). Dass wissenschaftlich Gebildete hier manchmal den Kopf schütteln („Sommergrippe“, „Kopfgrippe“, „Ich habe mich verkühlt“ usw.) tut nichts zur Sache; es handelt sich um Begriffe, mit denen Sachverhalte bezeichnet, bewertet und kommuniziert werden können. Hier sei noch einmal ausdrücklich darauf hingewiesen, dass es keine „natürlichen“ Klassifikationen gibt. Vielmehr gibt es solche, die in dem einen Kontext gut funktionieren und deshalb als objektiv und natürlich *erscheinen*, d.h. man bemerkt sie eigentlich gar nicht; woanders oder zu einer anderen Zeit mögen diese Kategorien jedoch schwerfällig, widersprüchlich oder gar absurd erscheinen.

Was aufseiten des missmutigen Klinikers peripher ist, wird auf der Ebene des Systems zentral. Die von Klinikern registrierten diagnostischen Codes werden für Krankenkassen, kassenärztliche Vereinigungen und wissenschaftliche Einrichtungen zum wesentlichen Instrument, Erkenntnisse über das Versorgungsgeschehen zu gewinnen. Sobald bei einer Patientin/Versicherten eine entsprechende Erkrankung codiert wird, erhöht sich der Betrag, den die Krankenkasse aus dem Risikostrukturausgleich erhält (dies war der Hintergrund für die inzwischen untersagten Verträge, mit denen sich Praxen gegen Belohnung zum entsprechenden Codieren verpflichteten). Individuelle Praxen werden in Regress genommen, wenn sie Leistungen abrechnen oder Verordnungen ausstellen, ohne bei der jeweiligen Patientin den entsprechenden Code eingegeben zu haben. Diagnostische Codes sind also zu einem zentralen Steuerungs- und Disziplinierungsmittel im Gesundheitssystem geworden.

11.4.2 ICD und andere formale Klassifikationen

Diagnosen sind das Gelenk zu den übrigen gesellschaftlichen Bereichen außerhalb der Medizin. Damit sie diese Funktion übernehmen können, ist eine formale, politisch sanktionierte Klassifikation von Diagnosen unverzichtbar. Wegen dieser Gelenkfunktion ist klar, dass nicht nur rein wissenschaftliche (Neu-)Erkenntnisse sich darin niederschlagen werden, sondern auch gesellschaftliche Vorstellungen, politische Auseinandersetzungen, Interessen und Emotionen.

Die internationalen Bemühungen um eine Klassifikation von Krankheiten begannen in der Mitte des 19. Jahrhunderts, die erste formale Vereinbarung stammt aus dem Jahr 1893. Anlass waren Choleraepidemien in einigen europäischen Städten, die von zurückkehrenden Mekka-Pilgern ausgelöst worden waren. Reisten diese bisher zu Fuß, so wurden zunehmend die Bahn und schnelle Dampfschiffe benutzt. Während die Erkrankten bisher auf dem Wege entweder sich auskurierten oder verstarben, konnten sie jetzt erkrankt und als Infektiöse bzw. gefährliche Ausscheider in die europäischen Städte gelangen. Die industriell und imperialistisch geprägte Globalisierung des 19. Jahrhunderts war also der Hintergrund dafür, dass die Staaten eine gemeinsame Systematik der Erkrankungen vereinbarten.

Dabei ging es primär um eine Statistik der Todesursachen. Die Lebenden hatte die ICD zunächst gar nicht im Blick, schon gar nicht subjektiv empfundene Symptome. Vielmehr hat von Anfang an die Annahme klarer und eindeutiger Ursachen für Krankheit und Tod diese Klassifikation geprägt, die ICD ist als der „Triumph der pathologischen Orientierung" in der Medizin des 19. Jahrhunderts anzusehen.

Die ICD spiegelt immer auch spezifische bürokratische Interessen wider. So sollten bei den Suiziden die Todesfälle auf Bahngleisen separat verschlüsselt werden (für die Eisenbahngesellschaften der Länder); bei den Unfällen durch elektrischen Strom waren solche im Transportwesen, in der Landwirtschaft, im Bergbau oder durch Maschinen wegen unterschiedlicher Zuständigkeiten separat zu codieren.

Klassifikationen, wie z. B. die ICD, sind ein zentrales Funktionselement von Bürokratien. Mit der Buntheit und Variabilität des Lebens kann eine staatliche Verwaltung oder größere kommerzielle Organisation wenig anfangen; sie kann diese Individualität buchstäblich „nicht sehen" (wenn doch, führt dies zu oft unangenehmen Disziplinierungs- und Homogenisierungsbemühungen). Sichtbar werden die Phänomene auf der Systemebene erst dann, wenn sie wiederkehrenden und damit zählbaren Kategorien zugeordnet werden können.

Damit hat eine staatliche Gesundheitspolitik eine Vogelperspektive auf die Krankheitsverteilung in Ort und Zeit. Die Zwecke waren sicher nicht nur edel; neben der Erhaltung der Arbeitsfähigkeit von Bauern, Handwerkern und Arbeitern ging es natürlich auch um den menschlichen Nachschub für Armeen, um die Erfassung und Bewältigung von Devianz (am deutlichsten wohl in der Psychiatrie), um Herrschaft.

Aber auch die Wissenschaft kann auf die Klassifikation gesundheitlicher Phänomene nicht verzichten. Dies ist offensichtlich für die Epidemiologie, die oft mit staatlichen Gesundheitsdaten arbeitet. Aber auch in klinischen Studien müssen Wirkungen und Nebenwirkungen klassifiziert werden, um sie quantitativ zu erfassen und Schlussfolgerungen daraus abzuleiten. Dass Versicherer und andere Einrichtungen des Gesundheitswesens ohne Klassifizierung und Quantifizierung nicht auskommen, liegt auf der Hand.

Das Eingangszitat verdeutlicht sehr schön die verschiedenen Sichtweisen und Prinzipien, die in die ICD eingeflossen sind. Damit ist diese Klassifikation nicht nur ein medizinisches, sondern immer auch ein historisches, soziales und politisches Dokument.

In ihrer heutigen Form finden sich die folgenden, oft widersprüchlichen Ordnungsprinzipien:

- Beschreibungen, Konstellationen, Syndrome (z. B. Kapitel V: Psychische und Verhaltensstörungen);
- anatomische Lokalisation (die Organkapitel III–XIV, mit Ausnahme von Kapitel V);
- Prozesse innerhalb des Körpers (Ätiologien) (z. B. angeborene Fehlbildungen, Malignome);
- externe Schädigungen (z. B. Verletzungen, Vergiftungen usw.: Kapitel XIX)
- Probleme und Symptome (nach Organsystemen geordnet, etwa Bauch- und Beckenschmerzen, Übelkeit und Erbrechen, Sodbrennen usw.: R10–19, aber auch auffällige Laborwerte: R74)

So vernünftig diese Organisationsprinzipien sind, so kommt es doch immer wieder zu Widersprüchen und der Möglichkeit, einen Zustand an mehreren Orten der Systematik unterzubringen.

So sind Müdigkeit und Erschöpfung ebenso häufig wie auch resistent gegenüber einer Klassifizierung wie auch einer kausalen Erklärung. Es überrascht deshalb nicht, dass hier historische und geografische Variabilität zu finden ist. Die Neurasthenie (F48.0) wirkt wie eines der im Eingangszitat erwähnten verstaubten alten Möbel auf dem Dachboden. Darunter ist allerdings auch die „Asthenie“ erwähnt; diese in spanischsprechenden Ländern häufige Bezeichnung sei unter R53 (Unwohlsein und Ermüdung) zu verschlüsseln. Die Neurasthenie hat also (noch?) den Status einer Krankheit, wie auch das postvirale Ermüdungssyndrom (G93.3), das auch als „benigne myalgische Enzephalomyelitis“ beschrieben ist. Die Begrifflichkeit weist also in Richtung einer organischen Genese, während die Neurasthenie in der Gruppe F48 „Andere neurotische Störungen“ aufgeführt ist. Der Begriff der „Neurose“ ist eine zentrale Krankheitskategorie der Psychoanalyse. Die modernen Klassifikationen, in noch höherem Maße natürlich das Diagnostic and Statistical Manual of Mental Disorders (DSM) der US-amerikanischen Fachgesellschaft der Psychiater, wollen „Störungen“ ohne ätiologische Annahmen erfassen. Da der Neurosebegriff in der Psychoanalyse solche Annahmen umfasst, tauchen die Neurosen lediglich noch als überholte Begriffe unter der jeweiligen „Störung“ auf. Klassifikationen sind nie neutral, sie begünstigen eine bestimmte Sicht der Dinge und behindern oder verschweigen andere Zugänge. Die Eindeutigkeit und Unbestrittenheit des Periodensystems der Elemente in der Chemie hat keine medizinische Klassifikation erreicht. Trotzdem sind sie in einem differenzierten Gesundheitssystem unverzichtbar; man verständigt sich mit den Begriffen der Klassifikationen auch dann, wenn man nicht an sie glaubt.

Das Leben ist bunt, und keine Klassifikation hat für alle Fälle eine passende Schublade parat. So müssen Restkategorien geschaffen werden, in denen die „übrigen“ Fälle landen; sei dies die sonstige neurotische Störung (F48.8) oder die neurotische Störung, nicht näher bezeichnet (F48.9), die „sonstigen Epilepsien“ (G40.8) oder „Epilepsie, nicht näher bezeichnet“ (F40.9), die „generalisierte und nicht näher bezeichnete Atherosklerose“ (I70.9) usw.

Immer wieder beißen sich die Ordnungsprinzipien des Regelwerks. Eigentlich stellt der Herzinfarkt die Atherosklerose der Koronarien dar; er soll aber nicht unter I70 (Atherosklerose) verschlüsselt werden, sondern unter den ischämischen Herzkrankheiten (I21). Der Scharlach taucht im Kapitel der infektiösen und parasitären Krankheiten auf (A38); die Streptokokken-Pharyngitis ist hier ausgeschlossen und soll im Organkapitel (Krankheiten des Atmungssystems) codiert werden (J02.0). Entwickelt sich aus dieser Infektion ein rheumatisches Fieber, gehört dies zu den Krankheiten des Kreislaufsystems (I00-02), auch wenn das Herz überhaupt nicht beteiligt ist.

Notorisch sind Ungenauigkeiten und Variation bei den akuten Atemwegsinfekten. Hier ist die akute Rhinopharyngitis als J00 zu verschlüsseln, aber dann gibt es auch die akute Pharyngitis (J02.-), deren Kriterium wohl die nicht laufende Nase ist. Glücklicherweise wird die feine anatomische Unterscheidung dieses Kapitels durch J06.8 (sonstige akute Infektionen an mehreren Lokalisationen der oberen Atemwege) und J06.9 (akute Infektion der oberen Atemwege, nicht näher bezeichnet) relativiert. Ähnlich geht es bei den unteren Atemwegen zu; bei der akuten Bronchitis (J20) – was immer das klinisch praktisch sei – kann zwischen verschiedenen Erregern unterschieden werden. Die primär anatomische Zuordnung (etwa: J20.1 akute Bronchitis durch Hämophilus influenzae) hat Vorrang vor dem Kapitel der Infektionskrankheiten (A49.29). Im Kontext einer COPD wären allerdings auch J40 bis J47, wo die chronischen Krankheiten der unteren Atemwege abgedeckt sind, eine Möglichkeit.

Damit ich nicht missverstanden werde: Ich halte diagnostische Klassifikationen in der Medizin für eine wichtige Errungenschaft. Die hier geschilderten Widersprüchlichkeiten und Grauzonen sind unvermeidlich. Ihre Abstraktheit führt zwangsläufig dazu, dass wir die Individualität unserer Patientinnen nicht in diesem Regelwerk und den entsprechenden Codierungen wiederfinden; schließlich ist die Reduktion von Komplexität das erklärte Ziel einer solchen Systematik, nur auf dieser Basis kann gezählt, verglichen und nach Zusammenhängen geforscht werden. Allerdings muss immer wieder diskutiert werden, ob einzelne Begriffe und manche Systematik für bestimmte Versorgungsbereiche und Probleme angemessen sind.

11.4.3 ICD: Geschichte und Konflikte

Formale Klassifikationen haben handfeste medizinische, soziale und rechtliche Konsequenzen. Dies erklärt die Heftigkeit, mit der Auseinandersetzungen um die Aufnahme oder Streichung aus dem Regelwerk geführt werden. Während es die Betroffenen geschafft haben, dass Homosexualität in den meisten Ländern nicht mehr als Erkrankung angesehen wird und deshalb aus der Klassifikation verschwunden ist, hat die CFS/ME-Bewegung für die Aufnahme „ihrer" Erkrankung gekämpft, um ihre Rechte im Gesundheits- und Sozialsystem zu sichern.

Eine andere Konfliktlinie bezieht sich darauf, wie angemessen auch die eher diffusen und unstrukturierten Beratungsanlässe der Primärversorgung berücksichtigt werden. Eine Klassifikation, die sich historisch zunächst auf Todesursachen bezogen hat, wird mit den Beratungsanlässen, die sich keiner spezifischen Ursache zuschreiben lassen (siehe Kap. 11.3) ihre Schwierigkeiten haben. Dasselbe gilt für Kontakt- und Beratungsanlässe, die primär keinen Bezug zu medizinischen Phänomenen haben, wie z. B. administrative oder regelmäßige Besuche von chronisch Kranken.

Auf der Seite der Primärversorgung hat es verschiedene Initiativen gegeben, die ihr eigene Problemlage abzubilden. Im deutschsprachigen Raum war Robert Braun der Pionier dieser Bemühungen. Aus der Fällestatistik seiner eigenen Praxis entwickelte er eine vierstufige „Klassifizierung", welche die Unsicherheit der Diagnosestellung systematisch berücksichtigt: A) Symptom, B) Symptomgruppe, C) Bild einer Diagnose, D) exakte Krankheitserkennung. Nur in 10 % der Konsultationen lässt sich am Ende eine diagnostische Einschätzung auf dem Sicherheitsniveau „D" formulieren. Ganz ähnlich ist das System der in Großbritannien seit den 1980er-Jahren eingeführten Read Codes aufgebaut. Mit ihnen lassen sich Symptome, Symptomkombinationen und Diagnosen in verschiedenen Ebenen bzw. Schritten erfassen, je nachdem, wie weit die diagnostische Aufklärung bei der einzelnen Patientin möglich oder sinnvoll war.

Inzwischen steht eine internationale Klassifikation für die Primärversorgung zur Verfügung (International Classification for Primary Care – ICPC-2). Damit lassen sich auch präventive und administrative Anlässe codieren, ebenso wie Symptome und Befunde, deren nähere ätiologische Aufklärung nicht erfolgt ist bzw. nicht möglich ist.

Für diese Klassifizierung ist zunächst das „Kapitel“ (chapter; jeweils A bis Z) zu bedenken. Die Kapitel entsprechen im Wesentlichen den funktionellen Organsystemen, wobei eines mit der Überschrift „Allgemein und unspezifisch“ den enger begrenzten (z. B. Verdauungssystem, muskuloskelettales System, Haut) vorangeht.

Eine andere Achse bilden die Komponenten (components):

- Beschwerden und Symptome
- Diagnostik, Screening, Prävention
- Medikation, Behandlung, Prozeduren
- Untersuchungsergebnisse
- Administrativ
- Überweisung und andere Beratungsanlässe
- diagnostische Einschätzung

Damit ergibt sich eine Matrix aus zwei Achsen. Da sich in der Primärversorgung die Behandlung eines Problems über mehrere Besuche hin erstrecken kann, ist die zugrunde liegende zeitliche Einheit die Episode.

Die Psychiatrie hat ebenfalls ihr eigenes Regelwerk, das bereits erwähnte DSM, derzeit in der 5. Version gültig. Dieses zeichnet sich durch eine extrem feine Aufgliederung aller Irrungen und Wirrungen des menschlichen Empfindens und Verhaltens aus, die ebenfalls immer wieder für Kontroversen sorgen.

Die gewichtige Funktion, welche die ICD-codierten Diagnosen für Geldströme im System der GKV in Deutschland haben, führt immer wieder zu Konflikten, die letztlich verdeckte Verteilungskämpfe sind. Krankenkassen, die netto in den Risikostrukturausgleich einzahlen, verkleiden ihren Neid auf die Nutznießer des Systems mithilfe der Forderung nach einer veränderten Codier-Richtlinie. Vor allem die Allgemeinärztinnen laufen Sturm gegen eine übergenaue Codierung, die in der generalistischen Praxis kostbare Zeit frisst, aber keinen Mehrwert für die Versorgung bietet. Neben dieser Kritik mag die Kassenärztliche Bundesvereinigung (KBV) die Hoffnung hegen, mittels einer möglichst genauen Codierung Ansprüche auf ein höheres Honorar für die niedergelassene Ärzteschaft zu begründen (Orientierung an der Morbidität statt an einem von der Wirtschaftsleistung abhängigen „gedeckelten“ Gesamthonorar).

11.4.4 Klassifikationen: Schlussfolgerung

Für die einzelne Ärztin ist die Codierung ein Ärgernis, für eine Vogelschau auf das Gesundheitswesen ist sie eine Notwendigkeit. Explizite und organisierte Klassifikationen sind deshalb nie Graswurzelaktionen gewesen, klinisch arbeitet man viel lieber mit flexiblen (ja, man kann sie beugen!) Krankheitsbegriffen. Die formalen Klassifikationen sind eher auf das Geheiß der Obrigkeit implementiert worden.

Klassifikationen sind zunächst informell, kollektiv verhandelt und verändern sich mit der Zeit und den Umständen. In jeder Klassifikation muss abgewogen werden: Man kann sehr eng definierte Kategorien entwickeln, die möglichst jedem Fall gerecht werden sollen („splitting“); zwangsläufig muss man dann jedoch mit einer sehr großen Zahl von Schublädchen arbeiten, die gedanklich und logistisch kaum noch zu handhaben sind. Daraus wird dann das Bedürfnis formuliert, lieber mit wenigen umfassende Entitäten zu arbeiten („lumping“).

Obwohl ein Übel, sind Klassifikationen trotzdem notwendig. Nur mit diesen Codes ist die Vogelschau auf das Gesundheitssystem möglich, mit ihnen lassen sich Versorgungsprozesse quantitativ darstellen, verstehen und verbessern.

11.5 Wie Krankheiten entstehen

Es ist wichtig, dass wir uns den Ausgangspunkt „Ökologie der Versorgung“ hier noch einmal klarmachen (siehe Kap. 1.6). Außerhalb des Gesundheitssystems gibt es vielfältige Morbidität, die zum großen Teil „draußen“ bleibt, d.h. dem professionellen System gar nicht zur Kenntnis gebracht wird. Die Probleme, welche die Bürgerinnen dann schließlich doch ins System tragen, werden zu einem großen Teil „unspezifisch“ behandelt; dazu gehören die typischen Strategien einer guten Allgemeinmedizin, wie zum Beispiel die Behandlung von Symptomen oder das abwartende Offenhalten. Nur ein Teil dieser Probleme wird als „spezifisch“ definiert und behandelt. Verschiedene Ein- und Überweisungsmechanismen sorgen dafür (bzw. sollten dafür sorgen), dass vorzugsweise die spezifisch definierbaren Probleme im Diagramm „unten“ (siehe Abbildung 1-1) ankommen.

„Spezifisch“ heißt in diesem Zusammenhang, dass sich eine Beschwerde oder Gruppe von Symptomen einer definierten diagnostischen Kategorie zuordnen lässt. Wir wissen, dass dies nur bei einem Teil der Beschwerden gelingt, die von Menschen empfunden werden (siehe Kap. 1.13.4). Das Repertoire dieser Kategorien bzw. der Taxonomie ist nicht statisch, sondern in einer ständigen Entwicklung begriffen. Was früher ein Phänomen des Lebens war (Sodbrennen, Impotenz, das Husten der Bergleute), wird an einem bestimmten Punkt zu einer definierten Krankheit (gastroösophagealer Reflux, sexuelle Dysfunktion, Pneumokoniosen). Auf der anderen Seite geraten diagnostische Begriffe in Vergessenheit, die zuvor offenbar halfen, Phänomene einzuordnen. Die älteren Leserinnen haben sich vielleicht irgendwann gewundert, dass man heute nicht mehr an vegetativer Dystonie, endogener Depression oder einer Kardiosklerose leidet; unmerklich haben wir diese Begriffe fallen lassen.

Dieses Kapitel befasst sich also nicht – wie manche vielleicht den Titel missverstanden haben – mit den biologischen Prozessen, die zu Krankheiten und den entsprechenden Beschwerden und Befunden führen. Vielmehr geht es um den sozialen und kognitiven Prozess, der es möglich macht, dass die Beschwerden von Menschen erstmalig als einer bestimmten diagnostischen Kategorie zugehörig interpretiert werden. Was vorher isoliertes Leid gewesen ist, von verständnisvollen Generalistinnen unspezifisch behandelt, führt jetzt zur Zugehörigkeit zu einer Gruppe von („offiziell“) Erkrankten mit allgemein akzeptierten diagnostischen Kriterien, Empfehlungen zum Management und Aussichten auf Berentung und Anerkennung eines Grades der Behinderung. Mit anderen Worten: Es geht hier darum, wie *auf kollektiver Ebene* aus dem unstrukturierten Kranksein (illness) eine Krankheit (disease) wird.

Es gibt die schlichte Sicht, nach der von der wissenschaftlichen Erkenntnis („Entdeckung“) eine gerade Linie zum Lehrbuch und zur ICD-Systematik führt. Tatsächlich handelt es sich heute um einen komplexen Prozess, in dem sich als wichtige Spieler die Betroffenen und – soweit vorhanden – ihre Organisationen, die medizinische Forschung, Medien, staatliche Instanzen und solche des Gesundheitssystems finden. Dieser Weg ist durchaus holprig; wir kennen „emerging diseases“, die allgemein anerkannt sind und im Versorgungsalltag entsprechend „gesehen“ werden, es gibt aber auch Zustände und Konstellationen, die diesen Status nicht erreicht haben.

Um die Jahrtausendwende trafen sich an der Emory University in Atlanta (Georgia, USA) Vertreterinnen von Sozialwissenschaften, Medizingeschichte, Biomedizin und Epidemiologie und der Centers for Disease Control (CDC – das ist das Nationale Gesundheitsamt der Vereinigten Staaten). Diese Disziplinen sitzen leider nur selten an einem Tisch; hier ergaben sich faszinierende Einsichten in einen Prozess, über den wir normalerweise wenig erfahren. Die nüchterne Sprache wissenschaftlicher Publikationen verdeckt die komplexen sozialen

Prozesse, die der erstmaligen Definition und Akzeptanz einer Krankheit zugrunde liegen.

Die **Abbildung 11-1** zeigt drei Pfade, die zur erstmaligen Definition einer Erkrankungskategorie führen. Verschiedene Gruppen, Institutionen oder Phänomene können einen Prozess anstoßen, der im Ergebnis dazu führt, dass Ärztinnen ein diagnostisches Etikett im Alltag benutzen, Patientinnen diese Erklärung ihrer Beschwerden akzeptieren und das Sozialsystem entsprechende Leistungen gewährt. Der W-Pfad („Wissenschaft") entspricht der klassischen akademischen Beschreibung eines Phänomens, idealerweise verbunden mit dem Nachweis eines neuen Erregers oder der Demonstration eines bisher nicht bekannten Mechanismus. Dieser Pfad war bis zur Mitte des 20. Jahrhunderts der vorherrschende.

Der K-Pfad („kommerziell") stellt den Einfluss vor allem der pharmazeutischen Industrie dar, die mit neu entwickelten Behandlungen für die Definition von Krankheiten sorgt. Steht eine Behandlung zur Verfügung, wird aus einem klaglos akzeptierten Phänomen des Lebens eine diagnostizierbare Krankheit bzw. eine Indikation. Die oben bereits genannten Entitäten gastroösophagealer Reflux und sexuelle Dysfunktion des Mannes waren als Phänomene (Beschwerden) natürlich bekannt, aber sie wurden erst ausdrücklich in das Repertoire der gängigen Diagnosen aufgenommen, als Protonenpumpeninhibitoren bzw. das Sildenafil zur Verfügung standen. Ähnlich ging es mit der Depression, deren moderne Definition eng mit ihrer Rolle als Einschlusskriterium für klinische Studien von Antidepressiva verknüpft ist. Sind die Zulassungsstudien abgeschlossen und (hoffentlich) publiziert, verfügt die pharmazeutische Industrie über vielfältige Möglichkeiten, die fachpublizistische Landschaft zu präparieren (Zeitschriften, Kongresse, Fortbildungsveranstaltungen usw.), damit erfahren die so motivierten diagnostischen Entitäten eine besonders schnelle Verbreitung.

Der B-Pfad („Betroffene") schließlich ergibt sich dadurch, dass der Anerkennungsprozess einer Erkrankung durch die Initiative der Betroffenen bzw. Patientinnen vorangebracht

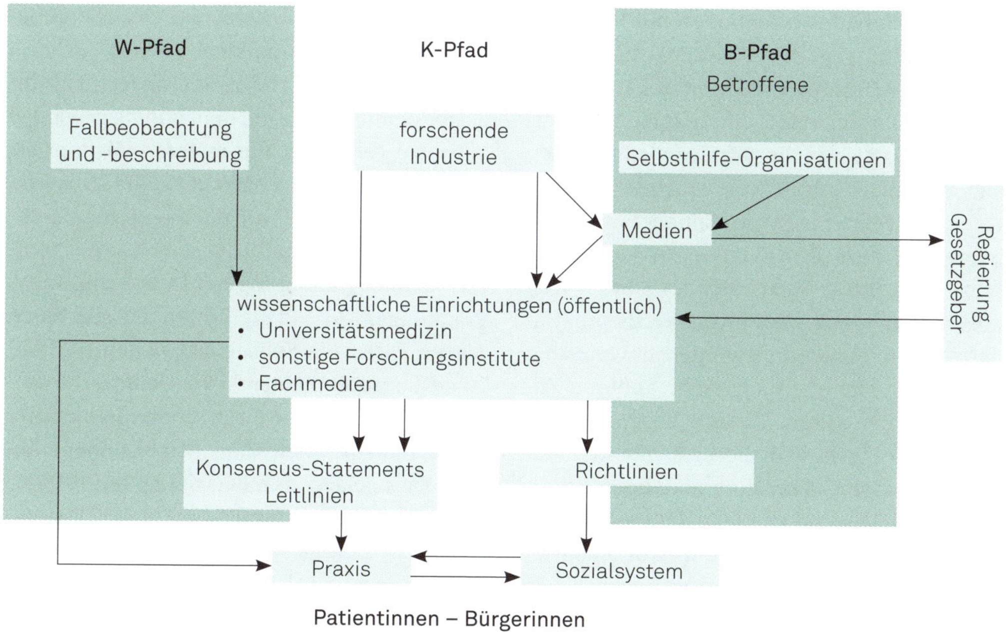

Abbildung 11-1: Wege zur Definition einer Krankheit. B: Betroffene; K: kommerziell; W: Wissenschaft.

wird. Vor allem für diesen Weg waren die Ergebnisse der o.g. Tagung in Atlanta aufschlussreich. Ein Beispiel: In den späten 1970er-Jahren wurden die seelischen Verletzungen der Vietnam-Veteranen als Posttraumatische Belastungsstörung anerkannt. Hier war der Einfluss der Betroffenen entscheidend, die eine Ausgrenzung, Vernachlässigung und Diskriminierung wie in bzw. nach früheren Kriegen vermeiden wollten.

Es gibt Krankheiten, die den Weg zu ihrer Definition und Verbreitung sehr schnell durchlaufen haben; dazu gehören die Infektionen mit dem Hantavirus, dem West-Nil-Virus, Varianten von E. coli (EHEC), Borrelien (Lyme Disease) und aktuell SARS-CoV-2. Bei anderen verlief der Prozess sehr viel langsamer, nämlich bei multiresistenter Tuberkulose und der Hepatitis C. Schließlich gibt es eine dritte Gruppe, deren Status dauerhaft umstritten ist: die Fibromyalgie, das Chronic-Fatigue-Syndrom (CFS) und die Effekte von Substanzen in der Umwelt (z. B. das Multiple-Sensitivity-Syndrom [MCS]) oder solche, die ganz aus dem Blickfeld der Öffentlichkeit geraten sind, wie zum Beispiel das Golfkriegs-Syndrom.

Natürlich hat es Infektionen mit Borrelien immer schon gegeben. Auch war die Symptom- und Befundkonstellation des Erythema migrans chronicum seit Jahrzehnten bekannt. Identifiziert wurde der Erreger jedoch erst, nachdem eine Gruppe wohlhabender und gut vernetzter Mütter in Lyme (Connecticut, USA) bemerkte, dass ihre Kinder an Gelenkbeschwerden litten. Von ärztlicher Seite waren diese – individuell – der juvenilen rheumatoiden Arthritis zugeordnet worden; es waren die Mütter, die hier erstmalig einen anderen Zusammenhang sahen. Zudem bestanden für den Vektor (Zecken) in dieser Region optimale Bedingungen, nämlich ehemaliges Ackerland, das in Vorortsiedlungen mit großen Gartengrundstücken verwandelt worden war. Persönliche Verbindungen zu wissenschaftlich tätigen Ärzten sorgten dafür, dass frühzeitig Material entnommen und untersucht wurde. Die Definition der Borreliose ist deshalb dem B-Pfad zuzuordnen.

Generell scheint es so zu sein, dass Infektionen die in Abbildung 11-1 dargestellten Schritte rascher durchlaufen. Infektionskrankheiten haben grundsätzlich bedrohlichen Charakter, der durch mediale Aufmerksamkeit weiter verstärkt werden kann. Da fällt es leicht, die nötigen wissenschaftlichen Ressourcen zu mobilisieren, um das Ausmaß und die Verbreitung einer Erkrankung zu quantifizieren, Risikofaktoren zu untersuchen und Erreger im Labor zu identifizieren. Die aktuelle Covid-19-Pandemie unterstreicht dies eindrücklich. Es gibt jedoch auch Infektionen, die in diesem Sinne nicht oder nur spät vorankommen. Diese zeichnen sich dadurch aus, dass sie marginale oder gar stigmatisierte Gruppen befallen, so etwa multiresistente TB und die Hepatitis C. Erstere ist vor allem unter Gefängnisbewohnern, Letztere bei i. v.-Drogenabhängigen verbreitet. Hier kann sich der Rest der Gesellschaft beruhigt zurücklehnen: Es sind ja nur „diese Leute“. Ist dagegen der Besitz eines Grundstücks von fünf Ar ein „Risikofaktor“ für die Erkrankung (wie bei der Borreliose), werden Hebel ganz anderen Formats in Bewegung gesetzt, um Ursache, Prognose und Behandlung einer „neuen“ Erkrankung zu klären. Bei Hepatitis C änderte sich ihr Status dadurch, dass die Behandlung gewaltige Umsätze versprach, mit anderen Worten: Sie konnte in den beschleunigten K-Pfad wechseln.

In Abbildung 11-1 wird deutlich, dass das medizinisch-wissenschaftliche Establishment zentral ist für Legitimierung und Definition von Erkrankungen. Alle Pfade führen deshalb durch diesen Filter. Für Selbsthilfegruppen (B-Pfad) ist deshalb entscheidend, ob sie aufgeschlossene und einflussreiche Ansprechpartnerinnen im universitätsmedizinischen Establishment finden. Dies gelang zum Beispiel in den 1990er-Jahren bei der Fibromyalgie, die in der US-amerikanischen Fachgesellschaft für Rheumatologie eine Gruppe von Wissenschaftlerinnen fand, die für eine operationalisierbare Diagnose, Fachkonferenzen und geeignete Forschungsprogramme sorgten. Das Vorhandensein einer expliziten und spezifischen Falldefinition durch eine anerkannte Fachgesellschaft macht bereits einen großen Unterschied für die Legitimität der Erkrankung aus. Teilweise wurden die Vertreter der Selbsthilfegruppen übrigens von den Fachkonferenzen ausgeschlossen (!), um eine wissenschaftliche Respektabilität zu erreichen. Zwar ist die Fibromyalgie in der Medizin und im Sozialsystem immer noch nicht durchgehend akzeptiert, sie ist jedoch viel weiter gekommen als etwa das CFS oder das MCS-Syndrom. Bei Letzteren ist es in viel geringerem Maße gelungen, im wissenschaftlichen Establishment einflussreiche Partner zu gewinnen. Zudem sind die Beschwerden bei diesen beiden Krankheitsbildern wenig spezifisch; Müdigkeit, Erschöpfung, Leistungsknick, geschwollene Lymphknoten sind auch außerhalb dieser Entitäten sehr häufig. Wenn Krankheitssymptome sich nur quantitativ von der Hintergrundprävalenz unterscheiden, erscheint das Problem weniger drängend. Gegenbeispiele wären etwa die opportunistischen Infektionen und vor allem das Kaposi-Sarkom bei HIV-Infizierten; durch diese klar abgrenzbaren Auffälligkeiten verbreitete sich sehr früh die Überzeugung, dass ein neues und relevantes gesundheitliches Problem vorliegen könnte. Das von den betroffenen Soldaten postulierte Golfkriegs-Syndrom ist an der Barriere gescheitert, dass das wissenschaftliche Establishment weder auslösende Noxen nachweisen noch physiologische Wirkmechanismen oder eine auf einer deskriptiven Ebene überzeugende Falldefinition liefern konnte.

Die oben erwähnte Tagung bezog sich auf eine bestimmte historische Situation, nämlich die Vereinigten Staaten am Ende des 20. Jahrhunderts. Deren Situation ist sicher komplexer als etwa die akademische und gesellschaftliche Umgebung eines Wissenschaftlers im 19. Jahrhundert. Vor dem Hintergrund dieses Modells wird es plausibel, warum „neue" Krankheiten immer seltener nach ihren Erstbeschreibern benannt werden. Nicht nur ist die Forschung zu einem arbeitsteiligen Großunternehmen geworden, auch die weitere politische und gesellschaftliche Wahrnehmung wird zwischen so vielen Spielern verhandelt, dass der Beitrag eines Einzelnen hier immer weniger herausgearbeitet werden kann. Mit den staatlich gewollten und geregelten Absicherungssystemen hat sich die Zahl der Akteure in diesem Prozess vermehrt. Hinzu kommt die Notwendigkeit, diagnostische Einordnungen explizit zu machen und zu formalisieren. Nur so können etwa Kostenträger verpflichtet werden, entsprechende Leistungen zu bezahlen. Eine wesentliche Entwicklung ist das Interesse und der Einfluss von Medien. Diese eröffnen Betroffenen die Möglichkeit, Aufmerksamkeit unter Umgehung des offiziellen Gesundheitssystems zu erzielen. Ich habe den Eindruck, dass in Europa mit seinen stärker vereinheitlichten Gesundheitssystemen diese Diskussionen paternalistischer verlaufen und eher auf Fachkreise beschränkt bleiben. Im Gegensatz dazu wird das US-amerikanische Gesundheitssystem stark von privaten Versicherern bzw. Managed-Care-Organisationen geprägt. Diese erbringen ihre Leistungen oft sehr restriktiv; wer an einer nicht anerkannten Erkrankung leidet, muss sich auf handfeste Nachteile gefasst machen, wie z. B. nicht übernommene Behandlungskosten. Die Vehemenz, mit der in den USA um die Definition von Krankheiten gestritten wird, aber auch die Komplexität der Interessen und Mitspieler, nehmen wir in Europa oft nicht wahr. Bei uns landen die neuen Entitäten erst dann, wenn sie das kontroverse Stadium überwunden und einen Status nicht mehr strittiger „Objektivität" erreicht haben.

Ich hatte oben erwähnt, dass durch die technische Differenzierung (Labor, Bildgebung usw.) von Beschwerden eine Residualgruppe von „Waisen" entsteht, d. h. von Patientinnen, deren Beschwerden nicht durch auffällige Befunde legitimiert werden. Auf der Ebene der kollektiven Aushandlung von Krankheitsbildern führt dies dazu, dass die Betroffenen vehement für eine somatische Definition kämpfen („Biomedikalisierung"). So kann ein definitiver Labortest, wie etwa ein Virusnachweis, jeglichen Zweifel an der Legitimität der Beschwerden ausräumen. Gleichzeitig wollen sich die Betroffenen so vor dem Stigma einer psychischen Erkrankung schützen. Das Kriterium der „Tender Points" bei der Fibromyalgie (11 von 18 mussten auslösbar sein) sollte eine ähnliche Funktion erfüllen. Weiterhin auf der Suche ist man beim CFS, das eine traurige Geschichte von falsch-positiven Befunden zur Unterscheidung von anderen Zuständen aufweist (z.B. Nachweis von immunologischen und infektiösen Prozessen). Hier wehren sich die Organisationen der Betroffenen vehement dagegen, dass ihre Beschwerden eine psychosoziale Ursache haben könnten. Statt des ätiologisch offenen Labels „CFS" ziehen sie Ausdrücke wie „postvirale" Ermüdung oder „myalgische Enzephalomyelitis" (ME) vor, die eine organische Genese nahelegen. Sie versuchen damit, für ihre eigene Gruppe dem Stigma der psychischen Erkrankung zu entkommen; allerdings besteht die Gefahr, dass das somatisierende und diskriminierende Prinzip, nämlich dass nur das Leiden derjenigen legitim sei, die einen pathologischen technischen Befund für sich reklamieren können, indirekt und ungewollt verstärkt wird.

Diese Beispiele zeigen, dass Medikalisierung nicht einfach die Ausdehnung der medizinischen Definitions- und Interventionsmacht in die (unschuldige) Gesellschaft darstellt. Medizinische Denk- und Deutungsweisen sind auch außerhalb des Gesundheitssystems weit verbreitet und sorgen für komplexe Wechselwirkungen von Medizin und Gesellschaft.

Wir sehen nur das, was wir sehen können; wir diagnostizieren nur Krankheiten, die im sozialen System der Profession zuvor definiert worden sind. Dass im Januar 2020 in einem Altenheim in Nembro (italienische Provinz Bergamo) 20 Bewohner an einer Lungenentzündung erkrankten und schnell starben, war zwar bemerkenswert, aber die Verbindung zu den Nachrichten aus Wuhan (VR China) wurde noch nicht gesehen...

Weiterführende Literatur

Diese Literaturangaben sind nur eine Auswahl der benutzten Referenzen. Detaillierte Angaben finden sich online im ausführlichen Hintergrund-Text, siehe Seite 343.

1. Armstrong D. Diagnosis and nosology in primary care. Soc Sci Med. 2011;73(6):801–7. https://doi.org/10.1016/j.socscimed.2011.05.017
2. Aronowitz RA. Lyme disease: the social construction of a new disease and its social consequences. Milbank Q. 1991;69(1):79–112. https://doi.org/10.2307/3350122
3. Aronowitz RA. From the patient's Angina pectoris to the cardiologist's coronary heart disease. In: Aronowitz RA, ed. Making sense of illness: science, society, and disease. Cambridge, New York, NY: Cambridge University Press; 1998. 84–110.
4. Aronowitz RA. When do symptoms become a disease? Ann Intern Med. 2001;134(9 Pt 2):803–8. https://doi.org/10.7326/0003-4819-134-9_Part_2-200105011-00002
5. Berg M. The construction of medical disposals. Medical sociology and medical problem solving in clinical practice. Sociol Health Illn. 1992;14(2):151–80. https://doi.org/10.1111/1467-9566.ep11343689
6. Bowker GC, Star SL. Sorting things out: classification and its consequences. Cambridge, MA: MIT Press; 1999. https://doi.org/10.7551/mitpress/6352.001.0001
7. Brown P, Lyson M, Jenkins T. From diagnosis to social diagnosis. Soc Sci Med. 2011;73(6):939–43. https://doi.org/10.1016/j.socscimed.2011.05.031
8. Cicourel AV. The integration of distributed knowledge in collaborative medical diagnosis. In: Galegher J, Kraut RE, Edigo C, editors. Intellectual teamwork: social and technological foundations of cooperative work. 2nd ed. Hillsdale, NJ: Erlbaum; 1991. 221–42.
9. Dumit J. Illnesses you have to fight to get: facts as forces in uncertain, emergent illnesses. Soc Sci Med. 2006;62(3):577–90. https://doi.org/10.1016/j.socscimed.2005.06.018
10. Foucault M. Die Geburt der Klinik: Eine Archäologie des ärztlichen Blicks. München: Carl Hanser; 1973.

11. Fischer-Homberger E. Eighteenth-century nosology and its survivors. Med Hist. 1970;14(4): 397–403. https://doi.org/10.1017/S0025727300015842
12. Fleck L. Entstehung und Entwicklung einer wissenschaftlichen Tatsache: Einführung in die Lehre von Denkstil und Denkkollektiv. 1. Aufl. Frankfurt a. M.: Suhrkamp; 1980.
13. Gabbay J, Le May A. Evidence based guidelines or collectively constructed "mindlines?" Ethnographic study of knowledge management in primary care. BMJ. 2004;329(7473):1013. https://doi.org/10.1136/bmj.329.7473.1013
14. WONCA International Classification Committee. International classification of primary care: ICPC-2. 2nd ed. Oxford: Oxford University Press; 1998.
15. Jutel A. Putting a name to it: diagnosis in contemporary society. Baltimore: Johns Hopkins University Press; 2011.
16. Lachmund J. Der abgehorchte Körper: Zur historischen Soziologie der medizinischen Untersuchung. Opladen: Westdeutscher Verlag; 1997.
17. Nettleton S. "I just want permission to be ill": towards a sociology of medically unexplained symptoms. Soc Sci Med. 2006;62(5):1167–78. https://doi.org/10.1016/j.socscimed.2005.07.030
18. Packard RM, Brown PJ, Berkelman RL, Frumkin H. Emerging illness as social process: Introduction. In: Packard RM, Brown PJ, Berkelman RL, Frumkin H, editors. Emerging illnesses and society: negotiating the public health agenda. Baltimore: Johns Hopkins University Press; 2004. 1–35.
19. Rosenberg CE. The tyranny of diagnosis: specific entities and individual experience. Milbank Q. 2002;80(2):237–60. https://doi.org/10.1111/1468-0009.t01-1-00003
20. Woloshin S, Schwartz LM. Giving legs to restless legs: a case study of how the media helps make people sick. PLoS Med. 2006;3(4):e170. https://doi.org/10.1371/journal.pmed.0030170

12 Oberflächlich modern

12.1 Empirische Demontagen

Es gibt Momente, in denen der Boden plötzlich unsicher wird, auf dem wir seit Jahren ganz selbstverständlich gestanden haben. In der Medizin geschieht dies dann, wenn eine aktuelle Studie zeigt, dass eine etablierte Methode überhaupt keine biologische Wirkung hat oder sogar mehr Schaden als Nutzen anrichtet. Patientinnen und ihre Ärztinnen, die auf die Heilwirkung eine Maßnahme schwören, sind verunsichert und wütend. Aderlässe, Hormonersatztherapie in und nach der Menopause, arthroskopische Knorpelglättung am Knie, koronare Interventionen bei stabiler Angina pectoris liefern Beispiele für einen Prozess, den ich „Empirische Demontage" nennen möchte.

Diese „Empirischen Demontagen" provozieren die Frage, was im Prozess der medizinischen Behandlung überhaupt geschieht. Das sorgfältig gezeichnete Selbstbild der Medizin als eines wissenschaftlichen Systems mit dokumentierten biologischen Wirkungen ist offenbar nur teilweise richtig. Worauf beruhen denn die Heilwirkungen, von denen die Praktikerinnen wie auch ihre Patientinnen überzeugt sind, wenn nicht auf biologisch plausiblen Mechanismen?

Es gibt noch eine andere Situation, bei der sich ganz ähnliche Fragen aufdrängen, die aber in entgegengesetzte Richtung gehen. Wenn wir uns die medizinische Versorgung in historischen bzw. nicht westlichen Gesundheitssystemen ansehen, fragen wir uns, wie Klistiere, Aderlässe, obskure Tinkturen, gemurmelte Heilsprüche oder das Verbrennen bestimmter Substanzen als Behandlung dankbar akzeptiert werden können bzw. konnten. Hier gehen wir von vornherein davon aus, dass kein biologischer Mechanismus am Werk sein kann. Wie kann es sein, dass auch in diesen Settings Praktiker mit voller Überzeugung ihrer Arbeit nachgegangen sind und sich offenbar den Respekt und die Dankbarkeit ihrer Patientinnen verdient haben?

Natürlich spielen die in Kap. 3 dargestellten Illusionen und Trugschlüsse bei der Beurteilung diagnostischer und therapeutischer Wirksamkeit eine Rolle. Entscheidend dürfte jedoch sein, dass die aus einer biomedizinischen Sicht wirkungslosen Methoden auf einer ganz anderen Ebene eine Wirkung entfalten konnten bzw. können. Sie funktionieren über archaische Heilmechanismen und erfüllen symbolische Funktionen, die *allen* Gesundheitssystemen gemeinsam sind, welcher Epoche, Entwicklungsstand oder Kultur sie auch angehören.

12.2 Der Kern des Heilens

Das Erstaunen im letzteren Fall, nämlich in der Konfrontation mit nicht westlichen Lebensweisen und Kulturen, ist der Ausgangspunkt der Anthropologie bzw. Ethnologie gewesen. Diese Wissenschaften haben sich aus der Konfrontation mit Lebensweisen und Kulturen außereuropäischer Völker entwickelt, die sich vor allem durch den Kolonialismus des 19. Jahrhundert ergab. Fremdartige Lebensweisen und Vorstellungen wurden zunächst aus der hochmütigen Perspektive einer Gesellschaft gesehen, die sich selbst als rational und fortschrittlich begriff und die fremden Völker nur als primitive Frühstadien einer universellen Entwicklung empfinden konnte. Zunehmend ist jedoch auch unser (europäisches, westliches) Verhalten, Erleben und Zusammenleben zum Gegenstand anthropologischer bzw. ethnologischer (heute eher: kulturwissenschaftlicher) Studien geworden.

Das Gesundheitswesen jeglicher Gesellschaft bietet hier reiches Material, aber auch Schwierigkeiten. Im Selbstbild westlicher Medizin ist nämlich der Anspruch wissenschaftlicher (sprich: biomedizinischer) Rationalität entscheidend – für das Selbstverständnis wie auch die Rechtfertigung nach außen. Im Vergleich zu anderen gesellschaftlichen Bereichen beansprucht die Medizin einen besonderen Status, der ihr in modernen Gesellschaften durchaus auch zugestanden wird. Dieser Anspruch wird damit begründet, eben *kein* Quacksalber, Wunderheiler oder Schamane zu sein, sondern über *wissenschaftlich begründete* diagnostische und therapeutische Verfahren zu verfügen. Entsprechend streng ist das Tabu, wenn die Gemeinsamkeiten von archaischer (primitiver, alternativer) und moderner Medizin herausarbeitet werden sollen. Aber oft ist es ja so, dass gerade die *interessanten* Phänomene des menschlichen Lebens mit einem Tabu belegt sind. Wir müssen uns also darauf einstellen, dass in der sich modern gebenden westlichen Medizin Verdrängung und Verleugnung es uns schwermachen, den „Kern des Heilens" zu verstehen. Andererseits verspricht eine solche Untersuchung ebenso unerwartete wie schlüssige Erklärungen und letztlich sogar Handlungsorientierung zu liefern.

12.3 Anthropologische und kulturwissenschaftliche Perspektiven

Ich möchte zunächst mit dem Begriff des Rituals versuchen, Phänomene und Mechanismen der Gesundheitsversorgung zu verstehen. Es folgt die Diskussion von kulturwissenschaftlichen Erkenntnissen zu Unterscheidungen, hier vor allem von Schmutz und Reinheit. Näher an der Medizin ist der Begriff des Explanatorischen Modells bzw. des Krankheitskonzepts. Die Widersprüche, die sich bei der Modernisierung von überlieferten Praktiken und Auffassungen ergeben, sind in der Medizin besonders virulent. Dies zeigt sich nicht zuletzt an diagnostischen Apparaten, die doch ganz modern sein sollen, aber auch ganz archaische Funktionen erfüllen. Schließlich diskutiere ich Narrative, die auch innerhalb der Medizin als Mittel der Überzeugung dienen. – Wie in den übrigen Kapiteln dieses Buches steht natürlich die diagnostische Aktivität im Vordergrund; sie ist hier jedoch vielfach nicht von anderen Interventionen zu trennen.

12.3.1 Rituale

Der Begriff des „Rituals" ist uns vertraut aus Zusammenhängen der Religion („Ritus"), der Politik (Amtseinführungen, Verträge) oder aus den Phasen des menschlichen Lebens (Aufnahme in die Gemeinschaft [Taufe und ihre Äquivalente], Heirat, Sterben). Wissenschaftlich sind zahlreiche weitere Phänomene des Alltags mit diesem Begriff untersucht worden; die medizinische Versorgung bietet zahlreiche Beispiele für „Rituale", die sich anthropologisch bzw. ethnologisch besser verstehen lassen als durch den Bezug auf wissenschaftlich nachgewiesene biologische Mechanismen.

Ein wiederkehrender, über Ort und Zeit hinweg weitgehend identischer Ablauf, der von den Beteiligten unmittelbar verstanden wird, ist wohl sind das zentrale Charakteristikum eines

Rituals. Als Beispiele fallen uns die ärztliche Konsultation mit ihrem standardisierten Ablauf ein oder die persönlich erbrachte diagnostische Prozedur, wie z. B. die Ultraschalluntersuchung, oder die immer gleichen Untersuchungen bei der Aufnahme ins Krankenhaus. Den archaischen Beispielen am nächsten dürfte die chefärztliche Visite im Krankenhaus kommen.

Die damit vorgegebenen Verhaltensstrukturen ersparen es den Beteiligten, ihr eigenes Verhaltensrepertoire aus den theoretisch unendlichen Möglichkeiten aufzubauen. Sie können auf überlieferte Schemata zurückgreifen, bei denen sie damit rechnen können, dass diese von ihrer Umgebung akzeptiert werden. Da jeder weiß, „wie man sich beim Arzt verhält“, kann man sich in diesem äußeren Rahmen ohne größeren kognitiven Aufwand bewegen und sich auf die relevanten Inhalte (Beschwerden, Sorgen, Ängste) konzentrieren.

Auch wenn das überlieferte Ritual einen Rahmen vorgibt, muss dies nicht heißen, dass dieses bis ins letzte Detail identisch abläuft; so geben die Individuen dem jeweiligen Ereignis durchaus ihre persönliche Färbung. Wenn von einer Ärztin erzählt wird, dass sie besonders auf die einzelne Patientin eingeht, bezieht man sich damit unausgesprochen auf ein allgemein verbreitetes Bild von ärztlichem Verhalten in einer ärztlichen Konsultation. Wenn in technisch orientierten Disziplinen die Klage über Zeitmangel und ruppiges Verhalten von Ärztinnen so zum Betrieb dazugehört wie der Geruch von Desinfektionsmitteln zu einer Krankenhausstation, so ändert dies doch nichts an der prinzipiellen Struktur der Konsultation, deren erste Sekunden der Patientin und ihren Beschwerden gehören.

Andererseits beschränkt ein von den Betroffenen vorgefundenes und – mehr oder weniger zwangsläufig – übernommenes Verhaltensschema die Möglichkeiten, sich auszudrücken. So empfinden es immer noch viele Menschen als schwierig oder gar unangemessen, in der Konsultation primär seelische Beschwerden vorzubringen; stattdessen wird eine „somatische Eintrittskarte“ gelöst, etwa in Form von Kopf- oder Rückenschmerzen. Meist ist die Dankbarkeit groß, wenn es der Ärztin gelingt, das Gespräch auf den tatsächlich relevanten psychosozialen Hintergrund zu bringen.

Obwohl die Grundstruktur erhalten bleibt, variiert sie in typischer Weise mit dem Status und dem Vertrautheitsgrad. Je distanzierter das Verhältnis (Bekanntheit) zwischen den Beteiligten, desto stärker formalisiert ist der Ablauf. Statusunterschiede spielen ebenfalls eine Rolle: Krankenhausärztinnen und Spezialistinnen werden als „höher“ in einer imaginären Hierarchie empfunden; hier halten sich Patientinnen mit Scherzen, persönlichen Bemerkungen oder eigenen Vorschlägen zurück. Stattdessen werden, auch nonverbal, Respekt, Ehrfurcht oder gar Unterwerfung ausgedrückt. Bei der vertrauten Hausärztin dagegen, deren soziale Position als nicht so entfernt empfunden wird wie die der Chefärztin im Krankenhaus, ist eine breitere Ausdruckspalette möglich. Hier sind Patientinnen entspannter und bringen häufiger eigene Überlegungen zu Diagnose und Behandlung vor. Ähnliches gilt für die professionelle Seite; ein Krankenhaus ist in Bezug auf die Kleidung des Personals, die verwendeten Farben (Wände, Mobiliar, Bettwäsche usw.), ja sogar den Geruch auf ein enges Spektrum von Möglichkeiten festgelegt. Niedergelassene Ärzte, vor allem Hausärzte, können sich in Bezug auf Kleidung und Einrichtung der Praxis legerer geben. Im nördlichen Hessen soll es eine Ärztin gegeben haben, deren Hund bei jeder Konsultation anwesend war...

Selbst wenn sich die Beteiligten eine gewisse Informalität erlauben, sind die medizinischen Rituale eindeutig vom Alltag bzw. anderen Lebensbereichen abgegrenzt. Die Anmeldung an der Rezeption, die Stadien des Wartens an verschiedenen Orten, die Kleidung des Personals usw. machen deutlich, dass es sich um einen besonderen Bereich handelt. Die Tür des Sprechzimmers bleibt während der Konsultation geschlossen, die Bedeutung der Schweigepflicht unterstreicht die Rechtsordnung in Deutschland mit einem Strafrechtsparagrafen. Patientinnen verstehen, dass hier eine besondere Aufmerksamkeit und Konzentration verlangt wird. Meist wird vorher der Vortrag der Beschwerden innerlich geprobt. Ohne dass es den Beteiligten bewusst wäre, finden wir hier Anklänge an religiöse Akte, mit denen das Sakrale vom Alltäglichen abgegrenzt werden sollte. Nur ist es hier nicht die Teilhabe an einer Gemeinschaft von Gläubigen oder der Zugang zu einer Realität jenseits der Alltagserfahrung. Aber auch das medizinische Ritual weist auf einen Bereich hin, der über die konkreten Akteure auf Station oder im Sprechzimmer hinausgeht, nämlich auf einen geheimnisvollen Wissens- und Traditionsbestand, welcher der Patientin eine Erklärung für ihre Beschwerden, Heilung, Linderung und Trost verspricht. Dass die dort Beschäftigten ihren Arbeitsplatz als ganz normalen Alltag empfinden, ist dazu überhaupt kein Widerspruch.

Viele Rituale, die wir kennen, basieren auf überlieferten Regeln. Dies gilt etwa für die Einsetzung von Herrschern oder kirchliche Zeremonien – auch wenn diese Regeln meist viel jünger sind als die Beteiligten glauben. In der Medizin haben wir die merkwürdige Situation, dass man die Nähe der genannten Vorgänge und Situationen zum archaischen Ritual ja gar nicht wahrhaben will oder sogar aktiv verleugnet. Es gibt deshalb kein schriftliches Regelwerk, wie etwa eine Chefvisite im Krankenhaus abzulaufen habe. Trotzdem werden Verstöße gegen die ungeschriebenen Regeln wirksam bestraft. Zwar wird im heutigen Medizinstudium der Kommunikation zunehmend Aufmerksamkeit und Zeit gewidmet, die Studierenden haben jedoch das Gefühl, dass die dabei vermittelten Kompetenzen sehr wünschenswerte, aber oft nicht realistische Überformungen einer ganz anders ablaufenden Realität sind. Ethnologen sprechen hier von Performanz: Der Zweck der Handlung (des Rituals) wird durch das Geschehen selbst erfüllt. Das zugrunde liegende Drehbuch, so es denn überhaupt existiert, ist zweitrangig.

Bei der Konsultation, d.h. dem Zusammentreffen einer Hilfesuchenden (Patientin) und einer Expertin, handelt es sich um eine Struktur, die weit über unser aktuelles Medizinsystem hinaus verbreitet ist. Abgesehen von gruppenbezogenen Ritualen, die wir vielleicht als einen Übergang zum Public-Health-Bereich ansehen müssen, ist dies wohl die Kernstruktur dessen, was wir als Gesundheitswesen über alle kulturellen und historischen Grenzen hinweg bezeichnen können.

Neben den oben genannten – geradezu routinemäßigen – Anlässen haben Rituale aber auch dann eine große Bedeutung, wenn sich Individuen oder eine Gemeinschaft bedroht fühlen. Beschwerden an sich selbst wahrzunehmen, den Anforderungen des Alltags wegen körperlichen oder seelischen Beschwerden nicht mehr gewachsen zu sein, weckt bei den Betroffenen existenzielle Sorgen und Ängste bis hin zu Todesahnungen. Auf diese bei jedem Menschen irgendwann vorkommende Situation reagieren Gemeinschaften in einer verblüffend konsistenten Weise: Im Rahmen der gesellschaftlichen Arbeitsteilung werden Individuen damit beauftragt, sich ein spezifisches (geheimes) Wissen anzueignen und für die Behandlung solcher Beschwerden zur Verfügung zu stehen. Je nach dem Entwicklungsstand des Wissens, werden sie sogar von anderen Verpflichtungen entlastet, um als Partnerinnen und Expertinnen auf die Beschwerden, Sorgen und Ängste der Gemeinschaftsmitglieder einzugehen.

Die medizinischen Wissensbestände wie auch der spezifische Status dieser Heiler haben im Laufe der Geschichte stark variiert. Von Uexküll und Wesiak haben jedoch auf ein grundlegendes und notwendiges Charakteristikum dieses Wissens hingewiesen: Das Wissen und die damit zusammenhängende Expertise müssen geheim sein, d.h. es ist den anderen Mitgliedern der Gemeinschaft nicht ohne Weiteres zugänglich. Nur eine Ausbildung durch etablierte Praktiker (Lehre, später: Studium), das Absolvieren von Prüfungen und spezielle

Eingangsrituale eröffnen den Zugang zu diesem Wissen und legitimieren damit eine heilende Tätigkeit.

Während die übrigen Mitglieder der Gesellschaft sich von den Kranken aus Scham oder Ekel abwenden dürfen, ist dies der heilenden Profession nicht gestattet ist; sie *müssen* sich den Leidenden zuwenden, wie unangenehm dies auch immer sein mag. Lediglich wo die eigene Gesundheit, etwa durch Ansteckung oder körperliche Gewalt gefährdet ist, gelten Einschränkungen. In dem Film „Von Göttern und Menschen“ wird ein durch einen Hautausschlag entstelltes Kind dem Arzt-Mönch vorgestellt. In einer sehr ergreifenden Szene berührt er das Kind mit der Hand und durchbricht damit die Barrieren und die Abstoßung, die das Kind und die Familie zuvor vermutlich erfahren haben. Dieser Akt ist mindestens so wichtig wie die sich anschließende Verordnung eines Medikaments (siehe Kap. 1.8).

Soweit wir davon wissen können, haben Heilende diese Funktionen in allen menschlichen Gesellschaften ausgeübt. Von Uexküll und Wesiack sprechen von einem menschlichen Grundverhältnis, wie etwa auch Eltern – Kind oder Lehrer – Schüler. Allerdings haben sich die Wissensinhalte, die Verhaltensrepertoires und eingesetzten Instrumente immer wieder geändert. Deren Funktion im Ritual ist jedoch identisch, ob es sich um die Bärenzähne am Zelt des Schamanen oder das Herzkatheter-Labor in der Kardiologie handelt. Beide können für die jeweilige Zeit und den Ort plausible Erklärungen ihrer Wirksamkeit liefern; ob tatsächlich eine biologisch-mechanistische Wirkung gegeben ist, steht auf einem ganz anderen Blatt.

Die Rituale der Konsultation, der Krankenhausvisite, der diagnostischen Prozedur stehen also an der Grenze zwischen dem gewohnten Alltag einerseits und dem bedrohlichen und nicht verstandenen Kranksein andererseits. Zur Entlastung und zur Bewältigung dieser Situation tragen die gesellschaftlich beauftragten Heilerinnen bei. Der Akt der Diagnose leistet hier einen speziellen Beitrag: Er verwandelt ein diffuses, nicht verstandenes, bedrohliches Phänomen in etwas Kategorisiertes, Verstandenes, Prognostizier- und vielleicht sogar Therapierbares. Dieser Akt reduziert damit existenzielle Ängste und eröffnet Perspektiven zum Weiterleben wie auch die Reintegration in die Gemeinschaft. Im Englischen kommt dies sehr schön in den differenzierten Begriffen von „illness“ (Krank*sein*) und „disease“ (Krank*heit*) zum Ausdruck: „Illness“ hat man noch auf dem Weg zur Ärztin, „disease“ hat man, wenn man wieder nach Hause geht. Das Problem der Patientin gehört jetzt zu einem professionellen und strukturierten System: Ihre Beschwerden und Befunde sind (hoffentlich) dokumentiert; Codes, die für Diagnose und erbrachte Leistungen stehen, werden an die zuständigen Organisationen übermittelt.

12.3.2 Unterscheidungen

Die englische Sozialanthropologin Mary Douglas hat sich in ihrem Buch „Purity and Danger“ besonders mit den Unterscheidungen und Klassifikationen befasst, mit denen eine Kultur bzw. Gesellschaft im Alltagsleben und an festlichen Tagen arbeitet. Dabei ist die Unterscheidung zwischen „schmutzig“ und „sauber“ von besonderer Bedeutung. Menschliche Gesellschaften und Gruppen haben dazu sehr klare Auffassungen, die sie ihren Angehörigen wirksam vermitteln. Riten um Reinheit sind in allen Gesellschaften verbreitet und greifen tief in das Alltagsleben ein. Ihre Vermittlung geschieht meist unauffällig und unbewusst, sodass die Unterscheidungen selbstverständlich geworden sind und den Betroffenen ihre historische bzw. kulturelle Bedingtheit meist nicht klar wird.

Mary Douglas definiert Schmutz als „Materie an der falschen Stelle“. Damit ist Schmutz ein Nebenprodukt eines jeden Ordnungssystems, jeder Klassifikation. Nur vor einem solchen Hintergrund kann etwas „out of place“ sein. Erde im Garten ist in Ordnung, auf dem Tischtuch wird sie zu Schmutz. Schmutz ist also eine relative

Idee, die immer den Bezug zu einer Unterscheidung bzw. Klassifikation voraussetzt.

Klassifizieren und Unterscheiden sind universelle menschliche Gewohnheiten. Auf diese Weise strukturieren wir die Welt, in der wir leben. Ihre konkrete Ausgestaltung ist jedoch nicht willkürlich, vielmehr ist sie eng verbunden mit sozialen Strukturen, Macht und Interessen. Aus wissenschaftlicher Perspektive verstehen wir Systeme der Klassifikation, der Unterscheidung von sauber und schmutzig als relativ und „gemacht"; uns Aufgeklärten ist natürlich klar, dass rassische Unterscheidungen, der Vorwurf der Brunnenvergiftung und Spekulationen über die Unreinheit des weiblichen Körpers unendliches Leid verursacht haben. In unserer Alltagskultur wird die Reinheit jedoch weiterhin vergöttert: In der Werbung ist Reinheit, in besonderem Maße bei Kosmetika und Nahrungsmitteln („ursprünglich", „unverfälscht" - Mineralwasser, Milch) positiv besetzt und eindrücklich illustriert.

Auch in der Medizin sind „Reinheit" und „Klarheit" Leitvorstellungen für die Diagnose: Der Internist krempelt die Ärmel hoch, um jetzt eine „saubere" Diagnostik einzuleiten; auffällige Befunde gehören „abgeklärt", relevante Erkrankungen „ausgeschlossen". Die US-amerikanische Medizindidaktikerin Johanna Shapiro sieht in unkritischen Vorstellungen von Reinheit ein Empathiehindernis für Studierende der Medizin; wer sich selbst - in aller Regel unbewusst - als rein, wohl abgegrenzt, gesund empfindet, empfindet einen kranken Menschen, vielleicht schon älter, mit komplexen Problemen, die sich gegen einfache Lösungen sperren, leicht als Bedrohung. Unwillkürlich neigt man zur Abgrenzung oder gar Abwehr. Deshalb sollten diese Prozesse ausdrücklich reflektiert werden. Meist geschieht dies jedoch nicht, vielmehr findet gleichzeitig die Sozialisation in eine wissenschaftliche Sicht der Welt statt, die den Anschein von Klarheit und Übersichtlichkeit erweckt.

Klassifikationen haben in der Medizin eine lange und intensive Geschichte; im digitalen Zeitalter sind sie für das Funktionieren des Systems wichtiger als je zuvor (siehe Kap. 11.4). Sie sind praktisch nie erschöpfend, immer gibt es Situationen, die in keine der vorgesehenen Schubladen passen. Diese ambivalenten Fälle irritieren oder wirken gar bedrohlich. In der Medizin sind dies nicht zuletzt die Menschen, die dauerhaft *subjektive* Beschwerden haben, ohne dass sich *objektive* Befunde als Erklärung erheben lassen. Wenn sich die Oberbauchbeschwerden mit einem bei der Magenspiegelung dokumentierten Geschwür oder immerhin einer ausgeprägten Gastritis (hier bestehen gnädige Interpretationsspielräume) erklären lassen, ist die Einordnung (Klassifizierung) geschafft. Negativbefunde sollten die Patientin erleichtern, führen aber häufig zu Scham, Zweifel und mangelndem Verständnis bei Familie und Kolleginnen. Auch die Angehörigen des Medizinsystems haben negative Begriffe für diese Patientinnen parat, wie „Schätzchen" in Deutschland oder „heart sink" im Vereinigten Königreich. Eine andere Art der Verarbeitung besteht darin, „etwas Psychosomatisches" zu vermuten - womit es nicht besser wird: Hier droht zu zum einen das immer noch vorhandene gesellschaftliche Stigma, zum anderen haben psychische Diagnosen auch in der Medizin einen negativen Beiklang (siehe Kap. 1.5).

12.3.3 Explanatorische Modelle

Der US-amerikanische Psychiater und Medizinanthropologe Arthur Kleinman hat untersucht, wie die Bewohner Taiwans die drei dort vorhandenen Gesundheitssysteme in Anspruch nehmen und bewerten: westliche professionelle Medizin, professionelle Traditionelle Chinesische Medizin und die Volksmedizin (folk sector). Bei dieser faszinierenden Untersuchung hat er den wichtigen Begriff der „Explanatorischen Modelle" herausgearbeitet.

Diese drei Arten von Gesundheitssystemen, die sich durch den theoretischen Hintergrund, die praktischen Lösungsstrategien, die eingesetzten Artefakte, Finanzierung und Ausbildung z.T. dramatisch unterscheiden, weisen auf der anderen Seite doch wieder Gemeinsamkeiten auf. Obwohl uns Taiwan vor einem halben Jahrhundert sehr fern erscheint, ist es ein brauchbares Modell für ein pluralistisches Versorgungs-„System", wie wir es in weiten Teilen der Welt heute haben.

Sind die Kompensations- und Interpretationsmöglichkeiten der Laien erschöpft, wird eine auf Heilungen spezialisierte Person konsultiert, sei dies der Shamane oder die westlich sozialisierte Ärztin. Kulturelle Prägungen und Erwartungen, aber auch Zugangsmöglichkeiten (wer trägt die Kosten?) spielen bei der Auswahl eine Rolle. Die Patientinnen jonglieren durchaus zwischen den verschiedenen Sektoren und sind sehr selektiv darin, was sie den jeweiligen Heilern anvertrauen. Ziel ist letztlich, der (Symptom-)Erfahrung eine Bedeutung und Erklärung zu verleihen, wie auch Maßnahmen zur Behandlung zu definieren.

Die Konstrukte, mit denen erfahrene Störungen eingeordnet und interpretiert werden, nennt Kleinman „Explanatorische Modelle" – ein Begriff, der inzwischen allgemein akzeptiert und verbreitet ist. In Deutschland sprechen wir auch von „Krankheitskonzepten". Sie umfassen, entsprechend der Gliederung eines klassischen Medizinlehrbuchs: Ätiologie – Zeitpunkt und Art des Beginns – Pathophysiologie – Verlauf – Behandlung.

Medizinische Systeme zeichnen sich dadurch aus, dass sie ein geordnetes und kohärentes Gebäude von Ideen, Werten und praktischen Abläufen bieten. Auf Heilung zielende Maßnahmen sind eng verknüpft mit Vorstellungen über Krankheitsursachen und mit diagnostisch-prognostischen Klassifizierungen. Alles zielt darauf ab, Krankheiten zu verstehen und wirksam zu behandeln.

Identische Störungen können in unterschiedlichen Gesundheitssystemen unterschiedliche Interpretationen erhalten. Explanatorische Modelle haben ihre typischen kulturellen Färbungen: Westliche Modelle (Laien und Profis) lieben die Kampf-Metaphern, seit der Aufklärung auch Maschinen. In der Säfte-Pathologie oder der romantischen Medizin spielen Ungleichgewichte eine große Rolle. In Taiwan besteht die Möglichkeit, von Geistern getroffen zu sein. Aber ihre Struktur, d.h. die Fragen, die in Zusammenhang mit der Erkrankung behandelt werden, sind in jedem System weitgehend identisch.

„Heilung" ist dabei nicht einfach nur das mechanistische Resultat von Diagnose und Therapie. Vielmehr hängt sie wesentlich davon ab, wie die Erfahrung einer Patientin von Krankheit interpretiert und organisiert wird. Dies bezeichnet Kleinman als die kulturelle Konstruktion des Krankseins (illness), was er als eine wesentliche Aufgabe eines jeden Gesundheitssystems ansieht.

Ohne eine Einordnung des Problems ist keine Therapie, keine Empfehlung zum weiteren Vorgehen möglich. Das heißt aber auch, dass die explanatorischen Modelle Folgen haben können, die nicht immer harmlos sind. Die Deutungen, die sich beispielsweise an das Symptom „Müdigkeit" knüpfen, haben sehr unterschiedliche Konsequenzen: niedriger Blutdruck (Hypotonie) → mach mehr Sport; CFS (Chronic Fatigue Syndrome) bzw. ME (myalgische Enzephalomyelitis) → du brauchst Ruhe; Amalgam → lass dir die Zahnfüllungen entfernen; Depression → du brauchst Antidepressiva und Psychotherapie. Die Modelle können beruhigen und Gelassenheit vermitteln, aber auch verängstigen und zu schädlichem Verhalten motivieren. Eine solche Maladaptation zu erkennen und zu verhindern, ist eine wichtige klinische Aufgabe in der heutigen Zeit, wo sich unsere Patientinnen in einer immer pluralistischeren Umgebung von Deutungen und angebotenen Behandlungen bewegen.

Eine wesentliche Aufgabe ist dabei die Verhandlung von Ärztinnen und Patientinnen über mögliche Diskrepanzen ihrer explanatorischen Modelle. Späteres Erstaunen über mangelnde „Compliance" mag sich erledigen, wenn man diese Diskrepanzen offen und proaktiv angeht: „The interaction between the explanatory models of patients and practitioners is a central component of health care" (Kleinman).

12.3.4 Die diagnostische Apparatur

Niederländische Allgemeinärztinnen untersuchten in 20 Praxen an 431 Patientinnen mit Infekten der unteren Atemwege die Auswirkungen der Bestimmung des C-reaktiven Proteins (CRP-Schnelltest) und eines Kommunikationstrainings auf die Antibiotikaverordnungen. Sowohl mit dem Test als auch mit der verbesserten Kommunikation gelang es, die Zahl der Verschreibungen zu reduzieren.
Eine begleitende Interview-Studie zeigte, dass es beim Einsatz des CRP-Tests nicht nur um rationale Entscheidungsfindung ging. Von den Allgemeinärztinnen wurde betont, dass sie durch den Test gegenüber ihren Patientinnen an Glaubwürdigkeit gewannen, v.a. bei der Nichtverschreibung eines Antibiotikums. Sie hatten den Eindruck, dass sich Patientinnen mit dem Test eher ernst genommen fühlten. „Der Zauber der Mess-Apparatur ist stärker als der Zauber meiner Worte", bemerkte einer der beteiligten Allgemeinärzte.

In die Beziehung von Ärztin und Patientin, deren wichtigstes strukturierendes Element das medizinische Wissen sein sollte, schiebt sich ein zusätzlicher Akteur. Und zwar kein geringer: Dem Gerät zur CRP-Testung (point-of-care) wird hier eine dominierende Rolle zugebilligt. Ihm wird die Entscheidung überlassen, um welche die Beteiligten ringen: Antibiotikum ja oder nein.

Das sollte mit dem Einzug der Moderne doch ganz anders werden. Während *früher* die Gegenstände lebendig waren und zu den Menschen sprachen, sollte *die Moderne* „die Dinge zum Schweigen" bringen (Böhme). Jedoch sind die Menschen – Patientinnen und Ärztinnen – offenbar auch heute in einem Netz mit nicht menschlichen Akteuren verwoben. Natürlich sind all die Labortests, die Funktions- und bildgebenden Untersuchungen von Menschen entwickelt und empfohlen. Sie haben jedoch im Alltag eine dominante Stellung erreicht und entwickeln ein Eigenleben. Ihr Einsatz erfolgt gleichsam natürlich und automatisch, das Ergebnis dominiert – ohne auf große Kritik zu stoßen – die ärztlichen (also von Menschen gemachten) Einschätzungen. Über weite Strecken der Konsultation oder der Visite gilt ihnen größere Aufmerksamkeit als den menschlichen Akteuren (Blick auf den Bildschirm oder die Akte). Der Blick fühlt sich – magisch – von der maschinellen Auswertung der EKG-Kurve angezogen; Selbstdisziplin und kognitive Anstrengung sind erforderlich, diese zu ignorieren und der eigenen Interpretation zu trauen. Dasjenige der Krankenhausteams, das die größten und teuersten Maschinen bedient, hat die höchste Reputation und am meisten Macht.

In den Kulturwissenschaften spricht man auch von Quasi-Objekten: Einerseits sind die medizinischen Geräte menschliche Produkte und Diener, anderseits treten sie im Alltag reichlich dominant auf und führen höchst relevante, manchmal auch falsche Entscheidungen (siehe Kap. 3.1) herbei. Es bedarf eines großen Selbstbewusstseins, Gelassenheit und Überzeugungskraft auf ärztlicher Seite, sich über die Stimme der Geräte hinwegzusetzen.

Der Aufgabe der menschlichen Autonomie steht durchaus ein Nutzen gegenüber: Die Apparaturen helfen, diagnostische Unsicherheit zu bewältigen. Sie verändern Krankheitswahrscheinlichkeiten, bis eine Handlungsschwelle erreicht ist. Aber Ärztinnen geben bereitwillig zu, dass dies nicht das entscheidende Motiv sein muss, der Test sei vielmehr angeordnet worden, „um die Patientin zu beruhigen". Wenn man genau hinhört, geht es jedoch nicht nur darum. Vielmehr dient die schiere Durchführung („Performanz") auch der eigenen Beruhigung. Es ist die Tatsache der Blutabnahme, die allen Beteiligten hilft, die Unsicherheit auszuhalten; was genau auf der Laboranforderung gestanden hat, scheint zweitrangig zu sein. Mit anderen

Worten: Angehörige einer wissenschaftsorientierten Profession greifen zu Gegenständen (Tests), nicht wegen deren biologischer Wirkung und informativer Aussagekraft, sondern um ihre eigene Unsicherheit *emotional zu bewältigen*. Die Prozeduren bei Krankenhausaufnahme sind mit Testgenauigkeit und Studienevidenz nur teilweise zu rechtfertigen. Abgesehen von privat versicherten Patientinnen reichen auch die finanziellen Anreize nicht weit als Erklärung, ganz im Gegenteil: Bildgebung und Labor bei jeder Aufnahme verursachten Kosten. – Je neuer und je aufwendiger dieser Test, desto stärker dürfte die beruhigende Wirkung sein. Nach ihr wird freudig gegriffen; die Frage nach der zugrunde liegenden Studienevidenz wird bei diagnostischen Prozeduren von Ärztinnen kaum jemals gestellt.

So wurde in der zu Beginn dieses Abschnitts erwähnten Studie zum CRP nicht dessen diagnostische Testgenauigkeit quantifiziert, etwa in Bezug auf die Unterscheidung von bakteriellen und viralen Atemwegsinfekten. Vielmehr wurde untersucht, in welchem Maße der Einsatz der CRP-Untersuchung die Verordnungen von Antibiotika reduzieren konnte, mit anderen Worten: Es wurde die Überzeugungskraft der Untersuchung gegenüber Patientinnen und Ärztinnen evaluiert. Tatsächlich hatten die beteiligten Ärztinnen den Eindruck, dass der „Zauber" der Messapparatur höchst wirksam war. In ihrem Versuch, die vorwissenschaftlichen Relikte („irrationale" Antibiotikaverordnungen) loszuwerden, scheint sich die moderne Medizin immer tiefer in Widersprüche zu verstricken.

12.3.5 Moderne Medizin

„Modern" ist ein Wort, das sich mit der Medizin ganz leicht verknüpft. Die Hoffnung auf wirksame Therapien steckt darin, die Aufklärung von Krankheitsursachen, aber auch ganz viel Stolz der ärztlichen und wissenschaftlichen Akteure, im Verständnis des Körpers und der Entwicklung von hilfreichen Behandlungen schon so weit gekommen zu sein.

Bezeichnen wir ein Phänomen oder eine Situation als „modern", haben wir einen Zeitstrahl vor Augen. Etwas Modernes wird abgegrenzt von einem Vorher; es ist aus einem Bruch entstanden, der das Moderne von einem Minderwertigen, aber glücklicherweise Überholten oder gar Besiegten trennt.

So grenzt sich die „moderne" Medizin seit dem 19. Jahrhundert leidenschaftlich von der romantischen Medizin ab, d.h. den vitalistischen und holistischen Medizinkonzepten der damaligen Zeit. Auch heute gibt es noch flammende Erklärungen von Medizinprofessoren und Wissenschaftlern gegen alternativmedizinische „Irrlehren". Dabei werden Täuschung und Placeboeffekte als Mechanismen ausgemacht, warum alternative Heiler und ihre Patientinnen auch heute noch auf diese Lehren hereinfallen. Die Illusionen über klinische Wirksamkeit werden aber nur auf der anderen Seite gesehen, als wäre die konventionelle Medizin frei von archaischem Gepäck...

Mir sind hier zwei Argumentationslinien wichtig. Zum einen die der Kontinuität: Die verschiedenen Epochen und Subkulturen der Medizin einschließlich der modernen konventionellen Medizin haben mehr Mechanismen des Heilens gemeinsam als dass sie sich darin unterscheiden. Zum anderen die These des französischen Kulturwissenschaftlers Bruno Latour, dass der Versuch der Abgrenzung und Unterscheidung vom Archaischen seine speziellen Widersprüche und „Mischwesen" (Hybride) produziert.

Die Medizin ist natürlich immer der perfekte Zoo für diese Mischungen und Entmischungen gewesen. Hier ist überhaupt keine Modernisierung perfekt gewesen. Hier haben sich immer überlieferte, archaische Elemente gehalten. So finden sich zu Beginn des 21. Jahrhunderts in Interviews Überlegungen zu „Reinigung, Lösen, Aushusten und den Gefahren der Hustenlinderung bei Patienten und ihren Hausärzten", die „bis in die Wortwahl hinein alten humoralpathologischen Modellen" (Wilm et al.) ähneln. Mukolytika werden nicht nur von den

Patientinnen, sondern auch von den befragten Ärztinnen nicht etwa als (Pseudo-)Placebo angesehen (was sie nach den Maßstäben der Evidenzbasierten Medizin sind), sondern als eine wirksame Intervention.

12.3.6 Widersprüche

Ich habe in Kap. 1.14.1 darauf hingewiesen, dass der wissenschaftliche Fortschritt unser Verständnis von Erkrankungen nicht einfacher oder klarer macht. Er führt uns nicht zu Erkenntnissen schlichter Schönheit, wie etwa den Gesetzen der klassischen Physik. Vielmehr eröffnen neue Erkenntnisse in der Medizin meistens zusätzliche Ebenen von Komplexität. Dass *eine* bekannte Erkrankung durch *einen* genetischen Befund kausal erklärt werden kann, ist eher die Ausnahme. Häufiger haben wir die Situation, dass genetische Konstellation und Manifestation (Phänotyp) nur locker miteinander assoziiert sind und die Frage der Abgrenzung der Krankheitsentitäten untereinander wie auch zum Gesunden sich verschärft.

Immer sensitivere Tests scheinen auf den ersten Blick eine immer bessere Diagnosestellung möglich zu machen. Wenn wir uns jedoch klarmachen, dass die meisten Erkrankungen nicht scharf vom Gesunden abgetrennt sind, weckt die höhere Sensitivität Zweifel: Wir führen immer mehr Menschen aus dem Bereich des Gesunden in die Zone der Krankheit. Aber: Tun wir ihnen damit Gutes? Natürlich sind dies Zustände mit geringerer Schwere bzw. Risiko; gelten unsere Erkenntnisse zur Wirksamkeit von Therapie und der Abwägung von Nutzen und Risiken auch für diese Menschen? (siehe auch Kap. 8).

Vor 20 Jahren hat die Pharmakotherapie vorzugsweise Compliance-Diskurse geführt, also geklagt, dass Patientinnen ihre Medikamente nicht nehmen (wollen), und auf Abhilfe durch Belehrung, Bekehrung und Beobachtung (elektronische Überwachung) gesonnen. Heute kämpfen wir gegen die Hydra der Polypharmazie, mit anderen Worten: Unsere Patientinnen nehmen nun zu viele Medikamente über zu lange Zeiträume ein und verlangen womöglich noch mehr, z. B. die oben erwähnten Antibiotika. Dabei folgt die einzelne Verordnung durchaus der medizinischen Vernunft, nämlich dass für eine Krankheit ein wirksames und sicheres (= evidenzbasiertes) Medikament verordnet wird. Bei Patientinnen mit mehreren Erkrankungen führt dies jedoch dazu, dass zehn, zwanzig oder noch mehr Tabletten am Tag geschluckt werden, deren Zusammen- und Gegeneinanderwirken niemand mehr überblicken kann. Aus der Vernunft im Kleinen ist ein beklemmendes Monstrum im Großen geworden

Oberflächlich betrachtet, scheint die Evidenzbasierte Medizin eine belastbare Grundlage für klinische Entscheidungen zu Prävention, Diagnose und Therapie zu bieten. Was jedoch aus der Ferne, beispielsweise in den Schlussfolgerungen einer systematischen Übersichtsarbeit (Metaanalyse), als eindeutig erscheint, ist es umso weniger, je mehr man ins Detail geht. Hier werden stochastische Unsicherheit (NNT von einigen Hundert!), Unzulänglichkeiten im Design und Bias in der Forschungslandschaft deutlich. Was Sicherheit schaffen sollte, produziert neue Unsicherheit und Angst.

Parallel mit dem Triumph der modernen Medizin wächst das Unbehagen an ihr; Menschen wollen keine Chemie, wollen stattdessen sanfte Medizin, mit anderen Worten: Ihnen ist die ganze Angelegenheit zu kalt, zu invasiv, sie fürchten den Verlust ihrer Autonomie und das Opfer von Interessenskonflikten ihrer Ärztinnen zu werden („Die wollen doch nur an mir verdienen“). Entsprechend finden alternative Angebote Zulauf. Argumentiert wird von deren Vertretern nicht mit der objektiven Evidenz aus wissenschaftlichen Studien, sondern mit Gefühl, Ganzheitlichkeit, Einheit mit einem Größeren, mit der Natur, mit dem Kosmos. Die Romantik, welche die Schulmedizin des 19. Jahrhunderts ausmerzen wollte, kommt zurück und feiert fröhliche Urstände. Genauer: Sie war nie ganz verschwunden.

12.3.7 Durchmischungen

Mit der Covid-19-Pandemie haben wir uns daran gewöhnt, dass am Eingang zur Klinik oder einer Behörde ein Zerberus steht, der jeder Besucherin die Temperatur misst. Allen ist klar, dass dies ein völlig untauglicher diagnostischer Test auf die Infektion oder die Infektiosität ist. Aber vielleicht gibt es andere Wirkmechanismen? So lässt sich vorstellen, dass manche Besucher zu Hause bleiben, da sie mit ihren respiratorischen Symptomen dem Zerberus nicht gegenübertreten wollen. Damit hätte der untaugliche Test doch eine Wirkung entfaltet.

Noch einmal zurück zum CRP bei Atemwegsinfekten, einem Akute-Phase-Protein, das die entzündliche Reaktion des Gewebes widerspiegelt. Zwar lässt sich eine Assoziation mit der Schwere eines Infekts nachweisen, auch mit pneumonischen Infiltraten in der Bildgebung; für die Unterscheidung einer bakteriellen von einer viralen Ursache ist die Evidenz jedoch extrem dürftig bzw. fehlt. Das Narrativ bzw. die Mindline in den Köpfen der meisten Ärztinnen („CRP unterscheidet bakterielle von viralen Infekten") hat also keine ausreichende empirische Begründung. Trotzdem ist dieser Fehlschluss im Kopf notwendig, um überzeugend den CRP-Test in der Praxis einzusetzen und so die Verordnung von Antibiotika zu reduzieren. Nur wenn ich selbst davon ausgehe, dass das CRP entsprechend differenziert, kann ich meinen Patientinnen mit der nötigen Überzeugung das Urteil des Tests und seine Konsequenzen (erhöht → bakteriell → Antibiotikum; nicht erhöht → viral → kein Antibiotikum) vermitteln. Mit anderen Worten: Die falsche Überzeugung im Kopf hilft mir, richtige („rationale") Pharmakotherapie zu betreiben, was bei Atemwegsinfektionen bedeutet, Antibiotika nur mit größter Zurückhaltung zu verordnen.

Der CRP-Test damit zu dem geworden, was in den Kulturwissenschaften „Fetisch" genannt wird. Damit sind Gegenstände gemeint, an die Individuen oder Kollektive Bedeutungen und Kräfte knüpfen, die diesen Dingen eigentlich nicht zukommen. Dieser Fetischbegriff diente dem sich fortschrittlich fühlenden Europa der Abgrenzung von primitiven Kulturen und Religionen. Diese primitiven Völker wollten nicht einsehen, dass sie selbst die Macht in die Gegenstände projizierten...

Ich frage mich auch, bei wie vielen der Akteure in diesem Spiel der Gedanke im Kopf ist, dass bakterielle Infektionen sich *nur mit einem Antibiotikum* beherrschen lassen, eine Verordnung geradezu erzwingen, da sich die Bakterien ungehemmt im Körper ausbreiten würden... Auch dies ist eine im Grunde magische Überzeugung, die der oben erwähnte Medizinanthropologe Arthur Kleinman bei den Menschen in Taiwan gefunden hat: Nur wenn ich eine Heilerin aufsuche, werde ich gesund. Diese hatten offenbar keinen Begriff vom natürlichen Verlauf einer Erkrankung. Dieser unterschwellige Gedanke passt zur deterministischen Denkweise, die immer noch von der Universitätsmedizin vermittelt wird (siehe Kap. 15). Tatsächlich ist der Erregernachweis bei Atemwegsinfekten selbst in einem Forschungssetting eine höchst unsichere Aufgabe: Bei einem Großteil der Patientinnen lässt sich überhaupt kein Erreger nachweisen und wenn doch, ist der Stellenwert des Befundes (z. B. aus dem Sputum) höchst unklar. Viele Körperregionen sind physiologisch von Bakterien besiedelt; von unserer natürlichen Ausstattung her haben wir vielfältige Mechanismen, die schädliche Bakterien in Schach halten oder eliminieren.

Die Verordnung eines Antibiotikums hat einen hohen symbolischen Wert: Ich erkenne das Leiden meiner Patientin an, rechtfertige die Inanspruchnahme der Patientin („Gut, dass Sie gekommen sind"), die sich vorher vielleicht noch nicht sicher war, ob sie ihrem Hausarzt mit dem Husten und Schnupfen zur Last fallen soll. Ich verordne die definitive Therapie („Herr Doktor, ich brauche etwas Starkes") und – jetzt wird es perfide – beeinflusse sogar die Inanspruchnahme beim nächsten Infekt, denn offenbar muss man mit solchen Beschwerden eine ärztliche Praxis aufsuchen. Dieses mächtige Ritual lässt sich nicht ohne Weiteres streichen; leichter fällt dies, wenn es durch ein alternatives Ritual ersetzt wird, wie z. B. der CRP-Bestimmung. Unabhängig davon, ob oder wie gut das CRP zwischen bakterieller und viraler Genese differenziert, wird sein Einsatz den Antibiotikaverbrauch reduzieren, da es nur bei einem Bruchteil der Patientinnen mit Atemwegsinfekten positiv (erhöht) ausfällt.

Da es den allermeisten dieser Patientinnen nach einigen Tagen, spätestens wenigen Wochen wieder gut geht, ist die Rückmeldung für die Anwenderinnen der CRP-Strategie positiv. Wie bei der Farbe des Sputums (ebenfalls ein untauglicher Test für die Differenzierung von bakteriell vs. viral – siehe Kap. 3), wird durch die „praktische Erfahrung" eine falsche Überzeugung unterstützt.

Natürlich bleibt es dann nicht bei den Indikationen, bei denen Leitlinien vielleicht immerhin eine „Kann"-Empfehlung aussprechen. Wenn der Test, dessen Stärke offenbar eher in der kommunikativen Überzeugung als in der biologischen Differenzierung liegt, einmal in der Versorgung angekommen ist, wird die Anwendung auch auf andere Gebiete und Fragestellungen ausgedehnt – bei jeglichem Infektgeschehen kann er helfen, die allgegenwärtige Unsicherheit zu bewältigen. Lediglich die Kosten der Untersuchung stellen dann noch eine Barriere dar. Der kritische Ton, mit dem in der Öffentlichkeit inzwischen über Antibiotika berichtet wird, unterstützt den Trend.

Was ist in diesem Netzwerk von durch widersprüchliche Botschaften verunsicherten Patientinnen, engagierten, aber um ihre Glaubwürdigkeit besorgten Ärztinnen, Geräten und präzisen Laborwerten, biologischen Mechanismen in der Wirklichkeit und solchen in den Köpfen, Expertinnen, die auf Antibiotikaresistenzen hinweisen, „rational"? Was ist „modern"? Was ist „archaisch"? Welche Rolle spielen „Magie" und „Ritual"? All dies geht, wenn wir unseren Blick über das Lehrbuchkapitel und die biomedizinische Evidenz hinaus auf das Leben richten, offenbar munter ineinander über.

12.4 Archaische Methoden der Überzeugung: medizinische Narrative

Dieses Kapitel wäre unvollständig, wenn wir uns nur auf das sichtbare ärztliche Handeln an der Patientin beschränken würden. Interessant ist auch, wie Wissen und Einsichten formuliert und weitergegeben werden.

Die Medizin hat den Anspruch, über eine wissenschaftliche (hier: empirische) Absicherung für diagnostisches und therapeutisches Handeln zu verfügen. Leitbild ist die Evidenzbasierte Medizin mit klinischen Studien als Grundlage für Entscheidungen zu Prävention, Diagnose und Therapie.

Tatsächlich haben die in der Ausbildung aller Gesundheitsberufe vermittelten Inhalte in hohem Maße eine narrative Grundstruktur: eine biochemische Reaktion, die Wirkung eines Hormons an einem Rezeptor, dessen intrazellulären Konsequenzen, aber auch die Aufnahme von Nahrung, deren Verdauung und die Versorgung der Organe mit Nährstoffen, schließlich die Ausscheidung von Stoffwechselprodukten folgen jeweils einer temporären Sequenz von Schritten, bei denen eine kausale Verknüpfung und ein Ziel (Funktion) implizit mitgedacht sind. Selbst statische Inhalte, wie z. B. in der Anatomie, werden durch eine sequenzielle Darstellung, z. B. der zielgerichteten Bewegung einer Extremität, verständlich gemacht („funktionelle Anatomie").

Mit Narrativen versuchen wir, die unendliche Komplexität der Welt auf ein erträgliches Maß zu reduzieren, Einsichten zu überliefern, nachfolgende Generationen zu erziehen und Gefolgschaft zu sichern. Geschichten sind in jeder Kultur allgegenwärtig, der Mensch gilt als „storytelling animal". Bei den Narrativen, die sich mit medizinischen Sachverhalten befassen, sind folgende Charakteristika immer wieder anzutreffen:

- *Vereinfachung:* Komplexe Zusammenhänge und Prozesse werden extrem reduziert dargestellt; konkurrierende Reaktionsmöglichkeiten der Komponenten, Reaktionsgleichgewichte, die Spezifizierung der Lokalisation bzw. Begrenzung auf Kompartimente usw. werden meist ausgeblendet.
- *biologistische Reduktion:* Nicht nur die biologische Komplexität wird reduziert, die ökologische Einbettung des Organismus gerät bei der Konzentration auf die biologische Endstrecke völlig aus dem Blick. Zusammenhänge von biologischen Abläufen mit der physikalischen Umgebung, mit seelischen Prozessen und dem sozialen Kontext liegen jenseits dieses engen Blickwinkels.
- *Determinismus:* Die in medizinischen Narrativen darstellten Sequenzen laufen immer vollständig ab; es gibt also keine Abstufungen oder Schattierungen, nur Ja oder Nein. Aus den ersten Schritten scheinen zwangsläufig die nächsten Schritte zu folgen. Medizinische Narrative sind also deterministisch, die späteren Schritte einer Sequenz sind aus den vorangehenden zu erklären. Dieses Charakteristikum steht im Gegensatz zu *sämtlichen* Abläufen in biologischen Organismen, die inhärent probabilistisch sind, d.h. nur mit einer Wahrscheinlichkeit verknüpfte Aussagen erlauben (siehe Kap. 1.11 und Kap. 15.2.2).
- *moralischer Appell:* So wie die physiologischen Abläufe im Körper, aber auch deren Störung als einfache und deterministische Abläufe dargestellt werden, so geschieht dies auch mit Behandlungen. Die biochemischen Reaktionen, die ein pharmakologischer Wirkstoff auslöst, die korrigierende Wirkung einer Operation auf der makroskopischen Ebene: Auch diese Wirkketten scheinen immer vollständig mit der ebenso erwünschten wie hilfreichen Wirkung abzulaufen. Wer gegen diese eindrucksvollen Bilder argumentiert, gerät leicht in ein moralisches Abseits. Wer Zweifel an der Wirkung äußert und gar dafür plädiert, eine klinische Prozedur gezielter (= seltener) oder überhaupt nicht mehr einzusetzen, gerät in den Verdacht, den Kranken nicht helfen zu wollen, sie mit ihrem Problem alleinzulassen oder ihnen gar zu schaden.

Diese Narrative, mit denen wir z.B. unseren Patientinnen eine medizinische Maßnahme erklären, vereinfachen nicht in neutraler Weise, sie haben vielmehr eine ganz bestimmte Tendenz. Sie zeichnen das Bild einer klaren und übersichtlichen Wirklichkeit; die Möglichkeiten, hier einzugreifen, d.h. die Wirkungen therapeutischer Interventionen, werden allein durch die Art der Darstellung und die damit verbundene *deterministische* Logik dramatisch überzeichnet. Es entsteht der Sog eines Handlungszwangs, dem man sich kaum entziehen kann. Würden wir dagegen den Effekt eine Behandlung *probabilistisch* darstellen, etwa: 5 von 100 haben einen Nutzen, 95 nur die Last und die Nebenwirkungen der Behandlung, wäre die Wirkung der Botschaft eine andere.

Wir täuschen aber nicht nur unsere Patientinnen, sondern auch uns selbst. Wenn wir untereinander oder in der Fachpresse über neue Behandlungen diskutieren, fällt zwar häufig die Floskel „neue Studien zeigen, dass...". Das eigentliche Argument ist jedoch der plausible Mechanismus, d.h. ein Narrativ mit den o.g. Charakteristika. Dieses knüpft an das vom Studium übriggebliebene Halbwissen (häufig ein Euphemismus – siehe Kap. 15.2) an und fehlt in keiner Werbekampagne für neue Medikamente oder Prozeduren. Ein Heer von Grafikerinnen und Psychologinnen sorgt dafür, dass ausgefeilte visuelle Darstellungen den oben erwähnten Sog verstärken.

Narrative strukturieren unsere Wahrnehmung und unser Verhalten in der Welt; sie entscheiden darüber, was wir sehen und was nicht, was wir für wichtig und wirksam halten und was nicht. Sie sind wohl unverzichtbar, um im Leben zu bestehen. In der Medizin haben sie jedoch ein noch unterschätztes Potenzial für Verzerrung und Manipulation.

12.5 Schlussfolgerung

Ausdrücke wie Magie, Fetisch, Ritual, Tabu, der Hinweis auf symbolische Funktionen heilender Handlungen und unspezifische bzw. Placeboeffekte dienen der Abgrenzung. Man wird sie nicht auf die eigene Arbeit beziehen, sondern nur auf das, was „die Anderen" tun, die man jenseits der eigenen Rationalität vermutet. Dies ist die unverdrossene Auseinandersetzung der „modernen" Medizin mit ihren vitalistischen und holistischen Vorläufern, aber auch – im Querschnitt – mit der Homöopathie und anderen Alternativkonzepten unserer Zeit.

Im nächsten Schritt unserer Überlegungen ist uns klargeworden, dass die unspezifischen oder Placeboeffekte, die wir bei den „Anderen" doch sehr deutlich gesehen haben, auch in der konventionellen Medizin allgegenwärtig sind; die oben erwähnten empirischen Demontagen werfen ein grelles Licht auf diese Tatsache. Wir arbeiten offenbar in einer jahrtausendealten Tradition, deren entscheidendes Merkmal der gesellschaftliche Auftrag und dessen Erfüllung in verlässlichem Ritual ist. Versorgungseinrichtungen werden von Wesen bevölkert, die nur teilweise Menschen sind; den anderen, d. h. den Apparaturen, wird die höhere Autorität zugestanden. Die Magie der Medizin erscheint heute nicht mehr in Amuletten, den Mischungen diverser Kräuter oder den beschwörenden Formeln heiliger Männer oder Frauen. Sie hat sich vielmehr in diesen Geräten angesiedelt.

Das könnten wir mit einem Schulterzucken hinnehmen, gepaart mit dem Hinweis, dass eben auch die Zauberer mit der Zeit gehen. Dafür ist die Angelegenheit jedoch zu gefährlich: Die Strahlenbelastung der Bevölkerung durch – überwiegend nicht indizierte – Computertomografien ist beträchtlich. Im Sinne eines Kaskadeneffekts führen zunächst nicht invasive, vermeintlich harmlose Tests zu gravierenden diagnostischen und therapeutischen Konsequenzen. Wem all dies noch nicht genügt, der möge die Opportunitätskosten bedenken: Jegliche Diagnostik, auch wenn sie ausschließlich der Angstbewältigung dient, verschlingt personelle und materielle Ressourcen, die in Form besserer Personalschlüssel in der Pflege oder kleinerer Schulklassen der Gesundheit der Bevölkerung eher dienen würden. Deshalb ist der kritische Maßstab der Evidenzbasierten Medizin wichtig, um den Einsatz diagnostischer Apparate genauso zu regulieren, wie wir dies bei Medikamenten gewöhnt sind (siehe Kap. 4).

Wer andererseits glaubt, dass es in der Medizin vor allem darum geht, wissenschaftliche Erkenntnisse umzusetzen, kann nicht verstehen, was im Alltag der Versorgung geschieht. Bei der Medizin handelt es sich vielmehr um eine uralte Institution zur Bewältigung von Angst und der Zuwendung für Menschen in Sorgen und in Not. Was uns als archaisches Gepäck erscheint, das im Rahmen der Modernisierung möglichst eliminiert werden sollte, ist tatsächlich eine zentrale Komponente heilender Bemühungen.

Eine Konsequenz daraus ist, dass wir die überlieferten Rituale annehmen und positiv integrieren, wenn wir Versorgungssettings gestalten. Die Widersprüche zwischen Wissenschaft und Erwartungen, Transparenz und notwendigerweise (!) geheimem Wissen lassen sich nicht glatt lösen. Vielmehr sind sie auszuhalten und können – zum Schluss eine positive Wendung – ganz bewusst für eine bessere Medizin genutzt werden; dies führe ich in Kap. 16 näher aus.

Weiterführende Literatur

Diese Literaturangaben sind nur eine Auswahl der benutzten Referenzen. Detaillierte Angaben finden sich online im ausführlichen Hintergrund-Text, siehe Seite 343.

1. Balint M. The doctor, his patient and the illness. 2nd ed. Edinburgh: Churchill Livingstone; 2000.

2. Böhme H. Fetischismus und Kultur: Eine andere Theorie der Moderne. 3. Aufl. Reinbek bei Hamburg: Rowohlt Taschenbuch Verlag; 2012.
3. Burri RV. Doing distinctions. Social studies of science. 2008;38(1):35–62. https://doi.org/10.1177/0306312707082021
4. Cals JWL, Butler CC, Dinant G-J. "Experience talks": physician prioritisation of contrasting interventions to optimise management of acute cough in general practice. Implement Sci. 2009; 4:57. https://doi.org/10.1186/1748-5908-4-57
5. Donner-Banzhoff N. Mechanistische Narrative als Mittel der Dissemination: das Beispiel koronarer Technologien. Bundesgesundheitsbl. 2020;63(5):521–6. https://doi.org/10.1007/s00103-020-03130-x
6. Douglas M. Purity and danger: an analysis of concept of pollution and taboo. London: Routledge; 2010.
7. Kleinman AK. Patients and healers in the context of culture: an exploration of the borderland between anthropology, medicine and psychiatry. 12th ed. Berkeley, CA: University of California Press; 2008.
8. Latour B. Reassembling the social: an introduction to actor-network-theory. Oxford: Oxford University Press; 2008.
9. Latour B, Roßler G. Wir sind nie modern gewesen: Versuch einer symmetrischen Anthropologie. 5. Aufl. Frankfurt a. M.: Suhrkamp; 2015.
10. Michiels-Corsten M, Donner-Banzhoff N. Beyond accuracy: hidden motives in diagnostic testing. Fam Pract. 2018;35(2):222–7. https://doi.org/10.1093/fampra/cmx089
11. Stanovich KE. Why humans are (sometimes) less rational than other animals: cognitive complexity and the axioms of rational choice. Think Reason. 2013;19(1):1–26. https://doi.org/10.1080/13546783.2012.713178
12. Stollberg-Rilinger B. Rituale. Frankfurt a. M., New York, NY: Campus; 2013.
13. Uexküll T von, Wesiack W. Theorie der Humanmedizin: Grundlagen ärztlichen Denkens und Handelns. 3. Aufl. München, Baltimore: Urban & Schwarzenberg; 1998.
14. Watson J, Salis I de, Hamilton W, Salisbury C. "I'm fishing really" – inflammatory marker testing in primary care: a qualitative study. Br J Gen Pract. 2016;66(644):e200–6. https://doi.org/10.3399/bjgp16X683857
15. Wilm S, Knauf A, Krellkamp R, Schlegel U, Altiner A. Der Hausarzt, sein Patient und der Auswurf. Z Allg Med. 2006;82:67–73. https://doi.org/10.1055/s-2006-921487

13 Klinische Kausalität

> *„The truth is rarely pure and never simple."*
> (Oscar Wilde)

Genau besehen spielen Aspekte von Kausalität bei jeglichem ärztlichem Handeln eine Rolle. Für Zeichen, die uns einen Hinweis auf die Prognose einer Erkrankung erlauben, nehmen wir meist eine kausale Verknüpfung mit dem Krankheitsprozess an. Mit Früherkennung und Behandlung wollen wir sogar selbst in einen kausalen Prozess eingreifen, um spätere Manifestationen oder Komplikationen zu verhindern.

Der diagnostische Prozess selbst lässt sich als ein Zurückverfolgen von Ursache-Wirkungs-Linien verstehen: Beschwerden und Befunde führen wir – idealerweise – auf eine zugrunde liegende Störung zurück, die wir mit dem entsprechenden Namen belegen können. So bezeichnen wir die Ursache der Luftnot, der Beinödeme und der extremen Müdigkeit als „Herzinsuffizienz".

Gerade bei schwerwiegenden Diagnosen sind die Überlegungen damit aber nicht abgeschlossen. Die betroffene Patientin fragt sich, wie das geschehen konnte; sie durchsucht ihre Vergangenheit, von den letzten Tagen bis hin zu lang zurückliegenden Ereignissen. Und tatsächlich findet sie alles Mögliche, das sich mit der Krankheit in Verbindung bringen lässt: die zu fette Ernährung, Erbanlagen (die Tante hatte es auch am Herzen), die schlechte Luft aus der Klimaanlage, der Stress in den vergangenen Wochen – der Fantasie sind hier kaum Grenzen gesetzt. Auch Ärztinnen arbeiten an einer Geschichte hinter den vordergründigen Befunden der Gegenwart. Beide versuchen, das Drehbuch hinter dem Einzelfall zu entschlüsseln. Wir haben hier also die Grundstruktur eines Narrativs, mit dem eine sinnvolle Verknüpfung in das Durcheinander der möglichen Einwirkungen und Befunde gebracht werden soll.

Die Diagnosestellung im engeren Sinne spielt sich zeitlich im Querschnitt ab; sie bringt mit einer „zugrunde liegenden" Ursache die aktuellen Symptome und Befunde in einen schlüssigen, geradezu räumlichen Zusammenhang – ich nenne dies Kausalität I. Die Fragen: „Wie konnte es dazu kommen? Warum hat es mich erwischt?", führen dagegen zeitlich zurück in die Vergangenheit, zu Risikofaktoren, Ereignissen oder Einflüssen, welche die Entstehung der aktuellen Erkrankung plausibel machen – dies wäre Kausalität II. Während unsere Patientinnen die Arbeit an Kausalität I als eine ärztliche-fachliche Aufgabe ansehen, beteiligen sie sich – oft lange und gründlich – an Überlegungen zur Kausalität II.

Schließlich gibt es die Kausalität III; diese fällt weitgehend mit der in Kap. 1.4 genannten Struktur der Diagnose als narrative Form zusammen. Wir knüpfen aus Hintergrundsfaktoren, medizinischer Vorgeschichte, Risikofaktoren usw. ein kausales Narrativ. Darin kommen demografische (z. B. das Alter), physikalische („die feuchte Wohnung"), soziale (z. B. Vereinsamung), seelische („Er frisst alles in sich hinein") Faktoren vor, aber natürlich auch biologische, so z. B. wenn es um die Pharmakotherapie geht („Sie klagte damals über Palpitationen, also verordne ich für die Hypertonie jetzt einen Betablocker"). All diese Annahmen und Zusammenhänge sind (hoffentlich) nicht aus der Luft gegriffen, aber wir sind uns ihrer Vorläufigkeit immer bewusst und bauen deshalb Sicherungen und Kontrollen ein. Es handelt sich um Werkzeugswissen, das uns selbst hilft, aber einer kritischen Überprüfung nicht immer standhält. Diese Überlegungen lassen sich der zweiten Stufe der Entscheidung zuordnen, die ich in Kap. 5.2 dargestellt habe. Ganz anders soll dies sein, wenn unsere Patientinnen uns fragen; hier stehen wir unter einem besonderen Rechtfertigungsdruck. Deshalb gehe ich in diesem Kapitel besonders auf Kausalität II ein.

13.1 Erklärung im Einzelfall: ein logisches Schema

> Visite auf der Intensivstation: Der 54-jährige Verkäufer eines örtlichen Autohauses, der am Vortag wegen eines akuten Myokardinfarktes ins Krankenhaus aufgenommen wurde, fragt die Oberärztin bei der Visite: „Warum ist mir das passiert?" Die Oberärztin, die zuvor vom Stationsarzt einen Bericht über den bisherigen Verlauf, Risikofaktoren und Therapie erhalten hat, antwortet leicht aggressiv: „Kein Wunder, Sie rauchen ja!"

Warum empfinden wir die Antwort der Oberärztin als unangemessen? Schon ohne allzu langes Nachdenken wissen wir, dass sie die ätiologischen Verhältnisse extrem vereinfacht, ja geradezu banalisiert. Unsere Kritik bezieht sich auf die Auswahl möglicher Faktoren, die zum Geschehen ihren Beitrag geleistet haben – Hunderte spielen bei der KHK eine Rolle, wie wir heute wissen. Aber auch zu der Beziehung zwischen relevanten Faktoren, hier: dem Rauchen, und dem Krankheitsereignis gäbe es mehr zu sagen.

Schließlich hat sie offenbar nicht bedacht, dass hier nicht nur eine objektive Analyse gefragt ist, sondern dass sie sich im Dialog mit einem Menschen befindet, den ihre Aussagen existenziell betreffen. Was sie ihm darlegt, wird seine Verarbeitung des Krankheitsereignisses mitbestimmen, wie er in Zukunft seinen Körper sieht, vielleicht sogar, ob er *trotz* seiner Krankheit mit Zuversicht weiterlebt oder *wegen* seiner Krankheit in Verzweiflung endet.

Unsere Antworten auf Warum-Fragen sind häufig opportunistisch: Wir greifen uns einige offensichtliche Faktoren oder Gründe heraus und konstruieren daraus die deterministische Geschichte der Krankheitsentstehung. Wir haben hier also wieder unsere bösen Narrative: über Gebühr vereinfachend, deterministisch und moralisch überladen; Letzteres zielt auf den Patienten (unser obiges Beispiel) – er ist jetzt selbst schuld.

Die Oberärztin folgt dem sogenannten Hempel-Oppenheim-Schema einer Erklärung (auch abgekürzt HO-Schema oder „deduktiv-nomologische" Erklärung). Nach diesem Schema kann aus einem Explanans, d. h. den Bedingungen eines Einzelfalls (Antezedens) und allgemeinen Gesetzen, ein Befund (Explanandum) erklärt werden (**Abbildung 13-1**).

Die Anfangsbedingungen des Einzelfalls wären hier die Eigenschaften und Risikofaktoren unseres Patienten, darunter die Tatsache, dass er regelmäßig raucht. Das einschlägige Gesetz ist der mehrfach erhärtete epidemiologische Befund, dass Rauchen zu koronarer Herzkrankheit (und vielen anderen Problemen) führt. Schließlich können wir davon ausgehen, dass die Information über seinen Raucherstatus wahr ist (Zweifel hätten wir höchstens im umgekehrten Fall, d. h. einer möglichen Verleugnung des Rauchens). Entsprechend dem Sche-

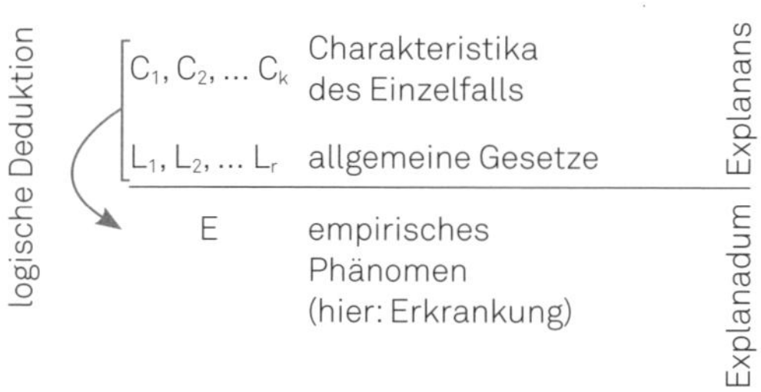

Abbildung 13-1: Hempel-Oppenheim-Schema einer Kausalerklärung. Nach Hempel, CG. Aspects of Scientific Explanation. In: Hempel, CG, editor. Scientific Explanation. Essays in the Philosophy of Science. New York: The Free Press; 1965. 331–496.

ma können wir daraus logisch das Phänomen ableiten, das wir erklären wollen, d.h. den Herzinfarkt.

Der Zusammenhang von Rauchen und der koronaren Herzkrankheiten (KHK) ist ein Fundamentalgesetz moderner Präventivmedizin. In der Visitengruppe wird sich deshalb kaum Widerspruch regen, zu klar scheinen hier der Zusammenhang und die moralische Botschaft. Auch der Patient schweigt, schuldbewusst und von Reue geplagt.

Stellen wir uns jedoch vor, er würde kritisch zurückfragen: „Wenn ich nie geraucht hätte, hätte ich also keinen Herzinfarkt bekommen, oder?"

Plötzlich tut sich ein großes Feld von Unsicherheit auf. Bis hierher hatten wir uns im gemütlichen und überschaubaren Ambiente deterministischer Theorie bewegt, jetzt kommen wir wieder auf das zugige probabilistische Feld. Die KHK ist eine klassische multifaktoriell bedingte Erkrankung; also lautet die etwas zerknirschte Antwort der Oberärztin: „So einfach ist das nicht, auch Nichtraucher bekommen Herzinfarkte. Aber nicht so häufig wie Raucher." Jetzt fällt uns an den Formulierungen des HO-Schemas auf, dass die Formulierungen auf die reale Welt, sei sie biologisch, psychologisch oder soziologisch verstanden, nicht zutreffen: Welches Explanandum (Krankheitsereignis) lässt sich „logisch", d.h. zwingend aus einem Explanans (z.B. Risikofaktoren-Konstellation) ableiten? Für welches Gesetz kann überhaupt universelle Wahrheit postuliert werden? In der Medizin gilt dies nur für den Tod, aber selbst dessen Zeitpunkt können wir nicht vorhersagen.

13.2 Kausalität in der Epidemiologie

Bei ihrer Antwort hat die Oberärztin vermutlich an Studien gedacht, bei denen man das KHK-Risiko von Rauchern und Nichtrauchern miteinander verglichen und daraus eine Kausalbehauptung abgeleitet hat. Sehen wir uns diese epidemiologische Evidenz einmal an.

Eine relevante Datengrundlage zu dieser Frage bietet die 1951 begonnene britische Ärztestudie. Dies war eine relativ homogene Kohorte, damit wurde automatisch für zahlreiche Confounder (= Störfaktoren) adjustiert, wie z.B. die soziale Schichtzugehörigkeit. Ich zeige hier die Sterberaten an KHK bei Männern, und zwar differenziert nach Rauchern und Nichtrauchern (standardisierte jährliche Sterberate pro 1000 Männer):

- Sterberate Nichtraucher: 3,61
- Sterberate Raucher: 4,36

Hier wird die *probabilistische* Natur der Aussage über den kausalen Zusammenhang deutlich. Es zeigt sich ein Unterschied in den KHK-Todesraten zwischen Exponierten (Rauchern) und Nichtrauchern, er ist aber nicht dramatisch. Auch die Nichtraucher weisen eine beachtliche Sterblichkeit an der KHK auf. Das HO-Schema ist also *deterministisch* und damit für die Medizin mit ihren probabilistischen Zusammenhängen und Aussagen nur von begrenztem Wert (siehe Kap. 1.11).

Für die Medizin hat der britische Epidemiologe Austin Bradford Hill Kriterien für Kausalzusammenhänge vorgeschlagen, die inzwischen weitgehend akzeptiert sind. Für ein Urteil, ob wir einen Zusammenhang zwischen zwei Faktoren (Variablen) annehmen sollen oder nicht, zählen folgende Argumente:

- *Stärke:* Je stärker eine Assoziation ist, desto unwahrscheinlicher, dass sie durch andere Faktoren (confounder) zustande kommt.
- *Konsistenz:* Wenn ein Zusammenhang sich in verschiedenen Studien durchgängig gezeigt hat, stärkt dies die Kausalannahme.
- *Spezifität:* Dass eine Ursache nur einen einzigen Effekt haben soll, ist als Kriterium weitgehend verlassen.
- *zeitliche Abfolge:* Die angenommene Ursache muss der Folge zeitlich vorangehen.
- *biologischer Gradient:* Zwischen Ursache und Wirkung besteht eine Dosis-Wirkungs-Beziehung.
- *Plausibilität:* Übereinstimmung mit den Erkenntnissen der Biomedizin besteht.
- *Kohärenz:* Die vorliegende wissenschaftliche Evidenz weist ohne gravierende bzw. erklärbare Widersprüche auf einen Kausalzusammenhang hin.
- *Evidenz aus Interventionsstudien* (engl. experimental evidence): Diese liegt für die meisten Krankheitsursachen allerdings nicht vor.
- *Analogie:* Wenn ein ähnlicher Kausalzusammenhang bereits nachgewiesen wurde, stärkt dies die Annahme einer weiteren, vergleichbaren Kausalwirkung.

Die wichtigste Botschaft aus diesen Kriterien ist die, dass eine wissenschaftliche Kausalannahme immer ein Akt der Interpretation ist. Kausalität oder gar die Wahrheit entsteigen nie direkt („objektiv“) den Daten einer Studie. Vielmehr ist hier immer unser Urteilsvermögen gefordert. Die Bradford-Hill-Kriterien sind eine Hilfe, mit der wir eine Diskussion über einen hypothetischen Kausalzusammenhang sinnvoll strukturieren können, nicht mehr und nicht weniger. Die Entscheidung ist letztlich eine individuell persönliche bzw. kollektive wissenschaftliche Interpretation, mit all ihrer Subjektivität und Unwägbarkeit (wir haben hier also durchaus eine Parallele zum Verständnis von diagnostischen Kategorien – siehe Kap. 1.13).

Hier sei noch darauf hingewiesen, dass unser Begriff von Krankheitsursachen im Sinne der Kausalität II sehr breit ist. Wie zählen dazu nicht nur ein aktuelles pathogenes Agens, wie z. B. einen Erreger oder eine chemische Exposition, sondern auch Hintergrundbedingungen wie Alter, Geschlecht, Vorerkrankungen oder die ethnische Zugehörigkeit.

13.3 Wirkketten und Wirkebenen

Es gibt Wirkketten und Wirkebenen. *Wirkketten* haben wir beispielsweise vor Augen, wenn wir uns die Sequenz von der ersten Zigarette des Rauchers bis zum Herzinfarkt vorstellen. Diese Kette enthält die sozialen und psychologischen Mechanismen, welche die Gewohnheit stabilisieren, oft schon von Jugend an. Hinzu kommen die biologischen Einwirkungen auf den Körper, psychobiologische Mechanismen der Sucht und insbesondere die Arteriosklerose – bis dann schließlich eine Plaque in der Gefäßwand reißt und den akuten Prozess von Gerinnselbildung, Embolisierung, Ischämie und Nekrose in Gang setzt. In dieser Wirkkette gibt es also „nahe“ und „ferne“ Gründe. Gründe, die zeitlich und örtlich dicht am Ereignis (hier: ein akuter Myokardinfarkt) liegen, wären vielleicht die seit einigen Wochen nicht mehr eingenommenen Thrombozytenaggregations-Hemmer (z. B. ASS) und eine extreme körperliche Belastung. Ein „ferner“ Grund wären die fehlende Gesetzgebung zum Raucherschutz (Werbeverbote, Rauchverbote jenseits der eigenen Wohnung) oder die soziale Situation (arteriosklerotische Risikofaktoren und Erkrankungen weisen einen deutlichen sozialen Schichtgradienten auf).

„Fern“ kann eine Krankheitsursache auch dadurch sein, dass sie vor der Lebensspanne des Individuums liegt. Geläufig sind uns Einflüsse des genetischen Materials, das wir von unseren Eltern erhalten haben. Die Expression genetischer Information hängt jedoch von weiteren Einflüssen ab, die z. B. durch Methylierungen oder die Histonstruktur weitergegeben werden (Epigenetik). Damit haben die Erfahrungen einer Generation (z. B. Unterernährung) Auswirkungen auf folgende Generationen. Ähnliche Mechanismen kommen zum Tragen, wenn während der Schwangerschaft Lebensumstände bestimmte biologische Charakteristika vorprogrammieren.

Solch lange Wirkketten können wir niemals direkt empirisch demonstrieren; sie sind immer ein *vorgestelltes* Puzzlespiel aus vielen Einzelteilen, die bestenfalls durch experimentelle Anordnungen einzelner Schritte empirisch belegt werden können. Was ich oben zur Kausalität in der Epidemiologie gesagt habe (Bradford Hills Kriterien), gilt hier in verstärktem Maße: Es handelt sich um einen hochinterpretativen Akt mit großer Unsicherheit. Nach der Lektüre von Kap. 1.11 sehen Sie diese Wirkketten probabilistisch; Ihnen ist also klar, dass jeder Schritt nur mit einer gewissen Wahrscheinlichkeit geschieht (siehe auch Kap. 15.2.2). Nur bei wenigen Menschen wird die gesamte Kette „durchlaufen" – auch dies ist eine geradezu metaphorische Modellvorstellung (Dominosteine!).

Kausale und bedingende Faktoren können wir uns aber auch in *Wirkebenen* vorstellen. Im frühen 20. Jahrhundert, besonders während der Weltkriege, war die Ernährungslage vor allem für die städtische Arbeiterschaft schwierig; zu dieser Zeit war die Inzidenz von Herzinfarkten niedrig. Mit dem wirtschaftlichen Aufschwung nach Kriegsende zeigte sich in Industrieländern ein stetiger Anstieg der KHK; dieser Trend wurde erst in der zweiten Hälfte des Jahrhunderts gebrochen. Darin zeigt sich ein Ursachenbündel, in dem die aktuelle Ernährung eine wichtige Rolle spielt, vermutlich auch die Erfahrungen der vorangehenden Generation(en) über epigenetische Mechanismen bzw. fetale Programmierung. Diese Ursachen werden von den betroffenen Individuen gar nicht wahrgenommen, denn die Personen in der direkten Umgebung sind ja denselben Einflüssen ausgesetzt.

„Ökologische Studien" demonstrieren, wie sich Phänomene auf der Ebene mehrerer aggregierter Individuen verteilen bzw. verhalten. Hier sind jetzt nicht die Patientinnen oder Bürgerinnen die sog. Einheit der Beobachtung, sondern der Kreis oder das Land. Hier zeigen sich dann charakteristische Variationen der Häufigkeit von Risikofaktoren, Erkrankungen und medizinischen Leistungen. Ein sehr bekanntes Phänomen dieser Art ist die mediterrane Ernährung, die Auswirkungen auf Entstehung und Komplikationen der Arteriosklerose hat. Natürlich gibt es die individuell variierenden Risikofaktoren (Rauchen, erbliche Ausstattung); die landestypischen Ernährungsgewohnheiten variieren weniger mit den Individuen, sondern mit einer aggregierten größeren Einheit, wie z. B. dem Land.

13.4 Vom Kollektiv zum Einzelfall

Während Wissenschaftlerinnen damit beschäftigt sind, allgemeine Gesetze auszuarbeiten und zu überprüfen, befassen sich Kliniker mit dem Einzelfall (deshalb *klinische* Kausalität). Wissenschaftliche Gesetze sagen uns etwas über ein *allgemeines* Phänomen oder einen *allgemeinen* Zusammenhang. Sie haben eine prospektive Bedeutung, denn das wissenschaftliche Gesetz sagt etwas aus über künftige Fälle (Plural), an denen es sich bewähren kann. Diese Bewährung wird in der Regel keine vollständige bzw. sichere sein, vielmehr wird auch hier die Unsicherheit zum Tragen kommen, die unseren Urteilen unausweichlich anhaftet. Mithilfe der Befunde aus einer Stichprobe, d. h. eines Kollektivs, ist die Unsicherheit jedoch darstell- und kommunizierbar. So gibt uns eine Hazard Ratio von 1.5 die Information, dass ein Risikofaktor das Auftreten der interessierenden Erkrankung um 50 % wahrscheinlicher macht. Ähnlich ist es bei kurativen Maßnahmen. Mitgedacht ist bei diesen epidemiologisch nicht sehr starken Zusammenhängen, dass weitere Einflussfaktoren am Werk sind und wir immer nur einen Teilausschnitt des Bündels möglicher Ursachen betrachten können.

Diese Kennzahlen (relative und absolute Risiken; Risikodifferenzen) einschließlich der mit ihnen verbundenen Unsicherheiten (Konfidenzintervalle, statistische Tests) erlauben es immerhin, *Regeln* zu formulieren; diese können sich auf die Feststellung von Ursachen, aber auch auf Prävention und Therapie beziehen. Diese Regeln haben immer ihre Grenzen, nie können wir alle Einflussfaktoren oder Widrigkeiten vollständig erfassen; aber das Urteil von Verlässlichkeit und Relevanz des Befundes (der Gesetzmäßigkeit) bietet wenigstens keine unüberwindbaren logischen Schwierigkeiten.

Diese ergeben sich jedoch für den Einzelfall. Der einzelne Patient, der uns die Warum-Frage stellt, bietet eine Konstellation von Erkrankung einerseits und diskutierenswerten verursachenden Faktoren andererseits: Demografie (Alter, Geschlecht, soziale Klassenzugehörigkeit, Migration), genetische Ausstattung, verhaltensbezogene Risikofaktoren, sonstige Erkrankungen usw. Diese mögen in ihren Ausprägungen auf „Risiko hoch" gestellt sein, sodass wir mit der vordergründigen Bejahung schnell bei der Hand sind. Die meisten Fälle von Herzinfarkten ereignen sich jedoch in der großen Masse der mäßigen Risiken, sodass die Frage nach dem Warum auf Schwierigkeiten stößt.

Die wissenschaftliche Untersuchung an einem Kollektiv erlaubt es, interessierende Faktoren in ihrer Variabilität zu messen und den Zusammenhang mit der Erkrankung zu analysieren. Faktoren, die im Kollektiv nicht variieren, können natürlich nicht untersucht werden; so kann in einer Stichprobe ausschließlich von Männern der Einfluss des Geschlechts nicht erforscht werden. Exakt diese Situation haben wir jedoch im klinischen Einzelfall vor uns: Hier steht die Ausprägung einer jeden Variablen (Ursachen, Störfaktoren, hemmende und fördernde Faktoren; Ergebnis) fest. Die Betrachtungsweise ist primär retrospektiv, wobei wir natürlich die Konsequenzen für die weitere Behandlung und Krankheitsbewältigung im Hinterkopf haben.

Die Schwierigkeit der Einzelfallanalyse wird durch den Erklärungsdruck verstärkt, unter dem wir stehen. Während eine Wissenschaftlerin entscheiden kann, dass eine bestimmte Fragestellung irrelevant ist oder sich realistisch noch nicht untersuchen lässt, habe ich im Angesicht der Patientin keine Möglichkeit, mich davonzustehlen: Ich muss mich dazu äußern („Wie hat es so weit kommen können?"), und wenn ich nur mein persönliches Nichtwissen oder ein allgemeines Nichtwissen(-können) eingestehe.

Nur von sehr wenigen Krankheiten können wir sagen, dass eine einzige Ursache das Geflecht der Gründe dominiert. Die Chorea Huntington ist dafür ein Beispiel; finden wir bei einem Patienten mit den entsprechenden Auffälligkeiten die entsprechende genetische Konstellation, ist die Antwort auf die Warum-Frage eindeutig beantwortet, auch die Konsequenzen zeichnen sich ab (z. B. Angebot einer genetischen Beratung für Familienangehörige). Ein Pleuramesotheliom nach langjähriger Asbestexposition oder ein Herzinfarkt bei familiärer Hypercholesterinämie sind ebenfalls Beispiele, wo ein Faktor die Erklärung plausibel dominiert. Die meisten Erkrankungen, mit denen uns unsere Patientinnen konfrontieren, sind jedoch multifaktoriell bedingt. Eigentlich müssten wir ein *komplexes* Netz von ineinandergreifenden Auslösern, Risiko-, Schutz- und Intermediärfaktoren darstellen. Nicht nur die Patientin würden wir überfordern, sondern auch uns selbst, wenn wir dieses kausale Geflecht ausarbeiten und demonstrieren würden. Bei der Arteriosklerose und ihren verschiedenen klinischen Formen ist eine dreistellige Zahl von kausalen bzw. Risikofaktoren bekannt: Wir werden unter diesen wenige einschlägige bzw. relevante aussuchen müssen.

Dieses kausale Netz enthält nicht nur mehr Faktoren, als wir kognitiv bewältigen können, die Beziehungen der Faktoren untereinander wie auch mit der interessierenden Erkrankung sind wieder „nur" probabilistischer Natur. Ursachen wirken nicht nur direkt auf den Krankheitsprozess, vielmehr ist davon auszugehen, dass sie untereinander interagieren, d.h. die Wirkung eines Faktors hängt davon ab, wie ein anderer ausgeprägt ist. Schließlich dürfte es vielfältige Redundanzen geben, d.h. mehrere Kausalketten können zum Krankheitsereignis führen bzw. geführt haben (Überdeterminierung).

13.5 Interpersonalität: ethische Prinzipien

Das im Folgenden dargestellte Modell einer Erklärung hat interpersonalen Charakter; diese Überlegungen werden oft durch die Frage einer Patientin angestoßen, „wie das passieren konnte“ oder „Warum ich?“ Auch ohne diesen Anstoß machen sich Ärztinnen Gedanken über kausale Abfolgen; das Ergebnis ihrer Überlegungen werden sie, wenn nicht gravierende Argumente dagegensprechen, ihren Patientinnen mitteilen – vielleicht in der Absicht, die weitere Betreuung damit zu erleichtern. Wir versuchen, ehrlich zu sein und damit dem ethischen Prinzip der Autonomie der Patientin gerecht zu werden; wir bedenken aber auch, welche Worte der Patientin guttun, sie vielleicht zu einem Verhalten motivieren, dass sich positiv auf die Prognose auswirkt. Wir rechnen aber auch mit der Möglichkeit, dass die Ergebnisse unserer Überlegungen die Patientin überfordern, beunruhigen, verunsichern oder in Selbstvorwürfe und Schuldgefühle stürzen. Wir bedenken also auch das Prinzip des Patientenwohls und der Vermeidung von Schaden.

Die Antwort auf die Warum-Frage einer Patientin hat eine hohe Wahrscheinlichkeit, zur ihrer permanenten Gesundheitsüberzeugung zu werden. Sinnvoll ist auf jeden Fall der offene Dialog, um einerseits neue und potenziell relevante Informationen zu erhalten („Vor einem Jahr hat mich meine Frau verlassen“), andererseits die Auswirkungen der Überlegungen der Patientin auf ihre eigene Gesundheit abzuschätzen (vielleicht ein ängstlicher Patient mit starker Somatisierungstendenz).

Die Pole von Determinismus und Kontingenz spielen auch in der Kommunikation mit dem Patienten eine wichtige Rolle. Der Hinweis auf Letztere mag von Selbstvorwürfen entlasten, andererseits aber auch die Frage nach den Gründen quälend offenhalten.

13.6 Die „klinische Kausalerklärung“: wissenschaftlich begründet, persönlich relevant, ihrer Grenzen bewusst (Evidenz – Individualität – Kontingenz)

Die Frage nach dem Warum zielt auf interne und externe Faktoren, für die sich ein kausaler Zusammenhang mit einem Krankheitsereignis festmachen lässt. Kausalzusammenhänge sind eine in Philosophie, Psychologie und anderen Wissenschaften seit David Hume (1711–1776) intensiv und vielfältig diskutierte Frage, ohne dass sich hier eine klares, von allen Seiten akzeptiertes Verständnis ergeben hätte. Trotz dieser Schwierigkeiten möchte ich hier ein Gerüst darstellen, mit dem eine solche Frage vonseiten einer Patientin ehrlich und doch hilfreich beantwortet werden kann. Dabei orientiere ich mich vorzugsweise an dem niederländischen Philosophen Bas van Fraassen. Dieser reflektiert wissenschaftliche Begriffe und Methoden als „konstruktiven Empirismus“: Wissenschaft ist in dieser Sicht eher „Konstruktion“ als „Entdeckung“; ihre Ergebnisse hängen entscheidend ab von der Definition der Fragestellung, den eingesetzten Instrumenten, den theoretischen Voraussetzungen usw. Das passt recht gut zu meinem Verständnis diagnostischer Begriffe (siehe Kap. 1.13), wie auch zu der o.g. Definition von Bradford-Hill. Die Besonderheit des Zugangs von van Fraassen besteht darin, dass er das Problem der Erklärung (eines Einzelfalls) als eine Warum-Frage angeht, die ich hier auf eine konkrete persönliche Situation beziehe. Dies entspricht sehr schön der interpersonalen Natur der Kausalerklärung in der Medizin, aber auch der Tatsache, dass man sich dem Problem immer von verschiedenen Seiten nähern kann, ohne dass eine bestimmte Perspektive privilegiert werden müsste.

13.6.1 Verständnis und Missverständnis

Die Frage des Patienten: „Warum ist mir das passiert?“, könnten wir als – ausgesprochen schlechten – Scherz, folgendermaßen beantworten: „Ja, Sie haben einen Herzinfarkt bekommen, weil Sie ein Mensch sind.“ Sachlich ist dies korrekt, da Eichhörnchen, Amseln und Seehunde keine Herzinfarkte erleiden (mein Wissensstand). Obwohl aus der Perspektive eines breiten Ursachenverständnisses korrekt, würde unser Patient – zu Recht verärgert – antworten: „Nein, so habe ich es nicht gemeint!“ Eine Warum-Frage ist also nicht absolut, sondern *immer irgendwie gemeint*; sie zielt auf bestimmte, irgendwie als bedeutsam angesehene Ursachen. Dies mögen solche sein, die z. B. zwischen mir und meinen Mitmenschen variieren oder die innerhalb meiner eigenen Erfahrungen sich verändert haben oder vielleicht nur solche, die sich modifizieren lassen.

Wie gut und relevant eine Erklärung (Risikofaktor usw.) ist, lässt sich damit nie per se sagen: Es kommt auf die Referenz an. Wie beispielsweise auch in der Epidemiologie: Natürlich ist es schädlich, täglich 20 Zigaretten zu rauchen; wenn man diese Dosis jedoch mit 40 und mehr Zigaretten am Tag vergleicht, wird sie zu einer protektiven Strategie. Eine Erklärung bzw. Antwort auf das Warum wird immer vom Kontext, von mit der Frage verknüpften Vorstellungen und von einer Referenz, d.h. einem Vergleich, abhängen.

13.6.2 Ebenen und Vergleiche

Entsprechend kann die Frage nach dem Warum des Krankheitsereignisses in unserem obigen Fall in verschiedene Richtungen gehen:

1. Warum musste *mir* das passieren?
2. Den Jungs in meiner Fußballgruppe geht es gut, warum hat es *mich* erwischt?
3. Morgen ist Deadline für unser Projekt, warum musste mir das *jetzt* passieren?
4. Warum habe ich den Rettungsdienst nicht früher gerufen?

Dies sind vier verschiedene Arten von Warum-Fragen, alle plausibel und realistisch zu erwarten – und doch muss jede zu einer anderen Art von Antwort führen.

- *zu 1:* Bei unseren Überlegungen zur Kausalität von Erkrankungen im individuellen Fall stellt die Nichterkrankung immer das Vergleichsereignis bzw. den Vergleichszustand dar. Erkrankung oder Nichterkrankung können jedoch auf verschiedene Referenzklassen bezogen werden, entsprechend unterscheiden sich die Fragen bzw. möglichen Nuancen des Warum. Für die erste Frage lässt sich als Referenzklasse etwa die Bevölkerung des Landes vorstellen. Hier würden als Antwort dann die klassischen Risikofaktoren helfen: „Ihr Alter, Ihr Geschlecht und das Rauchen könnten eine Rolle gespielt haben.“ Dies sollte genau so vorsichtig formuliert werden; denn wir wissen, dass zahlreiche kausale Faktoren im Spiel sind, die sämtlich nur probabilistisch mit der Erkrankung assoziiert sind (siehe Zahlenbeispiel aus der britischen Ärztestudie in Kap. 13.2).
- *zu 2:* Da unser Patient sich zwei Mal pro Woche mit seinen gleichaltrigen Männer-Freunden zum Fußballspielen und geselligen Beisammensein trifft, neigt er dazu, seine eigenen Erfahrungen mit denen dieser Gruppe zu vergleichen. Die unter „1“ genannten Gründe sind plötzlich nicht mehr relevant. Denn in dieser Runde rauchen alle, deshalb sind unsere Erklärungen zur ersten Frage plötzlich hinfällig: Die anderen Männer haben dieselben Risikofaktoren, sind zudem sozial ähnlich gestellt, sodass wir für diese Referenzklasse nach anderen Erklärungen suchen müssen. – Bei der Aufnahme (Sozialanamnese) hat sich herausgestellt, dass

unser Patient vor etwa einem Jahr von seiner Frau verlassen worden war. Außerdem steht er bei der Arbeit massiv unter Druck, ohne sich dagegen wehren zu können. Tatsächlich gibt es epidemiologische Belege dafür, dass fehlende soziale Unterstützung und eine stressige Arbeitssituation ohne eigene Entscheidungsmöglichkeiten Risikofaktoren für die koronare Herzkrankheit darstellen. Mit einer anderen Referenzklasse kommen wir also auch zu einer anderen Kausalschlussfolgerung, wobei wir annehmen, dass die Kumpels keine entsprechenden Belastungsfaktoren aufweisen.

In beiden Erklärungsversuchen haben wir auf bekannte Gesetzmäßigkeiten zurückgegriffen: bei der ersten Erklärung auf den Nachweis, dass Geschlecht, Alter und Rauchen Risikofaktoren für Herzinfarkte sind, bei der zweiten Erklärung auf den nachgewiesenen Zusammenhang von bestimmten psychosozialen Faktoren und der Arteriosklerose.

- *zu 3:* Diese Frage zielt auf den Zeitpunkt des Geschehens: „Warum ausgerechnet heute?" So verständlich die Frage ist, so sehr müssen wir zugeben, hier keine Antwort zu haben. Warum es an diesem Tag zur Ruptur einer arteriosklerotischen Plaque gekommen ist, nicht jedoch eine Woche früher oder zwei Jahre später, lässt sich nicht plausibel beantworten. Auch der Hinweis auf sich anstauende bzw. kulminierende Prozesse im Vorlauf zu einem katastrophalen Ereignis hilft letztlich nicht. Hier werden wir deshalb die Kontingenz bzw. die Unsicherheit unserer Erkenntnisse ins Spiel bringen müssen. Unterstrichen wird dies durch die Evidenz aus diagnostischen Studien; bei der klinischen Diagnose eines Myokardinfarktes helfen die kausalen Bezüge (Risikofaktoren) diagnostisch nicht weiter, da in der Vergleichsgruppe („kein Myokardinfarkt") sich zahlreiche Patienten mit einer (oft subklinischen) KHK befinden, mit demselben Risikofaktoren-Netz und subklinisch fortschreitender Arteriosklerose. Die aktuelle Ruptur der Plaque muss als ein Zufallsereignis angesehen werden. Entsprechend taugen die Risikofaktoren (z.B. Rauchen, Übergewicht) nicht zur diagnostischen Unterscheidung in der akuten Situation, wo es um Entscheidung zwischen dem akuten Koronarsyndrom und „übrigen" Zuständen geht (siehe Kap. 3.1).
- *zu 4:* Die Charakterisierung eines Ereignisses als kontingent (zufällig) kann durchaus eine Entlastung und Entschuldung zur Folge haben, wie es für die Frage nach der (späten) Alarmierung wohl auch angebracht ist. Im Nachhinein ist man immer klüger, manche Ärztinnen tappen ebenfalls in diese Falle („Jaja, wären sie doch mal früher gekommen!"). Dabei übersehen sie, dass die Entscheidung, die Rettungsleitstelle wegen akuter Beschwerden anzurufen, für die meisten Menschen eine überaus schwierige Entscheidung ist, da sich die Alternativen dramatisch unterscheiden (ruhiges Abwarten versus geschäftiger Auftritt des Rettungsteams mit dem Transport ins Krankenhaus als Konsequenz). Gerade Ärztinnen mit ihrer eigenen Tendenz zur Dissimulation sollten sich hier zurückhalten und vielmehr Verständnis für eine Entscheidungssituation mit hoher Unsicherheit signalisieren.

Die Strukturierung des Kausalitätsproblems kann also zu unterschiedlichen Fragen und Referenzgruppen führen, je nachdem, wie die Warum-Frage von der Patientin gemeint ist oder verstanden wird. Es fällt vor diesem Hintergrund schwer, eine einzige „objektive" Analyse des Kausalproblems hervorzuheben. Unsere Aufgabe besteht also darin, gut hinzuhorchen, wie die Frage von der Patientin gemeint ist.

13.6.3 Die Antwort: ein evidenzbasierter Baukasten

Als Antwort auf die oben konstruierten Fragen mit ihren implizierten Vergleichen fällt uns alles Mögliche ein: Lehrbuchwissen, mal gut mal weniger gut fundiert, unsystematische Assoziationen, vielleicht eher beeinflusst von der Lautstärke aktueller Debatten als von valider Empirie, frühere Fälle, die sich – aus unerfindlichen Gründen – in unser Gedächtnis eingegraben haben.

Wie können wir gute, valide, plausible Erklärungen von weniger guten, validen, plausiblen unterscheiden? Unser Ziel ist, eine Antwort zu geben, die sich rechtfertigen lässt.

Orientierend an van Fraassen schlage ich folgende Kriterien bzw. Überlegungen vor, die bei einer Evaluation von Erklärungen helfen können:

- Die Wahrheit der Erklärung: Raucht er tatsächlich? Seit wann? Wie stark? Oder ist er ein Ex-Raucher? Wann hat er aufgehört? – Oder: Ist die Bestimmung der Schwermetalle im Blut mit einem validierten und erprobten Test erfolgt? In einem vertrauenswürdigen Labor? – Dies ist das einfachste Kriterium, es findet sich analog auch im oben beschriebenen HO-Schema (C1, C2, usw. in Abbildung 13-1).
- Ist die Assoziation von Erklärung und Erkrankung wissenschaftlich belegt? Wie stark ist die Erklärung mit der Erkrankung assoziiert? Wie weit trifft dies *in Bezug auf die jeweilige Referenzklasse* zu? – Auch dieses Kriterium ist sinngemäß im HO-Schema enthalten (L1, L2, usw. in Abbildung 13-1); wir wissen allerdings, dass wir es immer nur mit *probabilistischen* Gesetzen oder besser Assoziationen zu tun haben. Vorausgesetzt, die Referenzklassen stimmen einigermaßen überein, lassen sich mithilfe von epidemiologischen Studien Zusammenhänge quantifizieren, z. B. als Relatives Risiko (risk ratio – RR). So muss für die meisten Versuche, ein gesundheitliches Problem mit einem erniedrigten Vitamin-D-Spiegel zu erklären, auf den fehlenden wissenschaftlichen Beleg hingewiesen werden. Es mag sein, dass eine Patientin einen im Vergleich zur Bevölkerungsnorm erniedrigten Wert hat, dies ist jedoch ein rein deskriptiver Befund. Als Erklärung im Einzelfall taugt er nur, wenn an einem Kollektiv eine quantitative Assoziation von Vitamin-D-Spiegel und den hier vorliegenden Beschwerden dokumentiert worden ist.
- Welche Rolle spielt die Erklärung im Vergleich zu anderen möglichen? Es gibt Erkrankungen, deren Verursachung von einer einzigen Ursache dominiert wird; Beispiel dafür wäre das oben erwähnte Pleuramesotheliom nach längerer Asbestexposition. Gerade die häufigen und gefährlichen chronischen Krankheiten sind jedoch multifaktoriell bedingt, sodass wir ein großes Bündel von Ursachen und Bedingungen in die Betrachtung einbeziehen und im Gespräch darstellen müssen. Hinzu kommt, dass in epidemiologischen (Beobachtungs-)Studien die aufgeklärte Varianz meistens gering ist; eine große Zahl nicht gemessener, vielleicht sogar nicht bekannter Faktoren wirkt also auf die Zielgröße ein. All dies relativiert unsere Statements zur Kausalität im Einzelfall. – Im obigen Beispiel des Patienten, der mit der Oberärztin die Ursachen seines Herzinfarktes diskutiert, wäre in Bezug auf das Rauchen zu sagen, dass zwar das Rauchen eine nachgewiesene Ursache von Herzinfarkten ist, dass aber zahlreiche andere Faktoren einen Einfluss auf die Krankheitsentstehung haben.

Unsere Antworten müssen sich also an wissenschaftlichen Nachweisen (bzw. deren Fehlen) orientieren. Im Gegensatz zu anderen Heilerinnen, oft mit viel mehr Charisma und deshalb mehr Überzeugungskraft, kann ich nicht beliebig antworten, etwa auf den Einfluss von Erdströmen oder gestörten Resonanzen hinweisen. Diese Heilerinnen haben sich die Erklärungen vielleicht nicht selbst zurechtgemacht, sondern sehen sich in einer Tradition von Theorien und Erklärungen. Aber es fehlt ihnen an einer empirischen Begründung mithilfe transparenter und verlässlicher (= wissenschaftlicher) Methoden. Außerdem muss jede unserer Erklärungen begleitet sein vom Hinweis auf die Kontingenz, also nicht erklärter, in hohem Maße wohl auch nicht erklärbarer Varianz. Mit anderen Worten: Wenn ein Mensch – beispielsweise – an Krebs erkrankt, ist dies zunächst einmal Pech (Spiegelhalter). Auch dies ist ein Unterscheidungskriterium gegenüber den Erklärungen, die aktuell zwischen Esoterik und Wellness vermarktet werden: Diese treten meist mit einem absoluten Erklärungsanspruch auf.

Wenn wir unsere Antwort auf die Frage der Patientin formuliert haben, sollten wir kurz innehalten und uns folgende Situation vorstellen: Eine Person mit derselben Konstellation kausaler Faktoren, die wir soeben ausgemalt haben, die jedoch (noch) keinen Herzinfarkt o. Ä. erlitten hat – würden wir eine Prognose wagen, wie etwa: „Sie erleiden morgen oder auch im kommenden Jahr einen Herzinfarkt"? Dies werden wir in aller Regel nicht vertreten können; wir wissen um die Problematik solcher Vorhersagen. Die Denkübung einer Prognose statt einer Erklärung des Einzelfalls führt uns vor Augen, wie unzureichend unser Verständnis der Risikofaktorenkonstellation unserer Patientinnen ist; dies sollten wir im Gespräch deutlich machen.

13.7 Pathomechanismus versus Ätiologie

Oft beantworten wir die Warum-Frage unserer Patientinnen mit einem Exkurs in die Pathophysiologie oder -anatomie. „Herzinfarkt ist, wenn ein Stück verkalkter Gefäßwand sich lockert, abreißt und das Gefäß verstopft, ein Gerinnsel bildet, wodurch dann Herzmuskel abstirbt usw." Mit solchen Erklärungen gelingt es uns immer wieder, unsere Patientinnen zu beeindrucken und weitere Fragen zu unterbinden. Genau betrachtet sind wir damit jedoch der Frage nach der Ätiologie (Ursachen) ausgewichen. Denn wir haben lediglich den Mechanismus bzw. die sehr „nahen" Ursachen geschildert, mit dem Krankheitsursachen zu Symptomen, Komplikationen und Behinderungen führen. Genauer gesagt, haben wir nur die „gemeinsame Endstrecke" beschrieben; für die Einwirkungen der zahlreichen bekannten Ursachen (Verhalten, psychische und soziale Einflüsse, Genetik usw.) müssten noch wesentlich differenziertere Wirkungsmodelle dargestellt werden.

Aufgrund ihrer Sozialisation verwechseln Ärztinnen diese beiden Aspekte regelmäßig. Das liegt am biologistischen Bias einer Mehrheit ihrer akademischen Lehrer, die allzu gerne in schlichten Mechanismen denkt und forscht und deshalb die breiten Wirkketten und Wirkebenen leicht aus dem Blick verliert. Faktoren außerhalb des Organismus systematisch zu berücksichtigen, fällt im universitätsmedizinischen Kontext manchmal schwer. Die berufliche Primärsozialisation wird fortgesetzt mit narrativen Argumentationsmustern, mit denen die Wirkung von Medikamenten und Medizinprodukten plausibel gemacht werden soll (siehe Kap. 12.4). Solange wir jedoch unseren Patientinnen nicht erklären, wann bzw. wovon diese Pathomechanismen in Gang gesetzt werden, haben wir ihre Frage nicht beantwortet.

13.8 Andere Wissenschaften: Parallelen

Oben habe ich die wissenschaftliche (Ziel: allgemeine Gesetze) und die klinische (Ziel: Verständnis und Behandlung des Einzelfalls) Sichtweise einander gegenübergestellt. Mit der Spannung dieser beiden Perspektiven ist die Medizin nicht allein, sie betrifft auch andere Wissenschaften.

Eine interessante Parallele bietet die Geschichtswissenschaft. Eine Erforschung der Ursachen des Ersten Weltkrieges kann sich zwar auf allgemeine Einsichten aus der Politikwissenschaft, Ökonomie, Psychologie usw. stützen, auch die historischen Einsichten aus anderen Kriegen lassen sich einbeziehen, sie bleibt aber eine Einzelfallanalyse, da es (glücklicherweise) kein Kollektiv von mehreren Anfängen des Ersten Weltkrieges gibt. Zwar lässt sich ein

Kollektiv von Kriegsausbrüchen zusammenstellen, diese sind jedoch schon phänomenologisch so unterschiedlich, dass eine solche Systematik nur sehr begrenzten Wert hat.

Individuelle Kliniker, die sich einen Reim auf die Beschwerden und Befunde einer einzelnen Patientin machen wollen, sind von dieser Situation gar nicht so weit entfernt. Man spricht auch von *idiografischen* Wissenschaften. Deren Ziel ist es, Aussagen über einen Einzelfall zu machen. Ihnen werden die Wissenschaften des *nomothetischen* Typs gegenübergestellt; diese formulieren Gesetzmäßigkeiten, die allgemeine Gültigkeit, d.h. jenseits eines einzelnen Falls, beanspruchen. Zu den Letzteren zählt man die Naturwissenschaften und die quantitative empirische Sozialforschung.

Die auf den ersten Blick dramatischen Unterschiede zwischen verschiedenen Wissenschaften relativieren sich allerdings je nach Aufgabe bzw. Gegenstand. Wenn ich mir vornehme, den Ausbruch eines Vulkans oder das Aussterben einer Art vorherzusagen, ist die Aufgabe idiografischer Art; die allgemeinen Gesetzmäßigkeiten verschwimmen bei einer solchen Aufgabe zum Hintergrundwissen, und die individuellen Ausprägungen und Werte sind das eigentliche Material der Analyse. Bei einem singulären historischen Ereignis, einem bestimmten tropischen Wirbelsturm oder einem literarischen Werk ist die Betrachtungsweise ganz ähnlich. Will man dagegen primär Gesetzmäßigkeiten formulieren, die über den Einzelfall hinaus eine Gültigkeit haben, schrumpfen die einzelnen Objekte (Individuen) zu Randbedingungen; die methodischen Bemühungen zielen darauf, ihre individuellen Charakteristika herauszurechnen und zu relativieren.

Die Medizin sitzt typischerweise zwischen dem idiografischen und dem nomothetischen Stuhl bzw. auf beiden abwechselnd. Für alle Aspekte und Fächer der Medizin gibt es ein umfangreiches Korpus von an Stichproben gewonnenem Wissen, das von seiner Form her (probabilistischen!) Gesetzen entspricht und damit eine Allgemeingültigkeit beansprucht. Insofern ist die Medizin nomothetisch. Dieses kollektive Wissen muss jedoch auf die einzelne Patientin angewandt werden, mit ihren biologischen, psychologischen, soziokulturellen usw. Eigenarten. Von dieser Aufgabe her ist die Zielsetzung der Medizin idiografisch.

13.9 Schlussfolgerung

Aus einer theoretischen Perspektive kann man den Kausalbegriff als solchen für sinnlos und irreführend halten; die Vielfalt und Widersprüchlichkeit der einschlägigen Literatur aus mehreren Jahrhunderten liefert dazu eine plausible Rechtfertigung (wobei ich gleichzeitig die Faszination dieser Diskussion nicht verleugnen kann). In einer praktischen Sicht taucht die Kausalität jedoch immer wieder auf, und zwar vorzugsweise aus zwei Gründen bzw. zwei Rechtfertigungen: Annahmen bezüglich Ursachen sind Ausgangspunkt für diagnostisches und therapeutisches *Handeln*, und sie sind Antworten auf *Fragen*.

Was auf den ersten Blick so theoretisch anmutet, hat fühlbare praktische Konsequenzen. Welches Verständnis von Krankheit und Krankheitsursachen wir haben, beeinflusst unser Vorgehen im klinischen Alltag, aber auch unser Gespräch mit unseren Patientinnen. Damit prägen wir deren Vorstellungen von ihrer Krankheit, aber auch wie sie damit umgehen, wie sie sich fühlen und ob sie bestimmte Verhaltensweisen vielleicht ändern wollen oder nicht.

Die Antwort auf das Warum verlangt immer nach einer rückwärts gerichteten Analyse. Würden wir von den Krankheitsursachen nach vorne in die Zukunft denken, wären wir in der immer unangenehmen Situation des Prognostizierens – unangenehm deshalb, weil diese Aussagen jederzeit von der tatsächlichen Entwicklung widerlegt werden können. Wo immer es geht, drücken wir uns davor. – Die umgekehrte Situation, d.h. der Schluss vom Effekt auf die Ursachen, lädt dagegen zu Altklugheit und Besserwisserei ein: Ich habe es doch schon immer gewusst. Einmal aufgestellte und in Umlauf gebrachte Narrative üben eine magische Wirkung aus, ihnen können wir nur schwer entkommen (siehe Kap. 3.2). Sei dies der Stress in den letzten Wochen, die Klimaanlage oder die Allergie als Erklärung für schlichtweg alles. Hier können eine Orientierung auf epidemiologisch nachgewiesene Krankheitsursachen wie auch ein Bewusstsein von der allgemeinen Kontingenz des Lebens eine entlastende Wirkung haben.

Menschen, die mit einem Infarkt auf der Intensivstation liegen, haben den ganzen Tag Zeit, über mögliche Krankheitsursachen zu grübeln. Natürlich kommt einem dann vieles in den Sinn. Man muss sich jedoch fragen, ob sie nicht auch an einem ganz normalen Tag (ohne vorausgehenden Herzinfarkt) auf genau dieselben Ursachen und Auslöser stoßen würden – nur haben sie an einem normalen Tag keinen Anlass und keine Zeit für einen intensiv forschenden Rückblick gehabt. In der Epidemiologie spricht man vom „Recall"-Bias (Erinnerungsbias) oder gar von „Rumination", was dem deutschen Wiederkäuen entspricht. Diese Gefahr bzw. Möglichkeit der Verzerrung sollten wir immer bedenken, wenn wir mit unseren Patientinnen zusammen kausale Ketten und Konstellationen diskutieren.

Auch für die Kausalerklärung im Gespräch mit unseren Patientinnen finden wir, in Analogie zur Sequenz des diagnostischen Prozesses (siehe Kap. 2.6), eine enge Verflechtung von wissenschaftlicher und kommunikativer Kompetenz. Ohne das Horchen auf die Patientin und die Kenntnis ihrer medizinischen und psychosozialen Charakteristika fehlt unserer Antwort auf die Warum-Frage das Ziel. Ohne epidemiologisches Wissen dagegen bieten wir bestenfalls gefälliges Geplauder oder obskure Pseudoerklärungen. Wie bei der Diagnose im engeren Sinne ist hier mangelhaftes Eingehen auf die Patientin nicht mit Scharfsinn zu kompensieren. Wir müssen in jedem Fall hinhören, um zu erfahren, wie die Frage gemeint ist, um darauf eine gute Antwort geben zu können.

Weiterführende Literatur

> Diese Literaturangaben sind nur eine Auswahl der benutzten Referenzen. Detaillierte Angaben finden sich online im ausführlichen Hintergrund-Text, siehe Seite 343.

1. Cartwright N. Causation: one word, many things. Philos Sci. 2004;71(5):805–20. https://doi.org/10.1086/426771
2. Dupré J. The disorder of things: metaphysical foundations of the disunity of science. 3rd ed. Cambridge, MA: Harvard University Press; 1996.
3. Gillies D. Frequency and propensity: the interpretation of probability in causal models for medicine. In: Solomon M, Simon JR, Kincaid H, editors. The Routledge companion to philosophy of medicine. New York: Routledge, Taylor & Francis Group; 2017. 71–80.
4. Glennan S. Aspects of human historiographic explanation: a view from the philosophy of science. In: Kaiser MI, editor. Explanation in the special sciences. The case of biology and history. Dordrecht: Springer; 2014. 273–91. https://doi.org/10.1007/978-94-007-7563-3_13
5. Hempel CG. Studies in the logic of explanation. In: Klemke ED, Hollinger R, Kline AD, editors. Introductory readings in the Philosophy of Science. Buffalo: Prometheus; 1988.
6. Hempel CG. Aspects of scientific explanation. In: Hempel CG, editor. Scientific explanation: essays in the Philosophy of Science. New York: Free Press; 1965. 331–496.
7. Humphreys P. The chances of explanation: causal explanation in the social, medical, and physical sciences. Princeton, NJ: Princeton University Press; 1989.
8. Salmon WC. Statistical explanation and causality. In: Pitt JC, editor. Theories of explanation. New York: Oxford University Press; 1988.
9. Salmon WC. Comets, pollen, and dreams: some reflection on scientific explanation. In: Salmon WC, editor. Causality and explanation. New York, Oxford: Oxford University Press; 1998. https://doi.org/10.1093/0195108647.003.0004
10. Steel D. Explanation and intervention in coupled human and natural systems. In: Kaiser MI, editor. Explanation in the special sciences: the

case of biology and history. Dordrecht: Springer; 2014. https://doi.org/10.1007/978-94-007-7563-3_15

11. van Fraassen BC. The scientific image. Oxford: Oxford University Press; 2004.
12. Wieland W. Diagnose. Berlin: De Gruyter; 1975. https://doi.org/10.1515/9783110845945

14 Hinterweltler oder eine Medizin der Zeichen?

„Mache ich ein Bild oder mache ich mir Gedanken?" (Frank Praetorius)

In einem Seminar an einer deutschen Universität sprach eine Studentin davon, eine Diagnose „richtig" zu stellen. Es ging um die Luxation des Radiusköpfchens bei Kleinkindern („Chassaignac"). Was meinte sie damit? Für sie war der diagnostische Prozess nur dann „richtig", wenn sich an Anamnese und körperliche Untersuchung eine technische Prozedur (hier: eine Röntgenaufnahme) anschloss. Eine Diagnose allein auf der Basis von Anamnese und Befund (wie hier geboten), erschien ihr als unvollständig.

Dass die Studentin eine Diagnose nur dann als „richtig" gestellt werten kann, wenn Technik mit im Spiel ist, gibt sehr treffend den „geheimen Lehrplan" (siehe Kap. 15.2.1) deutschsprachiger Universitäten wieder. Es gibt einen privilegierten Zugang zum Problem der Patientin, nämlich die technikvermittelte Erkenntnis. Historisch ist dies bereits für das Stethoskop so gesehen worden, aber diese Technik ist aus heutiger Sicht so einfach, dass sie mit dem Wort (Anamnese) und den direkten Sinneswahrnehmungen der Ärztin in den Topf des Subjektiven und Unsicheren geworfen wird.

Wir wachsen mit den Annahmen über die Welt auf, die uns während unseres eigenen Studiums vermittelt worden sind. Auch unsere Dozentinnen wussten nicht, dass es vielleicht Alternativen gegeben hätte. Diese unausgesprochenen Annahmen werden jedoch deutlich, wenn man die Grenzen verschiedener medizinischer Kulturen überschreitet, oder wenn offenbar wird, dass die stillschweigend praktizierten Grundsätze zum Schaden für Patientinnen führen.

Wie bewerten wir diagnostische Information? Was hat Priorität, was ist weniger wichtig? Welche Annahmen stehen dahinter? Nach welchen grundlegenden Prinzipien denken und entscheiden wir? Die „heimlichen Lehrpläne" werden nur bei seltenen Gelegenheiten explizit formuliert, aber doch sehr wirkungsvoll an die jeweils nächste ärztliche Generation weitervermittelt.

Mir selbst wurden die Unterschiede in den klinischen Denk- und Handlungsweisen klar, als ich in den frühen 1980er-Jahren als deutscher Medizinstudent drei Semester in Großbritannien verbringen konnte. Die britischen Universitäten (medical schools) hatten und haben den Ruf, eine hervorragende Ausbildung zu bieten – ich habe damals jedoch auch eine andere Art, medizinisch zu denken und zu handeln, kennenlernen können.

14.1 Die zwei Kulturen

Mir fiel im britischen Krankenhaus auf, dass die Anamnese einer Patientin für das ärztliche Team *interessant* war. Bei der Visite wurden die so erhaltenen Informationen diskutiert, es wurde nachgefragt und erwogen, was dies bedeute. Technische Untersuchungen wurden natürlich auch eingesetzt, aber später und gezielter; deren Ergebnisse wurden eher zurückhaltend, d.h. im Kontext der übrigen Befunde, bewertet.

In Deutschland gehen Krankenhausärztinnen ganz anders mit den Informationen um, die sie auf dem Weg der Anamnese erhalten. Hier ist die anamnestische Information nur ein Trigger, d.h. ein Hinweis darauf, welche Laboruntersuchungen, Bildgebung usw. jetzt zu veranlassen sei. Die im Gespräch mit der Patientin erhaltene Information selbst geht kaum ein in die Abwägung, welche Erkrankung gegeben ist oder nicht. Das eigentliche Nachdenken beginnt erst, wenn die ersten technischen Untersuchungsergebnisse vorliegen. So beginnt etwa für die deutsche Krankenhausinternistin bei einer Patientin mit abdominalen Beschwerden der eigentliche Entscheidungsprozess erst dann, wenn das Laborergebnis vorliegt und die Ultraschalluntersuchung absolviert ist. Die klinische Untersuchung des Bauches wird zum schlampig durchgezogenen Ritual, das irgendwie sein muss, von dem man sich jedoch wenig erwartet. Entsprechend wenig wird bei der Anamneseerhebung nachgefragt. „Können Sie bitte den Schmerz für uns genau beschreiben?“ Diese Frage hört man im deutschen Krankenhaus kaum. Bei der Visite beugt man sich über die Ergebnisse von Labor und Bildgebung. Studierende merken bald, was wichtig ist und was nicht.

Mit den folgenden Abbildungen möchte ich die beiden Denkweisen idealtypisch einander gegenüberstellen. Der Einfachheit halber spreche ich von einer britischen und einer kontinentaleuropäischen Position, später werde ich die geografische Verbreitung präzisieren.

Abbildung 14-1 steht für den Erkenntnisraum, in dem wir uns mit unseren Patientinnen bewegen. Stark vereinfacht, erhalten wir Informationen mithilfe verbaler Schilderungen der Patientin (Anamnese), der körperlichen Untersuchung, durch Laboruntersuchungen und bildgebende Verfahren. Aus diesen Informationen schließen wir auf einen pathologischen Prozess (im Zentrum des Kreises symbolisch dargestellt).

Beim kontinentaleuropäischen Vorgehen (**Abbildung 14-2** triggert die Anamnese die Auswahl technischer Untersuchungen, sie wird aber selbst inhaltlich nicht als relevant angesehen. Die Ergebnisse Letzterer, vor allem der Bildgebung, stechen alles aus, was wir über die Problemschilderung der Patientin oder die körperliche Untersuchung erfahren. Damit ergibt sich eine fixe Hierarchie diagnostischer Methoden: Bildgebung > Labor > Anamnese, körperliche Untersuchung. Es wird angenommen, die Pathologie der einzelnen Patientin äußere sich direkt in den technischen Befunden, während Anamnese und körperliche Untersuchung fehlerhaft und subjektiv seien. Die Technik scheint den direkten Zugriff auf den krankhaften Prozess möglich zu machen.

In **Abbildung 14-3** ist schließlich eine alternative Position („britisch“) dargestellt, die auf eine durchgehende Hierarchie der Methoden verzichtet. Informationen jeglicher Art können für das Testen einer Hypothese über den zugrunde liegenden Prozess verwertet werden. Sie werden der klinischen Situation entsprechend gewichtet (unterschiedliche Stärke der Pfeile). Da dies auch für die Signale aus der Anamnese gilt, können diese einen technischen Befund kompensieren bzw. dazu führen, dass er primär nicht erhoben wird. Implizit wird in dieser Sicht angenommen, dass ein direkter Zugriff auf die Pathologie der einzelnen Patientin nicht möglich ist, sondern sämtliche Befunde nur probabilistisch mit der Störung assoziierte Zeichen darstellen.

Widersprüche zwischen einzelnen Befunden werden in der kontinentaleuropäischen Sicht mithilfe der o.g. Hierarchie „gelöst“; es handelt sich also um eine nicht kompensatorische Regel. Denn der pathologische Befund im

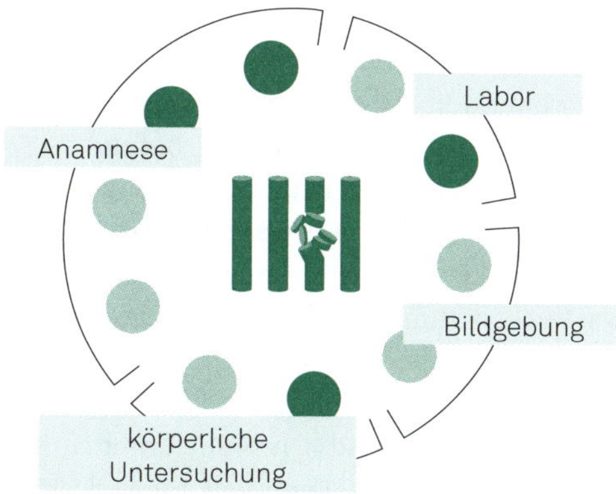

Abbildung 14-1: Diagnostisches Denken und Handeln. Hier: Erkenntnisraum für das Stellen einer Diagnose (im Zentrum der Abbildung ist die pathologische Störung symbolisiert).

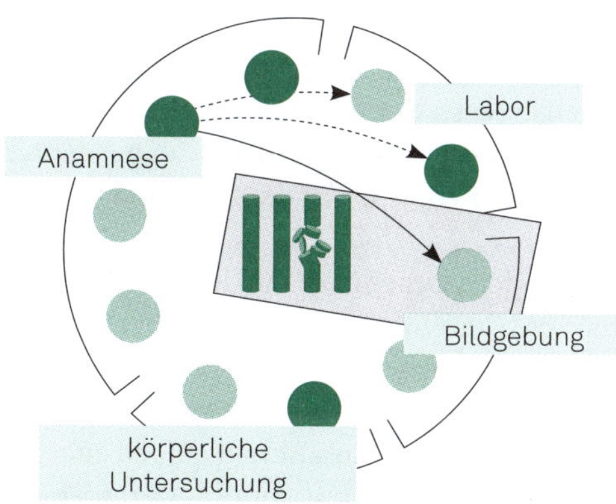

Abbildung 14-2: Diagnostisches Denken und Handeln. Hier: kontinentaleuropäisches Vorgehen.

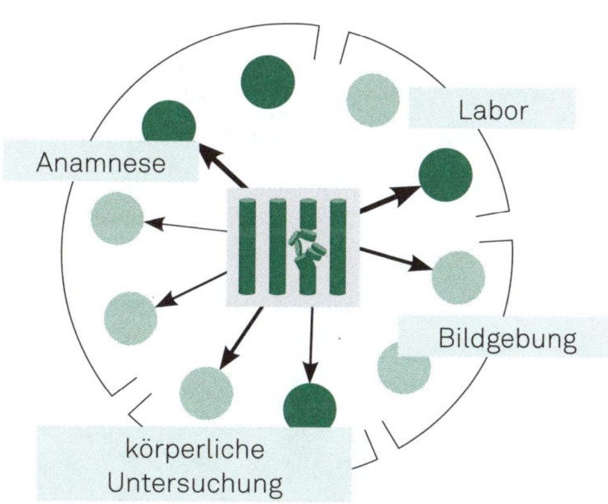

Abbildung 14-3: Diagnostisches Denken und Handeln. Hier: britisches Vorgehen.

CT kann nicht durch – als Beispiel – einen Befund der körperlichen Untersuchung übertrumpft werden; es ist immer umgekehrt. Mit anderen Worten: Der technische Befund, v. a. aus der Bildgebung, wird als „wahr" angesehen; im Falle eines Widerspruchs wird gegen Anamnese und körperlichen Untersuchungsbefund entschieden, diese können das Gewicht der technischen Befunde niemals ausgleichen.

Bei der britischen Methode sind zu Beginn, d. h. schon während der Anamnese, Hypothesen gedanklich ernsthaft zu evaluieren. Bereits in einem frühen Stadium der Konsultation können Entscheidungsschwellen (siehe Kap. 6) überschritten werden: Die Wahrscheinlichkeit für die erwogene Erkrankung (Hypothese) kann so niedrig sein, dass sie nicht weiterverfolgt wird, oder so hoch, dass die Behandlung oder eine andere definite Aktion eingeleitet werden. Diese Regeln sind „kompensatorisch", hier kann das Gewicht der Anamnese und der körperlichen Untersuchung höher sein als das der technischen Resultate. Deshalb kann in der britischen Denkweise häufiger eine technische Untersuchung entfallen, während der diagnostische Abschluss im kontinentaleuropäischen Paradigma erst nach technischen Untersuchungen möglich ist.

Durch meine eigene Tätigkeit in verschiedenen Ländern ist mir klar geworden, dass trotz internationalen Austauschs und der Bemühungen um Vereinheitlichung (Nomenklaturen, Evidenzbasierte Medizin) diese unterschiedlichen Traditionen immer noch lebendig sind. Man wundert sich allerdings, warum diese tief greifenden kulturellen Unterschiede bisher unter dem Radar der wissenschaftlichen und publizistischen Aufmerksamkeit geblieben sind. Der Grund dafür ist wohl, dass am internationalen Austausch vor allem medizinische Wissenschaftlerinnen beteiligt sind. Selbst wenn es sich dabei (gleichzeitig) um Ärztinnen handelt, beantragen die wenigsten im Zielland eine Berufserlaubnis und können deshalb ärztlich nicht tätig sein. Aus der Perspektive der Grundlagenforschung im Labor, aber auch der Epidemiologie, der klinischen und Versorgungsforschung sind die beschriebenen Unterschiede in den medizinischen Kulturen kaum wahrnehmbar. Wenn klinisch Tätige migrieren, gehen sie meist in Länder ihres medizinischen Kulturkreises: Deutsche in die Schweiz, Briten nach Australien. Überschreiten sie dagegen dessen Grenzen, kommt es zu Gefährdungen und Pannen; deutsche Ärztinnen, die in Großbritannien Notdienste abgeleistet haben, kamen dort oft nicht gut zurecht – zum Schaden für ihre Patientinnen.

14.2 Wertungen

In „Also sprach Zarathustra" macht sich Nietzsche über die „Hinterweltler" lustig. Er meint wohl die Platoniker, welche die von ihren Sinnen wahrgenommene Welt nur als unzureichend annehmen können. Das Eigentliche seien die Ideen (Wesenheiten), die in der empirischen Wahrnehmung bestenfalls durchschimmern. Sie seien den Menschen nicht zugänglich – wie im bekannten Höhlengleichnis beschrieben; bestenfalls äußerst kluge Philosophen seien in der Lage, diese Realität zu erfassen. Auch die kontinentaleuropäische Medizin kann die unmittelbar sinnliche klinische Realität (Anamnese, mit den eigenen Sinnen durchgeführte klinische Untersuchung) nicht als verlässlich annehmen; sie vertraut auf die Technik als dem Zugang zum „Eigentlichen", nämlich dem so erfassten pathologischen Prozess. Diesen medizinischen „Hinterweltlern" möchte ich – entsprechend der oben skizzierten britischen Tradition – eine „Medizin der Zeichen" gegenüberstellen. Ich halte den direkten Zugriff auf den pathologischen Prozess – vor allem mithilfe der Technik – für eine Illusion, nur mit Unsicherheit behaftete Annäherungen sind möglich. Die von unseren Patientinnen geliefert Information besteht lediglich aus Zeichen, die mehr oder weniger mit der von uns angenommenen Störung assoziiert ist. Als Zeichen können die verbale Äußerung oder der visuelle Eindruck genauso dienen wie das EKG oder der MRT-Befund.

Es gibt einen Bereich, in dem die Grenzen und Gefahren der Hinterweltler-Medizin allgemein anerkannt werden: Patientinnen mit akuten Rückenschmerzen. Hier hat sich inzwischen herumgesprochen, dass das Vertrauen auf die Befunde der Bildgebung zu Fehldiagnosen, Überversorgung und Chronifizierung führt. Sämtliche aktuellen Leitlinien raten deshalb von einer verfrühten Bildgebung ab. Ähnliches gilt für die stabile KHK und die Koronarangiografie.

14.2.1 Kaskaden

In der Biologie verstehen wir unter „Kaskade" einen Prozess, der – einmal ausgelöst – abläuft, ohne dass er sich stoppen lässt. Ein bekanntes biologisches Beispiel ist die Gerinnung. Diese Metapher ist auch für diagnostische Prozesse verwendet worden: Die Abklärung eines Befundes oder einer Beschwerde führt zu einer Abfolge von weiteren Untersuchungsschritten, die jeder für sich plausibel bzw. indiziert erschienen, in ihrer Gesamtheit jedoch eine geschädigte Patientin und ratlose Ärztinnen zurückließen.

> Wegen einer zufällig entdeckten mäßigen Erhöhung der Transaminasen bei einem Patienten mit einer fraglichen Exposition mit Halogen-Kohlenwasserstoff in der Anamnese wurde eine Hepatitis-Serologie veranlasst; da diese negativ war, schloss sich die Oberbauchsonografie an, die – ebenso wie das daraufhin veranlasste CT – keine Auffälligkeit ergab. Kurz nach der Leberpunktion musste der Patient wegen einer Blutung notoperiert werden.
> Voller Reue gestand sich der behandelnde Arzt ein, dass eine Kontrolle der Werte einige Monate nach der Entlassung aus dem Krankenhaus der bessere Weg gewesen wäre.

Diese Kaskadeneffekte dürften im Kontext der Hinterweltler-Medizin häufiger vorkommen, da der mechanische (deterministische) Ablauf kein zwischenzeitliches Abwägen zulässt. Wer die Konfrontation mit der Unsicherheit (bzw. ihrem Komplement, der Wahrscheinlichkeit) nicht aushält, ist im Zwang gefangen, jedem Befund nachzugehen. Im Kontext der Hinterweltler-Medizin fällt es schwer, nach Abwägen von Wahrscheinlichkeit und Nutzen den Prozess abzubrechen – viel schwerer als in der Medizin der Zeichen, welche die Wahrscheinlichkeit als durchgehendes und leitendes Prinzip akzeptieren kann.

14.2.2 Sekundäre Effekte

Trotzdem ist der technisch orientierte Hinterweltler-Ansatz attraktiv. Er reduziert die kognitive Belastung: Wenn ich den technischen Ergebnissen den Vorzug gebe und den Rest ignoriere, muss ich weniger Variablen mental jonglieren. Man könnte es auch direkter ausdrücken; ein US-amerikanischer Kommentator berichtet von einem Freund, der wegen eines labyrinthären Schwindels durch sämtliche Fachdisziplinen (einschließlich Herzkatheter, Ultraschall diverser Körperregionen) gejagt wird: „What shocks him is the stupidity of the process, the mental laziness." Der Versuchung, die kognitive Beanspruchung durch die Priorisierung der Technik zu reduzieren, erliegt auch manche Kollegin in den Ländern der britischen Tradition.

Hinterweltler-Medizin macht mit häufig eingesetzter Technik viel Eindruck bei der betroffenen Patientin und kann damit – auch bei klinischer Wirkungslosigkeit – die archaische überzeugend Heilfunktion erfüllen (siehe Kap. 12 und Kap. 16). Eng damit zusammen hängt die Macht, die eine so strukturierte Erkenntniswelt demjenigen gibt, der ein Monopol auf die Wissensquellen hat. Schließlich passt die Hinterweltler-Strategie zu einem Selbstverständnis von Medizin, das sich vor allem mit dem Verweis auf technische Neuerungen rechtfertigt („Fortschritt").

Gerade beim internistischen Nachwuchs ist der individuelle Ehrgeiz auf die Beherrschung möglichst vieler und möglichst invasiver Prozeduren gerichtet. Dies passt intellektuell und kulturell zur Hinterweltler-Medizin, aber auch zu Gebühren- und – in deren Gefolge – Weiterbildungsordnungen. Bevor Werbepsychologinnen die Gestaltung ärztlicher Stellenanzeigen übernahmen, fiel den inserierenden Krankenhäusern zur Selbstdarstellung kaum etwas anderes ein, als den Gerätepark zu schildern.

En passant erwähnt sei hier die hohe Prävalenz des Hinterweltler-Denkens im Krankheitsmonitoring. Wir haben uns daran gewöhnt, dass fröhliche und beschwerdefreie Patientinnen mit einer KHK in der kardiologischen Praxis regelmäßig eine Echokardiografie erhalten (glücklicherweise wird der Kontroll-Herzkatheter seltener), Patientinnen mit Asthma und COPD eine Bodyplethysmografie; die Osteoporose-Therapie wird mit der Knochendichte überwacht, Behandlerinnen von chronisch entzündlichen Erkrankungen des ZNS fühlen sich unwohl ohne regelmäßige MRTs (einschließlich der Gabe von Kontrastmitteln unklarer Langzeittoxizität) – bei diesen Aktivitäten ist unklar, welchen zusätzlichen Erkenntniswert sie gegenüber Anamnese und klinischem Befund bieten. Teilweise steht das Vorgehen in krassem Gegensatz zu den einschlägigen klinischen Studien, in denen kein Monitoring und keine Therapieanpassungen stattfanden. Das Ausmaß der Vergeudung und der Patientinnengefährdung kann hier nur angedeutet werden – es dürfte gewaltig sein.

Die idealtypische Gegenüberstellung macht auch deutlich, warum wir in Deutschland Schwierigkeiten haben, den Satz von Bayes zu verinnerlichen (siehe Kap. 5.3). Einen technischen Untersuchungsbefund absolut zu setzen, widerspricht dem Denken in Wahrscheinlichkeiten, die mit der sequenziellen Einholung von diagnostischer Information modifiziert werden. Deshalb ist es für uns so schwierig, bei Kreuzschmerzen *keine* Bildgebung zu veranlassen oder bei Brustschmerzen *keinen* Herzkatheter durchzuführen. Dass deren Ergebnisse häufig in die Irre führen (siehe Kap. 3), kann nur schwer von Kolleginnen verinnerlicht werden, denen immer wieder beigebracht worden ist, dass die Wahrheit im technischen Befund liegt. Es ist nicht vorstellbar, dass ein Aufsatz mit dem Titel „Why clinicians are natural bayesians" aus Deutschland stammt – hier sozialisierte Ärztinnen sind eben keine „natürlichen Bayesianer".

Hinzu kommt eine heimliche moralische Komponente: Möglichst viele technische Untersuchungen anzuordnen, wird in Deutschland mit „Sorgfalt" bzw. „Gründlichkeit" gleichgesetzt und entsprechend sanktioniert. In der britischen Tradition kommt es dagegen eher auf den Scharfsinn an; hier besteht die Herausforderung darin, mit möglichst wenig (technischem) Aufwand eine (möglichst seltene, möglichst genial erscheinende) Diagnose zu stellen.

14.3 Geografische und historische Verteilung

Die von mir als „Medizin der Zeichen" bezeichnete Tradition hat sich an den britischen Medical Schools entwickelt, vor allem an den Londoner Lehrkrankenhäusern („viktorianisch"). Den Gegensatz zum europäisch-kontinentalen Modell haben Reisende bereits in der zweiten Hälfte des 19. Jahrhunderts bemerkt und kommentiert. Global verbreitet hat sich das Modell entlang der kolonialen Entwicklungslinien und ist heute noch in den Ländern des Commonwealth etabliert.

Es gibt Länder, in denen sich die Denkweisen durchmischen; auf dem europäischen Kontinent stehen die Niederlande eher für eine „Medizin der Zeichen", wie sie auch auf den britischen Inseln vorherrscht.

Interessant ist das Beispiel der Vereinigten Staaten. Was in europäischen Ländern fraglos als Tradition von einer Generation zur nächsten weitergereicht wurde, musste in den Vereinigten Staaten explizit verhandelt werden, da hier die verschiedenen Traditionsstränge aufeinandertrafen. In der Folge des höchst einflussreichen Flexner Reports (1910) haben sich die US-amerikanischen Universitäten stark an den deutschen Universitäten bzw. an Wien orientiert, die damals mit der Integration der Naturwissenschaften in die Medizin weltweit die Führung innehatten.

Der US-amerikanische Bildungsexperte Abraham Flexner (1866–1959) und der kanadische Arzt William Osler (1849–1919, war auch in den USA und im UK tätig) personifizieren die gegensätzlichen Tendenzen.

Osler wünschte sich als Inschrift auf seinem Grabstein lediglich den Hinweis, dass er Studierende auf den Stationen unterrichtete. „Listen to your patient, he is telling you the diagnosis" ist ein anderer berühmter Ausspruch. Im Mittelpunkt seines Lehrens stand der direkte Kontakt mit der Patientin, die Erhebung der Krankengeschichte, die körperliche Untersuchung, die Analyse von Körperflüssigkeiten und Ausscheidungen. Wissenschaftliche Theorie durfte seiner Sicht nach nicht ignoriert werden, sie war aber nicht die primäre Wirklichkeit – dies war vielmehr die Patientin. In der Konsequenz wurden Vorlesungen auf ein Minimum reduziert, Studierende verbrachten ihre Rotationen auf den Stationen des Krankenhauses. Hier wird der Zusammenhang von klinischem Paradigma und der Gestaltung der Lehre deutlich.

Flexner dagegen war fasziniert von der naturwissenschaftlich geprägten Medizin des europäischen Kontinents, wie er sie vor allem in Wien und an den deutschen Universitäten kennengelernt hatte. Die Naturwissenschaft würde im Laufe der Zeit alle Phänomene des gesunden und des kranken Lebens nach ihren Prinzipien aufklären. Hier war er insbesondere beeinflusst vom damaligen Dekan der Medizinischen Fakultät der Johns Hopkins-Universität in Baltimore, William H. Welch. Das Labor stand für diesen ganz im Mittelpunkt, die klinische Medizin war ein Zweig der Pathophysiologie.

Mein persönlicher Eindruck ist, dass in der medizinischen Versorgung in den USA das deutsche Modell mit seiner Überschätzung der Technik tonangebend geworden ist. Allerdings haben US-amerikanische Medical Schools gewichtige Beiträge zu Lehre geleistet.

14.4 Differenzierungen

Die oben geschilderten gegensätzlichen Positionen möchte ich primär für das Krankenhaus gelten lassen. In der ambulanten Versorgung legt die Arbeitsumgebung per se eine „Medizin der Zeichen" nahe. Technische Untersuchungen sind während der Konsultation in der Praxis, die nur wenige Minuten dauert, kaum leistbar. Sie müssen entweder terminiert werden oder sie können erst nach Überweisung erfolgen. Die Patientin erwartet aber mindestens eine vorläufige Formulierung des Problems, das ihren Beschwerden zugrunde liegt. In der ambulanten Versorgung haben Patientinnen eine stärkere Position und sind weniger ausgeliefert als im Krankenhaus; was sie äußern, kann deshalb mehr Gewicht beanspruchen.

Ich möchte deshalb postulieren, dass die Ökologie der Primär- bzw. ambulanten Versorgung eine „Medizin der Zeichen" bzw. das britische Modell („viktorianisch") nahelegt. Es macht allerdings einen großen Unterschied, ob dies mit der offiziellen Lehre der Medizin übereinstimmt (z.B. im UK oder in den Niederlanden) oder mit der in Universitätskliniken vermittelten Lehre im Widerspruch steht. Im letzteren Fall haben dieses Denken und das praktische Vorgehen durchaus einen klandestinen Charakter, seine Prinzipien werden nicht oder weniger hörbar artikuliert und sind vielleicht sogar mit Scham behaftet.

Länder, die dem viktorianischen Kulturkreis angehören, haben meist die stärkeren medizinischen Lehrtraditionen. Beim Durchblättern internationaler Zeitschriften zur medizinischen Aus-, Weiter- und Fortbildung sind deutsche, französische oder osteuropäische Beiträge eine Rarität; Autorinnen aus Commonwealth-Ländern (v.a. UK, Kanada, Australien) sind deutlich überproportional vertreten. In den deutschsprachigen Ländern hatte sich bereits im späten 19. Jahrhundert die Vorlesung als klassisches Medium etabliert; dies passt zu der Vorstellung, dass theoretische Einsicht in objektive Krankheitsprozesse Vorrang vor den anderen Informationsquellen hat. Wenn Anamnese und körperliche Untersuchung nur unzuverlässige Informationen über die Erkrankung liefern, besteht keine Notwendigkeit, sie gründlich zu vermitteln. An deutschen medizinischen Fakultäten wird dies sogar an studentische Tutorinnen delegiert – womit die Prioritätensetzung sehr deutlich wird.

14.5 Schlussfolgerung

Meine Gegenüberstellung der zwei Kulturen ist idealtypisch, der Alltag der Versorgung in den verschiedenen Systemen kann nicht immer so deutlich zugeordnet werden. In deutschen Krankenhäusern gibt es viele Ärztinnen, welche die Anamnese ihrer Patientinnen ernst nehmen und technische Untersuchungen mit Bedacht einsetzen. Anderseits gehen die Effekte, die sich jenseits der Testgenauigkeit mit Technik erzielen lassen (kognitive Entlastung, symbolische Wirkung, hermetisches Vokabular) auch an unseren britischen Kolleginnen nicht spurlos vorbei. Die Globalisierung und die Internationalisierung des medizinischen Wissens haben die Grenzen auch zwischen den medizinischen Kulturen durchlässiger gemacht. Überall haben Ärztinnen das Gefühl, mit technischen Maßnahmen für ihre Entscheidungen eine höhere Legitimität zu haben und sich gegen Kritik absichern zu können.

Die Medizin ist vielleicht der Lebensbereich, in dem die Begriffe der Moderne und des Fortschritts noch am ehesten positiv belegt sind. Dabei hat die kurative Medizin diesen Fortschritt nicht zuletzt als technischen verstanden, damit ihr öffentliches Bild geprägt und ihren Anspruch auf Geltung und Ressourcen begründet. Entsprechend schwer fällt es einer „Hinterweltler-Medizin“, das Gewicht des technischen Befundes zu relativieren.

Dieser sehr beschränkte Fortschrittsbegriff hat uns jedoch in eine Sackgasse laufen lassen. In Kap. 3.1 habe ich dargestellt, dass der naive Einsatz technischer Untersuchungen zu falschen Schlüssen und illusionären Verkennungen führen kann. Ärztinnen sind oft mit Dutzenden von Befunden konfrontiert, ohne die Probleme von Variabilität, falsch-positiven Ergebnissen und Inzidentalomen zu verstehen (ihre akademischen Lehrer hatten dies ja auch nicht verstanden). Gerade die Hinterweltler-Medizin läuft hier immer wieder Gefahr, den gedanklichen roten Faden zu verlieren. Konfuse Entlassungsberichte nach stationärer Behandlung bezeugen den gedanklichen Mangel. Die Lösung besteht nicht im *Mehr* an technischen Errungenschaften, sondern im *Weniger* – allerdings in Kombination mit mehr kritischem Verstand.

Schließlich sollten wir bedenken, dass diagnostische Bemühungen ihren Preis in Bezug auf natürliche Ressourcen haben. Wir verordnen oft zu großzügig MRT-Untersuchungen, weil wir damit eine Exposition mit ionisierenden Strahlen vermeiden. Der Energieverbrauch dieser Technik ist jedoch enorm: Ein Scanner verbraucht im Jahr so viel Energie wie 26 Vier-Personen-Haushalte. Dabei sind die Herstellung des Geräts und die baulichen Voraussetzungen noch nicht einmal mitberücksichtigt. Ich will hier keinen falschen Gegensatz von Patientinnenwohl und Klima konstruieren; Hinterweltler-Medizin ist nicht nur problematisch, weil sie stärker die natürlichen Ressourcen beansprucht, sondern auch weil sie unseren Patientinnen weniger gerecht wird.

Weiterführende Literatur

Diese Literaturangaben sind nur eine Auswahl der benutzten Referenzen. Detaillierte Angaben finden sich online im ausführlichen Hintergrund-Text, siehe Seite 343.

1. Cassell EJ. The sorcerer's broom. Medicine's rampant technology. Hastings Cent Rep. 1993;23(6):32–9. https://doi.org/10.2307/3562922
2. Donner-Banzhoff N. Paradigmata ärztlichen Handelns – ein Kulturvergleich. Z Allg Med. 1995;71:796–802.
3. Fangerau H, Martin M. Medizinische Diagnostik und das Problem der Darstellung: Methoden der Evidenzerzeugung. Angewandte Philosophie. 2015;2(1):38–68. https://doi.org/10.14220/aphi.2015.2.1.38
4. Feilchenfeld Z, Dornan T, Whitehead C, Kuper A. Ultrasound in undergraduate medical education: a systematic and critical review. Med Educ. 2017;51(4):366–78. https://doi.org/10.1111/medu.13211
5. Feilchenfeld Z, Kuper A, Whitehead C. Stethoscope of the 21st century: dominant discourses of ultrasound in medical education. Med Educ. 2018;52(12):1271–87. https://doi.org/10.1111/medu.13714
6. Gill CJ, Sabin L, Schmid CH. Why clinicians are natural bayesians. Brit Med J. 2005;330(7499):1080–3. https://doi.org/10.1136/bmj.330.7499.1080
7. Maslen S. Sensory work of diagnosis: a crisis of legitimacy. Senses and Society. 2016;11(2):158–76. https://doi.org/10.1080/17458927.2016.1190065
8. Nietzsche F. Also sprach Zarathustra. In: Schlechta K, Hrsg. Friedrich Nietzsche. Werke in drei Bänden. Darmstadt: Wissenschaftliche Buchgesellschaft; 1997.
9. Reilly BM. Waste, worry, and the seven sins of medicine. N Engl J Med. 2020;382(14):1295–7. https://doi.org/10.1056/NEJMp1917038
10. Schiff GD, Martin SA, Eidelman DH, Volk LA, Ruan E, Cassel C, et al. Ten principles for more conservative, care-full diagnosis. Ann Intern Med. 2018;169(9):643–5. https://doi.org/10.7326/M18-1468
11. Tauber AI. The two faces of medical education: Flexner and Osler revisited. J R Soc Med. 1992;85(10):598–602.
12. Verghese A. Culture shock – patient as icon, icon as patient. N Engl J Med. 2008;359(26):2748–51. https://doi.org/10.1056/NEJMp0807461

15 Konsequenzen für die Lehre

Jede Profession muss ihr Wissen und ihre Erfahrungen an die nächste Generation weitergeben, deshalb ist dieses Kapitel so wichtig. Ich stelle zunächst dar, dass der Umgang mit Unsicherheit ein wesentlicher Zielpunkt unserer Aus- und Weiterbildung sein muss. Als zentrale Kritik an der Universitätsmedizin (an der ich selbst aktiv mitwirke) muss ich feststellen, dass dieses Ziel verfehlt wird; Verleugnung, Ignoranz und Selektion sind die Mechanismen, die bei Studierenden zu einer Reifungsverzögerung und danach zum umso schwereren Praxisschock führen. Alternativen zur aktuellen Praxis stelle ich im Großen - die konkrete Utopie der Vorbild-Fakultät - wie auch im Kleinen dar: mit konkreten Hilfen für Dozentinnen wie auch für diejenigen, die sich noch am Beginn ihrer ärztlichen Laufbahn befinden („Lernen im Untergrund").

15.1 Reifeziel: Mit Unsicherheit umgehen

15.1.1 Ein erwachsenen-pädagogisches Entwicklungsmodell

William Perry, Psychologe an der Harvard-Universität, befragte in regelmäßigen ausführlichen Interviews Studierende verschiedener Fächer in verschiedenen Stadien ihrer Ausbildung; dieses Projekt zog sich über 20 Jahre hin. Als Ergebnis postulierte er ein Modell, das die Entwicklung dieser Studierenden beschreibt; dabei ging es darum, was diese unter „Wissen" verstehen, was sie von ihren Lehrerinnen erwarten und wie sie ihre eigene Rolle definieren.

- *Dualismus:* Demnach beginnt die Entwicklung in einem „Garten Eden" (Daloz), in dem Gut und Schlecht noch eindeutig zu unterscheiden sind. Da es verlässliche Wahrheiten gibt, ist die Lehrerin eine Autorität, deren Ausführungen fleißig mitgeschrieben und eingeprägt gehören. Wenn sich Autoritäten, wie z. B. Dozentin und Lehrbuch, widersprechen, muss eben eine von beiden Unrecht haben.
- *Multiplizität:* Wenn Studierende sich allmählich in ihr Gebiet einarbeiten und glauben, Boden unter den Füßen zu haben, nehmen sie auch Meinungsverschiedenheiten wahr. Über Begriffe und Behandlungsmethoden wird oft kontrovers diskutiert. Da die verschiedenen Positionen ihre Berechtigung zu haben scheinen, wird die Unterscheidung in „wahr" und „falsch" weniger relevant. Diese Erfahrung kann verunsichern, im gewählten Fachgebiet scheint Willkür zu herrschen. Eigene Entscheidungen zu treffen, wird immer schwieriger - woran soll man sich noch halten?
- *Relativismus:* Dass Themen strittig sind und Unsicherheit weit verbreitet ist, wird in dieser Phase zunehmend akzeptiert. Studierende entwickeln Strategien, sich Informationen zu besorgen und eine eigene Meinung zu

bilden. Es gibt Personen, Medien und Einrichtungen, die dabei nützliche Hilfe leisten können. Damit wird Handeln unter den Bedingungen von Unsicherheit möglich. Dozentinnen und Mentorinnen sollen hier nicht primär Wissen vermitteln, sondern haben einer eine begleitende oder moderierende Rolle: Sie helfen, eine Situation zu verstehen, vermitteln Hilfe und geben Feedback.

- *Verantwortung* (engl. commitment): Hier ist die Relativität allen Wissens vorausgesetzt. Trotzdem kann jetzt Verantwortung übernommen werden, da Taktiken und Strategien zur Verfügung stehen und Entscheidungen bewusst getroffen werden können. Die persönliche Identität ist jetzt so weit gefestigt, dass die Unsicherheit der Welt keine Angst und keine Vermeidungsstrategien mehr provoziert. Aufgabe einer Mentorin ist es, die Konsequenzen persönlicher Entscheidungen und die zugrunde liegenden Wertvorstellungen zu diskutieren und Hinweise zur persönlichen Weiterentwicklung zu geben.

Nicht immer wird diese Sequenz glatt durchlaufen: Verzögerungen, Flucht vor Verantwortung und Selbstverpflichtung wie auch Rückzug in das dualistische Stadium kommen vor. Durch die Komplexität des ärztlichen Auftrags (siehe auch Kap. 16) ist die Gefahr hier eher noch größer als in anderen Fächern, Rückfälle zu erleiden oder gar für bestimmte Handlungsbereiche auf einer früheren Entwicklungsstufe steckenzubleiben. Die hier beschriebenen Entwicklungen sind nicht primär in den lernenden Individuen angelegt, vielmehr hängt das Voranschreiten (oder auch dessen Fehlen) von der Lernumgebung bzw. der verantwortlichen Institution ab.

Für die Absolventinnen der ärztlichen Aus- und Weiterbildung ist es von besonderer Bedeutung, ob sie mit Unsicherheit, Ambivalenz und Nichtwissen umgehen können. Zum einen gehört dies zum Kern der ärztlichen Tätigkeit. Zum anderen gibt es Belege dafür, dass die Ärztinnen und Studierenden, die Unsicherheit eher nicht tolerieren, anfälliger sind für Stress, Burnout und psychische Störungen. Wenn wir bedenken, dass diese wiederum zu Fehlzeiten, Aufgabe des Berufs bzw. Wahl von nicht klinischen Arbeitsfeldern führen kann, hat dies sogar Implikationen für die Sicherung des ärztlichen Nachwuchses in unserem Gesundheitswesen.

15.1.2 Entwicklungspsychologie

Die Schweizer Jean Piaget und Bärbel Inhelder untersuchten menschliche Wahrnehmung und Kognition unter der Perspektive der Entwicklungspsychologie. Für das probabilistische Wissen in der Medizin ist eines ihrer Werke besonders interessant, das dem Begriff des Zufalls gewidmet ist. Piaget und Inhelder entwickelten Versuchsanordnungen, mit denen kleine Kinder ihr Verständnis von Zufall und Determination „ausspielen" konnten.

Dabei zeigte sich, dass Kinder im Alter von 4 bis 7 Jahren von zufälligen Permutationen noch keinen Begriff haben, vielmehr denken sie in geradezu magischen Ordnungen, zu denen z. B. zufällig verteilte Kugeln zurückkehren werden. Deren immer weiter gehende Auflösung mit zufälliger Durchmischung kann erst mit etwa 7 Jahren akzeptiert werden; im Alter von 11 bis 12 Jahren schließlich findet sich ein vollständig ausgeprägtes Verständnis für Permutationen und das Gesetz der großen Zahlen.

15.1.3 Reife: eine Wertung

Die bisher dargestellten Entwicklungsmodelle beziehen sich jeweils auf Individuen die einen Weg zurücklegen: von einfachen, binären (schwarz-weiß) und/oder deterministischen Vorstellungen hin zur Fähigkeit, Zufall, Unbestimmtheit, Unsicherheit und Multiplizität wahrzunehmen, zu verstehen und im Handeln zu berücksichtigen.

Aus anderen Bereichen lassen sich ähnliche Reife-Entwicklungen zeigen. So ist in den Wissenschaften ein langer Weg zurückgelegt worden, bis man den Zufall mit den expliziten

Methoden der Statistik „zähmen“ konnte (Hacking).

Wenn wir davon ausgehen, dass „Reife“ darin besteht, die Unsicherheit der Welt zu erfassen und sich auf den probabilistischen Charakter des Wissens einzustellen, muss man die medizinische Ausbildung in Deutschland als systematische Entwicklungsverzögerung kritisieren.

15.2 Reifungsverzögerung: eine Kritik der deutschen Universitätsmedizin

15.2.1 Der heimliche Lehrplan

In den Erziehungswissenschaften kennt man den Begriff des „heimlichen Lehrplans“ (hidden curriculum). Einerseits gibt es die explizit formulierten Lernziele und anerkannten didaktischen Methoden, andererseits können im realen Betrieb ganz andere Dinge eine Rolle spielen. Wie sehen Schulgebäude und Klassenräume aus? Wie verhalten sich Lehrerinnen gegenüber ihren Schülerinnen? Was wird bei diesen gelobt, was wird getadelt? Der versteckte Lehrplan kann den explizit formulierten Zielsetzungen widersprechen, was jedoch nicht unbedingt auffällt: Er wird von den Beteiligten als natürlich und alternativlos empfunden.

Mit den folgenden Thesen versuche ich, diesen versteckten Lehrplan der deutschen Universitätsmedizin in Bezug auf die diagnostische Arbeit herauszuarbeiten. Das ist zunächst eine sehr subjektive Methode, die auf meinen Erfahrungen in anderen Medizinsystemen und den daraus unweigerlich sich aufdrängenden Vergleichen beruht. Ich habe diese Thesen aber mehrfach von Studierenden der Medizin kritisch auf ihre Gültigkeit hin prüfen und kommentieren lassen. Einen Teil dieser Annahmen habe ich in Kap. 14 (Hinterweltler-Medizin) bereits dargestellt.

1. Was unsere Patienten uns sagen (Anamnese), ist wenig zuverlässig.
2. Wir verlassen uns deshalb lieber auf „objektive“ Befunde wie Labor, Bildgebung usw.
3. Damit haben wir Zugang zum pathologischen Prozess.
4. Sieh auf die Krankheit und ignoriere den Kontext.
5. Krank ist krank und gesund ist gesund.
6. Wir gehen davon aus, dass sich alle Beschwerden und Befunde auf eine biomedizinische Störung zurückführen lassen.
7. Strengt euch an und ihr habt alles im Griff.
8. Mehr ist immer mehr.
9. Psychosoziale Probleme irritieren uns, denn dafür gibt es meist keinen „objektiven“ Befund.

Die *1. These* illustriert die Diskrepanz zwischen dem offiziellen und dem versteckten Lehrplan. Das Osler'sche Wort “Listen to the patient, he is telling you the diagnosis” wird gerne vom (schon etwas reiferen) Professor in der einleitenden Vorlesung zu Semesterbeginn bemüht. Auch gehört die Klage über die Vernachlässigung der Anamnese dazu, wenn die klinischen Kompetenzen (bzw. deren Mängel) junger Ärztinnen diskutiert werden. Wenn die Redner jedoch als Chef- oder Oberärzte tätig gewesen sind, aus welchen Anlässen haben sie bei der Visite die Stationsärztin kritisiert? Wegen einer unvollständigen Anamnese? In Deutschland wird dies eigentlich nie als Mangel empfunden, es sind vielmehr Labor, Ultraschall, Röntgen, also technische Untersuchungen, deren Fehlen bzw. Nichtdurchführung bemängelt werden. Damit wird deutlich gemacht, was *wirklich* wichtig ist. Und da Feedback eine der stärksten Lehr- und Lernmethoden ist, sitzt diese Lektion viel besser als der Vortrag im Hörsaal.

Die Angaben der Patientin werden mit dem Adjektiv „subjektiv“ versehen; die so erhaltenen Informationen können glücklicherweise mit technischen Prozeduren „objektiviert“ werden *(2. These)*. Die Grenzen, Unzulänglichkeiten und Fehler der Letzteren werden geflissentlich ignoriert. Vielmehr wird die Illusion genährt, sie würden den direkten Zugriff auf den pathologischen Prozess im Körper des Patienten ermöglichen *(3. These)*, während die Anamnese und die körperliche Untersuchung nur einen indirekten Zugang bieten würden. Die in Kap. 3.1 dargestellten „Illusionen und Trugschlüsse" zu bildgebenden Verfahren zeigen, dass diese Annahme falsch ist; auch die moderne Bildgebung kann nur indirekte Zeichen für den Krankheitsprozess liefern.

Diese Sicht ist ausgesprochen unter-komplex *(4. These)*; wie die Patientin ihre Erkrankung wahrnimmt, verarbeitet und bewältigt, in welchen familiären, beruflichen und kulturellen Kontext sie eingebettet ist – all dies ist peripher und wird in wenig populären Nebenfächern abgehandelt. Dabei wird keine Verbindung zur klinischen Betreuung hergestellt, etwa im Sinne eines strukturierten Vorgehens. Da diese Lehre immer noch überwiegend in Krankenhäusern stattfindet, meist sogar solchen der Tertiärversorgung, kommt die so überaus interessante Grenze (oder besser: Nicht-Grenze, siehe Kap. 8) zwischen gesund und krank nicht vor *(5. These)*, im Universitätsklinikum sind schließlich alle krank.

Wenn die Über- und Einweisungsmechanismen der Region einigermaßen funktionieren, bekommen Ärztinnen am Universitätsklinikum nur die Patientinnen zu Gesicht, denen sie wirklich helfen können, sprich: deren Problem sich mit dem Instrumentarium eines Klinikums der Maximalversorgung annähernd verstehen und vielleicht sogar therapieren lässt. Dass die Kolleginnen im Universitätsklinikum die übrigen Menschen mit unerklärten Beschwerden, widersprüchlichen Befunden und chronisch-bizarren Verläufen nicht zu Gesicht bekommen, ist aus der Sicht der Versorgungsqualität nur zu begrüßen. Allerdings führt dies bei Universitätsdozentinnen oft zu der Illusion, alle Störungen biomedizinisch erklären zu können *(6. These)*. Dass sie nur ein Promille der medizinischen Beratungsanlässe zu Gesicht bekommen, und ihre Erfahrung deshalb sehr begrenzt ist, machen sich diese Kolleginnen meist nicht klar (siehe Kap. 1.6).

Dass Beschwerden nicht zu erklären sind, ist mit dieser Sicht kaum vereinbar. Dies kann nur daran liegen, dass eine Patientin nicht ausreichend „durchuntersucht" ist! Wer sich anstrengt, d.h. viele Untersuchungen durchführt oder veranlasst, wird schon irgendwann des Rätsels Lösung finden *(7. These)*. Eine ausbleibende Antwort kann nur das Resultat übertriebener Zurückhaltung oder mangelnden Engagements sein. Ein „Zuviel" an Diagnostik ist für die Universitätsklinikerin höchstens aus der Sicht geiziger Krankenkassen oder sparwütiger Geschäftsleitungen denkbar; die Medizin selbst braucht sich keine Schranken aufzuerlegen. Das Bewusstsein für Zufallsbefunde (Inzidentalome) und deren Konsequenzen, Überdiagnose bzw. die Pathologisierung von Phänomenen ist kaum entwickelt *(8. These)*.

Die psychosoziale Dimension wird erst dann bemüht, wenn sich auch beim besten Willen keine biologische Erklärung festmachen lässt. Dann kommt die „Überlagerung" ins Spiel; die Psychosomatik ist lediglich die Restkategorie für nicht lösbare Fälle. Diese Patientinnen werden auf der klammheimlichen Respektskala tief unten eingestuft und als Nervensägen oder „Schätzchen" diskriminiert *(9. These)*.

Dieses Gebäude von Halbwahrheiten und Fehlschlüssen kann nur dadurch aufrechterhalten werden, dass die Studierenden möglichst lange von der Wirklichkeit der Kranken und der realen Versorgung abgeschirmt werden bzw. dass die Kontakte mit der klinischen Realität minimiert werden und selektiv sind. Wer Patientinnen für die Vorlesung, das Seminar oder Übung am Krankenbett auswählt, geht – wie der Ausdruck schon besagt – selektiv vor. Für die eigentlichen Versorgungssettings, wo die Patientinnen entsprechend ihren eigenen Beschwerden und Motivationen auftauchen, haben wir in Deutschland kaum eine Lehrtradition. Hier wird immer noch mitgetrottet, und nach der Famulatur hört man die verräterische Frage „Was hast du denn machen dürfen?" Es zählen offenbar die Prozeduren (Ultraschall? Lumbalpunktion? Wundnaht?), nicht jedoch die Möglichkeit, ärztliches Denken und Entscheiden in einem anderen Versorgungssetting kennenzulernen. Ich hoffe allerdings, dass Famulantinnen doch ein bisschen davon mitnehmen, auch wenn es ihnen gar nicht bewusst ist.

Der heimliche Lehrplan stellt ein Durcheinander von Behauptungen (z.B. 3., 5., 6. These), Wertvorstellungen (z.B. 1., 2. These) und Anweisungen zum Verhalten (z.B. 4., 7. These) dar. Aber so ist es meistens mit heimlichen Lehrplänen: Niemand nimmt sich ihrer an, um Begriffe zu klären und Annahmen zu prüfen.

Auch wenn diese Lehre mit einem wissenschaftlichen Anspruch auftritt, möchte ich hier lieber von magischem Denken sprechen – so weit sind die Inhalte von der klinischen Realität entfernt. Bei der Darstellung und Vermittlung medizinischer Inhalte sind zwei Denkfiguren besonders interessant, nämlich „Pop Science“ im Lehrbuch und spezifische medizinische Narrative.

15.2.2 Übung in magischem Denken I: Lehrbuch-Wissenschaft und Pop Science

Der in Kap. 1.12.5 bereits erwähnte Mikrobiologe Ludwig Fleck beschreibt den Weg von der primären Publikation eines wissenschaftlichen Befundes („Zeitschriften-Wissenschaft“) über die „Lehrbuch-Wissenschaft“ zur populären Darstellung. Die wissenschaftliche Originalarbeit ist in ihrer Darstellung noch differenziert und vorsichtig. Je weiter die gewonnene Erkenntnis sich außerhalb des Kreises der aktiv beteiligten Wissenschaftlerinnen verbreitet, desto anschaulicher wird sie dargestellt, desto sicherer und selbstverständlicher erscheint sie. An diesem Punkt werden keine Beweise mehr verlangt, das Wissen wird fraglos hingenommen.

Ein Lehrbuch entsteht nicht durch die Summation oder Aneinanderreihung von Einsichten der „Zeitschriften-Wissenschaft“, dazu ist diese zu heterogen oder gar widersprüchlich. Vielmehr müssen die Autorinnen die Inhalte auswählen und geordnet darstellen. Das Ergebnis verdeckt die vorangegangenen Diskussionen innerhalb der Scientific Community, die schließlich erreichte Verständigung, aber auch die Missverständnisse, die gegenseitigen Konzessionen, sogar die eingesetzte Demagogie. Das Ganze führt zu einem „System“ von verpflichtenden Begriffen; diese bestimmen, wie gedacht werden darf, was vernachlässigt werden darf und was interessant ist. Im Lehrbuch und erst recht in populären Darstellungen erscheinen Aussagen viel gewisser als in der vorsichtigeren und differenzierenden Originalarbeit.

Studierende der Medizin befinden sich ziemlich weit hinten in dieser wissenschaftlichen Verwertungs- und Vereinfachungskette. Die zu Hunderten konsumierten Schaubilder in Lehrbüchern und bei Vorlesungen sind von der differenzierten wissenschaftlichen Aussage so weit entfernt, dass wir eigentlich nur von Pop Science sprechen können. Auf diesen Schaubildern wissen die Moleküle immer ganz genau, wohin sie zu schwimmen haben (ähnlich den Kugeln in den Experimenten von Piaget und Inhelder); Reaktionen laufen in einer bestimmten Richtung und vollständig ab – all dies ist natürlich sehr, sehr weit von der Wirklichkeit, aber auch von deren wissenschaftlicher Darstellung entfernt.

Die **Abbildung 15-1** zeigt, was passiert, wenn wir bei diesen Schaubildern Wahrscheinlichkeiten von weniger als 100% denken. Im oberen Teil ist schematisch eine Abfolge bzw. Reaktion

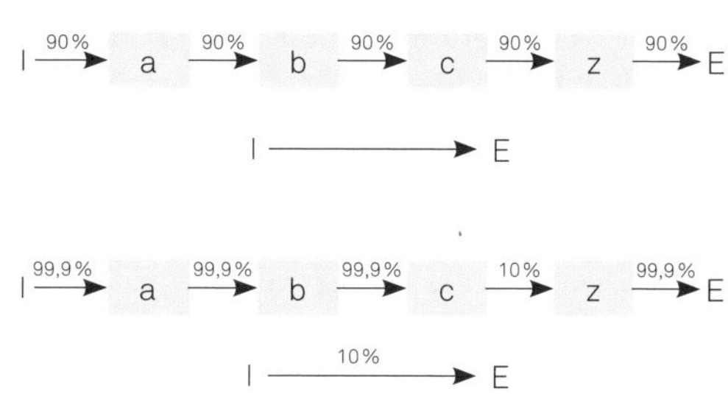

Abbildung 15-1: Biologischer Mechanismus – die Einzelschritte sind probabilistisch dargestellt. a–z: Zwischenprodukte; E: Ergebnis; I: Intervention. Quelle: Howick, J, Glasziou, P, Aronson, JK. Evidence-based mechanistic reasoning. J R Soc Med. 2010;103(11):433–41. https://doi.org/10.1258/jrsm.2010.100146

auf eine Intervention gezeigt, deren Einzelschritte mit einer Wahrscheinlichkeit von jeweils 90 % ablaufen. Bei fünf Stationen bedeutet dies, dass die Gesamtreaktion mit einer Wahrscheinlichkeit von 59 % abläuft. – Unten zeigt die Abbildung eine Reaktion, deren Einzelschritte mit sehr hohen Wahrscheinlichkeiten stattfinden, der vorletzte Schritt jedoch nur mit 10 % Wahrscheinlichkeit. Dieser begrenzt die gesamte Reaktion; das postulierte Ergebnis ergibt sich deshalb nur mit einer Wahrscheinlichkeit von 10 %.

Dies ist ein Bild, das zu der üblichen Pop Science im Medizinstudium in einem großen Kontrast steht. Eigentlich müsste unter jedem in Lehrveranstaltung gezeigten Schema stehen: Warnung, dieses Bild nicht mit der Wirklichkeit verwechseln!

15.2.3 Übung in magischem Denken II: medizinische Narrative

Die in der Ausbildung aller Gesundheitsberufe vermittelten Inhalte haben in hohem Maße eine narrative Grundstruktur (Erläuterungen dazu in Kap. 12.4). Eine biochemische Reaktion, die Wirkung eines Hormons an einem Rezeptor, die intrazellulären Konsequenzen, aber auch die Aufnahme von Nahrung, deren Verdauung und die Versorgung der Organe mit Nährstoffen, schließlich die Ausscheidung von Stoffwechselprodukten folgen jeweils einer temporären Sequenz von Schritten, bei denen eine kausale Verknüpfung und ein Ziel (Funktion) implizit mitgedacht sind.

Diese narrative Grundstruktur herrscht in den Lehrbüchern, Vorträgen und Repetitorien aller Gesundheitsprofessionen vor. Bei den Narrativen, welche die komplexen Vorgänge im menschlichen Körper verständlich machen sollen, sind immer wieder die Charakteristika zu finden, die ich in Kap. 12.4 bereits erwähnt habe: extreme Vereinfachung, biologistische Reduktion, Determinismus und moralischer Appell. So wie die im vorangehenden Abschnitt erwähnten Bilder, haben diese deterministischen Sequenzen mit der Wirklichkeit wenig zu tun.

Diese Narrative im Kopf machen es schwer, Patientinnen ergebnisoffen in Bezug auf diagnostische Maßnahmen und therapeutische Möglichkeiten zu beraten. Ein solches Gespräch stört die deterministische Konsequenz des Narrativs (X wird mit Y behandelt), eine persönliche Entscheidung der Patientin ist darin nicht zu integrieren. Zudem wird eine Übersichtlichkeit und Ordnung in der Welt vorgegaukelt, die in der klinischen Realität nicht zu finden ist.

15.2.4 „Wissenschaftlichkeit“ als Abwehr-Rhetorik

Wenn Sie bei einer Ansprache oder einem Diskussionsbeitrag die Rhetorik von der „Wissenschaftlichkeit des Studiums“ vernehmen, hören Sie bitte genau hin. Handelt es sich um wissenschaftlich orientierte Dozentinnen, die Studierende mit der Praxis wissenschaftlicher Untersuchungen vertraut machen wollen, sei dies im Labor oder in klinischen Studien? Die auch die Widersprüchlichkeit klinischer Studien, deren Design mit Stärken und Schwächen behandeln wollen, einschließlich der Konsequenzen für die eigenen Patientinnen? Ich habe die Erfahrung gemacht, dass es darum meistens nicht geht. Vielmehr ist das Schlagwort von der Wissenschaftlichkeit des Studiums eine Abwehrkeule gegen Initiativen, die das Studium verbessern wollen. Diese Keule wird vor allem dann gerne geschwungen, wenn es um eine Ausdehnung bzw. Intensivierung klinischer Erfahrungen und Lehre geht. Es ist das Rückzugsgefecht des Medizinprofessors des 19. Jahrhunderts (männliche Form meist zutreffend), der – selbst wenn er ein klinisches Fach lehrte – hinter seinem Pult bitte nicht gestört werden wollte. Er hat auf diese Weise ein Wissensmonopol; dieses würde in Gefahr geraten, wenn reale Patientinnen mit ihren Widersprüchlichkeiten und ihrer Subjektivität ins Spiel kämen. Meist sollen mit der rhetorischen Figur der Wissenschaftlichkeit Macht- und Wissensmonopole verteidigt werden. Wie verquer diese Argumentationslinie ist, zeigt sich auch daran, dass die

Länder, die mit der Reform des Medizinstudiums voranmarschiert sind, auch wissenschaftlich höchst erfolgreich sind. So haben die Niederlande, Kanada und das Vereinigte Königreich bessere Kennzahlen für Publikationen und Impact als Deutschland, wenn man die eingesetzten Mittel berücksichtigt. Wenn ein stärker an der Praxis orientiertes Studium der Wissenschaftlichkeit schaden würde, wären diese Länder im internationalen Vergleich zurückgefallen – das sind sie keineswegs!

15.3 Medizinische Ausbildung: Die Vorbild-Fakultät

Nach der Lektüre der vorangehenden Kapitel werden Sie nicht erwarten, dass es mir bei Alternativen zum herkömmlichen Medizinstudium nur um Kleinigkeiten geht. Die Einführung neuer Seminarthemen oder raffiniert gestaltete PowerPoint-Folien werden nicht genügen, um der oben geäußerten Kritik gerecht zu werden. Ich werde deshalb eine radikale Alternative beschreiben.

Damit will ich nicht nur Hinweise für eine Reform des Medizinstudiums geben, sondern – sozusagen im Rückschluss – die Mängel und Beschränkungen der Ausbildungspraxis an den deutschen Universitäten in deutlicherem Kontrast herausarbeiten. Die Diskrepanz zwischen dem Wünschenswerten und der Realität ist groß, was uns aber nicht verzweifeln lassen sollte. Ich gebe am Schluss Hinweise für Kolleginnen in Aus- und Weiterbildung („Lernen im Untergrund“ – Kap. 15.5), aber auch für Lehrverantwortliche an medizinischen Fakultäten, diese Erkenntnisse schon unter den heutigen Bedingungen zu nutzen.

15.3.1 Eine Lernumgebung bewusst gestalten

Unsere Kognitionen sind wesentlich in Auseinandersetzung mit der Umgebung entstanden (onto-, phylogenetisch). Dabei spielen vielfältige Mechanismen eine Rolle, die uns meist nicht bewusst sind: Einschätzung von Häufigkeiten, Erkennen von Mustern, Imitation anderer usw. Diese Prozesse habe ich in Kap. 2 herausgearbeitet.

Wenn zwischen dem expliziten Lernen in Vorlesung, Seminar und Lehrvisite einerseits und den Regeln der Praxis andererseits eine Diskrepanz besteht, gewinnen Letztere. Wenn der Chefarzt in der Vorlesung auf Osler hinweist („Listen to the patient, he is telling you the diagnosis“), bei der Visite aber nur das Fehlen von technischen Befunden bemängelt, wird deutlich, wo die Prioritäten liegen und welche Perspektive zählt. Wir haben das Problem des „heimlichen Lehrplans“.

Beim Aufbau der Vorbild-Fakultät wird deshalb darauf geachtet, Lernziele vor allem durch eine entsprechende Auswahl und Gestaltung von Lern- und Arbeitsumgebungen zu erreichen. Wenn sich Routinen bzw. Kompetenz am intuitiven Pol des kognitiven Spektrums (siehe Kap. 1.7) durch weitgehend unbewusste Verarbeitungen von Erfahrung in der Arbeitsumgebung entwickeln, muss – paradoxerweise – bewusst Sorgfalt auf deren Gestaltung verwendet werden. Dies ist auch deshalb von Bedeutung, weil wir den größten Teil unserer täglichen Aufgaben mit dem intuitiven Pol des analytischen Spektrums bewältigen.

15.3.2 Das vollständige Spektrum von Morbidität und Versorgung

Aus der historischen Entwicklung der medizinischen Wissenschaft heraus ist es zwar verständlich, dass die medizinische Ausbildung primär an Krankenhäusern der Maximalversorgung angesiedelt wurde, dies in der Zukunft beizubehalten, wäre aus medizindidaktischer Sicht jedoch falsch. Als Konsequenz aus dieser Einsicht wirken an der Vorbild-Fakultät haus- und fachärztliche Praxen, Krankenhäuser der Grund- und Regelversorgung, der öffentliche Gesundheitsdienst, psychosoziale und sozialmedizinische Einrichtungen mit. Es ist sichergestellt, dass deren Beitrag substanziell ist, früh im Studium greift und die Lehrenden in diesen Bereichen entsprechend motiviert und qualifiziert sind. Die gesamte Ökologie der Versorgung (siehe Kap. 1.6) ist also in dieser Lernumgebung berücksichtigt.

Studierende können in der Vorbild-Fakultät mit ambulanten Versorgungsproblemen Erfahrungen sammeln, die derzeit nur im Blockpraktikum Allgemeinmedizin auftauchen. So sind beispielsweise auch die niedergelassenen Dermatologinnen der Region einbezogen und beseitigen das auch für viele andere sog. kleine Fächer typische Ungleichgewicht: Wer sich mit einem Hautproblem in stationäre Behandlung begeben muss, ist am Extremende des klinischen Spektrums, d. h. hat einen ungewöhnlich schweren Krankheitsverlauf. Dass die Dermatologie im Studium vorzugsweise an stationären Patientinnen gelehrt wird, ist absurd.

Wenn das gesamte Versorgungsspektrum in den Blick genommen wird, kommen neue und interessante Fragen auf, wie z. B. ob bei einer Patientin überhaupt eine definier- und behandelbare Störung (Erkrankung) vorliegt. In einem Universitätsklinikum lässt sich fragen, *welche* Erkrankung vorliegt. Die Problemstellung in der Primärversorgung ist meist schwieriger, nämlich die Abgrenzung früher und noch nicht charakteristischer Krankheitsstadien von Befindensstörungen und passageren Symptomen. Bei den Patientinnen eines Klinikums der Maximalversorgung haben die Ein- und Zuweiserinnen entschieden, dass eine gravierende Störung vorliegt bzw. sehr wahrscheinlich ist. An diesem einseitigen Spektrum lassen sich nur sehr begrenzt die relevanten Entscheidungen an der diffusen Grenze von „gesund" und „krank" lehren.

Die arrogante Unterscheidung von „peripheren" (implizit: minderwertigen) und „zentralen" Einrichtungen hat ein Ende. Eine Ironie der aktuellen Ausbildung, v. a. im Praktischen Jahr, ist ja, dass die „peripheren" Krankenhäuser ihre Aufgabe wesentlich ernster nehmen als die Universitätskliniken, in denen die Studierenden eher eine strukturelle Vernachlässigung erfahren. In der Vorbild-Fakultät treffen die Studierenden auf Dozentinnen, die mit realistischer Bescheidenheit und Respekt von ihren Kolleginnen an den anderen Stellen des Versorgungssystems sprechen. Das liegt auch daran, dass sie zusammen mit diesen die didaktische Qualifikation durchlaufen haben; alle sind sich darüber im Klaren, dass sie die Welt nicht (allein) erklären können (siehe in Kap. 15.1.1 Perrys „Multiplizität"). Andererseits sind auch die antiakademischen Ressentiments der Ärzteschaft weniger ausgeprägt.

Schließlich lässt sich durch die Einbeziehung weiterer Einrichtungen die große Zahl von Studierenden überhaupt sinnvoll betreuen.

15.3.3 Exposition und Real-Feedback von Anfang an

Da sie von Anfang an mit realen Patientinnen konfrontiert sind, entgehen die Studierenden der Vorbild-Fakultät der Falle des substanziellen Begriffs von Diagnosen (siehe Kap. 1.14.1). Sie verstehen intuitiv, dass diagnostische Entitäten und Krankheitsbilder ein Versuch sind, eine höchst variable, komplexe und heterogene Wirklichkeit zu erfassen. Ihre Patientinnen sind die „eigentliche" Wirklichkeit; die Krankheitsentitäten des Lehrbuchs oder der Leitlinie, die sich beständig verändern, verstehen sie zu Recht als „temporäre Handlungsanweisungen" (Köbberling).

Im dritten, vierten und fünften Jahr absolvieren die Studierenden durchgängig mehrwöchige Blockpraktika (Rotationen) in allen klinischen Fächern. Ergänzend greifen sie auf Lehrmaterial für medizinische Basisinformationen zurück, wie z. B. aufgezeichnete Vorlesungen und interaktive Fallbeispiele. Die Vorlesungspatientin gehört damit der Vergangenheit an.

Hinter dem Prinzip der umfassenden Exposition steht die lernpsychologische Einsicht, das Wissen und Routinen an bestimmte Lernsituationen geknüpft sind. Deshalb ist das rein theoretische Lernen vor Examina so vergeblich: Die eingeprägten Inhalte sind nicht nur bald vergessen; selbst wenn sie noch im Langzeitgedächtnis gespeichert sind, können sie in der klinischen Situation kaum mehr abgerufen werden. Entspricht dagegen das Lehrsetting der späteren klinischen Praxis, fällt das Abrufen des Gelernten viel leichter.

Wir wissen, dass wir unseren Alltag zu einem großen Teil (die berühmten 80 %) mit Routinen, d.h. Intuition im weiteren Sinne des Wortes, bewältigen. Diese Tatsache sollten wir realistischerweise nicht infrage stellen; vielmehr bemühen wir uns darum, den Erwerb sinnvoller und valider Intuitionen zu vermitteln.

Dass die Krankenhaus-Notaufnahme eine „bösartige“ Umgebung ist (siehe Kap. 3.4), liegt an dem fehlenden Feedback über den weiteren Verlauf des Problems, das die Patientin präsentiert hat. Da die Vorbild-Fakultät eine Region als Lernumgebung entwickelt hat, und nicht nur eine oder wenige abgegrenzte Einrichtungen, verfolgen die Studierenden hier den weiteren Krankheitsverlauf ihrer Patientinnen nach. Dies mag die Form eines kurzen Telefonats eine Woche nach der Behandlung annehmen oder eines Hausbesuchs. Damit lässt sich nicht nur die Entwicklung der Erkrankung („natural history“) studieren, vielmehr kann die Patientin auch auf die Behandlung zurückblicken und darstellen, wie sie diese empfunden hat. Es wird sich zeigen, dass die Patientinnen diese Kontakte nicht als lästig empfinden; vielmehr werden sie merken, dass sie eine Stimme haben. Die Studierenden tragen eine kurze Zusammenfassung in die Krankenakte ein, eine wichtige Komponente des Qualitätsmanagements der Krankenhaus-Notaufnahme.

Die permanente Exposition mit echten Patientinnen führt auch dazu, dass die Studierenden Fallkonstellationen („patterns“) in ihrem Gedächtnis abspeichern. Beschreibungen in Lehrbüchern und die von Dozentinnen hervorgehobenen Charakteristika können an der Realität gemessen bzw. ihre Anwendung dort erprobt werden. Mit der Zeit werden die „Bilder“ eines Patienten mit COPD, einer Patientin mit Herzinsuffizienz, aber auch des gutartigen Atemwegsinfekts oder des Erysipels eingeprägt und stehen für die spätere intuitive Mustererkennung („pattern recognition“) bereit.

15.3.4 Schafft die Trennung von Klinik und Vorklinik ab!

Ein typische Gegenargumentation bei der Einrichtung der Vorbild-Fakultät bestand in dem Einwand, Studierende müssten zunächst Aufbau und Funktion des menschlichen Körpers kennenlernen, die möglichen Störungen verstehen, Mechanismen der klinischen Manifestation und der Therapie erfassen usw. Dieses lineare Prinzip des Medizinstudiums, im 19. Jahrhundert extrem fortschrittlich, haben weltweit die meisten Modell- und Reformstudiengänge verlassen oder zumindest relativiert; sie sorgen dafür, dass Studierende sich von der ersten Woche an mit realen Patientinnen auseinandersetzen. Das Wahrnehmen von Beschwerden und der sie äußernden Person einerseits und das theoretische Verständnis (Aufbau und Funktionsprinzipien) andererseits gehen parallel und befruchten sich gegenseitig. Dies hat zum einen eine wichtige motivierende Funktion (im konventionellen Studium hat man fünf Jahre lang das Gefühl, dass es immer noch nicht richtig losgegangen ist), zum anderen werden mit einem frühen und intensiven Patientinnenkontakt die oben beschriebenen Illusionen und magischen Denkfiguren relativiert. Die Bedingungen des Versorgungsalltags werden deutlich, die von vielfältigen Unsicherheiten geprägt sind – hier müssen sich klinische Strategien der Diagnose, der Behandlung und der Betreuung bewähren.

Wenn es tatsächlich so wäre, dass ein profundes biomedizinisches Wissen zu einem besseren klinischen Verständnis führt, dann müssten diejenigen, die gut in dem einen sind, auch gut in dem anderen sein. Dies ist jedoch nicht der Fall. Bei der Untersuchung einer Kohorte von Studierenden in einem konventionellen

Curriculum wies der regelmäßig ausgewertete sog. Progress-Test in eine andere Richtung: überraschenderweise zeigte sich, dass biomedizinisches Wissen *negativ* mit klinischem assoziiert war!

Natürlich verzichtet die Vorbild-Fakultät nicht auf die Vermittlung biomedizinischen Grundlagenwissens. Allerdings ist der Gegenstandskatalog durch die Betonung von Prinzipien und durch exemplarisches Lernen deutlich entrümpelt, klinische Zusammenhänge stehen im Vordergrund. So kann das Wissen um den biomedizinischen Hintergrund das Erlernen von „patterns" erleichtern, da auf diese Weise ein Zusammenhang der Erscheinungen (Krankheitszeichen) hergestellt werden kann. Allerdings wird durch die Einbettung in die klinische Erfahrung deutlich, wie relativ bzw. unsicher diese „Krankheitsbilder" sind. Die Diskrepanz zwischen dem Prototyp einer Krankheit und den Realkonstellationen, die uns unsere Patientinnen präsentieren, ist das Thema des reflexiven Seminars.

15.3.5 Reflexives Seminar

Nun sind die Arbeitsumgebungen auch in der Region der Vorbild-Fakultät nicht so gutartig, dass man sich ganz allein auf diesen Lernmechanismus im Sinne eines Lehrlingsmodells verlassen könnte. Dieses Seminar soll deshalb Raum bieten, die Arbeits- und Lernumgebung, aber auch die eigenen kognitiven und emotionalen Mechanismen zu verstehen und patientengerechte Lösungen zu diskutieren.

Der thematische Fokus sind konkrete Patientinnen bzw. die sich aus der Betreuung ergebenden Entscheidungssituationen. Hier sind zunächst die Entscheidungsalternativen darzustellen (Einweisung ja oder nein bei akuten Bauchschmerzen? CT ja oder nein beim Kind nach Sturz auf den Kopf?), abwendbar gefährliche Verläufe und deren Wahrscheinlichkeiten werden thematisiert, ebenso Entscheidungsschwellen und vorstellbarer Regret (Reue und Bedauern – siehe Kap. 10). Vielleicht lässt sich die Testgenauigkeit der bereits erhobenen Zeichen und der möglichen Befunde empirisch quantifizieren? Entsprechende Studien werden recherchiert, auf ihre Qualität hin untersucht und ihre Relevanz für das anstehende Problem diskutiert. Entspricht das Ergebnis unserer Intuition (hierfür vor allem geeignet: Likelihood Ratios – siehe Kap. 4.1.4)? Lassen sich die Ergebnisse aus der Krankenhaus-Notaufnahme auf andere Versorgungsbereiche extrapolieren – und umgekehrt? Ist ein Zeichen eher zum Ein- oder zum Ausschluss der diskutierten Erkrankung geeignet? Kennen wir die Überlegungen und Sorgen der Patientin bzw. ihrer Familie? Welche Unsicherheiten können wir bestehen lassen? Welche sollten wir auflösen bzw. reduzieren? Treibt mein eigenes Unsicherheitsgefühl mich zu Überversorgung bzw. droht hier eine diagnostische Kaskade?

Im Reflexiven Seminar wird das gesamte kognitive Spektrum bedacht: Habe ich bei diesem Patienten ein Alarmgefühl gehabt? Oder den Eindruck, dass alles Ordnung ist, d.h. eine gutartige Störung vorliegt? Was hat – im ersten Fall – dieses Gefühl getriggert? Überhaupt: Was war mein erster visueller Eindruck? Warum hatte ich das Gefühl, dass dieser Patient akut schwer erkrankt war? Welche Hinweise dazu sind beim Erwachsenen hilfreich? Welche beim Kleinkind oder Säugling? Welche beim alten Menschen? Welche Hypothesen (= Differenzialdiagnosen) kamen mir sogleich in den Sinn? Welche erst nach längerer Überlegung oder gar nicht? Habe ich die diagnostische Sequenz (siehe Kap. 2.6) verinnerlicht oder muss ich sie noch bewusst aus dem Gedächtnis aktivieren? Wann ist es sinnvoll, vom intuitiven in den eher analytischen Modus zu wechseln?

Die Dozentinnen greifen ein, wenn sich Studierende deterministisch verbeißen: Es ist unter den Bedingungen des konventionellen Studiums ja so, dass gerade die Eifrigen versuchen, sich eine mechanistische Erklärung für jedes Symptom und jeden Befund einer Patientin zu erarbeiten. Auf diese Weise haben sie eher Schwierigkeiten, die probabilistische Natur dieser Assoziationen zu verstehen und gelassen mit Mustererkennung und Entscheidungsschwellen zu arbeiten.

In der Gruppe von 12 Studierenden werden die verschiedenen Einschätzungen und Positionen deutlich, können nicht optimale Vorstellungen und Werte aufgelöst werden, müssen klinische Vorgehensweisen gerechtfertigt werden; vielleicht werden kreative Alternativen deutlich, die im Alltag nicht auf den Bildschirm gelangt wären. Das Reflexive Seminar stellt auch einen Simulator dar, in dem nicht realisierte, alternative, wohl auch: riskante und unsinnige Vorgehensweisen durchdacht und als solche erkannt werden können. Durch die bewusste Vorwegnahme von denkbaren oder möglichen Fehlern sollen die realen Fehler der Teilnehmenden reduziert werden. Andererseits sind unerwartete Befunde, Ereignisse oder Verläufe von besonderem Interesse: Bestanden Hinweise, die vorher auf eine ganz andere (ungewöhnliche, bedrohliche) Entwicklung hinweisen konnten? Lässt sich eine Regel im Sinne der Pseudofehler-Methode formulieren (siehe Kap. 10)?

Die Studierenden bringen regelmäßig Videoaufnahmen ihrer Patientenkontakte mit und erhalten von der Gruppe Rückmeldung. Wurde der Patientin genügend Raum gegeben, sich zu äußern (induktives Streifen)? Wurde die diagnostische Sequenz (siehe Kap. 2.6) eingehalten? Wurden getriggerte Routinen vollständig abgefragt? Waren die verfolgten Hypothesen relevant? Wurden andererseits solche vergessen? Wurden die nächsten Schritte gegenüber der Patientin angemessen erläutert? – dies wären Fragen, die sich speziell auf die diagnostische Verhaltenskompetenz beziehen. Patientinnen der Region haben sich übrigens längst an diese Videoaufnahmen gewöhnt; sie werden in Praxen, Krankenhäusern und anderen Einrichtungen häufig um ihre Einwilligung dazu gebeten.

Aus den Diskussionen in der Gruppe des Reflexiven Seminars erhalten die Teilnehmenden Hinweise für ihre persönliche Entwicklung: Wo liegen meine Stärken, wo liegen meine Schwächen? An welchen Kompetenzen muss ich noch arbeiten? Mit welcher Methode bzw. welcher Erfahrung erreiche ich mein entsprechend formuliertes Lernziel? Dies mag ein bestimmter klinischer Bereich sein, z. B. Hauterkrankungen oder die Erstellung von Infusionsplänen, vielleicht geht es jedoch mehr um die Gesprächsführung, z. B. darum, Patientinnen zu Wort kommen lassen und trotzdem den Überblick über die erhaltenen Informationen zu behalten, oder um eine Vertiefung der Recherchekompetenz in medizinischen Datenbanken, z. B. Leitlinienportalen oder PubMed.

Untersuchungen aus dem 20. und frühen 21. Jahrhundert legen nahe, dass klinische Kompetenz spezifisch für den jeweiligen Bereich ist. So macht auch ein sehr reflektiertes Lernen der Diagnose und Behandlung von Hautkrankheiten die Dermatologin nicht handlungsfähig für das Fach Neurologie. Auch wenn die Studienergebnisse nahelegen, dass es keine klinische Problemlösungskompetenz per se gibt, ist es für eine wissenschaftlich begründete Medizin unerlässlich, eine kritische Reflexionskompetenz zu erwerben. Dies ist nicht nur wegen der Untiefen und „Bösartigkeit" von Lern- und Arbeitsumgebungen unerlässlich, sondern auch wegen der Reichhaltigkeit und Verfügbarkeit der medizinischen Informationslandschaft. Das Reflexive Seminar ist zentral für das Erlernen übergreifender Kompetenzen und nicht zuletzt von Lernregeln (Recherchieren und Prüfen von Information, Umsetzen in der Praxis, persönliche Qualitätskontrolle).

15.3.6 Qualifikation der Dozentinnen

Bei der Auswahl und Qualifikation von Dozentinnen wird berücksichtigt, dass die Ausbildung von künftigen Ärztinnen eine höchst verantwortungsvolle Aufgabe ist – genauso wie die medizinische Versorgung selbst. Jede in den Einrichtungen der Vorbild-Fakultät tätige Person ist sich bewusst, dass sie gleichzeitig Lehrende ist: als Vorbild im realen Getümmel der Notaufnahme wie auch in der Praxis, im Rettungsdienst und im Gesundheitsamt, aber auch als kommentierende und erklärende Kollegin beim informellen Gespräch oder als Leiterin einer Gruppe im Reflexiven Seminar.

Die Leitung des Reflexiven Seminars verlangt andere Fähigkeiten als eine traditionelle klinische Vorlesung. Die von den Studierenden aufgebrachten Fragen liegen häufig jenseits der klinischen Erfahrung der Dozentin. Dies ist kein Mangel, da hier eher Metafertigkeiten vermittelt werden sollen: Fragen zu formulieren, Evidenz zu recherchieren, kritisch zu prüfen und ggf. künftig anzuwenden, Feedback zum eigenen Vorgehen einzuholen und für die eigene Entwicklung zu nutzen. Expertinnen weisen darauf hin, dass es sogar besser ist, wenn die Dozentin *nicht* in dem jeweiligen klinischen Bereich tätig ist. Jedenfalls kann eine sogenannte Wissenslücke zum interessanten Fallbeispiel werden: Welche Art von Frage liegt hier vor? Wo finden wir eine Antwort? Können wir dieser Informationsquelle trauen? Ist die dort angebotene Lösung für dieses Versorgungssetting praktikabel?

Aufgeweckte Studierende können mit ihren digitalen Geräten innerhalb von drei Minuten überprüfen, ob die inhaltliche Aussage ihrer Dozentin mit internationalen Leitlinien übereinstimmt oder nicht. Lehrende müssen sich an ganz neue Formen der Wissensspeicherung, des Wissenszugangs und der kritischen Anwendung gewöhnen. Die Aufgabe von Dozentinnen ist hier nicht nur, den einzelnen Bruchstücken des Wissens eine kohärente klinische Linie zu geben, vielmehr sind sie zunehmend „Information-Broker", die diesen Prozess der Wissensverarbeitung reflektiert vermitteln bzw. unterstützen. Dies geschieht explizit im Reflexiven Seminar, aber auch im Alltag: Fordere ich ein Konsil an oder mache ich mir meine eigenen Gedanken? Oder recherchiere ich in einer Datenbank? Und wenn ja, in welcher?

Die Dozentinnen der Vorbild-Fakultät sind in der Lage, ihre eigenen Einstellungen, Kompetenzen und Verhaltensweisen zu reflektieren:

- ihre eigene Praxis (klinische Kernkompetenz),
- ihr Verhalten zu ihren Patientinnen (Arzt-Patient-Beziehung, Kommunikation, eigener Bias gegenüber bestimmten Patientengruppen),
- ihr eigenes Lernverhalten (Weiterentwicklung der eigenen Kompetenzen),
- ihren Lehrstil,
- ihre eigene Position (z. B. ihrer Machtposition in Bezug auf Studierende, Auswirkungen auf deren Motivation).

Mit diesen Fähigkeiten werden sie nicht nur selbst als Ärztin und Lehrende immer besser, sondern dienen ihren Studierenden als glaubwürdiges Vorbild.

Die Lehrenden der Vorbild-Fakultät erhalten regelmäßiges fundiertes Feedback von einer Gruppe von Studierenden, die sich speziell für diese Aufgabe interessieren. Über mehrere Semester hinweg spiegeln sie die Organisation des Curriculums, die Auswahl von Einrichtungen und Lehrsituationen, die klinische Kompetenz und das didaktische Verhalten, aber auch die Integration der Lehre in die Routineversorgung zurück. Diese Rückmeldungen gehen in ihrer Breite und Tiefe weit über den lustlos zu Semesterende ausgefüllten Fragebogen hinaus. Sie sind so substanziell, dass die Organisatorinnen des Studiengangs, aber auch die einzelnen Dozentinnen daraus sinnvolle Konsequenzen für Verbesserung und Weiterentwicklung ziehen können.

15.3.7 Blick zurück aus der Zukunft

Den entscheidenden Anstoß zur Einrichtung der Vorbild-Fakultät und insgesamt einer besseren Ausbildung leistete eine internationale Kommission zur Begutachtung des Medizinstudiums in Deutschland. Dazu lud eine unabhängige Stiftung Expertinnen aus Großbritannien, Kanada, den Niederlanden und Australien ein, also aus Ländern mit international anerkannten Ausbildungssystemen. Die Kommission sprach mit Studierenden, Ärztinnen, natürlich kamen auch die verantwortlichen Klinikleiterinnen, Studiendekaninnen sowie Vertreterinnen zuständiger Organisationen zu Wort.

Nachdem der Kommission klargemacht worden war, dass es nicht um ein höfliches Paper ging, sondern um eine kritische Analyse und eine vergleichende Beurteilung im Vergleich zum internationalen Stand, kamen erstaunliche Dinge zutage.

Die Expertinnen waren überrascht, dass bis zum Ende des 5. Studienjahres nur eine geringe und lückenhafte klinische Exposition stattfand. Selbst im 4. und 5. Studienjahr herrschten noch theoretische Unterrichtsformen vor. Die sog. Blockpraktika dauerten nur wenige Wochen, in den krankenhausbasierten Fächern hatten sie in hohem Maße Seminarcharakter; eine Integration in die Stations- oder Ambulanzteams fand, mit Ausnahme der Allgemeinmedizin, nicht statt. Unterricht am Krankenbett erfolgte nur sporadisch, er litt unter gestressten, schlecht vorbereiteten oder überhaupt fehlenden Dozentinnen und hoch selektierten Patientinnen. Im praktischen Jahr verbrachten Studierende zwar ihre gesamte Zeit auf Stationen oder in Praxen, gerade Universitätskliniken hatten aber einen Ruf, PJ-Studierende in einer Weise zu behandeln, die nur als „strukturelle Vernachlässigung" bezeichnet werden konnte. Ob Studierende eine didaktische Aufmerksamkeit erfuhren, war eine Sache von Glück und Pech. PJ-Studierende klagten über ihren unklaren Status und fehlende Möglichkeiten, Verantwortung zu übernehmen. Ein Großteil ihrer Energie musste darauf verwendet werden, um Lerngelegenheiten zu bitten bzw. diese sich selbst zu schaffen. Die Lehre wurde offenbar so wenig ernst genommen, dass Lehrverantwortliche mit einer Vernachlässigung ihrer Pflichten davonkamen. PJ-Studierende – bis auf die obligate Blutabnahme – zu ignorieren, war eine lässliche Verfehlung.

Stationsärztinnen wurden durch zu knappe Besetzungen permanent in eine ethische Falle getrieben, sie mussten sich zwischen den ihnen anvertrauten Patientinnen einerseits und ihren Lehraufgaben anderseits entscheiden. Es ist klar, dass sie Ersteren die Priorität gaben.

Die Kommission erfuhr auch, dass die wichtigen Entscheidungen zur Lehre in der Fakultät von Personen getroffen wurden, die sich wissenschaftlich profiliert hatten und sich für didaktische Fragen überhaupt nicht interessierten. Gängige Begriffe waren ihnen nicht geläufig, der didaktische Wissens- und Kompetenzstand der meisten Kliniks- und Institutsleiter verursachte bei den internationalen Expertinnen Kopfschütteln. Zwar hatte es in den vorangegangenen Jahren Initiativen für Modell- und Reformstudiengänge gegeben, auch hatten Habilitanden inzwischen eine Pflichtweiterbildung in Hochschuldidaktik zu absolvieren. Diese hatte jedoch den Charakter einer lästigen Pflicht, die neben der wissenschaftlichen Arbeit (dem „Eigentlichen") erledigt wurde. Dabei ging es primär um theoretische Veranstaltungen, vom Lehren und Lernen in der Versorgung selbst hatten die Dozentinnen überhaupt keinen Begriff.

Diese Missstände waren allgemein bekannt; sie wurden jedoch nicht offengelegt, weil die evaluierenden Einrichtungen und Gremien von derselben traurigen Tradition geprägt waren. Erst durch den Bericht der internationalen Kommission wurden der Rückstand und die systematische Vernachlässigung der Lehre deutlich.

Die Kommission hatte den Eindruck, dass Hochschullehrerinnen, die sich mit laborbasierter biomolekularer Forschung profiliert hatten, es in nur sehr beschränktem Maße schafften, klinische Situationen wissenschaftlich zu reflektieren. Nach dem Besuch entsprechender Veranstaltungen stellt die Kommission fest, dass der Wissenschaftsbegriff dieser Gruppe zu einer gedanklichen Spaltung führte: hier molekulare Mechanismen einerseits und dort die Versorgungspraxis andererseits; eine wissenschaftliche Durchdringung kam über die rhetorischen Floskeln von den „neuesten Studien" und den „aktuellen Leitlinien" kaum hinaus. Bei diagnostischen Themen wurden meist nur lange Reihen von technischen Untersuchungen verkündet, ergänzt durch Plattitüden wie: „Immer an Krankheit X denken".

Im politischen Raum (in Landesregierungen, aber auch beim Bundesgesundheitsministerium) löste der Kommissionsbericht ein mittleres Erdbeben aus. Das Medizinstudium ist der teuerste Ausbildungsgang in Deutschland; die öffentlichen Geldgeber erkannten, dass die beauftragten Einrichtungen – die medizinischen Fakultäten – ihren Auftrag mangelhaft erfüllt hatten. Ein großer Teil der aus Landesmitteln für akademische Aufgaben finanzierten Stellen diente dazu, personelle Lücken in der Krankenversorgung zu stopfen. Diese Tatsache war allen Beteiligten bekannt; die Hochschulkliniken redeten sich aus der Problematik heraus, indem sie genaue Nachweise für die Entfremdung von Mitteln verlangten.

Nach dem Bericht der Kommission wurden die Mittel für die medizinische Ausbildung zu einem großen Teil von Universitätskliniken abgezogen und stattdessen in andere Einrichtungen des Gesundheitswesens von Ausbildungsregionen investiert: in Krankenhäuser der Grund- und Regelversorgung wie auch nicht universitäre der Maximalversorgung, haus- und fachärztliche Praxen; hinzu kamen Gesundheitsämter und administrative Einrichtungen des Gesundheitssystems (Kassenärztliche Vereinigungen, gesetzliche Krankenversicherung, Gesundheitsministerien usw.). Es zeigte sich, dass nach einer entsprechenden Weiterbildung die dort tätigen Ärztinnen eher eine wissenschaftlich reflektierte Lehre bieten konnten als das Personal an den traditionellen Universitätskliniken.

Um den Lehrenden zusätzliche Entwicklungs- und Anreizmöglichkeiten zu bieten, wurde eine Habilitation mit dem Schwerpunkt „Lehre" entwickelt. Auch dafür waren wissenschaftliche Arbeiten zu erbringen, sie hatten jedoch gegenüber innovativen und umfassend evaluierten Leistungen in der Lehre ein geringeres Gewicht. Dafür wurde ein umfassendes Konzept von Qualifikationen, Meilensteinen und Prüfungen entwickelt. Damit gelang es, die Lehre von der lästigen Pflicht in ein Feld von Selbstverwirklichung und Profilierung zu entwickeln.

Bei den Zertifizierungen bzw. Begehungen von medizinischen Fakultäten verlagerte sich der Fokus. Das Vorhandensein von biomolekularen Forschungseinheiten wurde nicht mehr automatisch als eine gelungene Verbindung von Wissenschaft und Forschung akzeptiert. Vielmehr gewannen klinische und Versorgungsforschung größeres Gewicht. Die Humboldt'sche Idee der Verbindung von Forschung und Lehre hatte die deutschen Universitäten, vor allem die Berliner, weltweit zu Vorbildern werden lassen. Dies wurde dadurch erreicht, dass diese vor klerikalem und staatlichem Einfluss (jedenfalls relativ) geschützt wurden. Inzwischen wird diese Idee von vielen missbraucht zur Rechtfertigung dafür, sich auf die Anforderungen effektiver Lehre nicht einzulassen.

15.4 Didaktische Werkzeuge

Bis zur Gründung der Vorbild-Fakultät in Deutschland ist vermutlich noch ein weiter Weg, obwohl einige Modell-Studiengänge in diese Richtung unterwegs sind. Ich möchte hier konkrete Hinweise geben, wie sich bereits unter den heutigen Bedingungen das umsetzen lässt, was ich in diesem Buch erläutert habe.

Ich unterscheide hier zwischen theoretischen Veranstaltungen außerhalb der tatsächlichen Versorgung, die dem Prinzip der Simulation entsprechen, und der Lehre in realen Versorgungssettings wie dem Krankenhaus und der Praxis.

15.4.1 Seminar-Simulation

Kleinere und mittlere Gruppen sind hier angemessen, aber Sie können auch im Rahmen von Vorlesungen bzw. großen Auditorien entsprechende Komponenten einflechten. Das Prinzip besteht darin, die Patientin mit ihrer Symptomatik und Befundkonstellation im Raum präsent zu haben, den diagnostischen Prozess darzustellen und zu diskutieren.

Die Patientin kann durch Studierende dargestellt („gespielt“) werden, die sich damit auf eine real angetroffene Patientin, z. B. aus dem Blockpraktikum oder der Famulatur, beziehen. Noch besser ist eine entsprechend vorbereitete, d. h. standardisierte, oder echte Patientin, die Sie um die Teilnahme an der Veranstaltung gebeten haben.

Ein oder zwei (dann sind die anfänglichen Hemmschwellen niedriger) Teilnehmende führen dann das Gespräch; die Gruppe und Sie als Moderatorin beobachten. Sie können jederzeit den Prozess unterbrechen und mit geschickten Fragen eine Diskussion anregen: Schon nach der Angabe über Alter, Geschlecht und Präsentiersymptom können Sie die Gruppe um die Sammlung von Hypothesen bitten. Oder im weiteren Verlauf: Warum war die Frage nach diesem Symptom sinnvoll/redundant/irreführend? Welches alternative Vorgehen wäre besser gewesen? Zur Beantwortung dieser Frage können Sie eine der bisherigen Zuschauerinnen bitten, die Befragung der Patientin weiterzuführen. Sie können aber auch die ganze Gruppe um Vorschläge bitten, in welche Richtung jetzt weitergefragt und untersucht werden soll. Untersuchungsbefunde werden in der Regel – wenn gewünscht – mündlich referiert werden müssen. Versuchen Sie, zwischendurch und am Schluss allgemeine Botschaften zum Einprägen zu formulieren; diese beziehen sich zum einen auf das klinische Thema (z. B. „Bei einer akuten abdominalen Symptomatik immer Puls und Blutdruck [Schock?] messen“), zum anderen auf den diagnostischen Prozess (z. B. „Machen Sie sich klar, ob ein Befund geeignet ist, eine Erkrankung ein- oder auszuschließen!“).

Sie können die Überlegungen von erfahrenen Ärztinnen mit einer Think-aloud-Technik transparent machen. Dazu führt eine klinisch erfahrene Dozentin das anamnestische Gespräch mit einer echten oder präsentierten Patientin und macht in einem dauernden Kommentar ihre Überlegungen deutlich: Welche Gedanken habe ich bei dieser potenziell diagnostisch relevanten Information? Was interessiert mich als Nächstes? usw.

Mit dieser Art von Veranstaltung haben Sie, wenn geschickt moderiert, ein sehr lebendiges und wirksames Format in der Hand. Jetzt können Sie tatsächlich Studierende bei der Anamneseführung beobachten und ihnen Feedback geben. Dieses kann kurz und unmittelbar nach dem Patientengespräch noch in der Veranstaltung erfolgen, aber Sie können auch nach dem Seminar mit den Studierenden sprechen. Bei letzterem Vorgehen haben Sie sowohl mehr Zeit als auch mehr Vertraulichkeit.

Ein Problem ergibt sich aus der diagnostischen Sequenz (siehe Kap. 2.6). Normalerweise sind unsere Patientinnen sehr großzügig in der Mitteilung ihrer Beschwerden; während des induktiven Streifens teilen sie uns spontan die wichtigsten Dinge mit, sodass wir oft nur wenige ergänzende Fragen stellen müssen. In Simulationssettings, wie dem hier behandelten, herrscht aber eine sportliche Stimmung: Patientinnen geben spontan nur wenig von sich preis, damit es für Fragerinnen nicht zu leicht wird. Dozentinnen unterstützen sie unwillkürlich darin. Dies hat zur Folge, dass das induktive Streifen – unrealistisch – verkürzt wird und das deduktive Hypothesentesten sehr früh einsetzt. Sie sollten zumindest darauf hinweisen, dass dies meist nicht der Realität entspricht. Teilnehmende, die reale Patientinnen darstellen, bitten Sie darum, nicht nur demografische, anamnestische Angaben und Leitsymptom zur erwähnen, sondern auch die während des induktiven Streifens dargebotene Information zu referieren. Bei der Schulung von standardisierten Patientinnen achten Sie darauf, dass genau festgelegt wird, welche Information in der anfänglichen Sequenz spontan gegeben wird und was erst auf Nachfrage ausgesprochen wird. Dabei soll die während des induktiven Streifens präsentierte Geschichte wie im wirklichen Leben durchaus auch Ablenker enthalten; es sollte tatsächlich nicht zu einfach werden.

15.4.2 Visualisierung: Wahrscheinlichkeits- und Schwellendiagramme

Visualisierungen sind ein mächtiges Mittel, mit denen Sie Ihre Überlegungen deutlich machen und Erinnerungen prägen können. Von Kap. 4, Kap. 5 und Kap. 6 sind Ihnen womöglich vor allem die Abbildungen im Gedächtnis haften geblieben. Visualisierungen von Wahrscheinlichkeiten und Entscheidungsschwellen lassen sich auch in der Lehre hervorragend nutzen. Dies gilt für die Seminarveranstaltung genauso wie für die Nachbesprechung einer realen diagnostischen Situation.

Wahrscheinlichkeitsdiagramme und deren didaktischen Wert möchte ich am Beispiel von Frau Gerlinde H. (71 J.) zeigen. Sie klagt in der hausärztlichen Praxis über zunehmende Atemnot. Schon bei der ersten Erwähnung des Symptoms kommen die in **Abbildung 15-2** genannten Erkrankungen in den Sinn. Ihre Wahrscheinlichkeit (= Höhe der Säule) legen Sie zunächst einmal „aus dem Bauch", d.h. intuitiv, fest. Bei diesen Erkrankungen liegt die Wahrscheinlichkeit über der diagnostischen Schwelle (untere Linie), d.h. wir wollen zu diesen Erkrankungen von der Patientin mehr wissen (siehe Kap. 6).

Frau Gerlinde H. kennen Sie recht gut und machen sich sogleich klar, dass sie keine Risikofaktoren für eine Thrombose bzw. Lungenembolie aufweist (z.B. Malignom, Immobilität, Trauma der unteren Extremitäten). Außerdem ist sie in Bezug auf chronische Atemwegsbeschwerden nie auffällig gewesen. Deshalb stufen sie Embolie und COPD als wenig wahrscheinlich ein; eine Wahrscheinlichkeit unterhalb der diagnostischen Schwelle bedeutet, dass Sie (zunächst) keine Informationen speziell in Bezug auf diese Erkrankungen einholen.

Eine Hypertonie besteht seit fünf Jahren; da dies eine mögliche Ursache für eine Linksherzinsuffizienz wäre, steigt dadurch deren Wahrscheinlichkeit etwas an. Frau H. hat spontan („induktives Streifen") erwähnt, dass die Beschwerden seit zwei bis drei Monaten allmählich zunehmen – was eine Pneumonie als Ursache sehr unwahrscheinlich macht. **Abbildung 15-3** zeigt den Stand der Hypothesen zu diesem Zeitpunkt; dabei wird deutlich, wie weit sich das

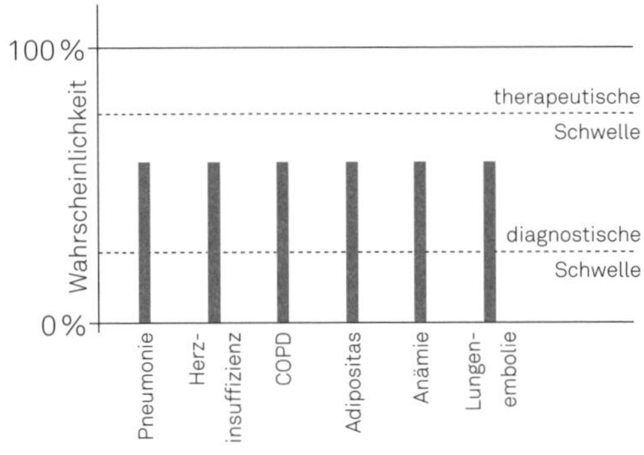

Abbildung 15-2: Intuitive Darstellung der Wahrscheinlichkeiten für Erkrankungen (Differenzialdiagnosen) als Ursache von Atemnot. Hier: Ausgangspunkt. Nach Cuello-García, C. Sharing the diagnostic process in the clinical teaching environment: a case study. The Journal of continuing education in the health professions. 2005; 25(4):231–9. https://doi.org/10.1002/chp.36

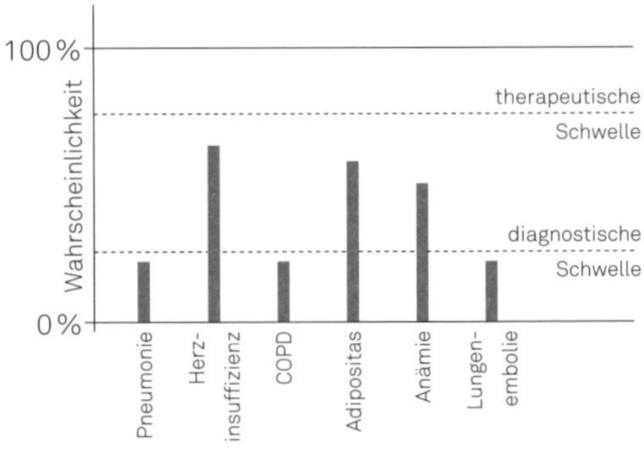

Abbildung 15-3: Intuitive Darstellung der Wahrscheinlichkeiten für Erkrankungen (Differenzialdiagnosen) als Ursache von Atemnot. Hier: nach der ersten Anamnese. Nach Cuello-García, C. Sharing the diagnostic process in the clinical teaching environment: a case study. The Journal of continuing education in the health professions. 2005;25 (4):231–9. https://doi.org/10.1002/chp.36

Problemfeld allein aufgrund unseres Vorwissens und der spontanen Symptomschilderung strukturieren lässt.

Durch aktives Nachfragen („getriggerte Routinen“) erfahren wir von nächtlichem Wasserlassen und geschwollenen Beinen am Abend. Sie fühle sich insgesamt schlapp und nicht so belastbar wie sonst. Die Anämie ist damit zwar nicht vom Tisch, wir sehen aber keine Ursache dafür, auch sind Haut und Schleimhäute normal. Sicherheitshalber veranlassen wir ein kleines Blutbild. In Abbildung 15-4 ist die Wahrscheinlichkeit für eine Anämie also knapp über der diagnostischen Schwelle. Die Adipositas wäre natürlich auch eine Erklärung, aber wir haben jetzt doch einige Hinweise auf eine Herzinsuffizienz erhalten, sodass wir die Wahrscheinlichkeit dafür höher ansetzen. Bei der klinischen Untersuchung (vormittags) fallen diskrete Beinödeme und eine leichte Hypertonie auf, die Lungen sind frei; die Halsvenen (Puls) sind bei der adipösen Patientin nicht zu beurteilen.

An diesem Punkt (entsprechend **Abbildung 15-4**) lässt sich diskutieren, ob die Behandlungsschwelle für die Herzinsuffizienz bereits überschritten ist. Da es sich nicht um einen zeitkritischen Notfall handelt, und die Feststellung einer Herzinsuffizienz gravierende Behandlungskonsequenzen hat (meist lebenslängliche Medikation zur Verbesserung der Prognose), werden wir in der Regel ein Echokardiogramm veranlassen.

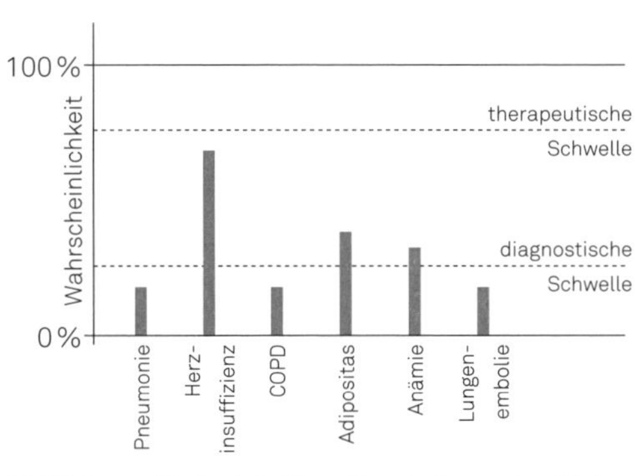

Abbildung 15-4: Intuitive Darstellung der Wahrscheinlichkeiten für Erkrankungen (Differenzialdiagnosen) als Ursache von Atemnot. Hier: nach Abschluss der körperlichen Untersuchung. Nach Cuello-García, C. Sharing the diagnostic process in the clinical teaching environment: a case study. The Journal of continuing education in the health professions. 2005;25(4):231–9. https://doi.org/10.1002/chp.36

Didaktisch interessant wäre es, andere Settings zu diskutieren, etwa im ärztlichen Bereitschaftsdienst. Mit der oben beschrieben Vorgeschichte und einer akuten Verschlechterung mit Ruhe-Dys- und Orthopnoe sowie feinblasigen Rasselgeräuschen wäre die Behandlungsschwelle für die Herzinsuffizienz (Lungenödem) überschritten. Wir würden keine weiteren Tests abwarten, sogleich behandeln (z. B. i. v. Furosemid, Morphium) und den Transport ins Krankenhaus veranlassen. Andere Szenarien wären die Krankenhaus-Notaufnahme oder die kardiologische Praxis.

Natürlich wäre es erstrebenswert, sowohl die Häufigkeiten für die jeweils diskutierten Erkrankungen wie auch die Veränderungen, die sie durch einen Test erfahren (Likelihood Ratio), durch Zahlen aus guten Studien zu untermauern. Da diese vielfach nicht vorliegen, sind wir hier auf unser „Bauchgefühl“ angewiesen. Da dieses bei Erfahrenen ja gar nicht so schlecht ist (siehe Kap. 2), sollten Sie hier ganz unverdrossen Ihre Intuition wiedergeben.

Die durchgezogenen Linien für die Entscheidungsschwellen über mehrere Erkrankungen hinweg sind eine Vereinfachung. In Kap. 6 haben Sie erfahren, dass sich die Wahrscheinlichkeiten, an denen unser (Nicht-)Handeln umschlägt, von Erkrankung zu Erkrankung unterscheiden. Auch dies ist ein interessantes Diskussionsthema, zu dem diese Art der Darstellung anregen kann. Die Abbildung 5-1 und Abbildung 6-1 beziehen sich nur auf eine einzige Erkrankung, deren Wahrscheinlichkeit über den diagnostischen Prozess hinweg visualisiert wird; das Diagramm, das ich Ihnen hier vorgestellt habe, ist etwas anspruchsvoller: Es stellt die Einflüsse diagnostisch relevanter Information auf mehrere Hypothesen (Erkrankungen) gleichzeitig dar. Die allgegenwärtigen Unsicherheiten der ärztlichen Entscheidung, aber auch unsere Umgangsweisen damit können Sie deutlich machen: das gleichzeitige Verfolgen mehrerer Hypothesen, Determinanten von Entscheidungsschwellen, Abwartestrategien, (Nicht-)Indikation für technische Untersuchungen, den Satz von Bayes und vieles mehr.

15.4.3 Reales Setting

Studierende, die im Rahmen eines Blockpraktikums, einer Famulatur oder des PJ im Team der jeweiligen Einrichtung mitarbeiten, lernen sozusagen mit jedem Schritt und jedem Atemzug. Dies ist die wichtigste und wirksamste Form des Lernens; deshalb lohnt es sich, darüber nachzudenken, wie Sie als Verantwortliche diese Zeiten noch wirksamer gestalten können.

Abbildung 15-5 gibt ein Kontinuum wieder, das einer zunehmenden Übernahme von Aufgaben durch Studierende entspricht. An dem einen Ende sind Sie als klinische Lehrerin und Ärztin aktiv, während die Studentin Sie beobachtet („Vorbild“); Sie können die Situation bereichern, wenn Sie ihr Vorgehen erläutern: Warum habe ich mich für dieses Vorgehen entschieden? Welche Alternativen wären denkbar gewesen? Welche Risiken sind zu beachten? („Kommentar“). Am anderen Pol hat die Kollegin eigenständig behandelt; Sie entnehmen die Einzelheiten der Dokumentation („Delegation“). Dieses Verfahren ist in der Weiterbildung häufig. Einen wesentlich intensiveren Einblick über die reale Kompetenz ihrer Studierenden erhalten Sie, wenn Sie sie direkt beobachten. Dies ist zeitaufwendig, aber Sie können diese Methode sehr geschmeidig in die Routine einbetten: In der Praxiskonsultation geht es um den Diabetes mellitus und die Hypertonie, aber

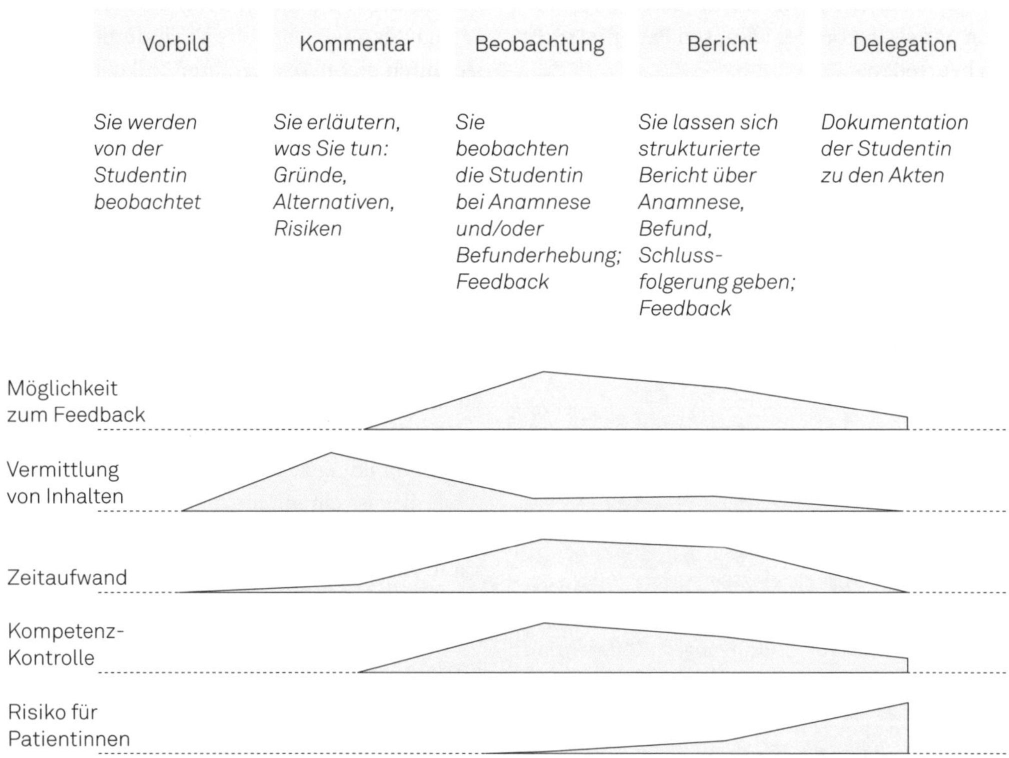

Abbildung 15-5: Lehre im realen Setting (Praxis, Krankenhaus usw.): Spektrum der didaktischen Möglichkeiten. Von links nach rechts zunehmende Übernahme von Aufgaben und Selbstständigkeit der Studierenden.

dann erwähnt der Patient einen neu aufgetretenen Schmerz im Oberbauch. Sie bitten jetzt die anwesende Studentin, das Gespräch zu übernehmen. Während Sie Rezepte ausstellen und die DMP-Dokumentation vervollständigen, hören Sie mit einem Ohr zu: Sie können sich ein Bild von der Symptomatik machen und erfassen außerdem, ob die Studentin effizient die richtigen Fragen stellt. Da die abdominale Untersuchung bereits vor drei Tagen Thema war, können sie mit der direkten Beobachtung der Studentin prüfen, ob Ihre Botschaft angekommen ist. Dass Ihre Studentin eine eigene Zeit mit einem Patienten hat, ergibt sich auf der Station ganz natürlich; in der Praxis bzw. der Notaufnahme muss es mit einem eigenen Raum und zeitlich entsprechend geplant werden. Parallel behandeln Sie ihre Patientinnen weiter, ohne dass für irgendwen hier Stress aufkommen muss. Zum Schluss berichtet die Studentin fokussiert die relevante Anamnese, körperliche Untersuchung ihres Patienten, eventuell die Ergebnisse von Schnelltests, aber auf jeden Fall ihre diagnostische Vermutung und Vorschläge für das weitere Vorgehen. Für Sie das Wichtigste ist: *zuhören*, aber ansonsten während des Berichtes *zu schweigen*. Erst am Schluss, nachdem die Studentin ihre Vorschläge zum weiteren Vorgehen dargelegt hat, korrigieren oder ergänzen Sie einige Punkte. Sie merken an diesen Berichten sehr schnell, ob die Studentin medizinische Informationen erfassen, ordnen, priorisieren und für Schlussfolgerungen nutzen kann, was sie über Erkrankungen, Differenzialdiagnosen und Therapiemöglichkeiten weiß. Bei der direkten Beobachtung wiederum erfahren Sie, wie sie direkt mit dem Patienten umgeht (oder sieht sie nur auf den Bildschirm?), und können ein entsprechendes Feedback geben. Je nach der Problematik der Patientin und der Kompetenz der Studentin bzw. Ärztin in Weiterbildung werden Sie verbale Angaben und Befunde selbst kontrollieren und damit Risiken minimieren. Ich habe auch bei seit Langem mir bekannten Patientinnen durch die studentischen Interviews immer wieder Neues erfahren, was sich positiv auf die Betreuung ausgewirkt hat.

Als sehr produktiv empfinde ich das Dreieck von Patientin – Studentin – Lehrärztin (Dozentin). Ich versuche dabei, das Gespräch möglichst laienverständlich zu führen. Damit ist der Ablauf auch für die Patientin höchst interessant: Sie erhält Einblicke hinter die Kulissen der ärztlichen Arbeit. Ich habe auch den Eindruck, dass manches, das ich zur Studentin gesagt habe, aufseiten der Patientin eine viel mächtigere Wirkung entfaltet, als wenn ich das Wort direkt an sie gerichtet hätte, z. B. beim Thema Schmerzverarbeitung, dem Wunsch nach einem Antibiotikum bzw. nicht gerechtfertigter Diagnostik oder wenn es um gesundheitsförderndes Verhalten geht. Die in Abbildung 15-5 dargestellten Methoden sind im Wesentlichen für eine Eins-zu-eins-Lehrsituation gedacht, zwei oder drei Studierende lassen sich damit noch einigermaßen koordinieren.

Im Krankenhaus ist die Routinevisite die Gelegenheit, das oben beschriebene Spektrum zu implementieren. Je größer die Zahl der Beteiligten (pflegerisches und ärztliches Team) ist, desto eher werden Sie jedoch eine zeitliche Ausdehnung durch Lehrkomponenten vermeiden wollen. Deshalb sind die ausdrücklich so genannten Lehrvisiten entspannter für alle Beteiligten. Hierbei kommt allerdings die Aufgabe auf Sie zu, geeignete Patienten vorher auszusuchen; dasselbe gilt für praktische Übungen am Krankenbett, das „bedside teaching" im engeren Sinne. Der dafür gesuchte „interessante Fall" dient meist eher dem Ego des Stationsarztes als den Lernzielen der Studierenden. Ein sog. „Kolibri" mag manchmal geeignet sein, eine praxisorientierte Botschaft zu vermitteln – meist ist dies jedoch nicht der Fall, sondern soll nur demonstrieren, dass in dem betreuenden ärztlichen Team tolle Hechte versammelt sind. Was Ihnen längst zur Routine geworden ist, ist in Bezug auf die Lernziele Ihrer Studierenden viel interessanter: etwa ein Patient mit Diabetes Typ 2, der zwei Antidiabetika nicht vertragen hat und jetzt neu eingestellt werden muss.

Oder die Patientin, die für ihre exazerbierte COPD hoch dosiertes Steroid erhalten hat, wodurch dann ihr Diabetes mellitus entgleist ist. Mit diesen Patientinnen sollten Sie das Gespräch so führen, dass das o.g. Dreieck dauerhaft erhalten bleibt. Hier haben die Patientinnen Interessantes beizutragen, etwa die Nebenwirkungen von Medikamenten – diese werden die Studierenden viel intensiver im Gedächtnis behalten, als wenn sie in der Fachinformation davon lesen. Achten Sie also darauf, dass Sie nach sehr fachlichen Passagen unter den Fachleuten das Gespräch wieder zur Patientin zurückführen und sie wieder einbeziehen.

Es ist schon beklemmend: Die Rhetorik besagt, dass die Anamnese das wichtigste Instrument zur Diagnose ist. Aber welche Studentin kann am Ende ihres Studiums sagen, dass sie dabei von Erfahrenen beobachtet worden ist und gründliches Feedback erhalten hat?

15.4.4 Prüfungsformate

Medizinische Prüfungen sind einfach, wenn wir nur einzelne Wissensstücke prüfen wollen: Welches sind die diagnostischen Kriterien für einen akuten Myokardinfarkt? Welche Laboruntersuchung(en) sollte man bei akuten Gelenkschmerzen veranlassen? Welche Art von Untersuchung sollte bei akuten unkomplizierten Rückenschmerzen unterbleiben? In diesen Fällen sind Multiple-Choice-Fragen eine wenig aufwendige und reliable Methode.

Will man der Komplexität der diagnostischen Aufgabe gerecht werden, können schrittweise Informationen über einen konkreten Fall präsentiert werden, wobei die Prüflinge gefragt werden, welchen Schritt sie als Nächstes für angemessen halten. Die Antwort wiederum führt zur nächsten Aufgabe usw. (sog. patient management problem). Die Überlegungen der Kandidaten lassen sich auch als kurze Essays erfragen (sog. modified essay questions). Beide Formate werden heute nur selten eingesetzt. Bei schwierigen Fällen, d.h. solchen mit zahlreichen Erklärungsmöglichkeiten (Differenzialdiagnosen), lassen sich nur schwer alle Verzweigungen vorausplanen. Die Korrektur ist aufwendig und abhängig von der Person, d.h. ist wenig reliabel. Schließlich lässt sich mit sämtlichen schriftlichen Prüfungsformaten die diagnostische Kompetenz nicht vollständig erfassen, die ja auch das Gespräch mit der Patientin, das Stellen effizienter Fragen, das Bedenken des Settings und relevanter Hypothesen umfasst.

Die klassische mündliche Prüfung, wie sie auch im deutschen Staatsexamen noch gängig ist, beruht typischerweise auf erdachten oder realen Fallszenarien. Die Kandidatinnen werden gebeten, dazu Hypothesen zu diskutieren, diagnostische Schritte darzulegen und zu begründen. Ein typischer Fehler ist dabei das zu frühe Unterbrechen des Prüflings. Damit wird zum einen der Fluss der Überlegung und Darstellung gestört, zum anderen wird ihm der spezielle Lösungsweg der Prüferin aufgedrückt, obwohl man für die meisten diagnostischen Probleme mehrere Wege zur Lösung diskutieren kann (entsprechend der Vielfalt auch bei erfahrenen Ärztinnen).

Leider haben nur wenige Prüferinnen den Mut und die Fähigkeit, die Grenzen ihres Spezialgebietes zu überschreiten; dies hat zur Folge, dass die Fragen über die ärztliche Kompetenz, die am Ende des Medizinstudiums sinnvollerweise verlangt wird, oft hinausgehen (z.B. Einzelheiten des operativen Vorgehens in chirurgischen Fächern).

Staatsexamens-Prüfungen werden zunehmend auf das OSCE-Format (objective structured clinical examination) umgestellt. Hier treffen Prüflinge in einer definierten Situation (z.B. Patientin mit Husten im ärztlichen Bereitschaftsdienst, älterer Herr mit Gewichtsabnahme in der hausärztlichen Praxis) auf eine standardisierte Patientin (SP). Mit diesem Format wird nicht nur das Wissen (Welche Differenzialdiagnosen? Welche Fragen und Untersuchungen sind aussagekräftig?), sondern auch das Verhalten in der konkreten klinischen Situation erfasst. Fakten, die im Fachgespräch erinnert werden, sind nicht unbedingt in der klinischen Situation präsent bzw. werden nicht immer gekonnt umgesetzt. Mit einem OSCE wird nicht nur die Integration von Wissen, Können und Erfahrung geprüft, vielmehr kann man auch das Verhalten gegenüber der Patientin bzw. die Kommunikation mit ihr beobachten. Nicht nur die Prüferinnen, auch die Patientin kann dieses kommentieren (Feedback). Während die bisher erwähnten Formate lediglich berichtetes bzw. gar hypothetisches Verhalten erfassen, kann hier tatsächliches Verhalten vergleichsweise treu erfasst werden. Deshalb setzt es einen Lernanreiz, der tatsächlich auf klinische Kompetenz zielt. Schließlich können Prüflinge in einem anschließenden Gespräch ihre Überlegungen darlegen.

Nachteil dieses Formats ist der Aufwand: Entwicklung des Falls, Verfassen eines Drehbuchs und eines Bewertungsschemas, Training der SPs, Organisation und Abhalten der Prüfung selbst – dies verlangt sehr viel qualifizierte Personalzeit. Die Auswahl bzw. Konstruktion der Fälle ist eine Herausforderung, der sich viele Entwicklerinnen gar nicht bewusst sind. Meist sind sie doch vom Ende her aufgezogen („Nierenkolik" oder „Thrombose" statt „Flankenschmerz" oder „einseitiges Beinödem") und damit dem Lehrbuch näher als dem Leben. Wann ist je ein OSCE-Fall dargestellt worden, der keine klare biomedizinische diagnostische Erklärung gehabt hätte? Viel zu wenig bedacht wird die Art der Fallpräsentation durch die SPs; so sind etwa die Dauer und die Inhalte, die – entsprechende Gelegenheit vorausgesetzt – im Rahmen des induktiven Streifens geäußert werden, vorher genau festzulegen. Es handelt sich also nicht nur für die Prüflinge, sondern auch für die Veranstalterinnen um ein höchst anspruchsvolles und aufwendiges Format.

Kurze Prüfungen lassen sich auch im Alltag der Versorgung unterbringen. Dazu werden die Prüflinge gebeten, eine diagnostische Aufgabe zu lösen und dabei beobachtet (sog. mini clinical examination – MiniCEX). Mit einer standardisierten Dokumentation lässt sich quantifizieren, wie weit die relevanten Subkomponenten beherrscht werden. Dieses Format hat den Vorteil, dass hier reale Patientinnen und Versorgungsprobleme thematisiert werden. Allerdings sind diese Prüfungen kaum plan- und standardisierbar. Sie dienen eher der informellen Rückmeldung (sog. formatives im Gegensatz zum summativen Feedback [Letzteres entspräche einer relevanten Prüfung, wie z.B. Staatsexamen oder fachärztlicher Prüfung]).

Eher einer formativen Zielsetzung dienen Videoaufzeichnungen einer Konsultation in der Praxis oder im Krankenhaus. Diese sollten zusammen mit einer Supervisorin (selbst-)kritisch analysiert werden; auch hierfür stehen standardisierte Instrumente zur Verfügung. Im Vordergrund steht meist die Kommunikation, aber auch diagnostische Expertise lässt sich mit diesem Format erfassen. Videoaufnahmen können sogar für eine summative Prüfung genutzt werden; das britische College der Allgemeinmedizin verlangt für die Anmeldung zur Prüfung die Vorlage einer entsprechenden Aufnahme, wobei die Auswahl von Patientin und Gelegenheit dem Prüfling überlassen bleibt. Ich vermute, dass dies vor allem ein Anreiz sein soll, mehrere eigene Konsultationen aufzunehmen und kritisch zu analysieren, um schließlich ein vorzeigbares Ergebnis einreichen zu können. Ob sich das Prüfungsgremium dieses tatsächlich ansieht, steht auf einem anderen Blatt...

Jede Beobachtung einer Studentin oder ÄiW im Alltag, jeder Bericht bei der Visite oder nach dem Notdienst helfen dem Team bzw. der Supervisorin, die Kompetenz der betreffenden Person einzuschätzen. Natürlich sind die Gelegenheiten dazu nach Art und Häufigkeit sehr variabel; die Einschätzungen sind nicht frei von Sympathie oder Abneigung und abhängig von der didaktischen Fähigkeit des klinischen Lehrpersonals. Die in Abbildung 15-5 dargestellten Elemente des Kontinuums enthalten sämtlich auch die Komponenten der Beobachtung und Einschätzung. Selbst auf der linken Seite („Vorbild", „Kommentar") sind die Studierenden ja nicht passiv; ob und welche Fragen sie stellen, verrät einiges über ihr Engagement und ihre Fähigkeiten. Aus all diesen Eindrücken ergibt sich reichhaltiges Material, aus dem Sie als Lehrende eine Beurteilung bzw. Feedback ableiten können.

Die oben dargestellten Prüfungsformate haben alle ihre Vor- und Nachteile, keines ist die ideale Lösung für alle Situationen. Die auf umfassende Kompetenz zielenden Methoden, wie z. B. ein OSCE, messen zwar, worauf es bei der Ausbildung eigentlich ankommt, aber sie sind aufwendig. Wenn mit der persönlichen Einschätzung gearbeitet wird, wie z. B. bei der Beobachtung in der alltäglichen Arbeit oder einem MiniCEX, ist das Potenzial für Verzerrung (Bias; mangelnde Konsistenz) besonders groß. Schriftliche MCQs verhindern zwar, dass sich beleidigte Professorinnen an kritischen Studierenden rächen, aber sie motivieren zu einem Lernverhalten, das an der relevanten klinischen Kompetenz vorbeigeht. – In der Konsequenz sollte deshalb ein Spektrum von Prüfungsmethoden eingesetzt werden, um je nach Stand (Studienjahr) und Fach (Setting) zwischen Validität, Reliabilität, sinnvollen Anreizen und den verfügbaren Ressourcen abzuwägen.

Unabhängig von der Methode müssen Prüferinnen bedenken, dass die gestellten Aufgaben auf verschiedene Weise gelöst werden können, wobei jede Weise durchaus ihre Berechtigung haben kann. Bei der Festlegung, welche Antwort „richtig" ist, bzw. bei der Bewertung des Verhaltens in einer Prüfungssituation müssen diese Grauzonen bedacht werden.

15.4.5 Häufige Fehler: Was Sie vermeiden sollten

- *Dogmatismus:* Seien wir ehrlich – die Reliabilität der ärztlichen Diagnose ist gering; auch zwischen erfahrenen Kolleginnen gibt es große Diskrepanzen in Bezug auf eingeholte, d. h. als relevant angesehene, Informationen, veranlasste Untersuchungen und Schlussfolgerungen. Wenn Sie im Seminar oder gar im mündlichen Staatsexamen fragen: „Und was mache ich jetzt als Nächstes?", setzen Sie voraus, dass es einen einzigen Weg zur diagnostischen Erkenntnis gibt (den Sie natürlich im Kopf haben). Stellen Sie stattdessen offene, zum Nachdenken bzw. Erläutern anregende Fragen, etwa: „Wenn Sie sich klar machen, was wir bisher über diese Patientin erfahren haben, in welche Richtung sollten wir weiter nachdenken und untersuchen?" Oder: „Welche abwendbar gefährlichen Verläufe können hier noch eine Rolle spielen, und was wäre für Ihr weiteres Vorgehen die Konsequenz?" Mit solchen Fragen bringen Sie zudem alle Beteiligten in einen reflexiven Modus. Wenn Sie dagegen nur faktische oder Ja-Nein-Fragen stellen, rutscht die Gruppen- bzw. Prüfungssituation in einen wenig konstruktiven Abfragemodus; damit ist es Ihnen nicht mehr möglich zu prüfen, ob die Studierenden zur Problemlösung in der Lage sind. – Hier bestehen Parallelen zur diagnostischen Sequenz und den Entfaltungsmöglichkeiten für unsere Patientinnen. Auch im Seminar und in der mündlichen Prüfung hilft aktives Zuhören! Ein Notizzettel leistet unschätzbare Dienste, unsere Punkte festzuhalten und trotzdem den Flow der studentischen Darstellung nicht zu unterbrechen.
- *Beziehungsfallen bauen:* Sie haben die Differenzialdiagnose des Leitsymptoms behandelt, den einen oder anderen Fall vorgestellt, vielleicht war die Patientin mit der eher seltenen Erkrankung Y sogar anwesend, konnte ihre Geschichte selbst schildern und die Fragen der Studierenden beantworten. Als Quintessenz formulieren Sie: „Bei X (Symptom, Befund) immer an Y (Krankheit) denken!" – Diese rhetorische Figur ist uns so in Fleisch und Blut übergegangen, dass ich mich manchmal selbst dabei ertappe. Warum ist dies eine Beziehungsfalle, d. h. eine Situation, in der die Betroffenen es nur falsch machen können? Sie machen indirekt deutlich, dass diese Erkrankung festgestellt werden *muss*. Auf der anderen Seite geben Sie

Ihren Kolleginnen keine praktische Lösungsmöglichkeit an die Hand, wie das realistisch zu schaffen sei: Soll ich in der Primärversorgung jede Patientin mit Schmerzen im Bein zum MRT schicken? Oder doch nur manche bzw. bei bestimmten Befundkonstellationen? Dies bleibt mit der „Immer an X denken"-Rhetorik im Dunklen. Einerseits Druck, anderseits kein realistischer Weg – stattdessen sollten Sie darstellen, unter welchen Bedingungen (Symptome, Befunde, zeitlicher Verlauf usw.) es angemessen ist, eine bestimmte Hypothese mit welchen Methoden zu prüfen.

- *faule Begründungen:* Der Verweis auf Ihre Intuition, darauf, dass es schon immer so gehandhabt wird oder dass die Chefin es so will – all dies hat in einer guten Lehre nichts zu suchen (wenn Letzteres die einzige Begründung ist, sollte man vielleicht über die didaktische Eignung der Einrichtung nachdenken). Auch der Verweis auf „die Juristinnen" oder darauf, dass Sie sich „absichern" müssen, ist eine Beleidigung für Ihre Intelligenz bzw. ethische Integrität (siehe Kap. 10).
- *Überbetonung technischer Befunde – Hinterweltler-Denken:* Wenn meine internistischen Universitätsklinikskolleginnen bei mündlichen Prüfungen oder Seminaren eine Patientin vorstellen wollen, kommen sie immer mit einem Paket unter dem Arm: Laborbefunde, EKG-Streifen, Röntgen- und Ultraschallbilder usw. Wenn es dann so weit ist, machen sie Angaben zu Alter und Geschlecht, Vorgeschichte und aktueller Symptomatik. Dann legen den Studierenden bzw. dem Prüfling einen dieser technischen Befunde vor und fragen: Was sehen Sie hier? Mit ihrer verbalen und Körpersprache haben sie deutlich gemacht, dass die Angaben zur Anamnese nur das Vorspiel waren; erst mit dem technischen Befund geht es richtig los, er ist das *Eigentliche* – also typische Hinterweltler-Medizin (siehe Kap. 14).
- *unrealistische Ansprüche:* Dozentinnen der Medizin haben oft selbst die oben dargestellten Reifephasen nicht durchgearbeitet und stellen die Welt als klar und verständlich dar. Entsprechend wird ein Druck aufgebaut, jedes Problem diagnostisch erklären und behandeln zu können. Dem dient auch die – auf den ersten Blick so unschuldige – Detektiv-Metapher (siehe Kap. 9). Dies ist nicht nur verlogen (weil die Welt ganz anders ist), sondern setzt junge Kolleginnen in einer vulnerablen Phase unter einen unrealistischen und schädlichen Druck.
- *Unkenntnis wichtiger Begriffe:* Wenn Sie als Dozentin diagnostische Probleme in einer Lehrveranstaltung und in der realen Versorgung erörtern, sollten Sie mit den unterschiedlichen Funktionen eines Tests vertraut sein: Einschluss (Bestätigung) oder Ausschluss einer Erkrankung, prädiktive Werte und Likelihood Ratios, Entscheidungsschwellen, Einfluss des Settings (Primärversorgung, ärztlicher Bereitschaftsdienst, Krankenhaus-Notaufnahme) – kurz: Das eine oder andere Kapitel dies Buches sollten Sie durchgearbeitet haben...

15.5 Lernen im Untergrund: Hinweise für Studierende und ÄiWs

Ob Sie derzeit in einer Praxis oder im Krankenhaus tätig sind, Sie können überall entsprechend der diagnostischen Sequenz (siehe Kap. 2.6) arbeiten: Patientin ausreden lassen, getriggerte Routinen komplett abfragen, wichtige Hypothesen in Anamnese und klinischer Untersuchung abklopfen. Selbst im Rettungsdienst ist es meistens angemessen, die Patientin zu begrüßen, sich vorzustellen und ihr ausreichend Zeit zur Schilderung des Problems zu geben. Vermutlich müssen Sie dem tatendurstigen Team erlauben, währenddessen EKG-Elektroden und das Messgerät für die Sauerstoffsättigung anzulegen, vielleicht auch den i.v.-Zugang zu platzieren. Währenddessen erfahren Sie die entscheidenden Dinge, die den ausschließlich ihre Monitore betrachtenden Kolleginnen entgehen.

Sie werden zum Zeitpunkt der Anforderung von Labor-, Ultraschall- und Röntgenuntersuchungen bereits Hypothesen und einen Plan im Kopf haben; Sie können deshalb gut priorisieren, was jetzt wichtig ist, was Zeit hat und was an Untersuchungen ganz entbehrlich ist. Ihre Hinterweltler-Kolleginnen sind zu diesem Zeitpunkt noch im Nebel unterwegs.

Zeit haben Sie auf jeden Fall, wenn Sie noch als Studierende dabei sind. Gehen Sie nach der Visite noch einmal zu Ihren Patientinnen und lassen Sie sich ausführlich die Anamnese schildern; falls die Situation nicht durch eine Operation o. Ä. verändert ist, vollziehen Sie in Ruhe die klinischen Untersuchungsbefunde nach. Hoffentlich haben Sie eine engagierte Stationsärztin, die Ihre Befunde kontrolliert. Da Sie sich darauf nicht verlassen können, werden Sie vielfach in einem autonomen Stil lernen müssen.

Sie werden merken, dass Sie mit der „Medizin der Zeichen“ (siehe Kap. 14) Erfolg haben: Sie können Situationen mit nicht invasiven Methoden schneller und besser einschätzen, verbrauchen weniger Ressourcen und erhalten von Ihren Patientinnen in positives Feedback. Wenn Sie bei der Visite ihre Patientinnen vorstellen, merkt man Ihnen an, dass Sie einen Plan haben: Sie berichten zunächst die wichtigsten Ergebnisse der Anamnese, der klinischen Untersuchung usw.

Natürlich gibt es auch Kritik an Ihrer Vorgehensweise; typischerweise wird gefragt (oder bemängelt), warum Sie diese oder jene Untersuchung nicht veranlasst hätten. Um Ihren Hinterweltler-Kolleginnen zu helfen, analysieren Sie diese Situationen von der Konsequenz her. CRP oder Leukozyten bei akuten abdominalen Beschwerden in der Praxis wären ein Beispiel; bitten Sie Ihre Kollegin, ausgehend vom aktuellen Stand, die Konsequenzen von „normal/leicht erhöht/deutlich erhöht“ zu durchdenken. Die Argumentation von der Konsequenz her hilft in den meisten Fällen, die Kolleginnen von der Überflüssigkeit einer Untersuchung zu überzeugen, denn die klinischen Konsequenzen wären bei allen möglichen Ergebnissen identisch. Um beim CRP-Beispiel zu bleiben: Ich habe den Eindruck, dass 90 % aller CRP-Bestimmungen sich bei dieser Überlegung als völlig sinnlos erweisen würden. Dies gilt sowohl für die primäre Diagnose, die Abschätzung einer OP-Indikation (Inzision sinnvoll?) wie auch für die sog. Verlaufskontrollen. Sie wissen nach der Lektüre dieses Buches, dass die Kolleginnen damit vor allem ihre Angst und Unsicherheit bewältigen – es geht nicht um wissenschaftlich fundierte Diagnostik.

Bedenken Sie, dass die von der Approbationsordnung verlangte Zahl der Famulaturen eine Untergrenze ist, nach oben gibt es keine Beschränkung. Erkundigen Sie sich bei Ihren Kommilitoninnen, wo man etwas lernt und sich um Studierende bemüht (traurigerweise werden Sie dies fast nie von Universitätskliniken hören). Seien Sie örtlich flexibel, oft wird Ihnen eine kostenlose Unterkunft angeboten. Auslandssemester in Ländern, in denen eine „Medizin der Zeichen“ gelehrt wird, sind besonders ergiebig; praktischerweise wird dort oft Englisch gesprochen. Geben Sie sich also nicht damit zufrieden, was die offizielle Aus- oder Weiterbildung Ihnen bietet; nehmen Sie die Sache selbst in die Hand.

15.6 Schlussfolgerung

Achselzuckend nehmen wir hin, dass das Medizinstudium eine intellektuelle Durststrecke ist; das Auswendiglernen von Telefonbüchern wird gerne als passende Metapher bemüht. Mit meiner Skizze der Vorbild-Fakultät möchte ich zeigen, dass dies nicht so sein muss. Vielmehr kann mit einer frühzeitigen Praxisexposition und einem verbreiterten, pluralistischen Wissenschaftsbegriff aus der Durststrecke eine intellektuell stimulierende und persönlichkeitsprägende Erfahrung werden. Die Jahre vom 19. bis zum 25. Lebensjahr sind zu kostbar, als dass wir die Neugier, die Kreativität und die Intelligenz junger

Menschen in dieser Zeit verkümmern lassen sollten. Dazu können Dozentinnen und Studierende aber schon heute Spielräume nutzen, die uns einer besseren Aus- und Weiterbildung näherbringen. Meine praktischen Hinweise für Studierende, ÄiWs, aber auch verantwortliche Dozentinnen sollen aber nicht davon ablenken, dass fundamentale strukturelle Änderungen notwendig sind, um Ausbildung und Lernumgebungen in Deutschland zu verbessern.

Weiterführende Literatur

Diese Literaturangaben sind nur eine Auswahl der benutzten Referenzen. Detaillierte Angaben finden sich online im ausführlichen Hintergrund-Text, siehe Seite 343.

1. Atkinson P. Training for certainty. Soc Sci Med. 1984;19(9):949–56. https://doi.org/10.1016/0277-9536(84)90324-1
2. Brush JE, Sherbino J, Norman GR. How expert clinicians intuitively recognize a medical diagnosis. Am J Med. 2017;130(6):629–34. https://doi.org/10.1016/j.amjmed.2017.01.045
3. Cuello-García C. Sharing the diagnostic process in the clinical teaching environment: a case study. J Contin Educ Health Prof. 2005;25(4):231–9. https://doi.org/10.1002/chp.36
4. Donner-Banzhoff N. Zu neuen Ufern – Leitfaden der ärztlichen Fortbildung. 1. Aufl. Bern: Huber; 2005.
5. Donner-Banzhoff N. Mechanistische Narrative als Mittel der Dissemination: das Beispiel koronarer Technologien. Bundesgesundheitsbl. 2020;63(5):521–6. https://doi.org/10.1007/s00103-020-03130-x
6. Fleck L. Entstehung und Entwicklung einer wissenschaftlichen Tatsache: Einführung in die Lehre von Denkstil und Denkkollektiv. 1. Aufl. Frankfurt a. M.: Suhrkamp; 1980.
7. Fox RC. The evolution of medical uncertainty. Milbank Mem Fund Q Health Soc. 1980;58(1):1–49. https://doi.org/10.2307/3349705
8. Daloz LA. Effective teaching and mentoring. San Francisco: Jossey-Bass; 1990.
9. Hafferty FW. Beyond curriculum reform: confronting medicine's hidden curriculum. Acad Med. 1998;73(4):403–7. https://doi.org/10.1097/00001888-199804000-00013
10. Hancock J, Mattick K. Tolerance of ambiguity and psychological well-being in medical training: a systematic review. Med Educ. 2020;54(2):125–37. https://doi.org/10.1111/medu.14031
11. Hogarth RM. Educating intuition. Chicago, London: University of Chicago Press; 2001.
12. Kassirer JP. Teaching clinical medicine by iterative hypothesis testing. Let's preach what we practice. N Engl J Med. 1983;309(15):921–3. https://doi.org/10.1056/NEJM198310133091511
13. Perry WG. Forms of intellectual and ethical development in the collage years: a scheme. New York: Holt, Rinehart & Winston; 1968.
14. Piaget J, Inhelder B. La genèse de l'idée de hasard chez l'enfant. Paris: Presses Universitaires de France; 1951.
15. Schauber SK, Hecht M, Nouns ZM, Dettmer S. On the role of biomedical knowledge in the acquisition of clinical knowledge. Med Educ. 2013;47(12):1223–35. https://doi.org/10.1111/medu.12229
16. Simpson DE, Dalgaard KA, O'Brien DK. Student and faculty assumptions about the nature of uncertainty in medicine and medical education. J Fam Pract. 1986;23(5):468–72.
17. van der Vleuten CPM, Schuwirth LWT, Scheele F, Driessen EW, Hodges B. The assessment of professional competence: building blocks for theory development. Best Pract Res Clin Obstet Gynaecol. 2010;24(6):703–19. https://doi.org/10.1016/j.bpobgyn.2010.04.001
18. van Puymbroeck H, Remmen R, Denekens J, Scherpbier A, Bisoffi Z, Van den Ende J. Teaching problem solving and decision making in undergraduate medical education: an instructional strategy. Med Teach. 2003;25(5):547–50. https://doi.org/10.1080/0142159031000137508
19. Woolf SH, Kamerow DB. Testing for uncommon conditions. The heroic search for positive test results. Arch Intern Med. 1990;150(12):2451–8. https://doi.org/10.1001/archinte.1990.00390230011003

16 Schichten und Widersprüche

> *„Perhaps, indeed, the different aspects of art, craft, scientific theory, technological innovation, historical perception, personal intuition, psychological empathy, and practical wisdom coexist and cooperate more powerfully in medicine than in any other area of human experience."* (Stephen Toulmin)

Die in den vorangehenden Kapiteln dargestellten Perspektiven sind eigentlich gar nicht miteinander vereinbar. Eine diagnostische Untersuchung ist häufig nicht in der Lage, valide zwischen denen, die eine Erkrankung aufweisen, und denen, die es nicht tun, valide zu unterscheiden. Auf der symbolischen Ebene entfaltet sie jedoch eine starke Wirkung und mag damit sogar Gesundheit befördern. Das ärztliche Arbeitsfeld ist so gestaltet, dass die fehlende Testgenauigkeit Generationen von Ärztinnen überhaupt nicht auffällt. Wissenschaftliche Untersuchungen mit dem entsprechenden Ergebnis werden möglichst ignoriert; falls dies nicht mehr möglich ist, gehen Verbände und Industrie zum Gegenangriff über.

Es genügt nicht, die Einzelperspektiven, die ich in den vorangehenden Kapiteln dargestellt habe, isoliert zu diskutieren. Ich will versuchen, sie in einen sinnvollen, praxisorientierten Zusammenhang zu bringen.

16.1 Ärztinnen und Patientinnen: Archäologie einer Beziehung

Ich werde zunächst diese widersprüchlichen Sichtweisen und Anforderungen an ärztliches Verhalten auf die vier Komponenten der Heilerin, der Detektivin, des Gatekeepers und der Partnerin reduzieren. Mit dem Modell der Archäologie bringe ich sie in einen zeitlichen und räumlichen Zusammenhang: Die einzelnen Komponenten sind jeweils typisch für bestimmte Epochen der Medizingeschichte gewesen bzw. in diesen zur Reife entwickelt worden (**Abbildung 16-1**). Sie haben dabei die vorangegan-

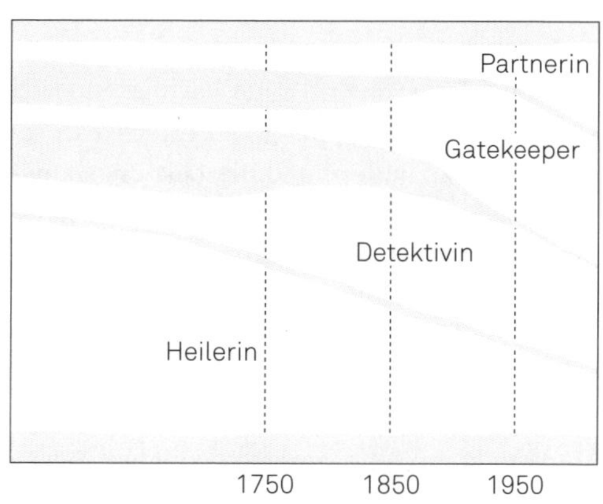

Abbildung 16-1: Schichtenmodell der historischen Entwicklung heilender Beziehungen. Quelle: Donner-Banzhoff, N. Archäologie einer Beziehung. Arzt und Patient. Dtsch Arztebl. 2012;109(42):2078–82.

genen Funktionen „verdeckt“, ohne diese jedoch zu eliminieren. Die tieferen Schichten wirken jedoch weiter und führen zu typischen Widersprüchen. Ich diskutiere Schwierigkeiten und Kollisionen, die sich zwischen diesen vier Komponenten ergeben und schlage ethische Konsequenzen für die Praxis vor. Mir ist klar, dass ich mit diesem sehr einfachen Modell der historischen Entwicklung der Medizin und der auch in früheren Epochen differenzierten Gesundheitsversorgung (akademisch ausgebildete Ärzte versorgten meist nur eine privilegierte Minderheit) kaum gerecht werden kann.

16.1.1 Archaisches Heilen

Die ursprüngliche Aufgabe einer jeden Heilerin – unabhängig von ihrer Qualifikation und dem Entwicklungsstand der Gesellschaft bzw. des Gesundheitssystems – ist das Eingehen auf das Kranksein. Ernsteres Kranksein beinhaltet nach von Üxküll und Wesiack (ich kenne keine bessere Formulierung) „immer dreierlei:

- eine Beeinträchtigung des Wohlbefindens und der Leistungsfähigkeit,
- eine dadurch hervorgerufene soziale Isolierung und mehr oder minder starke Veränderungen des sozialen Status,
- eine existenzielle Not und Bedrohung.

Heilerinnen im weiten Sinn müssten die Funktion einer Expertin und einer Partnerin in sich vereinigen. Aufgabe der Expertin sei es, Beschwerden zu lindern und die Leistungsfähigkeit wiederherzustellen; die Partnerin helfe demnach, die soziale Isolierung zu überwinden und die existenziellen Ängste zu ertragen, die mit gesundheitlichen Beschwerden einhergehen.

In der Geschichte der Menschheit sei die Heilkunde in sehr unterschiedlicher Weise praktiziert worden; die Kombination von Expertin und Partnerin in der Person, die auf die Bedrohung durch Krankheit reagiert, lasse sich jedoch in allen Epochen und Kulturen ausmachen.

Das wesentliche Arbeitsinstrument der archaischen Heilung ist das Ritual. Heute oft negativ besetzt („leeres Ritual“), ist rituelles Verhalten die mächtigste Form menschlicher Kommunikation. Dabei handelt es sich um die Aufführung symbolischer, durch Überlieferung geprägter Verhaltensweisen in Zusammenhang mit ernsten (früher: heiligen) Lebenssituationen. In Kap. 12 habe ich versucht deutlich zu machen, dass Rituale jenseits einer biologischen Wirksamkeit wesentlich zu erfahrbaren Behandlungserfolgen beitragen. Vor diesem Hintergrund ist es plausibel, dass sich Konsultationen oft nicht ohne die Verschreibung eines Medikamentes zu einem glücklichen Ende bringen lassen. In der Verschreibung eines (klinisch wirkungslosen und ökologisch gefährlichen) Antibiotikums steckt für eine Patientin die Anerkennung ihres Leids und das Ernstnehmen ihrer Person, die Legitimierung der Inanspruchnahme, die Hoffnung auf rasche Besserung durch eine hochwirksame Therapie und die Überwindung von Bedrohung und Isolierung. Die wöchentliche Chefvisite im Krankenhaus wäre ein anderes Beispiel: Diese wird gerade dann als Erfolg empfunden, wenn Ober- und Stationsärztinnen im Vorfeld die Station von allen realen Problemen bereinigt haben. Ihr Sinn liegt offenbar jenseits der medizinischen Problemlösung. Ähnliches dürfte für manche verzweifelte Aktion in der Intensivmedizin gelten.

16.1.2 Detektivin

Der Schluss von „Daten“, die eine Patientin liefert, auf allgemeine Kategorien oder Entitäten eines Wissens erfolgt in allen medizinischen Systemen. Von der Mitte des 18. bis ins späte 19. Jahrhundert wurde die Beobachtung an Kranken jedoch systematisiert und später zunehmend mit pathologisch-anatomischen Befunden begründet.

In Kap. 9 habe ich den historischen Hintergrund des „Indizienparadigmas“ charakterisiert. Der Schluss von scheinbar nebensächlichen Befunden auf eine ansonsten verborgene

Ursache des Problems war eine speziell im 19. Jahrhundert entwickelte Kunst, die für die Kriminalistik, die Kunstgeschichte und die Psychoanalyse methodisch beispielhaft wurde.

Für unser Thema ist wichtig, dass in Bezug auf die Bedeutung von Befunden sich jetzt zunehmend eine Diskrepanz zwischen Patientin und Ärztin ergeben konnte: Was die Patientin am meisten bedrängte, war für die diagnostizierende Ärztin oft nur von begrenztem Wert, wenn es um die Identifizierung möglicher Ursachen ging – und umgekehrt. Damit stieg die Gefahr, dass Ärztinnen die Subjektivität ihrer Patientinnen vernachlässigten und diese sich als Objekt zu empfinden begannen. Diese Gefahr ergab sich unabhängig vom Stand der Technik: Sowohl eine raffinierte Anamnese, der Einsatz des Stethoskops wie auch moderne Bildgebung stehen für diesen „objektiven" Zugang zum Körper, der die Person der Patientin an den Rand drängen konnte. Der passive Körper wurde zum Schauplatz einer spannenden Verbrecherjagd, wobei nicht erst seit Dr. House medizinische und polizeiliche Detektive ähnliche Strategien einsetzten.

16.1.3 Gatekeeper

Die nächste Schicht, die ärztliche Gatekeeper-Funktion, bezieht sich auf zwei Entscheidungsbereiche: die Indikationsstellung für wirksame diagnostische und therapeutische Maßnahmen und die Berechtigung zu Leistungen eines solidarischen Sozialsystems.

Für eine wirksame Heilung stand der Medizin erst im 20. Jahrhundert eine größere Zahl von Maßnahmen zur Verfügung. 1948 konnte erstmalig die Wirksamkeit eines Medikaments in einer randomisierten kontrollierten Studie nachgewiesen werden. Damit ergab sich die Aufgabe, Patientinnen zu identifizieren, die von einer Therapie bei vertretbarem Risiko für Nebenwirkungen profitieren würden; entsprechend mussten diejenigen verschont werden, bei denen die Nutzen-Risiko-Abwägung negativ ausfallen würde.

Bei anderen Maßnahmen geht es weniger um die individuelle Sorge um den Kranken, sondern um eine gesellschaftliche oder ökologische Verantwortung. Um die Entwicklung von Resistenzen zu vermeiden, erhalten deshalb in den meisten entwickelten Gesundheitssystemen Patientinnen Antibiotika nur mit einer ärztlichen Verordnung.

Beginnend mit den Bismarck'schen Sozialreformen, die ursprünglich als Abwehr gegen die Sozialdemokratie gedacht waren, wurde seit dem späten 19. Jahrhundert und sehr breit im 20. Jahrhundert in den meisten entwickelten Ländern ein Recht auf gemeinschaftliche bzw. staatliche Gesundheitsversorgung formuliert und umgesetzt. Selbst eine private Krankenversicherung beruht auf dem Solidarprinzip unter ihren Mitgliedern. Daraus ergibt sich die Notwendigkeit, berechtigte von unberechtigten Ansprüchen zu unterscheiden; diese Feststellung erfolgt überwiegend durch Ärztinnen. Zwar hat sich medizinische Versorgung nie in einem wirtschaftlichen Vakuum abgespielt: Ob Patientinnen ihre Ärzte und die Behandlung bezahlen konnten, ist immer ein von beiden Seiten mitbedachtes Problem gewesen. Mit der Einrichtung von staatlichen Gesundheitssystemen und Versicherungen geht es aber um die finanziellen Ressourcen eines kollektiven Systems, von dem beide – Patientin und Ärztin – in hohem Maße abhängen.

16.1.4 Partnerin

Immer weniger wollen Patientinnen sich damit zufriedengeben, einen passiven Symptomkomplex darzustellen. Sie wollen als Person ernstgenommen werden und verstehen ihre Ärztinnen als Partnerinnen in einer gleichberechtigten Beziehung. Entsprechend sind seit den letzten zwei Jahrzehnten des 20. Jahrhunderts Ärztinnen gefordert, die Vorstellungen und Erwartungen ihrer Patientinnen systematisch abzuklären; für das weitere Vorgehen ist eine gemeinsame Grundlage zu erarbeiten. Neben den objektiven medizinischen Sachverhalten ist jetzt die Subjektivität der Patientin systematisch einzuholen.

Die „Shared decision making"-Bewegung hat diese Entwicklung verstärkt. Nicht zuletzt die elektronischen Medien haben Entscheidungshilfen möglich gemacht, mit denen Patientinnen umfassend über diagnostische, therapeutische und präventive Optionen informiert werden können, Vor- und Nachteile abwägen und ihre eigenen Wertvorstellungen und Präferenzen klären können. Während die Heilerinnen-Funktion grundsätzlich hierarchisch ist, besteht auf der Ebene der Partnerschaft eine Gleichberechtigung von Ärztin und Patientin; während eine Heilerin per definitionem über geheimes Wissen verfügt, ist auf der partnerschaftlichen Ebene Transparenz funktional.

Zur Partner-Funktion gehört auch das Gespräch darüber, ob eine bestimmte Untersuchung von der Patientin gewollt wird. Das leuchtet bei genetischen Erkrankungen oder chromosomalen Störungen unmittelbar ein bzw. ist sogar gesetzlich vorgeschrieben. Ob andererseits die Blutabnahme wegen ungewollter Gewichtsabnahme die Transaminasen-Bestimmung einschließt oder nicht, überlassen unsere Patientinnen als technische Aufgabe gerne uns. Im ersten Fall spricht man von Entscheidungsfindung, im letzteren von Problemlösung. Bei Ersterer wollen Patientinnen mitreden, bei Letzterer vertrauen sie uns in der Regel. Wenn eine Magenspiegelung, ein Herzkatheter oder ein MRT anstehen (womöglich mit Kontrastmittel), sollten wir dies als eine „Entscheidung" verstehen und unsere Patientinnen entsprechend einbeziehen.

16.1.5 Schichten-Modell: Zeit und Raum

Dieses Modell beschreibt die zentralen Aspekte der Kommunikation zwischen Patientin und Ärztin. Die Breite der Schichten in Abbildung 16-1 stellt jeweils ihre Bedeutung in verschiedenen historischen Epochen dar. Da jeder Aspekt immer zu einem gewissen Maße präsent gewesen ist, ziehen sich alle vier Schichten durch die gesamte Zeit. So ist beispielsweise auch eine Heilerin mit einem sehr autoritären Selbstverständnis von der Kooperation ihrer Patientinnen abhängig, sodass selbst hier ein Moment von Partnerschaft gegeben ist. Vermutlich sind während der gesamten Medizingeschichte die Hilfesuchenden kategorisiert, d. h. in einem weiten Sinne diagnostiziert worden; damit hat sich auch eine detektivische Aufgabe gestellt, usw.

Dieses Modell hilft auch, das Zusammenspiel der intimen Dyade von Heilerin und Patientin einerseits und dem politischen und sozialen Kontext andererseits zu verstehen. Schließlich ist die „Krankenrolle" ein soziales Phänomen, und die Begegnung von Ärztin und Patientin hat sich nie in einer völlig isolierten Kammer abgespielt.

Das Bild der übereinanderliegenden Schichten kann helfen, Widersprüche, blinde Flecken und Tabus zu verstehen. Aus der Sicht einer „neuen" Schicht bzw. Herangehensweise erscheinen die vorhergehenden bzw. darunterliegenden als veraltet und nicht mehr angemessen, oder sie werden zumindest stark relativiert. Die entsprechende Praxis erregt (Fremd-)Schämen und wird als Angriffspunkt für erzieherische Maßnahmen oder Sanktionen gesehen. Die Begeisterung für die „moderne" Schicht kann andererseits den Blick für die fortdauernden und oft tabuisierten Auswirkungen der „alten" Schichten trüben.

16.1.6 Konsequenzen

In der Begegnung von Patientin und Ärztin werden auf jeder dieser Schichten zwangsläufig von den Beteiligten Signale ausgesandt – und sei dies die (in der Regel implizite) Äußerung, dass einer der Beteiligten an einer Schicht kein Interesse habe. So mag eine stark biomedizinisch orientierte Ärztin sich vornehmen, ihren Patientinnen dadurch zu helfen, dass sie Erkrankungen präzise diagnostiziert und optimal behandelt; die Ebenen der archaischen Heilerin und der Partnerin interessieren sie nicht. Ihre Patientinnen werden diese Ärztin jedoch nicht als „neutral“ empfinden, sondern als kalt und autoritär; dies wird wiederum Auswirkungen auf Adhärenz und Heilerfolg haben. Für das System der vier Schichten trifft also die Einsicht des Kommunikationstheoretikers Watzlawick zu: „Man kann nicht nicht kommunizieren“.

Meine wesentliche Annahme hier ist, dass auch heute, d.h. in einem „modernen“ Gesundheitssystem, alle vier Schichten lebendig und aktiv sind. Jede Schicht stellt deshalb spezifische Aufgaben an Ärztinnen im Umgang mit ihren Patientinnen. Damit gewinnen sie eine praktische und medizinethische Relevanz.

16.2 Konflikte und Widersprüche

16.2.1 Fallbeispiel: Behandlung von Atemwegsinfekten

Eine 47-jährige Frau, Busfahrerin von Beruf, kommt am späten Vormittag in die Sprechstunde der Gemeinschaftspraxis. Wegen ihrer Halsschmerzen wünscht sie ein Antibiotikum, damit würde sie so fit, dass sie gleich zu ihrer Spätschicht könne. Eine Krankschreibung lehnt sie ab, sie habe wenig Zeit. Anamnese und Befund ergeben einen Centor-Score von lediglich einem Punkt; die Wahrscheinlichkeit für eine bakterielle Tonsillitis/Pharyngitis ist also gering.

Wenn ich dieser tapferen Frau das Antibiotikum verweigere, versage ich ihr eine in ihren Augen wirksame Hilfe und die Unterstützung, in einer prekären Arbeitssituation zu bestehen. Ich entwerte auch ihre Erfahrung von früheren Krankheitsepisoden, nämlich dass (vermutlich nicht gerechtfertigte) Antibiotika bei (selbstheilenden) Atemwegsinfekten helfen.

Damit stehe ich vor einem Dilemma, dass sich mit den oben genannten Schichten immerhin gut beschreiben lässt. Als Gatekeeper muss ich – auch aus einer ökologischen Verantwortung heraus – das Antibiotikum verweigern. In der Schicht des Heilers verweigere ich damit jedoch die erwartete rituelle (= kommunikative) Handlung, produziere damit bei der Patientin Enttäuschung und das Gefühl, alleingelassen zu werden. Auf der Partnerebene entwerte ich ihren Vorschlag zur Therapie.

Ich versuche das Dilemma dadurch zu lösen, dass ich ihr ein Rezept für Penicillin V gebe, aber gleichzeitig versichere, dass das Antibiotikum für die Heilung nicht entscheidend ist. Ich rate ihr, zunächst noch ein oder zwei Tage zu warten und das Rezept nur dann einzulösen, wenn bis dahin noch keine Besserung eingetreten ist. Außerdem nehme ich mir vor, das Thema beim nächsten Kontakt in Ruhe anzusprechen.

Das pharmakotherapeutisch und ökologisch ideale Vorgehen wäre natürlich die Nichtverordnung des Antibiotikums gewesen. In der konkreten Situation erscheint die verzögerte Verordnung eines schon lange zugelassenen Präparats als ein sinnvoller Kompromiss, Enttäuschungen auf den anderen Ebenen zu vermeiden und die Möglichkeit für ein Gespräch zum späteren Zeitpunkt offenzuhalten.

Niederländische Allgemeinärztinnen untersuchten in 20 Praxen an 431 Patientinnen mit Infekten der unteren Atemwege die Auswirkungen der Bestimmung des C-reaktiven Proteins (CRP) und eines Kommunikationstrainings auf die Antibiotikaverschreibung. Sowohl mit dem Schnelltest als auch mit der verbesserten Kommunikation gelang es, die Zahl der Verordnungen von Antibiotika zu reduzieren.
Eine begleitende Interview-Studie zeigte, dass es beim Einsatz des CRP nicht nur um rationale Entscheidungsfindung ging. Von den Allgemeinärztinnen wurde betont, dass

sie durch den Test gegenüber ihren Patientinnen an Glaubwürdigkeit gewannen, v.a. bei der Nichtverschreibung eines Antibiotikums. Sie hatten den Eindruck, dass sich Patientinnen mit dem Test eher ernst genommen fühlten. „Der Zauber der Mess-Apparatur ist stärker als der Zauber meiner Worte“, bemerkte eine der beteiligten Allgemeinärztinnen. (Diese Studie wird auch in Kap. 12 behandelt.)

Hier war offenbar ein Ritual (= kommunikative Handlung) durch ein anderes ersetzt worden: die (schädliche) Antibiotikaverschreibung durch die (angenommen unschädliche) CRP-Testung. Letztere war auch bei den Ärztinnen mit Kommunikationstraining eine willkommene Ergänzung ihres Repertoires.

16.2.2 Grantige Gatekeeper

Eine israelische Studie untersuchte Konsultationen auf Konflikte zwischen Ärztin und Patientin, die mit Rationierungsentscheidungen (Heilmittel, Überweisungen, Medikamente usw.) in einem Zusammenhang standen; es ging also um die oben beschriebene Gatekeeper-Funktion. Entsprechende Konflikte traten in einem Fünftel der untersuchten allgemeinmedizinischen Konsultationen auf. In diesen Situationen zeigten die Ärztinnen weniger Empathie und reagierten negativer auf ihre Patientinnen, Auftakt und Schluss des Gesprächs waren verkürzt. Die Ärztinnen setzten verschiedene Gesprächsstrategien ein, der innere Konflikt wurde den Patientinnen jedoch nur teilweise transparent gemacht. – Hier litt also die Partner-Funktion unter der Gatekeeper-Funktion.

Solidarische Gesundheitssysteme – seien dies Versicherungen oder steuerfinanzierte staatliche – haben zwangsläufig eine paternalistische Note. Hier muss festgelegt werden, welche Leistungen vom System abgedeckt werden und wer eine Berechtigung hat, sie in Anspruch zu nehmen. Patientinnen müssen sich also zwangsläufig mit einem Gatekeeper auseinandersetzen, um diese zu erhalten. Vollständige Autonomie hat nur die zahlungskräftige Kundin, die jegliche Leistung aus eigener Tasche bezahlen kann. Selbst sehr reiche Menschen können dabei inzwischen an Grenzen kommen.

Wenig wissen wir darüber, ob bei Rationierungsentscheidungen bei den Betroffenen durch explizite Information eher eine Zustimmung erreicht wird, mit anderen Worten: ob durch verbesserte Information die Gatekeeper- und Partner-Funktion versöhnt werden können.

16.2.3 Studienevidenz gegen klinische Erfahrung

Mit dem Schichtenmodell werden die Reaktionen von Praktikern auf „empirische Demontagen“ (siehe Kap. 12.1) plausibel. Darunter verstehe ich die Entzauberung etablierter Behandlungen durch klinische Studien; bekannte Beispiele sind Aderlässe, der Hormonersatz in bzw. nach der Menopause, arthroskopische Knorpelglättungen und perkutane Interventionen bei stabiler KHK. Dies trifft oft auf wütendes Unverständnis der anwendenden Ärztinnen, die von der Wirksamkeit überzeugt sind. Sicher spielen hier bedrohte materielle Interessen eine Rolle, vor allem jedoch haben die Anwenderinnen auf der Ebene der rituellen Heilung große Erfolge erlebt. Mit diesen Technologien haben sie eine Antwort auf die Not ihrer Patientinnen, auf deren Erwartungen und Hoffnungen gegeben. Eine biomedizinische Wirkung ist dafür offenbar gar nicht nötig gewesen.

Aktuelle Leitlinien zum Kreuzschmerz legen eine Zurückhaltung bei bildgebenden Verfahren nahe, die früher häufig gegebenen Spritzen sollten ganz unterbleiben. Das Schichtenmodell macht verständlich, warum die Implementierung dieses neuen Paradigmas Zeit benötigt: Röntgenaufnahmen und Spritzen sind mächtige Rituale auf der archaischen Ebene gewesen. Sie können nicht ersatzlos gestrichen werden, ohne dass im Miteinander von Patientinnen und Ärztinnen sich eine unangenehme Leere auftut.

Der englische Arzt Richard Asher (1912–1969) war bekannt für seine witzigen, tiefgründigen und im besten Sinne „anstößigen" Kommentare. Ein von ihm formuliertes Paradox bringt den Widerspruch auf den Punkt: „[...] wenn Sie leidenschaftlich an Ihre Therapie glauben, obwohl kontrollierte Studien deren Nutzlosigkeit zeigen, dann werden Ihre Behandlungsergebnisse besser sein, Ihre Patientinnen werden sich besser fühlen und auch Ihr Einkommen wird höher sein. Dies ist der Grund für den Erfolg, den einige eher beschränkte und gleichzeitig leichtgläubige Angehörige unseres Standes haben, auch für die heftige Ablehnung, die von modischen und erfolgreichen Ärztinnen üblicherweise der Statistik und kontrollierten Studien entgegengebracht wird."

Als Asher dies formulierte, gab es den Begriff der „Evidenzbasierten Medizin" noch nicht. Seitdem hat sich der Widerspruch eher noch verschärft: Der blinde Glauben aufseiten der Heilerinnen in ihre eigene Behandlung führt bei ihren Patientinnen zu Optimismus, einer Re-Interpretation ihrer Beschwerden, vielleicht sogar wieder zu einer vermehrten Teilnahme am Leben und damit zu besserer Lebensqualität und Gesundheit! Allzu kritisches Hinterfragen von diagnostischen, präventiven und therapeutischen Effekten kann diese Wirkung stören...

16.2.4 Geheimwissen gegen Transparenz

Warum verwenden Ärztinnen am Krankenbett und in der Praxis permanent lateinische Fachausdrücke, obwohl Patientinnen diese nicht verstehen? Mit dieser hermetischen Sprachpraxis demonstrieren sie ihr Expertentum, das zur archaischen Heiler-Funktion definitionsgemäß dazugehört; eine Heilerin muss für ihre Wirkung etwas haben, das Familie, Freundinnen, Nachbarinnen fehlt: exklusives Wissen. Für die Mobilisierung der Heilkräfte auf dieser Ebene genügt die entsprechende subjektive Überzeugung einer Patientin von diesem Wissen, heute wie in der Vergangenheit dürften die meisten Patientinnen bei ihren Heilerinnen mehr Heilkompetenz vermutet haben als wissenschaftlich nachweisbar diesen zur Verfügung gestanden hat.

Damit wird die Heilkunst zur Gratwanderung zwischen Entmutigung und Wichtigtuerei. Ärztinnen, die gegenüber ihren Patientinnen die der Medizin inhärenten Unsicherheiten zu stark betonen, untergraben das Vertrauen und gefährden ihre Akzeptanz als Heiler. Dass auf der anderen Seite die subjektiv überzeugende Darstellung von Kompetenz ausreicht, die Selbstheilung und Dankbarkeit der Patientin zu stimulieren, stellt eine große Versuchung dar, den eigenen Nimbus auszubauen und sich gleichzeitig defensivmedizinisch abzusichern. Die Leserin kennt in ihrer Umgebung die populären Ärztinnen mit großem Zulauf, an deren medizinischer Realkompetenz sie jedoch große Zweifel hegt. Oft lässt sich nicht unterscheiden, ob bei dieser Gattung naive Begeisterung für die eigenen Methoden am Werk ist, die auf empfängliche Patientinnen überspringt, oder zynische Geschäftemacherei.

Die technischen Apparaturen des Krankenhauses vermitteln wirkungsvoll den Eindruck von Effektivität; gleichzeitig machen sie es Patientinnen besonders schwer, ihre eigenen Vorstellungen zu äußern oder gar in Entscheidungen einzugreifen.

Die Evidenzbasierte Medizin ist in dieser Situation jedenfalls ein heilsames Korrektiv. Die randomisierte kontrollierte Doppelblind-Studie, bei der Patientinnen in allen Aspekten, bis auf die Prüfmedikation bzw. das Placebo, gleich behandelt werden, hält uns schonungslos den Spiegel vor. Selbst wenn der statistische Test zum Schluss „signifikant" ist, ist der Beitrag des mit viel Hoffnung entwickelten Pharmakons nur gering. Damit wird die Vermutung unterstrichen, dass Ärztinnen heute wie früher vor allem durch ihre Person und ihre Rituale wirken.

16.3 Normative Konsequenzen aus dem Schichtenmodell

16.3.1 Ärztliche Kernkompetenz: alle vier Schichten reflektieren

Der Blick auf die vier Schichten der Beziehung von Patientin und Ärztin (Abbildung 16-1) relativiert einen Begriff, der für eine wissenschaftlich begründete Medizin doch eigentlich zentral sein sollte: die Rationalität ärztlichen Handelns. Sobald man diese Aspekte in ihrer Gesamtheit sieht, wird sie zu einem bestenfalls relativen, vielleicht sogar nutzlosen Begriff. Aktionen, die in der einen Schicht ihrem Zweck dienen, stellen sich in einer anderen Schicht als sinnlos oder gar schädlich dar.

Die medizinethische oder gesundheitspolitische Konsequenz kann nicht lauten, bestimmte Schichten abzuschaffen. Der erste Kandidat dafür wäre vermutlich die älteste, d.h. die archaische Heilerinnen-Funktion. Die ersten zwanzig Jahre Evidenzbasierter Medizin haben uns jedoch gezeigt, dass auch diese Komponente essenziell zum therapeutischen Setting dazugehört. Die Utopie einer vollständig auf die Ergebnisse von klinischen Studien gestützten Behandlung ist nicht realistisch. Anstatt auf die Eliminierung der archaischen Praktiken zu setzen, sollten wir die Heiler-Komponente reflektieren und wohlüberlegt im Sinne unserer Patientinnen nutzen.

Wer hier blind bzw. einseitig ist und die Parallelität der anderen Schichten aus den Augen verliert, muss mit unerwünschten Nebenwirkungen rechnen. Eine ausgeklügelte medikamentöse Therapie scheitert an der Akzeptanz durch die Patientin, weil auf der Heiler-Beziehungsebene kein befriedigender Kontakt etabliert worden ist. Eine Patientin mit einem metastasierten Karzinom quält sich in ihren letzten Monaten mit einer Chemotherapie – die Alternative einer symptomorientierten Palliativbehandlung wurde nicht mit ihr besprochen. Das Reflektieren aller vier Schichten macht in meinen Augen das Ärztin-Sein in unserer Zeit aus.

16.3.2 Autonomie und Partnerschaft stärken

Die Patientin bestimmt mit ihrem Anliegen und ihren Erwartungen die Ebene, auf welcher der Dialog mit ihrer Ärztin beginnt. Bei einer schweren Erkrankung besteht vielleicht das Bedürfnis, sich an einen starken Heiler anzulehnen, beim Wunsch nach einer Beratung über eine Berentung ist es die Gatekeeper-Ebene, die gewollt ist, usw. Auch das Setting kann die Begegnung determinieren: Eine Ärztin, die als Gutachterin für die Pflegeversicherung tätig ist, ist auf eine Gatekeeper-Funktion festgelegt; eine Patientin, die für spezielle diagnostische Prozeduren überwiesen wird, hat eher mit einer Detektiv-Ärztin zu tun.

Darauf, wie es in der Begegnung weitergeht, d.h. welche Schichten in der Begegnung und im Ergebnis welche Bedeutung haben, können Ärztinnen jedoch Einfluss nehmen. Die oben dargestellte diagnostische Sequenz (siehe Kap. 2.6) soll das Arbeitsbündnis von Patientin und Ärztin stärken (Partnerinnenfunktion). Auch wenn bei einer schweren Erkrankung (oder einer entsprechenden Vermutung), bei existenzieller Angst und Sorge oft eine Regressionstendenz vorherrscht, sollten wir diesen Patientinnen helfen, zu informierten und mitentscheidenden Partnerinnen zu werden. Auch in dieser Situation gilt es, den Austausch in Richtung von Autonomie und Partnerschaft zu gestalten. Dies muss einfühlsam geschehen und ohne die Patientin zu überfordern, oft sind Krankheitsverlauf und das Ergebnis erster Maßnahmen abzuwarten. Ärztinnen sollten die oberste Schicht als Ziel jedoch nicht aus dem Auge verlieren, d.h. die Stärkung der Entscheidungsautonomie der Patientin (Schicht der Partnerin).

Auch dies gilt nicht absolut. Es gibt eine Offenheit und Transparenz, die der Patientin Entscheidungsalternativen vor die Füße wirft, ohne sich darum zu kümmern, wie diese das Problem bewältigen soll. Durch eine Überstrapazierung der Partnerfunktion können Patientinnen auch alleingelassen werden mit ihrer Entscheidungslast. Ein wohlüberlegtes Agieren auf der Ebene der Heilerin kann der Patientin helfen, in einer Krise überhaupt in die Lage zu kommen, Alternativen abzuwägen und sich für einen bestimmten Weg zu entscheiden.

Eine Gefälligkeits-„Medizin" verbleibt opportunistisch auf der Eingangsebene. Als Beispiel lassen sich Menschen mit einer Neigung zur Somatisierung anführen, die in unserem technologiefixierten modernen Medizinsystem leicht Ärztinnen finden, die sich unkritisch auf die nächste Runde organischer Diagnostik einlassen, ohne ihre „Detektivrolle" kritisch zu hinterfragen. In ähnlicher Weise setzen viele komplementärmedizinische Angebote auf Rituale, ohne die anderen Schichten zu berücksichtigen. Damit werden Abhängigkeiten und Illusionen über die Wirkung von Behandlungen erzeugt bzw. verstärkt.

16.3.3 Unsicherheit zeigen?

Auch wenn das selten so gesagt wird, gehört es wohl zur primären Sozialisation in Gesundheitsberufen dazu, einen Anschein von Sicherheit im Auftreten gegenüber unseren Patientinnen aufzubauen. Dies entspricht deren Erwartung, aber auch unserem mit der Berufslaufbahn wachsenden Selbstbewusstsein.

Dieses Gefühl von Sicherheit ist nach meiner Einschätzung im Laufe der jeweiligen Karriere immer weniger gespielt, beruht aber auf etwas anderem, als unsere Patientinnen glauben. Wir fühlen uns immer sicherer (und man merkt es uns an), *weil wir wissen, was zu tun ist*. Wir haben ganz viele „Patterns" gespeichert und brauchen nur noch Sekunden, um eine Situation einzuschätzen; wir kennen (hoffentlich) die einschlägigen Leitlinien und richten uns nach den geheimen Verhaltenserwartungen der Kollegenschaft. Damit haben wir die Unsicherheit auf der Seite der Leistungserbringerinnen minimiert (die epistemische Variante), aber die Unsicherheit im „Gegenstand" bleibt ja bestehen (d.h. die aleatorische – siehe Kap. 1.10).

Es bleiben die Fragen: Was wird aus mir? Was ist mit mir los? Wird mir die Therapie helfen? Werde ich sie vertragen? Natürlich wirken wir positiv auf Prognose und Therapieerfolg ein, wenn wir Zuversicht vermitteln. Aber damit vernachlässigen wir die Transparenz, auf die unsere als Partnerin verstandene Patientin einen Anspruch hat. Vielleicht vermitteln wir eine Sicherheit in Bezug auf etwas, das unsere Patientin überhaupt nicht gemeint hat?

Ganz offen müssen wir die Unsicherheit ansprechen, wenn wir ein Sicherheitsnetz vereinbaren. Die Befunde bei den seit gestern bestehenden Bauchschmerzen sind nicht so, dass ich die Patientin sogleich ins Krankenhaus einweisen möchte. Andererseits habe ich ein mulmiges Gefühl, dass sich hier etwas Ernstes entwickeln könnte. Meine Empfehlung besteht in einem Algorithmus: „Wenn die Schmerzen bis heute Abend gegen 20 Uhr sich nicht deutlich gebessert haben, konsultieren Sie bitte den ärztlichen Bereitschaftsdienst. Wenn sie sich gebessert haben, kommen Sie auf jeden Fall morgen noch einmal in die Praxis." Oder: „Wenn das Erbrechen des Kleinkindes sich nicht bis 16 Uhr gelegt und es etwas Flüssigkeit zu sich genommen hat, stellen Sie es bitte in der Kinderklinik vor, da eine Infusion nötig sein könnte." Solche Sicherheitsnetze haben eine eindeutige Wenn-dann-Struktur, sie berücksichtigen realistisch die Verfügbarkeit der relevanten Einrichtungen (Praxis geöffnet? ÄBD-Zentrale besetzt?). In der Primärversorgung sind sie ein gängiges und explizit beschriebenes Instrument, aber auch in anderen Versorgungsbereichen können sie nützlich sein.

Der erste Schritt zu ihrem Einsatz ist immer, dass wir die in diesem Fall bestehende diagnostische Unsicherheit zugeben. Das Sicherheitsnetz wird von den Betroffenen meist gerne akzeptiert, da sich in der Mehrheit der Fälle invasive Maßnahmen oder stationäre Aufnahmen vermeiden lassen.

Explizit wird Unsicherheit auch in vielen Entscheidungshilfen. Wenn wir eine Prognose und Therapieeffekte mit Smileys oder menschlichen Figuren visualisieren, weisen wir darauf hin: Wir wissen nicht, zu welcher Gruppe Sie gehören (werden), zu denjenigen, welche die Erkrankung (Herzinfarkt, Schlaganfall, Blutung usw.) unabhängig von allen Maßnahmen bekommen, nicht bekommen oder tatsächlich von der Behandlung profitieren (leider ist dies in aller Regel die kleinste der drei Gruppen). Software lässt sich leicht so programmieren, dass diese Figuren durcheinandergewirbelt werden – dadurch lässt sich die Unsicherheit der Situation intuitiv verstehen.

In einer bekannten britischen Studie, die hausärztliche Konsultationen und Spezialsprechstunden untersuchte, fanden sich drei Strategien im Umgang mit der Unsicherheit:

- *Sicherheit in diesem Moment:* Diese Darstellung wählen wir, wenn wir eine Niedrigrisiko-Patientin zu einem Test schicken, der aller Wahrscheinlichkeit negativ ist, den wir aber doch nicht auslassen wollen. Äußerungen wie „Damit wir ganz sicher sind (Erkrankung X auszuschließen)" fallen typischerweise, wenn wir die Patientin darauf vorbereiten.
- *eine sichere Geschichte:* Wir flechten aus einzelnen Bausteinen eine zwingende „storyline", die auf der Ebene der Wissenschaft irgendwie stimmt, die Unsicherheit für das Individuum jedoch verdeckt: „Wenn Sie das Bisphosphonat nehmen, erhöht sich die Knochendichte, was Sie wiederum vor Knochenbrüchen schützt" usw.
- *Unsicherheit offenlegen:* Hier geben wir offen zu, dass eine große Unsicherheit besteht. Es mag sein, dass wir uns entsprechend der evidenzbasierten Leitlinie verhalten; aber: „Was aus Ihnen wird, lässt sich nicht verlässlich vorhersagen."

Zwischen diesen rhetorischen Figuren wechseln wir je nach Fragestellung, den Erwartungen und Befürchtungen unserer Patientinnen und wohl auch unseren Kenntnissen und Emotionen.

Um den ersten Punkt weiterzuführen: Wenn wir Patientinnen eine Laboruntersuchung oder Bildgebung anbieten, ist die begleitende Erläuterung entscheidend für die Bewältigung der gesamten Krankheitsepisode, sei dies ambulant oder im Krankenhaus. Wenn wir eher einen Normalbefund erwarten, sollten wir dies ausdrücklich sagen. Ansonsten stellt unsere Patientin sich darauf ein, von der angekündigten Untersuchung die definitive Antwort auf ihre positive Frage „Was ist los mit mir?" zu erhalten. Denn meistens wird diese Frage mit dem negativen Ausschluss einer ernsten Erkrankung nicht beantwortet. Unsere abschließende Besprechung der Befunde wird leichter, wenn wir diese Unsicherheiten im Vorhinein offen darlegen und für realistische Erwartungen sorgen.

Die wenigen Studien zu dieser Frage legen nahe, dass Zufriedenheit und Vertrauen unserer Patienten eher abnehmen, wenn die behandelnden Ärztinnen Unsicherheit zeigen. Andererseits sind sie dankbar, wenn ihnen reiner Wein eingeschenkt wird – wozu eben auch der Hinweis auf die Unsicherheit gehört. Wie lässt sich dieser Widerspruch verstehen?

In den – wenigen – Studien zum Thema konnten die befragten Patientinnen nicht klar erkennen bzw. unterscheiden, ob es sich um eine epistemische oder aleatorische Unsicherheit handelt. Ist meine Ärztin nicht auf der Höhe der Zeit bzw. des aktuellen Wissens? Oder ist es vielmehr so, dass die Medizin hier an ihre Grenzen kommt? Es sollte nicht überraschen, dass Patientinnen diese beiden Dimensionen der Unsicherheit unterschiedlich bewerten würden, wenn sie im Studiendesign entsprechend getrennt würden.

Schließlich zeigte sich, dass Patientinnen Unsicherheit leichter tolerieren konnten, wenn die Ärztin ihnen bekannt war. Eine belastbare Beziehung zur Patientin eröffnet offenbar Spielräume zur Ehrlichkeit. Eine sinnvolle Behandlungslinie kann darin bestehen, dass die epistemische (persönliche) Unsicherheit von der aleatorischen (allgemeinen) entkoppelt wird. Etwa: Ich bin ihre kompetente Ärztin, biete Zugang zum Wissen und der Erfahrung meiner Profession, ggf. durch Konsultation von Datenbanken oder Kolleginnen; dieses Wissen ist jedoch stellenweise mit großer Unsicherheit behaftet. Ich versuche, für Sie deutlich zu machen, wo wir uns auf einigermaßen festem Boden bewegen und wo nicht; gemeinsam erarbeiten wir Wege, wie wir mit der unvermeidlichen Unsicherheit umgehen können.

16.3.4 Diagnostik zur Beruhigung?

Dieses Argument höre ich oft, wenn sich eine Diskussion über den Sinn oder Unsinn einer diagnostischen Maßnahme ergibt: „Ja, ich weiß, über dieses MRT kann man streiten. Aber ich habe den Patienten in die Radiologie geschickt, weil ich ihn beruhigen wollte."

Ich fürchte, dass diese Antwort nicht immer ganz ehrlich ist. So wird häufig die eigene (ärztliche) Unsicherheit in die Patientin projiziert; tatsächlich geht es darum, mit einem eher nicht angezeigten Test die *eigene* Unsicherheit zu bewältigen (siehe Kap. 12.3.4). Oder die Motivation ist tatsächlich eine defensivmedizinische: „Mir ist schon klar, dass diese Untersuchung müßig ist, aber ich möchte mir nachher keine Vorwürfe anhören müssen."

Beide Motivationen wären sowohl ein Versagen auf der Ebene der Detektivin (ich veranlasse einen Test, der eigentlich nicht sinnvoll ist), wie auch der Partnerin (ich habe eine heimliche Agenda, die ich nicht offenlege).

Rein empirisch ist es so, dass diese Beruhigung nicht sehr erfolgreich ist. Speziell dieser Frage gewidmete kontrollierte Studien fanden weder eine Besserung in Bezug auf die Sorge, eine ernste Erkrankung zu haben, auf Angst, noch auf die Symptomatik selbst. Lediglich die Inanspruchnahme von Gesundheitseinrichtungen nahm ab. Die Ärztin glaubt, ihre Patientin müsse sich über den negativen Befund (kein Krebs, keine Anämie, keine MS) freuen; die Patientin ist jedoch enttäuscht, weil sie sich, ohne eine überzeugende Erklärung, im luftleeren Raum hängen sieht.

Die wirksame Prophylaxe gegen diese Enttäuschung besteht darin, zu Beginn des diagnostischen Prozesses die Erwartungen und Befürchtungen der Patientin im Gespräch zu klären. Dann lässt sich gezielt darauf eingehen, und das Gespräch kann sogar das MRT ersetzen.

16.3.5 Alle Befunde negativ!

Wegen seiner starken Beschwerden haben Sie Ihren Patienten zu mehreren fachärztlichen Praxen überwiesen; jetzt hat er einen Termin, um die gesamten Befunde zu besprechen. Teils hat er von den spezialisierten Kolleginnen das Ergebnis erfahren, teils ist die Mitteilung Ihre Aufgabe. Sie spüren die gespannte Erwartung des Patienten, aber sämtliche Befunde sind negativ.

In Bezug auf die Detektiv-Schicht sind Sie und das virtuelle fachärztliche Team gescheitert: Sie haben die Ursache nicht dingfest machen können. Auf der Ebene der Partnerin bahnt sich eine Enttäuschung an: Nimmt sie mich nicht ernst? Bilde ich mir das alles nur ein? – mag sich der Patient gleich fragen. Wenn Sie lediglich die negativen Befunde mitteilen, wird es genauso kommen. Auch die von Ihnen erwartete Erleichterung (nichts Schlimmes!) wird die Enttäuschung nicht ausgleichen können. Sie sehen den verzweifelten Patienten schon bei einem langwierigen Doctor Shopping, um doch noch eine Antwort auf seine Frage zu finden. Damit hätten Sie auch auf der Gatekeeper-Ebene versagt.

Eine dänische Arbeitsgruppe hat eine sehr hilfreiche Deutungs- und Gesprächshilfe für diese Situation entwickelt (Reattributions-Methode). Verständlich und stark vereinfacht, können wir demnach sagen: Wir empfangen permanent Signale aus unserem Körper, da geht es um Tast- und Temperaturempfinden der Haut, die Position unseres Körpers und der Gliedmaßen im Raum, Bewegungen, innere Organe u.v.m. Der größte Teil dieser Signale wird unbewusst im Zentralnervensystem verarbeitet, nur einen kleinen Teil nehmen wir bewusst wahr. Es ist also nicht so, dass diese Signale von den Rezeptoren ins Gehirn linear übertragen werden; vielmehr werden sie vielfältig verarbeitet (moduliert). Dieses Prinzip ist aus Untersuchungen zum Schmerz lange bekannt; die sog. Gate-Control-Theorie hat diesen Aspekt in den Vordergrund gestellt (siehe **Abbildung 16-2**).

Die Verarbeitung bzw. der Anteil der bewusst wahrgenommenen Signale (Schmerz, Temperatur, Berührung usw.) variiert sehr stark: von Mensch zu Mensch (manche nehmen diese Signale sehr sensibel wahr, andere weniger), aber auch von Situation zu Situation. Je nach Aufregung, seelischer oder körperlicher Belastung, Ruhe oder Entspannung gelangen diese Impulse in unser Bewusstsein und können dort sehr unterschiedliche Empfindungen auslösen. Das muss nicht mit krankhaften Prozessen zu tun haben (hat es meistens nicht), da diese Signale unabhängig von organischen Störungen permanent entstehen und zentral verarbeitet werden (müssen).

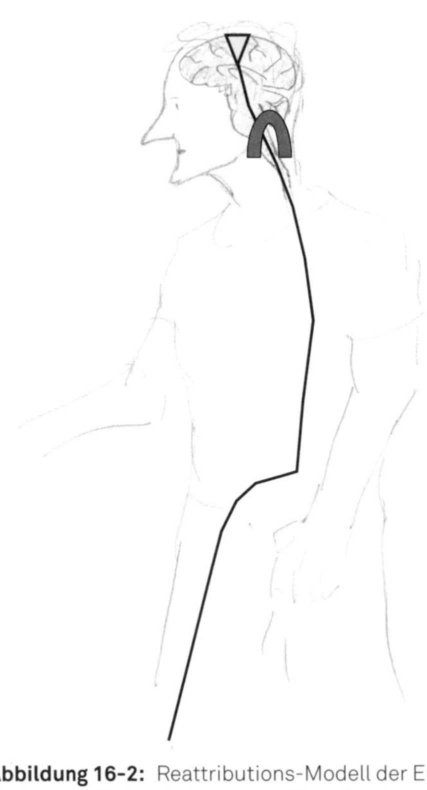

Abbildung 16-2: Reattributions-Modell der Empfindung und Verarbeitung von Signalen bzw. Beschwerden.

Mit diesem Modell ist es möglich, den Gegensatz von Psyche und Soma zu relativieren, ebenso wie die Unterscheidung von „eingebildeten" und „echten" Beschwerden möglich ist. Es entfällt damit der (überzogene) Anspruch, die Medizin könne für jedes Symptom eine Läsion finden. Diese Vorstellung ist ein guter Ausgangspunkt dafür, dass die Patientin sich selbst beobachtet und ein Verständnis ihrer Beschwerden entwickelt, das wiederum Ansätze zur Prävention (Verhaltensweisen im Alltag) bietet. Schließlich werden Beschwerden dadurch „normalisiert" (siehe Kap. 8.4).

Die hier skizzierte Gesprächsaufgabe wird erleichtert, wenn sie präventiv vorbereitet wird. Dazu gehört, dass Sie vor einer technischen Diagnostik Ihre Einschätzung mitteilen und die Erwartung an die Prozedur offenlegen (vielleicht nur der Ausschluss einer ernsten Erkrankung mit geringer Wahrscheinlichkeit – siehe Kap. 16.3.3). Eine gute Medizin klärt nicht zuerst das somatische Gebiet ab und stürzt sich nur bei negativen Befunden auf die Psyche. Vielmehr werden beide Dimensionen immer parallel bearbeitet. Ein ungestörtes induktives Streifen ist dazu ein guter Einstieg, da wir hier häufig etwas über die diagnostischen Vermutungen unserer Patientinnen erfahren (siehe Kap. 2.2.7). Die Erklärungsmodelle der meisten Menschen sind übrigens sehr ausgewogen biopsycho-sozial; konsequente Somatisierung ist eher selten und – wenn vorhanden – immer mit ärztlichem Zutun entstanden.

16.3.6 Ärztinnen = Verkäuferinnen?

Die Ausweitung von IGeL-Angeboten in Praxen niedergelassener Ärztinnen und die Expansion von Präventions-, Wellness- und Kosmetikmärkten mit ihren fließenden Übergängen zur Medizin schaffen zusätzlich Widersprüche. Die oft aufgeführte unvollständige Information des Verbrauchers (der Patientin) bezüglich der Qualität und des Umfangs des

Produkts ist jedoch nicht das entscheidende Argument gegen den direkten Verkauf von Leistungen durch Ärztinnen; in dieser Situation findet sich auch die Käuferin eines Mobiltelefons oder einer Melone. Problem ist vielmehr die existenzielle Verwundbarkeit der Patientin. Wenn auch leichte Gesundheitsstörungen vitale Ängste vor Funktionsverlust, Isolierung und Tod hervorrufen können, erwächst Heilerinnen eine besondere Macht über die Hilfesuchenden und damit eine besondere Verantwortung. Auch wenn das System der gesetzlichen Krankenversicherung nicht frei von wirtschaftlichen Anreizen ist, so hat das Sachleistungsprinzip doch dafür gesorgt, dass in der ärztlichen Praxis die Ökonomie relativiert werden konnte. Das sich ausweitende IGeL-Angebot stellt deshalb einen ethisch bedenklichen Anreiz zum Missbrauch einer vulnerablen Gruppe dar. Dieselben Bedenken bestehen gegen finanzielle Anreize in der stationären Versorgung, die sich auf die Indikationsstellung von aufwendiger Diagnostik, Operationen usw. beziehen (Fallpauschalen-DRGs). Dabei spielt es kaum eine Rolle, ob diese sich auf Individuen (Chefarzt-Boni [inzwischen verboten], Privatliquidation) oder eine Abteilung, Klinik oder Gruppe beziehen.

Solidarische Gesundheitssysteme haben also durch De-Ökonomisierung der Arzt-Patient-Beziehung Widersprüche verringert und beide Seiten von materiellen Sorgen entlastet, was durch propagandistische Floskeln wie die des „freien Berufs“ oder (negativ) der „Staatsmedizin“ oft überdeckt wird. Es sind gerade die solidarischen Organisationsformen, die größere klinische und kommunikative Freiheit verschaffen.

Die Versorgung von Privatpatientinnen mag vielen als ein attraktives Zubrot erscheinen, bei manchen von uns ist sie gar das einzige „Geschäftsfeld“. Dabei sollte nicht vergessen werden, dass ein solches System Ärztinnen in einen permanenten Interessenskonflikt zwingt. Die alltägliche Erfahrung wie auch empirische Untersuchungen zeigen, dass nur wenige der Versuchung widerstehen können, diesen Konflikt in Richtung einer Leistungsausweitung zu „lösen“, die überwiegend sinnlos, wenn nicht gar schädlich ist (siehe Kap. 8.3). Die Bezahlung von Ärztinnen mit Einschreibepauschalen oder einem festen Gehalt erscheint nach Jahrzehnten neoliberaler Definitionsmacht etwas altbacken, sie reduziert jedoch Interessenskonflikte und macht die Köpfe frei für die Überlegung, wie Patientinnen am besten versorgt werden können (und nicht wie sie am besten ausgenommen werden können). Alle Steuerungsmechanismen, die auf die Geschäftstüchtigkeit von Ärztinnen setzen, produzieren Geschäftsleute, d.h. Ärztinnen, die sich gedanklich vor allem damit beschäftigen, ihr wirtschaftliches Ergebnis zu optimieren. Solche Steuerungsmechanismen, so plausibel sie am grünen Tisch der Ökonomie aussehen, vernebeln die Gehirne; es ist sicher kein Zufall, dass Einzelleistungsvergütung mit Hinterweltler-Denken (siehe Kap. 14) einhergeht.

16.3.7 Grenzen der Aufmerksamkeit

Ärztinnen müssen den Anforderungen genügen, die sich heute aus den postulierten vier Schichten ergeben. Das Schichtenmodell (Abbildung 16-1) kann die Schwierigkeiten aufzeigen, die sich dabei ergeben. Die norwegische Ärztin und Ethikerin Kari Agledahl hat in ihren Untersuchungen von Arzt-Patient-Kontakten festgestellt, dass Ärztinnen freundlich und offen mit ihren Patientinnen umgehen. Allerdings filtern sie emotionale Signale aus („existential defiltering“) und konzentrieren sich auf Informationen, die für die Diagnosestellung erforderlich sind („essentializing“). Bei multiplen, vagen Beschwerden, verwickelten Kontextproblemen (Beruf, Familie) oder dem bevorstehenden Tod im Palliativkontext konzentrieren sich die Ärztinnen auf konkrete, medizinisch fassbare Probleme und umgehen die angedeuteten existenziellen Problemfelder. Agledahl fragt, ob wir die Situation und ihre Akteure (hier: im Krankenhaus) nicht damit überfordern, dass wir auch die Behandlung existenzieller Fragen verlangen.

Der Gefahr der Überfrachtung und Überforderung von Ärzten wird in der Abbildung 16-1 dadurch Rechnung getragen, dass der Raum für eine weitere Ausdehnung begrenzt wird. Ein verstärktes Engagement in einem bestimmten Aspekt (Schicht) muss irgendwann auf Kosten eines anderen gehen.

Die vier Schichten umschreiben Funktionen in einer komplexen Beziehung. Neben der historischen und der Tiefendimension kommt also die Aufmerksamkeitsökonomie hinzu: Das Modell steckt den Rahmen dessen ab, was in der Begegnung von Patientin und Ärztin grundsätzlich geleistet werden kann.

16.4 Schlussfolgerung

In der Medizingeschichte werden Epochen häufig danach definiert, welche wissenschaftlichen Denkweisen zu der jeweiligen Zeit populär gewesen sind. Dabei gerät leicht aus dem Blick, was in der realen Versorgung der Bevölkerung passiert. Hier haben akademisch gebildete Ärzte (!) nur eine begrenzte Rolle gespielt; endgültig definiert wurde das ärztliche Berufsbild überhaupt erst in der Mitte des 19. Jahrhunderts. Die Geschichte der Evidenzbasierten Medizin unterstreicht, dass Medizin nicht die glatte Umsetzung wissenschaftlicher Ergebnisse in der Praxis ist. Vielmehr haben wir es mit einem Strom von überlieferten Vorstellungen und Praktiken zu tun, die von den aktuellen akademischen Paradigmen zwar beeinflusst werden, aber doch nur in einem begrenzten Maße („überformt"). Das Schichtenmodell macht diesen Traditionsbestand explizit und demonstriert, wie sich diese Überlieferungen aktuell für die Behandlung nutzen lassen.

Vielleicht ist Ihnen aufgefallen, dass die Abbildung keine auffälligen Zäsuren im Zuge der Etablierung einer „modernen" oder „wissenschaftlichen" Medizin zeigt. In Kap. 3 habe ich beschrieben, wie gnädig das Feedback aus dem Alltag mit Heilern umgeht („physician's friend"). Was entsprechend den vier Schichten geschieht, kann durchaus unabhängig von biomedizinischen Wirkungen der eingesetzten Mittel ablaufen. Heute wie in früheren Episoden der Medizingeschichte haben Patientinnen und Ärztinnen den Nutzen diagnostischer, präventiver und therapeutischer Bemühungen systematisch überschätzt. Das Schichtenmodell macht plausibel, warum dies so gewesen ist.

Alle vier Schichten und ihre Grundanforderungen bleiben, keine wird durch soziale, wissenschaftliche oder technische Entwicklungen gegenstandslos. Selbst die Figur der archaischen Heilerin kann für eine persönliche Krisensituation auch in einem aufgeklärten, patientenzentrierten Zeitalter funktional sein. Gegenüber den gängigen Aufzählungen der vielfältigen Rollen, die Ärztinnen zu übernehmen haben, stellt das Schichtenmodell zeitliche und inhaltliche Zusammenhänge dar, weist auf Widersprüche hin und kann damit eine Hilfe zur Reflexion und Evaluation im ärztlichen Alltag wie auch in der Lehre sein.

Weiterführende Literatur

Diese Literaturangaben sind nur eine Auswahl der benutzten Referenzen. Detaillierte Angaben finden sich online im ausführlichen Hintergrund-Text, siehe Seite 343.

1. Agledahl KM, Forde R, Wifstad A. Clinical essentialising: a qualitative study of doctors' medical and moral practice. Med Health Care Philos. 2010;13(2):107–13. https://doi.org/10.1007/s11019-009-9193-z
2. Almond S, Mant D, Thompson M. Diagnostic safety-netting. Br J Gen Pract. 2009;59(568):872. https://doi.org/10.3399/bjgp09X472971
3. Asher R, Jones FA. Richard Asher talking sense: a collection of papers. London: Pitman; 1982.
4. Blaxter M. The case of the vanishing patient? Image and experience. Sociol Health Illn. 2009;31(5):762–78. https://doi.org/10.1111/j.1467-9566.2009.01178.x

5. Bosk CL. Occupational rituals in patient management. New Engl J Med. 1980;303(2):71–6. https://doi.org/10.1056/NEJM198007103030203
6. Brown J, Stewart M, McCracken E, McWhinney IR, Levenstein J. The patient-centred clinical method. 2. Definition and application. Fam Pract. 1986;3(2):75–9. https://doi.org/10.1093/fampra/3.2.75
7. Deber RB, Baumann AO. Clinical reasoning in medicine and nursing: decision making versus problem solving. Teach Learn Med. 1992;4(3):140–6. https://doi.org/10.1080/10401339209539552
8. Donner-Banzhoff N. Archäologie einer Beziehung. Arzt und Patient. Dtsch Arztebl. 2012(109(42)):2078–82. https://doi.org/10.1007/978-3-642-32040-8_16
9. Edwards A, editor. Evidence-based patient choice: inevitable or impossible? Oxford: Oxford University Press; 2001.
10. Frank JA. The CanMEDS 2005 physician competency framework: better standards – better physicians – better care. 3rd ed. Ottawa: Royal College of Physicians and Surgeons of Canada; 2006.
11. Kleinman AM. Medicine's symbolic reality. Inquiry. 1973;16(1–4):206–13. https://doi.org/10.1080/00201747308601685
12. Kravitz RL, Callahan EJ. Patients' perceptions of omitted examinations and tests: a qualitative analysis. J Gen Intern Med. 2000;15(1):38–45. https://doi.org/10.1046/j.1525-1497.2000.12058.x
13. Pendleton D. The new consultation: developing doctor-patient communication. Oxford: Oxford University Press; 2003. https://doi.org/10.1093/med/9780192632883.001.0001
14. Rolfe A, Burton C. Reassurance after diagnostic testing with a low pretest probability of serious disease: systematic review and meta-analysis. JAMA Intern Med. 2013;173(6):407–16. https://doi.org/10.1001/jamainternmed.2013.2762
15. Rothenbuhler EW. Ritual communication: from everyday conversation to mediated ceremony. Thousand Oaks, CA: Sage; 1998.
16. Simpkin AL, Armstrong KA. Communicating uncertainty: a narrative review and framework for future research. J Gen Intern Med. 2019;34(11):2586–91. https://doi.org/10.1007/s11606-019-04860-8
17. Uexküll T von, Wesiack W. Theorie der Humanmedizin: Grundlagen ärztlichen Denkens und Handelns. 3. Aufl. München, Baltimore: Urban & Schwarzenberg; 1998.
18. Weingarten MA, Guttman N, Abramovitch H, Margalit RS, Roter D, Ziv A, et al. An anatomy of conflicts in primary care encounters: a multimethod study. Fam Pract. 2010;27(1):93–100. https://doi.org/10.1093/fampra/cmp082

17 Übernehmen die Maschinen?

In manchen der vergangenen Kapitel sind wir miteinander weit in die Vergangenheit zurückgegangen. Dabei ging es eher um Kontinuität und die Gemeinsamkeiten, welche die Epochen und Kulturen miteinander verbinden. Zum Schluss soll es um aktuelle Entwicklungen und einen Blick in die Zukunft gehen.

Besonders interessant sind hier digitale Technologien, ihre Möglichkeiten und ihre Auswirkungen auf die Versorgung. Es gibt in modernen Gesundheitssystemen keine (! – ich lege mich fest) Nische, an welcher diese gänzlich vorbeigehen. Nur um einige Beispiele zu nennen: digitale Krankenakten, seien diese lokal (innerhalb eines Krankenhauses oder einer Praxis) oder systemweit zugänglich, innerprofessionelle Kommunikation, von Patientinnen genutzte Apps zur Erfassung und Speicherung medizinischer Daten, zur Erinnerung und Abfrage von Stimmung und seelischem Befinden, computerisierte Auswertungen von MRT- und CT-Bildern, von Versicherungen angebotene ortsunabhängige Telekonsultationen u. v. m. Für unser Thema sind diagnostische Systeme besonders spannend, die Daten von einzelnen Personen (Patientinnen) verarbeiten und daraus einen diagnostischen Vorschlag machen und/oder einen Hinweis geben, was zu tun sei. Diese können für Ärztinnen konzipiert sein oder Bürgerinnen (Laien) als Symptom-Checker bei der diagnostischen Einschätzung i. w. S. helfen (zusammengefasst: digitale diagnostische Systeme – DDS).

Ich habe dieses Kapitel in drei Abschnitte unterteilt. Unter „Entwicklungen" beschreibe ich den Einfluss digitaler Instrumente auf die Medizin und die alltägliche Versorgung; Ausgangspunkt ist die sog. „E-scaped Medicine". Von besonderem Interesse für die Diagnosestellung ist die Frage, ob Computer die diagnostische Aufgabe übernehmen können („Aussichten"). So hilfreich, ja notwendig digitale Technologien in vielen Aspekten der Versorgung sind, so sehr sehe ich auch die mit ihnen verknüpften Nachteile und Gefahren, die ich hier als „Risiken" behandele.

17.1 Entwicklungen

Die britischen Sozialwissenschaftlerinnen Sarah Nettleton und Andrew Webster haben den mit Absicht doppeldeutigen Begriff der E(-)scaped Medicine geprägt. Damit sollen zum einen die Veränderungen in der Medizin beschrieben werden, mit denen wir unter der Überschrift Digitalisierung und Informatisierung konfrontiert sind (etwa: „digitale Landschaft"), anderseits weisen sie darauf hin, dass medizinisches Wissen und Definitionsmacht dabei sind, aus den herkömmlichen Orten zu „entkommen" (to escape). Mit „Informatisierung" ist gemeint, dass Biologie und Medizin ihre Phänomene immer mehr mit der Logik von Informationsspeicherung, -übermittlung, aber auch -fehlsteuerung oder -abbruch verstehen.

Zunächst erläutere ich verschiedene „Entgrenzungen“, mit denen sich aktuelle, für die Diagnose in der Medizin relevante Entwicklungen beschreiben lassen. Vieles hat mit Digitalisierung zu tun; aber wie so oft spielen eine neue Qualität und Quantität medizinischen Wissens, soziale und politische Veränderungen mit hinein.

17.1.1 Entgrenzung der fachlichen Autorität

Wer definiert diagnostische Begriffe und Kategorien? Während bis zur Mitte des 20. Jahrhunderts dies das Vorrecht und die Pflicht der Ärzteschaft war, v.a. der Universitätsmedizin, schalten sich inzwischen die Betroffenen, Medien und Einrichtungen des Gesundheitswesens ein (W-Pfad wird seltener gegenüber dem B- und K-Pfad – siehe Kap. 11.5 und Abbildung 11-1). Politische Auseinandersetzungen um die Berechtigung von „Diagnosen“ machen den gesellschaftlichen bzw. konstruierten Charakter diagnostischer Begriffe und Taxonomien deutlich (siehe die öffentlichen Diskussionen anlässlich der Neuauflage diagnostischer Manuale, z.B. des DSM für die Psychiatrie).

Auf der klinischen bzw. individuellen Ebene geht dem eine Auflösung des ärztlichen Monopols in Bezug auf die Diagnosestellung parallel. In den stark arbeitsteiligen Allgemeinpraxen der Niederlande, des UK und der USA werden leichte Krankheitsepisoden von Arzt-Assistentinnen – abschließend – behandelt. Immer häufiger schalten sich auch Patientinnen in den Prozess ein; sei dies individuell gegenüber ihren Ärztinnen oder kollektiv als Interessensverbände bei Systementscheidungen.

Diagnostische Technologien sind immer leichter erhältlich, nicht nur für Professionelle. Der erste Schritt wurde mit Schnelltests (point-of-care) getan; für die Prozedur ist kein Labor mehr nötig. Die Heim-Blutdruckmessung ist längst etabliert, Teststreifen kann man in der Apotheke kaufen, das Gerät für die O_2-Sättigungs-Messung gibt es im Drogeriemarkt. Noch ist es eher der Urin, warum nicht das CRP, um den Anspruch auf ein Antibiotikum für den Atemwegsinfekt zu begründen? Zwar ist in Deutschland eine genetische Testung an eine kompetente Beratung geknüpft, internationale Firmen bieten jedoch direkt genetische Profile aus Speichel an – sozusagen barrierefrei. Das beginnt ganz unschuldig mit der Abstammung (ancestry), führt dann jedoch zu Aussagen über das Risiko, an Alzheimer-Demenz, Diabetes oder Herzinfarkt zu erkranken.

Es bleibt nicht bei diesen eher technischen Einzeluntersuchungen, auch die Diagnosestellung selbst, also die Schlussfolgerung aus einzelnen Symptomen und Befunden, verlässt das Kabinett der ärztlichen Autorität. Wer seine Symptome in einer Suchmaschine eingibt, bekommt zahlreiche Vorschläge zu Diagnose und Therapie. Explizit für diese Aufgabe stehen Symptom-Checker zur Verfügung, beständig lernende Systeme, die aus den eingegebenen Beschwerden eine Liste möglicher Diagnosen liefern – einschließlich des Hinweises, ob es dringend ist und wohin man sich wenden soll.

Die Reise in eine andere Stadt, um eine „Koryphäe“ oder „Kapazität“ (herrlich angestaubte Begriffe) zu konsultieren, macht immer weniger Sinn. Überall hält man sich, jedenfalls in Bezug auf die Therapie, an dieselben Leitlinien. Der Rat des Professors mag auf einer symbolischen Ebene guttun; mit weniger Aufwand hätte man in der Substanz dasselbe vor Ort erreicht. Wissen, vor allem im Bereich der Therapie, koppelt sich immer mehr von der Person ab. Vor einigen Jahrzehnten gab es Redewendungen wie „Die Kölner machen es soundso, die Münchener jedoch...“. Solche Sätze hört man heute nicht mehr; bestenfalls lässt sich etwas über Spezialisierungen bestimmter Krankenhäuser oder Praxen sagen.

Das medizinische Wissen besteht zunehmend aus einem Korpus von Studienergebnissen, die dezidiert von der individuellen klinischen Erfahrung abgekoppelt sind. Abgesehen von den Schranken durch erpresserische Fachverlage sind die Ergebnisse allgemein zugänglich, jede Leitlinie wird heute im Internet publiziert. Immer häufiger ist eine allgemein verständliche Patientenversion dabei. Dies gibt interessierten und klugen Laien die Möglichkeit, Antworten auf ihre Fragen zu recherchieren. Früher hatten sie nur den häuslichen Ratgeber im Regal – betulich und vielleicht Jahrzehnte alt. Heute kommen sie mit aktuellem Wissen in die Praxis oder ins Krankenhaus.

17.1.2 Entgrenzung der Datenspeicher

Vor wenigen Jahrzehnten musste als Dokumentation in der Praxis Niedergelassener für jede Konsultation eine kurze Notiz reichen, oft wurden nur Abrechnungsziffern und wenige Diagnosen festgehalten. Alles andere blieb dem Gedächtnis der Ärztin überlassen.

Heute bietet das Arzt-Informations-System (AIS) in der hausärztlichen Praxis Beschwerden, Befunde und Diagnosen der gesamten Behandlungsdauer einer Patientin an – höchstens unterbrochen durch einen Praxis- oder Softwarewechsel. Hinzukommen die eigenen Aktivitäten (Medikamenten-, Hilfs- und Heilmittelverordnungen, Ein- und Überweisungen). Dokumentiert sind die Berichte von Laboruntersuchungen, fachärztlichen Praxen und Krankenhäusern, von Medikamentenunverträglichkeiten und Allergien.

Diese Daten explodieren nicht nur deshalb, weil sie digital unproblematisch gespeichert werden können und weil immer mehr diagnostische Untersuchungen möglich sind. Ein wesentlicher Grund sind die Fortschritte in der Behandlung chronisch kranker Menschen. Vor vierzig Jahren war die Herzinsuffizienz eine Erkrankung, bei der vor allem die Exazerbationen (Lungenödem) behandelt wurden – meist im Krankenhaus. Heute nehmen die Betroffenen jeden Tag Medikamente ein, die nachgewiesenermaßen die Prognose bessern (ACE-Hemmer, Betablocker, Aldosteronantagonisten). Regelmäßige Praxisbesuche gehören zum Behandlungsprogramm, einschließlich des Monitorings der Erkrankung wie auch der Therapie. Viele Größen obliegen der Kontrolle durch die Patientin selbst (z. B. Körpergewicht, Puls- und Blutdruckmessung).

Diesen Datenberg haben wir für jeden chronisch Kranken bereits vor der Einführung der übergreifenden elektronischen Patientenakte. Die Daten haben sich von der einzelnen Behandlungsepisode (Konsultation; stationäre Krankenhausbehandlung) gelöst, sie betreffen dauerhafte, meist gar nicht fühlbare Risikozustände und Charakteristika.

Aber der Datenfluss geht über die einzelne Praxis oder das Krankenhaus hinaus. Nicht nur aggregierte, sondern auch individuelle Behandlungsdaten werden regelmäßig in digitaler Form an kassenärztliche Vereinigungen und Krankenkassen übermittelt und dort gespeichert. Sie dienen der Berechnung von Honoraren und Entgelten, sie speisen Qualitätsberichte und unterstützen die Versorgungsforschung, sie identifizieren Verstöße gegen Richtlinien und führen zur Sanktionierung von auffälligen Praxen und Krankenhäusern.

17.1.3 Entgrenzung der Datenquellen und des Zeitbezugs

Ursprünglich ist die ärztliche Datenerhebung – Anamnese, körperliche Untersuchung, technische Methoden – an die Konsultation gebunden gewesen. Selbst Prävention (Früherkennung) oder die Behandlung von Risikofaktoren (Hypertonie, mit dazu gehören heute die meisten chronischen Erkrankungen im symptomfreien Intervall) setzten physische Kontakte mit einer Einrichtung des Gesundheitswesens voraus. Neue Technologien lösen diesen Zeitbezug auf: Telemedizinische Geräte können Blutdruck, Puls, Gewicht, Sauerstoffsättigung erfassen und das Ergebnis einer zentralen Datenbank übergeben; diese Möglichkeit wird für die Betreuung von Menschen mit Herzinsuffizienz als besonders relevant angesehen. „Gesunde" entschließen sich, neben diesen Vitalzeichen auch ihre körperliche Aktivität, Ernährung und Schlaf dauerhaft zu erfassen („quantified self"). Vieles von diesen Datenerfassungen hat es auch früher gegeben („Tagebücher" für Ernährung, „Pässe" für Blutdruck- und Blutzuckerwerte), aber die digitalen Speicher- und Auswertungsmöglichkeiten eröffnen neue Möglichkeiten der Selbstbetrachtung und Verbreitung („sharing").

17.1.4 Entgrenzung des klinischen Objekts

Obwohl ich die Patientin meine, wähle ich den Ausdruck „Objekt" ganz bewusst. Es ist immer weniger die Person, auf die Ärztinnen in der Begegnung mit ihren Patientinnen den Blick lenken. Die oben nur andeutungsweise beschriebenen Datenmassen verlangen ihre volle Aufmerksamkeit; es kann nicht erstaunen, dass der Blick der Ärztin länger auf den Bildschirm als auf die Patientin gerichtet ist. Die eigentlich absurde Erfindung der „Kurvenvisite", Ausdruck extremer Hinterweltler-Medizin (siehe Kap. 14), wird zum Normalzustand. Zwar ist die Patientin noch anwesend, die Aufmerksamkeit ihres ärztlichen Gegenübers ist jedoch auf den gigantischen Datenraum gerichtet, der in den vergangenen Wochen und Jahren von der Ärztin produziert worden ist und beständig wächst.

Diesen Fokus sollten wir jedoch nicht vorschnell verurteilen. Schließlich erwartet die Patientin, dass bei der Verordnung des Medikaments für die Urge-Symptomatik die Kontraindikationen bedacht werden: Tolterodin kommt wegen Myasthenie nicht infrage, Mirabegron ist wegen der bekannten QT-Zeit-Verlängerung kontraindiziert. Zudem müssen die Interaktionen der verschiedenen Wirkstoffe untereinander berücksichtigt werden. Auch wenn digitale Instrumente uns Kontraindikationen melden, an fällige Aktionen erinnern und die Aufmerksamkeit auf Dauerprobleme und -risiken lenken, müssen wir unsere gesamte Aufmerksamkeit diesem Datenraum widmen. Dabei ist die vollständige Abwesenheit von Fehlern noch nicht einmal ein realistisches Ziel; wir bemühen uns um „Reduzierung" bzw. die Vermeidung gravierender Schädigung.

17.1.5 Entgrenzung des Krankheitsbegriffs

Mit dem wachsenden Angebot an diagnostischen Tests i. w. S. und immer neuen Risikozuständen verflüssigen sich die Grenzen zwischen Gesundheit und Krankheit immer mehr. Die in Kap. 8 beschriebene Entwicklung verstärkt sich: Krankheit ist immer weiter von der subjektiven Erfahrung einer Episode von Beschwerden abgekoppelt. Behandelt werden zunehmen Risiken, die „objektiv" festgestellt und kontinuierlich behandelt werden. Dazu gehören schon lange der Bluthochdruck und die Fettstoffwechselstörung, aber jetzt sind der Zustand nach der Entfernung eines Dickdarmpolypen (koloskopische Kontrolle notwendig), die genetische Veranlagung für den Brustkrebs (regelmäßige Mammografie, oder die prophylaktische Mastektomie?), das mit Ultraschall regelmäßig zu kontrollierende Bauchaortenaneurysma und viele mehr hinzugekommen.

17.1.6 Die Informatisierung der Medizin

Zunehmend versteht die Biologie ihre Forschungsgegenstände als informationsverarbeitende Gebilde, seien dies Bakterien oder hoch entwickelte Säugetiere. Die Kybernetik beschreibt (auch) physiologische Regelkreise, genetisches Material ist ein Informationsspeicher, der – zusammen mit epigenetischer Regulation – die Weitergabe von Information an künftige Generationen erlaubt. Der Magen-Darm-Trakt, bisher eigentlich ein dummes Organ mit begrenzter Funktion, wird zum Objekt der Neurowissenschaften, die im Sonnengeflecht ein wichtiges System der Informationsverarbeitung entdecken.

Frühere Generationen von Ärztinnen hantierten mit Stethoskop und Mikroskop, klinischer Chemie und Ultraschall – heute wird ein Großteil der Zeit mit dem Blick in den Computer verbracht. Ein US-amerikanischer Kommentator spricht von der i-Patientin, die sich vollständig in Daten aufgelöst hat; warum ins Krankenzimmer gehen, sprechen, körperlich untersuchen? Die einschlägigen Ergebnisse klinischer Studien lassen sich womöglich in wenigen Zahlen ausdrücken (absolute und relative Risikoreduktion bzw. NNT für die wichtigsten Wirksamkeits- und Sicherheitsoutcomes). All dies führt weg von der verbalen Schilderung von Symptomen, Einschränkungen und Sorgen durch die Patientin, den hier möglichen Nuancen, der Mimik und der Körpersprache.

Die Theorien und Metaphern, mit denen wir unsere Körper versuchen zu verstehen, sind im Laufe der Zeit immer luftiger geworden. War dies im vorletzten Jahrhundert die Maschine, später dann die gegen äußere Erreger aufmarschierende Armee, so scheinen wir inzwischen, wie der Rest der organischen Welt, nur noch Information zu sein.

17.2 Aussichten

17.2.1 Digitale Maschinen für die Diagnose

Seit den 1960er- und 1970er-Jahren wird versucht, den diagnostischen Prozess mit Computerprogrammen „nachzubauen“ (digitale diagnostische Systeme, DDS) – für Informatik, Statistik, Psychologie und Medizin ist dies eine spannende Herausforderung. Wir lassen uns leicht von der Eleganz der aktuellen DDS blenden und vergessen, dass die Idee über 50 Jahre alt ist und bereits ihre Höhen und Tiefen erlebt hat. Während man im ersten Überschwang glaubte, die so konzipierten Expertensysteme könnten die ärztlichen Überlegungen ersetzen, sind die Erwartungen heute bescheidener. So soll der diagnostische Prozess unterstützt werden, um Fehler zu reduzieren; Wissen um eine große Zahl seltener Erkrankungen, die eine einzelne Ärztin nicht alle im Kopf haben kann, soll zugänglich gemacht werden; schließlich erhofft man für eng begrenzte Probleme, wie z. B. die Triage von Notfällen, eine konsistentere Behandlung als durch Menschen.

Abgesehen von eher schlichten Triagehilfen hat kaum eines dieser Systeme zu der Zeit, in der ich dieses Kapitel schreibe, Eingang in die Versorgungsroutine gefunden. Trotzdem ist dies immer eine interessante Diskussion gewesen: Wird das, was den Schach- und Go-Großmeistern passiert ist, irgendwann auch den Ärztinnen blühen, nämlich dass sie von Computern „geschlagen“ werden? Dies ist auch von der Fallhöhe her eine interessante Frage, die ähnliches Gruseln erzeugt wie der ärztliche Hochstapler. Auf jeden Fall haben wir aus dieser jahrzehntelangen Diskussion einiges über diagnostische Problemstellungen wie auch die Lösungsstrategien in unseren Köpfen lernen können.

Grundsätzlich lassen sich bei der Konzeption von DDS drei Strategien unterscheiden:

- *symbolisches (kategoriales, qualitatives) Vorgehen:* Das Modell hierfür ist ein Flowchart oder ein Algorithmus. Es handelt sich um eindeutige Inputs und eindeutige Outputs. Ursprünglich hatte man gehofft, ärztliches Nachdenken und Entscheiden mithilfe solcher Flowcharts abbilden zu können. Es zeigte sich jedoch, dass die Ärztinnen, die um ihren fachlichen Input gebeten worden waren, oft herumdrucksten und sich auf die Eindeutigkeit eines Flowcharts nicht festlegen wollten. Sie brachten diverse Arten und Quantitäten von Unsicherheit ins Spiel, die im digitalen System berücksichtigt werden mussten. Mit einem klaren Flowchart, das übrigens zunächst einmal deterministisch ist, lassen sich nur wenige Entscheidungen darstellen. Meist handelt es sich um triageähnliche Zuordnungen oder therapeutische Differenzierungen; größere Anteile diagnostischer Überlegungen lassen sich damit nicht erfassen oder gar ersetzen. Erweitern lässt sich ihr Anwendungsbereich, wenn Unsicherheit, z. B. in Form von Wahrscheinlichkeiten, in das Modell eingebaut werden kann. – Informationen über die Zusammen-

hänge von Symptomen/Befunden einerseits und Diagnosen andererseits können aus Datensätzen (Studien, Registern, Routinedaten) stammen, aber auch von Expertinnen erfragt sein. Für den Bereich, in dem sie tätig sind, können diese sich zur Prävalenz von Erkrankungen und der – probabilistischen – Assoziation von Befunden mit Krankheitskategorien äußern (siehe Kap. 2, aber auch Kap. 3, denn ihre Illusionen und Trugschlüsse gehen ebenfalls in das System ein). Auch wenn es sich um Bauchgefühle handelt, bleibt häufig kein anderer Weg, da entsprechende Studien fehlen. Der Begriff des „Expertensystems" wird im doppelten Sinne verwendet: Solche Instrumente sollen zum einen die Expertin (teilweise) ersetzen, zum anderen beruhen sie auf dem Input von Expertinnen.
- *statistisches (probabilistisches) Vorgehen:* Auf der anderen Seite kann man die gedankliche Struktur der Entscheidung ignorieren und mit einem statistischen Modell den Zusammenhang von Inputs (Symptome, Befunde) mit dem Outcome (diagnostische Kategorie) quantifizieren. Hier lassen sich Gewichtungen einzelner diagnostischer Kriterien bestimmen, auch die Unsicherheit des Ergebnisses ist erfass- und darstellbar. Regressionsgleichungen, v.a. logistische, und Bayes'sche Modelle werden hier typischerweise genutzt. Während symbolisch strukturierte Systeme sich an der ärztlichen Expertise und ihrer Denkweise orientieren können, sind statistische Modelle eine „black box", die sich um die inhaltliche Struktur nicht kümmert, sondern vielmehr den Zusammenhang von Input und Output (diagnostischer Zuordnung) rechnerisch optimiert.
- *maschinelles Lernen:* Diese Technologien haben in den letzten zwei Jahrzehnten große Fortschritte gemacht. Ein System lernt hier aus Fällen, zu denen es die Inputs (Symptome, Befunde) und die Diagnose erfasst. Aus einer großen Zahl wird dann ein Modell („Lerner") berechnet, das neue Fälle einstufen kann. Es gibt inzwischen viele Arten und Modelle, dies zu bewerkstelligen. Neben mathematisch definierten Verfahren werden neuronale Netze eingesetzt, die aus Basiseinheiten, ähnlich den Neuronen des Gehirns, bestehen und sich Zusammenhänge von In- und Outputs „einprägen" können. Solche Systeme können mit strukturierten Daten (einer Datenbank von Symptomen, Befunden und Diagnosen) arbeiten, aber auch mit unstrukturierten (z.B. nicht standardisierte Behandlungsdokumentation) oder Bildbefunden (MRT, CT, Fotos der Haut usw.). Sehr große Zahlen von Lernfällen sind erforderlich, um verlässliche Einstufungen zu erhalten.

Beim maschinellen Lernen unterscheidet man die Trainingsdaten, dies wären etwa die Fälle, an denen das System die relevanten Befunde und ihre Gewichtung „lernt", und die Testdaten, an denen es seine Leistungsfähigkeit unter Beweis stellen muss. Dies gilt allerdings auch für die anderen beiden Vorgehensweisen: Jedes Modell ist an unabhängigen Fällen, d.h. solchen, die bei der Entwicklung keine Rolle gespielt haben, zu messen. Ist dies nicht geschehen, sollte es in keinem Anwendungszusammenhang auftauchen.

Digitale diagnostische Systeme stellen einen neuen Schritt in der Technisierung der medizinischen Diagnose dar. Diese ist in den vergangenen zweihundert Jahren bereits immer „technischer" geworden, d.h. sie hat zunehmend mit technisch vermittelten Inputs gearbeitet. Diese haben gegenüber dem Wort („Anamnese") und der körperlichen Untersuchung („körperlich" bezieht sich auf die Patientin wie auch auf die Sinne der untersuchenden Ärztin) ein immer größeres Gewicht gewonnen. Es blieb bisher jedoch dem ärztlichen Verstand überlassen, diese Informationen zu einer Kategorie, Schlussfolgerung oder zumindest Problemformulierung zusammenzuführen. DDS übernehmen diese Aufgabe und stellen damit einen qualitativen Sprung in dieser Entwicklung dar.

17.2.2 Von Tauben, Ratten und Maschinen: Wie komplex ist mein Problem?

Kann man Tiere so trainieren, dass sie menschliche diagnostische Aufgaben lösen? Eine US-amerikanische Arbeitsgruppe studierte Tauben, weil deren Sehapparat auf den unteren Ebenen dem menschlichen ähnelt. Ihre Aufgabe war es, histologische Schnitte von Brustgewebe in Bezug auf ihre Dignität hin zu beurteilen (gut- und bösartige im Verhältnis 1 : 1). Es zeigte sich, dass die Vögel das Problem ohne verbale Instruktion bzw. Sachverständnis (Medizinstudium! Fachärztliche Weiterbildung!) lösen konnten. Sie erreichten nicht nur das Niveau menschlicher Beurteilerinnen, sondern erwarben auch generalisierbare Kompetenz, d. h. konnten anhand der gelernten Kriterien Schnitte beurteilen, die sie vorher nie gesehen hatten. Durch die Manipulation von Farbe und Vergrößerung der Bilder sank die Diskriminierungsfähigkeit, diese ging jedoch nicht verloren. Bei der Beurteilung von Mammografiebildern schnitten die Tauben ähnlich gut ab; allerdings erwarben sie hier keine generalisierbare Kompetenz.

Warum sind wir so ergriffen, wenn der Pathologe uns sein Urteil über die Dignität einer Biopsie oder eines OP-Präparates mitteilt? Und warum müssen die meisten Menschen zunächst einmal lachen, wenn sie hören, dass auch Tauben diese Aufgabe ganz ordentlich erledigen? – Der Grund liegt zum einen in der Technik, die hier im Spiel ist: Technische Befunde bewerten wir höher als etwa die Anamnese, der Einsatz von Technik beeindruckt das Publikum, bringt Macht und Einfluss (siehe Kap. 12.3.4 und Kap. 14.2.2). Zum anderen liegt der Grund in den gravierenden Implikationen, die eine Beurteilung dieser Schnitte hat (operativer Eingriff, jahrelange Chemotherapie, Leben mit Krebs). Daraus, dass dies eine besonders verantwortungsvolle Entscheidung ist, folgern wir gerne, dass sie auch besonders schwierig oder komplex sei. Das Taubenexperiment zeigt, dass dies ein Fehlschluss ist.

Vor einer tatsächlich komplexen Entscheidung steht die Chirurgin bei der 84-jährigen, leicht dementen Frau mit seit drei Tagen anhaltenden Bauchschmerzen, nicht eindeutiger Bildgebung und grenzwertigen Laborbefunden: Soll ich ihr zur Laparotomie raten? Hier gehören nicht nur vielfältige Daten (Anamnese [mehrfache Vorerkrankungen, Polypharmazie], körperliche Untersuchung, technische Befunde) zur Problemstellung dazu, sondern Herausforderungen in der Kommunikation (Versteht die Patientin das Problem? Was ist ihr Wille? Und: Wenn doch die Familie sich auf eine gemeinsame Linie einigen könnte!) und Wertvorstellungen (Sind die Risiken des Eingriffs einschließlich postoperativer Komplikationen durch einen Nutzen gerechtfertigt?). Diese Entscheidung wird wohl niemals an Tauben oder Maschinen delegiert werden können.

Die Probleme, die von Maschinen (und Tauben – ich nenne sie im Folgenden „Taubenprobleme“) in verblüffender Schnelligkeit und Treffsicherheit gelöst werden können, haben folgende Charakteristika:

1. Sie haben nur eine Art von Dateninput, wie z. B. eine Serie von MRT-Bildern, Fotos der Haut oder der Retina.
2. Sie haben eine sehr einfache Output-Struktur; meist ist diese binär (z. B. maligne vs. nicht maligne) oder kategorial mit wenigen Ausprägungen.
3. In den experimentellen Anordnungen wird häufig ein Hochprävalenz-Problem konstruiert (siehe oben beim Taubenexperiment: maligne und benigne Proben im Verhältnis 1 : 1). Diese diagnostischen Aufgaben sind leichter zu lösen als solche, wo das festzustellende Problem (hier: Erkrankung) deutlich seltener als in 50 % der Fälle vorkommt.
4. Sie ergeben sich in einem festgelegten Kontext, der keiner Veränderung unterliegt (zumindest wird von dieser Annahme ausgegangen).

Ich habe eine ähnliche Situation in Kap. 5.7.2 dargestellt. Dort haben wir das Filtern, Eliminieren und Prüfen von Hypothesen im Laufe des diagnostischen Prozesses so weit verfolgt, bis wir schließlich beim „Taubenproblem" angekommen waren, also der Zuspitzung vor der abschließenden Entscheidung (Ist es eine KHK? Ist das maligne?). Für diese Entscheidung wird oft Technik eingesetzt und spezialisierte Expertise hinzugezogen. Die Schwierigkeit dieser Aufgabe wird oft *überschätzt*, die Arbeit derjenigen, die das Problem bis zu diesem Punkt gebracht haben, meist *unterschätzt*.

Wir haben es hier mit Small-World-Problemen zu tun (siehe Kap. 2.4). Bei deren Lösung sind Maschinen tatsächlich oft besser und konsistenter als Menschen. Sie sind nicht durch Hunger, Übermüdung, schlechte Laune oder äußere Störungen beeinträchtigt; sie verzweifeln nicht an der Monotonie ihrer Aufgaben und stehen ortsunabhängig zu jeder Tages- und Nachtzeit zur Verfügung. Eine diabetische Retinopathie erkennen, Bilder von Screening-Mammografien auswerten, aus EKG- und EEG-Aufzeichnungen die relevanten Passagen identifizieren – in diesen Bereichen sind automatische Systeme bereits bei der Arbeit und werden in der Zukunft immer wichtiger. Teils werden sie die Aufgabe alleine bewältigen, meist jedoch in Kombination mit dem menschlichen Urteil – etwa, indem Sie uns sagen: Hier musst du genau hinsehen. Und natürlich ist es uns lieber, wenn eine Pathologin die Biopsie auswertet. Im Alltag ist auch ihre Aufgabe letztlich komplexer als das oben beschriebene Taubenproblem: Grenzwertige Befunde, niedrigere Prävalenzen, seltene Varianten oder Komorbiditäten, Entscheidungen über zusätzliche Darstellungen und Untersuchungen usw. stehen für eine größeren Problemraum als die Versuchsanordnung bei den o.g. Tauben.

Bei der diagnostischen Aufgabe, vor allem im generalistischen Setting, muss zunächst einmal entschieden werden, um was für ein Problem es sich überhaupt handelt. Geht es nur um eine Krankschreibung? Oder die Frage, ob eine Lungenentzündung dahinterstecken könnte? Um den körperlichen Ausdruck emotionaler Belastung oder der Ausweglosigkeit einer Lebenssituation? Oder um mehrere dieser Aspekte gleichzeitig? Und: Welche Vorerkrankungen liegen vor? Wird über die Dyspnoe vor dem Hintergrund einer COPD geklagt, einer Neigung zum Hyperventilieren oder aus heiterem Himmel? Man könnte es auch so formulieren: Zunächst einmal muss geklärt werden, um welches Taubenproblem es überhaupt geht.

Die Probleme, bei denen uns die Maschinen mit ihrer Leistungsfähigkeit verblüffen, sind bisher fast ausschließlich Taubenprobleme – sei dies innerhalb der Medizin oder außerhalb. Die klinisch-diagnostische Aufgabe, die sich auf das gesamte Spektrum möglicher Präsentationen und Erklärungsansätze bezieht, ist von ganz anderer Art. Dazu gibt es lautstarke Ankündigungen, wie z. B. den Einsatz des IBM-Supercomputers Watson innerhalb des Rhön-Konzerns. Die Beerdigungen dieser Projekte stehen in klarem Kontrast zur Ankündigung: Sie finden meist in aller Stille statt.

17.3 Risiken

17.3.1 Verbreitung ungeprüfter Technologien

Zum Zeitpunkt, an dem ich diese Zeilen schreibe, sind Neugier auf und Begeisterung über DDS groß. Die eigentlich relevante Frage, nämlich die nach der Validität des Symptom-Checkers bzw. DDS, wagt kaum jemand zu stellen; man fühlt sich unweigerlich als Spielverderber. Woran es mangelt, sind nüchterne Evaluationen: Was leistet das Instrument in der alltäglichen Entscheidungssituation? Stattdessen wird mit einem ansprechenden User-Interface, der Zahl der beteiligten Mitarbeiter oder den Äußerungen einzelner Patientinnen geworben, deren langer Irr- und Leidensweg durch ein digitales Produkt sein glückliches Ende gefunden hat.

Wir sollten diese Innovationen genauso kritisch betrachten wie ein neues Medikament. Bei diesem genügt uns das glänzende Schaubild des Wirkmechanismus, d.h. ein zur Überzeugung eingesetztes Narrativ, oder ein strahlender Einzelfall nicht mehr; wir fragen nach praxisrelevanten Daten zu Wirksamkeit und Sicherheit. Wenn man nüchtern hinsieht, findet man womöglich, dass der Chatbot für den Husten zum Rettungswagen rät, aber durchaus den Herzinfarkt verpassen kann – wie beim britischen Babylon-System (GP at Hand) geschehen. Ein solches System mag in einem speziellen Datensatz seltene entzündliche Erkrankungen voneinander unterscheiden können (nicht eindeutige Fälle waren übrigens ausgeschlossen!) – dies sind jedoch nur erste, frühe Erprobungen, die keine Empfehlungen fürs wirkliche Leben rechtfertigen können. Dass ein Hersteller sein lernendes System regelmäßig an einer Sammlung von Eichfällen kontrolliert, ist sicher löblich. All dies sagt jedoch nichts darüber aus, was das System im realen Fall leistet, sei dies bei der Bürgerin, die unter Erbrechen und starken Bauchschmerzen leidet, oder für die Ärztin, die sich einer Symptomkonstellation gegenübersieht, die sie nicht einordnen kann. Mit dem Hinweis auf das „lernende System" sollten wir uns nicht abspeisen lassen (übrigens ein beliebtes Argument auch von Herstellern nicht digitaler Technologien). Wenn nur die In- und Outputs des DDS nach dem Prinzip der „black box" systematisch in validen Studiendesigns untersucht werden, entfällt auch der Einwand des „Geschäftsgeheimnisses" – ein weiteres häufig verwendetes Argument gegen kritische Evaluationen dieser Instrumente.

Hier sei an die Ökologie der Versorgung (siehe Kap. 1.6) und die Konsequenzen daraus für diagnostische Studien (siehe Kap. 4.1.6) erinnert. Aussagen über die diagnostische Testgenauigkeit können jeweils nur für eine Versorgungsebene getroffen werden, da sich über die Settings hinweg Prävalenzen, Symptome und Aussagekraft von Tests unterscheiden. Wir müssen davon ausgehen, dass dies auch für DDS gilt. Deren Empfehlungen haben durchaus ein Schadenspotenzial, da sie sich direkt an die Laiennutzerinnen wenden, ohne dass dabei eine professionelle Beratung oder Korrektur greifen könnte.

17.3.2 Verlust an Kompetenz und Qualität

Die digitalen Instrumente sind wunderbar: Jahrzehntelang habe ich gezögert, mir die mehr als zwanzig Bände der Encyclopedia Britannica ins Regal zu stellen. Jetzt habe ich sie für einen Bruchteil des Preises als App auf meinem Smartphone – innerhalb von Sekunden zugänglich. Mit der PubMed-App kann ich medizinische Fragen recherchieren, die meisten Leitlinien sind im Netz zugänglich, dasselbe gilt für Arzneimitteldatenbanken. Eine elektronische Dokumentation in der Praxis macht es möglich, den Entlassungsbericht nach einer Operation vor acht Jahren in wenigen Sekunden zu finden. Wer Fragen hat, bekommt in der digitalen Welt Antworten in einer Geschwindigkeit und einer Qualität, die wir uns früher nicht haben träumen lassen.

Aber geht da etwas verloren? Im Mittelalter waren Bücher so kostbar, dass man sich nur mit Texten auseinandersetzen konnte, die man zuvor auswendig gelernt hatte. Das „Outsourcing" im Buch bzw. in einer Bibliothek hat uns Zeit geschenkt und die Köpfe frei gemacht für das Nachdenken über die Inhalte. Natürlich haben die Alten gemault, dass die jungen Köpfe unter solchen Umständen nur verwildern könnten...

Aber: Wer sich beim Autofahren nur noch mithilfe eines Navigationsgerätes orientiert, verlernt die Orientierung im Raum. Wenn Patientinnen ihre Anamnese im Wartezimmer per Tabletcomputer selbst eingeben, oder dies schon zu Hause passiert ist, verlerne ich, beim Zuhören die Nuancen und Hinweise auf verborgene Emotionen und Konflikte zu erfassen. In einem Moskauer Theater mussten Schauspielerinnen beim Vorspielen einen alltäglichen Satz mit zwölf Bedeutungen vortragen. Nur wenn die prüfende Kommission mindestens neun davon erkannte, hatte die Kandidatin diese Aufgabe erfüllt. Wenn Männer einen Termin für einen Check-up ausmachen, frage ich als Erstes, worüber sie sich Sorgen machen (in der Hälfte der Fälle werden relevante Probleme genannt; meist fallen diese durch das Raster des Untersuchungsprogramms). Hausärztinnen kennen das „Türgriff-Phänomen“: Die Patientin, die beim Verlassen des Sprechzimmers sagt „Ach, Frau Doktor, was ich noch sagen wollte...“, und dann zum eigentlichen Grund ihres Besuches kommt.

Das Phänomen ist als Effekt des „gläsernen Käfigs“ (glass cage) beschrieben. Ein spektakuläres Beispiel war 2009 der Absturz eines Airbus A330 der Air France über dem südlichen Atlantik. Eingefrorene Instrumente zur Windmessung hatten den Autopiloten bzw. die Besatzung mit sich widersprechenden Informationen versorgt. Die nachfolgende Untersuchung ergab, dass die Piloten die Situation verkannten und nicht adäquat reagierten. Aufgrund mangelnder Praxis ohne Autopiloten hatten sie nicht mehr die kognitiven und manuellen Fähigkeiten, eine Ausnahmesituation mit Handsteuerung zu bewältigen.

Was passiert, wenn menschliche Tätigkeiten automatisiert, d.h. einer Maschine überlassen werden, hat bereits 1983 die Psychologin Lisanne Bainbridge als „Ironie der Automatisierung“ beschrieben. Dabei hatte sie Abläufe in der traditionellen Industrieproduktion vor Augen; ihre Überlegungen treffen aber auch für die Medizin zu. Automatisierte Prozesse müssen von Personen überwacht werden, die bei Störungen oder ungewöhnlichen Problemen eingreifen können. Sie werden dies jedoch nur leisten können, wenn sie mit den anfallenden Problemen in aller Tiefe vertraut sind. Je mehr Aufgaben die Automaten übernehmen, desto mehr werden die Fähigkeiten der überwachenden Personen jedoch nachlassen. Ein sog. „deskilling“ ist die Folge – dabei müssen diese Personen jetzt eigentlich noch mehr können als vorher: Neben der eigentlichen Problemlösung müssen sie auch noch mit dem automatischen System, dessen Monitoring und den Fehlermöglichkeiten vertraut sein. Hinzu kommt, dass die reine Überwachung automatisierter Prozesse die Vigilanz erschöpft und adäquate Reaktionen bei Störungen oder Auffälligkeiten erschwert.

17.3.3 Einsatz im Alltag

Natürlich lässt sich die Erhebung der Anamnese delegieren: an einen Symptom-Checker, einen Triagepfleger oder eine Studentin. Das Ergebnis muss dokumentiert werden und dient (wem eigentlich?) als Hilfe bei der Entscheidung über das weitere Vorgehen. Der Datenraum wird dadurch eingeengt, dass die Software nur die Beantwortung vorgegebener Fragen erlaubt (Symptom X vorhanden ja/nein). Der Symptom-Checker weiß nur von Husten ja/nein, aber was ist mit dem Charakter, der Produktivität, der Zeitdauer, der funktionellen Beeinträchtigung? Das kunstvolle Nachfragen entsprechend den vorgestellten Hypothesen ist nur eingeschränkt möglich, wenn überhaupt; denn die Auswahl trifft die Software. Erlaubt das System hingegen die freie Texteingabe, die von intelligenter Software analysiert wird, errichten wir eine Barriere, an der viele Menschen scheitern, und zwar gerade solche mit hohen Morbiditätsrisiken.

Das Ergebnis wird nicht nur ein „de-skilling“, sondern eine Verschlechterung der Versorgung sein. Es fehlen das effiziente Durchstreifen des Datenraumes (siehe Kap. 2.2.7), der Aufbau einer Beziehung, die emotionale Botschaft, die Vermittlung von Vertrauen, der Abbau von Angst. Das Stellen einer Diagnose ist ein hochintegriertes Geschäft, das sich nur begrenzt arbeitsteilig organisieren lässt (siehe Kap. 11.2).

Häufig wird darauf verwiesen, dass das System das ärztliche Urteil nicht ersetzen, sondern nur ergänzen soll. Wo ist dieses Versprechen im hektischen Alltag realisiert? Im europäischen Transform-Projekt wurde eine solche Unterstützung entwickelt: Nach der Eingabe der ersten Symptome wird der Ärztin eine erste Auswahl von Differenzialdiagnosen präsentiert, dasselbe geschieht zum Ende des diagnostischen Prozesses. Zwar waren britische Allgemeinärztinnen beeindruckt, aber wer wendet es tatsächlich in seiner Praxis an? Voraussetzung ist ja, dass von *jeder* Patientin *jedes* Symptom und *jeder* Befund sofort eingegeben wird. Die Ermüdung wird bereits in der ersten Sprechstunde einsetzen, ganz abgesehen von der Störung durch die permanente Eingabe und die Aufmerksamkeit für den Computer.

Andererseits: Für die Patientinnen, bei denen wir nicht weiterkommen, die uns ein mulmiges Gefühl geben, bei denen wir die Befunde weder auf einen Nenner bringen können noch einen abwendbar gefährlichen Verlauf mit genügender Wahrscheinlichkeit ausschließen können, sind digitale Unterstützungen hochwillkommen. Wenn man sagt, wir nutzen das System nur bei schwierigen Fällen, haben wir jedoch ein ganz spezielles Setting. Da sind zum einen Datenbanken für extrem seltene Erkrankungen, die selbst in hoch spezialisierten Zentren nur bei ausgewählten Fragestellungen zum Einsatz kommen dürften, wie z.B. FindZebra. Die dort vorgeschlagenen Diagnosen führen meist zu extrem teuren Spezialuntersuchungen – dies führt zwangsläufig zur Fokussierung im Vorgehen. Bei Unterstützungssystemen, die auch das Spektrum häufigerer Erkrankungen abzudecken beanspruchen, ist nicht nur die Testgenauigkeit (Validität) zu prüfen. Von Interesse ist auch, was im Alltag mit ihnen geschieht. Wenn bei praktisch jedem respiratorischen Symptom „Lungenembolie" oder andere schwere Erkrankungen als abzuklärender Vorschlag auftauchen, werden die Älteren dies routinemäßig zu übersehen lernen („alert fatigue"), die Jüngeren dagegen zu furchtsamer Defensivmedizin getrieben. Ähnlich bei Laien: Werde ich auf Dauer ein DDS nutzen, wenn es mich fast immer zu meiner Hausärztin oder gar in die Notaufnahme des nächsten Krankenhauses schickt?

17.3.4 Noch mehr Illusionen: digitale Wundergläubigkeit

Es gibt eins, das digitale Enthusiasten und Fundamentalkritiker miteinander verbindet: die Überschätzung dessen, was digitale Maschinen können. Wie an den genialen Diagnostizierer (siehe Kap. 9) richten sich magische, ja fast religiöse Erwartungen an deren Fähigkeiten („a layer of religious thinking to what otherwise should be a technical field" [Lanier]). Genährt werden diese durch Nachrichten über menschliche Niederlagen im Wettstreit gegen die neuen Maschinen, sei dies bei Spielen wie Schach oder Go, der Gesichtserkennung oder der Bildinterpretation. Je nach Perspektive werden daraus das Schreckensszenario einer weltweiten Roboterdiktatur oder die Lösung der großen Probleme der Menschheit ausgemalt. Die Vertreter (männliche Form) der neuen Technologien behaupten, Kontextwissen oder theoretische Annahmen (Kausalität) seien nicht erforderlich, die schiere Rechenpower der Computer würde den traditionellen menschlichen Problemlösern sowieso überlegen sein. Denn sie würde nicht nur das schneller und besser erledigen, was Menschen – recht und schlecht – bearbeiten, sondern in großen Datenmengen Strukturen entdecken, die über die analytischen Fähigkeiten des Menschen weit hinausgingen.

> Im Jahr 2012 wunderten sich die Berechtigten von Medicaid-Unterstützung im US-Staat Iowa über dramatische Änderungen ihrer Bezüge. Ankündigungen oder Begründungen vonseiten des Staates gab es nicht. Als die Betroffenen nachfragten, wurde auf eine neue Software verwiesen. Nähere Informationen könnten nicht gegeben werden, es handele sich um Geschäftsgeheimnisse. Es brauchte vier Jahre und aufwendige Gerichtsverfahren, bis das „Geheimnis" gelüftet wurde: kein genialer Algorithmus, sondern eine jämmerliche Excel-Tabelle voller Fehler und falscher Annahmen steckte dahinter.

Die digitale Wundergläubigkeit, die in den USA wohl noch stärker verbreitet ist als in Europa, bezieht sich nicht nur auf das phänomenale Können digitaler Systeme. Vielmehr treten diese mit einem Anspruch von Objektivität auf, der die Frage nach den dahinterstehenden Absichten verstummen lassen soll. Bei den großen Anbietern, wie z. B. Facebook und Google, sind wir inzwischen genügend ernüchtert. Wir wissen, dass in diesen Systemen die Wertungen, Vorurteile und Dummheiten ihrer Entwickler (männliche Form!) sich widerspiegeln.

Viele digitale Produkte wecken eine flüchtige Begeisterung, die ganze Welt scheint darüber zu sprechen, oft im Futur – aber werden die Innovationen nachhaltig umgesetzt? Seit 10 Jahren sprechen wir über das Phänomen des Quantified Self – wer mutet sich das auf Dauer zu? Die technischen Voraussetzungen für die telemedizinische Überwachung von akut und chronisch Kranken sind seit Jahrzehnten erfüllt: Warum passiert in der Realität so wenig? Nur aufgrund der Trägheit von Nutzerinnen und zuständigen Organisationen? Oder vielleicht auch deshalb, weil kein Mensch die während des ganzen Jahres zehnmal am Tag gemessenen Blutdruckwerte braucht? Und im Übrigen auch niemand die Zeit hat, diese Datenmasse auszuwerten? Einmal im Monat ein Messtag mit dreimaliger Messung durch die Patientin, Ergebnis auf einem Zettel notiert – das würde denselben Erkenntnisgewinn mit sich bringen. Hier wird deutlich, dass die meisten digitalen Produkte nicht auf den Markt gekommen sind, weil wir (Nutzerinnen) danach gefragt hätten. Sondern weil eine Firma die Technik entwickelt und daran ein kommerzielles Interesse hat. Manche davon haben einen großen Impact (elektronische Patientenakten und Chats werden bleiben), die meisten versinken wieder in der Obskurität.

17.3.5 Wie wir die Welt sehen

Die fahle Gesichtsfarbe, der verängstigte Ausdruck der Augen, die Schilderung, wie sich der Schmerz anfühlt – all dies ist diagnostisch hochrelevant, aber schwer zu dokumentieren und zu kommunizieren. Viel einfacher haben es der Kaliumwert oder das CRP, diese kommen bereits in digitaler Form aus dem Labor und gelangen leicht in die Krankenakte und den Entlassungsbericht. Man muss keine eingefleischte Hinterweltler-Ärztin (siehe Kap. 14) sein, damit dies passiert. Letztlich läuft dies auf eine Biomedikalisierung der Perspektive auf die Patientin hinaus; der gesamte psychosoziale Kontext gehört zum nur mühsam digitalisierbaren Kontext und riskiert damit, im digitalen Zeitalter der Medizin noch stärker vernachlässigt zu werden.

Symptom-Checker werden nicht von Allgemeinärztinnen oder den Teams der Notaufnahme entwickelt, die sich mit der Unschärfe, Variabilität und mangelnden Erklärbarkeit von Beschwerden gut auskennen. Vielmehr scheint dahinter die Auffassung zu stehen, dass Symptome und Befunde mit klar abgegrenzten diagnostischen Entitäten verknüpft sind, mit anderen Worten: Die medizinische Diagnose wird als ein deterministisches und mechanistisches Rätsel verstanden (siehe Kap. 9). Das mag mit naiven Laienvorstellungen der Entwickler zu tun haben, die Einflüsse medizinischer Propaganda mit Hinterweltler-Tendenz spielen vielleicht auch mit hinein. Wenn vorzugsweise die Expertise von Ärztinnen aus Krankenhäusern der Maximalversorgung berücksichtigt wird, ergibt sich durch die Betonung schwerer Krankheitsbilder ein paranoid verzerrtes diagnostisches Szenario.

Wenn Patientinnen schon vor dem Praxisbesuch ihre Beschwerden eingeben, wenn in der Praxis zunächst ein Scanner in Aktion tritt und Blut abgenommen wird, wenn jetzt noch diverse Sensoren („quantified self") hinzukommen, deren Ergebnisse in ein digitales System eingespeist werden, kommen wir der biodigitalen Utopie immer näher. Als Personen sind wir hier gar nicht mehr nötig (dies gilt für Patientinnen und Ärztinnen); es gibt digitale Avatare, mit denen man die wichtigen Dinge ausmachen kann.

17.3.6 Wer übernimmt die Verantwortung?

Eine US-amerikanische Managed Care Organisation (MCO) empfahl ihren Angehörigen, bei Beschwerden zunächst einen Symptom-Checker zu konsultieren. Eine Auswertung der Benutzung zeigt, dass in 80 % (!) der „Konsultationen" das Gerät empfahl, ärztlichen Rat einzuholen (sofort oder verzögert).

Eigentlich eine plausible Idee: Ärztinnen sind ein knappes Gut, besonders am Wochenende und in der Nacht. Mit einem DDS könnte sich die Bürgerin jederzeit ein fachlich fundiertes Urteil einholen.

Die Bürgerin hält jedoch ein defensivmedizinisch eingestelltes Gerät in der Hand; schließlich möchten sowohl der Hersteller wie auch die Versicherung einen Skandal vermeiden („App übersieht Herzinfarkt!"). Wie lässt sich dies bewerkstelligen? Erste Möglichkeit: Man hat einen extrem genauen Supertest. Leider hat das Gerät den Supertest genauso wenig wie wir, wenn wir einen Infekt der oberen Atemwege, eine Influenza oder eine Covid-19-Erkrankung unterscheiden sollen. Bleibt nur die zweite Möglichkeit: die Sensitivität maximieren, also die Schwelle zu senken, oberhalb derer das Gerät zur ärztlichen Konsultation rät. Dann geschieht das, was ich in Kap. 10.2.1 und Kap. 4.1.4 erläutert habe: Eine große Zahl von Gesunden wird als auffällig bzw. abklärungsbedürftig markiert. Wenn es darum geht, Unsicherheit und Angst zu bewältigen, lehnt der Symptom-Checker offenbar die Verantwortung ab. Wenn die Nutzerinnen sich buchstabengetreu an die Empfehlungen halten, wird die Nachfrage nach ärztlichen Konsultationen steigen; das von der Organisation erstrebte Sparziel dürfte verfehlt werden. Die meisten Nutzerinnen werden sich jedoch daran gewöhnen, die Empfehlung zu ignorieren.

Die Techniker Krankenkasse wirbt mit ihrer TK-Doc-App. Damit könne man jederzeit „per Text-Chat, per Video-Chat, per E-Mail oder telefonisch" mit einem Mediziner in Kontakt treten; beim Videochat fühle sich dies „fast wie ein richtiger Praxis-Besuch [...] an". Aber auch hier konsequente Defensivmedizin im Kleingedruckten: „Die erteilten Auskünfte und Informationen können in keinem Fall als ein Hinweis auf das Vorliegen oder Nicht-Vorliegen einer bestimmten Krankheit oder eines anderen Leidens verstanden werden".

Ich glaube nicht, dass die hier erwähnten Beispiele digitaler Verantwortungslosigkeit eine Ausnahme darstellen. Wir finden eine ähnliche Tendenz bei der Übernahme ärztlicher Aufgaben durch andere Professionen; auch diese verweisen niedrigschwellig auf die Ärztin. Spareffekte sind auch mit der persönlichen Substituierung kaum zu realisieren, es wird eher mehr als weniger Nachfrage nach ärztlichen Entscheidungen generiert.

Es geht hier um den schwierigsten Punkt der diagnostischen Arbeit: die Beendigung des Prozesses. Aus der Sicht der deterministischen Rätsellösung ist dies kein Problem: Die Puzzlestücke passen plötzlich zusammen und alles ist gut. Tatsächlich läuft es meistens so nicht, vielmehr verbleiben Unsicherheiten, für die jemand Verantwortung übernehmen muss (siehe Kap. 6). Geräte und nicht ärztliche Professionen haben weder die formale Berechtigung noch die Realkompetenz, mit diesen Unsicherheiten umzugehen (zugegeben, ich idealisiere die ärztliche Seite ein wenig). Wenn das Problem sich nicht von selbst gelöst hat (hoffentlich: Ende der Beschwerden), landet das Problem doch vor der ärztlichen Tür.

Die digitalen Systeme beeindrucken durch ihre Objektivität. Ihr Maschinen-Charakter hebt sich eindrucksvoll vom fehl-, beeinfluss- und irritierbaren Menschen ab. Aber natürlich wissen wir alle, dass sie von Menschen programmiert sind, auch wenn Hersteller wie Nutzer uns gerne glauben lassen, es handele sich um Zauberwerk. Die Menschen „dahinter" müssen die Entscheidung treffen, wie sie mit der allgegenwärtigen diagnostischen Unsicherheit umgehen. Im obigen Beispiel fiel die Entscheidung offensichtlich im defensivmedizinischen Sinne:

Die Entwicklerinnen wollen mit ihrer Software keine Verantwortung übernehmen, jedenfalls nicht für das Schwierigste und Riskanteste: den Abschluss des diagnostischen Prozesses.

Diese Schwierigkeit wurde bereits bei den vor über 40 Jahren entwickelten DDS bemerkt: Sie fanden keinen Abschluss, sondern drehten immer neue Schleifen der diagnostischen Datensammlung. Die aktuellen Systeme sind da nicht besser, machen es sich aber einfacher: Sie geben am Ende eine lange Liste von möglichen Hypothesen aus und schicken die Betroffenen zu ihrer Ärztin.

Das Problem wird gerne überdeckt mit Geschichten von Menschen, bei denen die App geholfen hat, eine seltene Erkrankung festzustellen. Allerdings lassen sich weder die Storys verifizieren, noch erfahren wir, wie häufig sie vorgekommen sind. Wie häufig diagnostische Fehler 1. Art oder 2. Art (siehe Kap. 6.6) passieren, können wir nur durch valide Studien erfahren.

17.3.7 (Des-)Integration der Gesundheitssysteme

Die digitalen Möglichkeiten bringen neue Leistungserbringer ins Spiel. Da sind nicht nur die DDS-Apps, auch in Deutschland bieten Krankenkassen zusätzliche Telefonsprechstunden an. Damit können Versicherte unabhängig von ihrem Aufenthaltsort ärztlichen Rat einholen. Während die meisten Gesundheitssysteme traditionellerweise nur zwei Eingangspforten zum Gesundheitswesen kennen – die hausärztliche Versorgung und die Krankenhaus-Notaufnahme – ergeben sich dadurch neue „points of entry".

Wenn der Zugang zum System nur über eine einzige ambulante Eintrittspforte möglich ist, ergeben sich die Vorteile einer kontinuierlichen Versorgung. Ursprünglich wurde diese Kontinuität als „persönlich" verstanden: Ich spreche mit allen gesundheitlichen Problemen eine einzige Ärztin an, die mit meinen Erkrankungen, Risiken, Verhaltensweisen und persönlichen Charakteristika vertraut ist; die „erlebte Anamnese" umfasst die gemeinsam erfahrenen Krankheitsepisoden und deren Behandlung. Balint spricht von der „mutual investment company", wenn Ärztin und Patientin über die Jahre bei vielleicht eher geringfügigen Behandlungsanlässen Vertrauen ineinander fassen. Dies ist eine gute Grundlage, wenn es einmal „ernst wird" – was der Auszahlung einer Dividende entspricht. Für die Diagnosestellung ist die Kontinuität insofern von Bedeutung, als Hausärztinnen eine Vorstellung von der Schwelle haben, von der an eine Patientin mit ihrem Problem in die Praxis kommt (siehe Kap. 2.2.5). Da gibt es diejenigen, bei denen diese Schwelle niedrig ist, die also „frühzeitig" kommen, wenn sie Veränderungen oder Beschwerden empfinden. Bei denjenigen, die „spät" oder gar „mit dem Kopf unter dem Arm" kommen, wird bereits das Betreten der Praxis als Alarmsignal interpretiert. Entsprechend diesen Annahmen wird das diagnostische Vorgehen gestaltet.

Zudem ist es so, dass auf der Basis einer kontinuierlichen, belastbaren Beziehung Patientinnen ihren Ärztinnen eher einen (Pseudo-) Fehler verzeihen. Hier kann also diagnostische Unsicherheit eher transparent gemacht und ausgehalten werden, ohne dass in defensivmedizinischen Manövern Zuflucht gesucht werden muss.

Wenn sich eine persönliche Betreuung dieser Art nicht immer realisieren lässt, so kann immerhin eine gute Dokumentation in der Praxis einen Teil dieser Kontinuität sichern helfen (sog. informationale Kontinuität). Wenn schließlich innerhalb des Behandlungsteams dieselben Probleme in derselben Weise angegangen werden, spricht man von organisatorischer bzw. Managementkontinuität. Wenn die Versicherten zwischendurch den Telefonservice ihrer Krankenkasse konsultieren, geht diese Kontinuität verloren. Denn natürlich wechselt der Dienstplan, Ärztinnen sind für diese Unternehmen typischerweise nur für vergleichsweise kurze Zeitperioden tätig.

Aber es sind nicht nur die digitalen Instrumente zur Problemlösung und Kommunikation, die dieses System der kontinuierlichen Versorgung erodieren und ein wenig altbacken erscheinen lassen. Es ist auch unsere soziale und geografische Mobilität, die eine kontinuierliche Betreuung schwierig macht.

Auf der anderen Seite können die digitalen Instrumente eine persönliche Kontinuität befördern, indem sie Konsultationen auch auf Distanz möglich machen. Hausärztliche Praxen können beispielsweise mit Videokonsultationen eine Beziehung auch dann aufrechterhalten, wenn äußere Umstände (z.B. Pandemie, zeitweiliger Aufenthalt an einem anderen Ort) den direkten Kontakt erschweren oder unmöglich machen.

Eine weitere Komponente der Integration stellt eine zentrale elektronische Patientenakte dar, die mit der Genehmigung der Patientin sämtlichen Leistungserbringerinnen offensteht. Allerdings sind, während ich dies schreibe, wesentliche rechtliche, technische und Sicherheitsprobleme dieser Aufgabe noch nicht gelöst.

Mangelnde oder unterbrochene Kontinuität ist dann kein Problem, wenn man der Illusion von Diagnose als einem deterministischen Rätsel anhängt; unter dieser Voraussetzung ist es egal, wer unter welchen Umständen die Puzzlestücke zusammenfügt. Kontinuität hilft jedoch nicht nur bei der diagnostischen Einschätzung unter der Bedingung allgegenwärtiger Unsicherheit, sie hilft Ärztin und Patientin auch dabei, diese Unsicherheit gemeinsam auszuhalten und auf eventuelle Red Flags zu achten.

Eine fröhliche Vermehrung von Leistungserbringern - seien dies Maschinen (DDS), lokale Einrichtungen (hausärztliche, fachärztliche Praxen, Krankenhaus-Notaufnahmen, Gesundheitskioske im Drogeriemarkt, Beratungsstellen) oder Hilfen auf Distanz (Telefonsprechstunde der Krankenkasse) - wird die diagnostischen Unsicherheiten nicht reduzieren, sondern multiplizieren. Neben den Unsicherheiten, die der Diagnosestellung innewohnen, kommen hier die Diskrepanzen zwischen den verschiedenen Einschätzungen, fehlende oder fehlerhafte Kommunikation zwischen den Einrichtungen als Quelle von Verunsicherung hinzu, von einer Abstimmung der Behandlungen ganz zu schweigen.

Es dürfte sich auch ein Phänomen multiplizieren, das Balint „collusion of anonymity" genannt hat. Dies fand sich vor allem bei „schwierigen" Patientinnen, deren Symptome nicht eindeutig einer bestimmten Krankheitsentität zugeordnet werden konnten. Diese wurden typischerweise von der Hausärztin zu Fachärztinnen verschiedener Disziplinen sowie zwischen diesen untereinander über-, ein- und verwiesen. Dabei fielen durchaus gravierende Entscheidungen, z.B. über eine Operation. Im Nachhinein war jedoch oft nicht klar, wer überhaupt diese Entscheidung getroffen hatte. Die Verantwortung verlor sich zwischen den verschiedenen Spielern im System; erschwerend kam unvollständige Information (fehlende Berichte von Konsultationen) hinzu. All dies spielte sich im austeren Milieu des britischen Gesundheitsdienstes der 1950er-Jahre ab; unsere aktuellen Gesundheitssysteme - erst recht nach der oben beschriebenen Multiplikation von Leistungserbringern - bieten ein viel größeres Risiko dafür, dass Verantwortlichkeiten im Nebel verschwinden.

17.4 Der Besen des Zauberlehrlings: zum Schluss

Die Frage nach der Verantwortung hat uns also wieder ganz an den Anfang der Geschichte geführt: ein Mensch mit Beschwerden und Sorgen, der von einer Heilerin eine Erklärung und angemessene Behandlung erwartet. Wie in Kap. 16 dargestellt, genügt die Heilerin als Person nicht, neben ihrer Zuwendung und ethischen Verpflichtung muss da ein geheimes Wissen sein, über das nur sie verfügt.

Dieses geheime Wissen ist immer mit dinglichen Symbolen („Technik") demonstriert worden: Das konnten verschiedenfarbige Wässerchen sein, das Stethoskop, die Blutuntersuchung oder das MRT. Da mochte eine biologische Wirksamkeit nachgewiesen sein oder auch nicht, die symbolische Wirkung war und ist immer präsent. Diese richtet sich nicht nur an die Patientin, sondern auch auf der ärztlichen Seite kann die Apparatur helfen, Unsicherheit auszuhalten und Ängste zu bändigen. Im 20. Jahrhundert schließlich ist die Technik zur Begründung und Rechtfertigung des umfassenden gesellschaftlichen Einflusses der Medizin und der von ihr beanspruchten Ressourcen geworden. Mit der Digitalisierung der ärztlichen Diagnose gehen wir noch einen Schritt weiter: Hier soll die Person, die eine Synthese aus den Daten schafft, gänzlich verschwinden, die Patientin ist nur noch mit einer technischen Vorrichtung konfrontiert.

Dass die Technik einfach nur der Umsetzung wissenschaftlicher Erkenntnisse diene, können wir – wohlmeinend – als Illusion abtun. Es ist höchst bemerkenswert, wie wenig Ärztinnen sich für die wissenschaftliche Evidenz hinter einem neuen Test interessieren. Eine etwas weniger wohlmeinende Interpretation würde hervorheben, dass uns die Macht schmeckt, die uns die Technik verleiht. Mit der neuesten Bildgebung bewegen wir uns in der jahrtausendealten Tradition eindrucksvoller Rituale, die uns die Erfüllung der Rollenerwartung ermöglichen. Diese geben uns nicht nur Macht über die einzelne Patientin, sondern sichern denjenigen, welche die Apparaturen oder technischen Verfahren einsetzen, Einfluss innerhalb der Profession und in der Öffentlichkeit.

17.4.1 Paradoxe Effekte

> Der US-amerikanische Internist Eric Cassell wundert sich über die örtlichen Besichtigungen, zu denen ihn seine Gastgeber bei Vortragsreisen häufig einladen. In Pittsburgh ist man mordsmäßig stolz darauf, ihm vier neue Herzkatheter-Messplätze nebeneinander zeigen zu können. Als hätte er so etwas noch nie gesehen! Warum nimmt man ihn nie mit zu den Sprechzimmern: Psst, nicht zu laut, hier arbeiten unsere klügsten Ärztinnen!?!?

Auch wenn am Anfang (vielleicht) die Technik nur als Instrument gedacht war, so hat sie längst ein Eigenleben entwickelt. Wir glauben dem Ausdruck der Laborwerte (objektiv!) eher als dem, was die Patientin uns erzählt (nur subjektiv!). Magisch fühlt sich unser Auge von der maschinellen EKG-Auswertung angezogen, der wir mehr vertrauen als unserer eigenen Interpretation.

Eine heilende Profession, die ihre Wirkung zunehmend über die Technik definiert, gerät jedoch in die Gefahr, sich selbst zu entwerten. Wenn es vor allem die Technik ist, auf deren Problemlösung man vertraut, wird das ärztliche Personal zur rein technischen Bedienung. Indirekt wird das kleingeredet, was die professionelle Kompetenz ausmacht: unter Unsicherheit entscheiden, medizinisches Wissen kreativ nutzen, widersprüchlichen Anforderungen und Wertvorstellungen gerecht werden, kurz: die Komplexität bewältigen, die von Lehrbüchern und Leitlinien nie vollständig erfasst werden kann.

Gleichzeitig werden die Erwartungen immer höhergeschraubt: Wir wollen immer mehr wissen, alle Störungen korrigieren. Und wenn wir den Pressemitteilungen der medizinischen Fakultäten glauben, weiß und kann die medizinische Wissenschaft immer mehr, alles ist großartig, von Unsicherheit wissen die lauten Trompeter nichts. Entweder sind die wissenschaftlich-technischen Durchbrüche schon da, oder sie liegen gleich um die Ecke.

Damit kommt die unselige Spirale von Hoffnung, unrealistischer Erwartung und Enttäuschung zustande, die in unserem Medizinsystem zu immer höheren Tourenzahlen („Kaskaden") führt. Die medizinische Ausbildung befeuert diesen Teufelskreis viel eher als dass sie ihre Absolventinnen lehrt, innezuhalten und zu überlegen, ob der nächste Schritt noch im Interesse ihrer Patientinnen ist. Statt unkritisch die digitalen Errungenschaften zu preisen, wäre in der Lehre die Körperlichkeit hervorzuheben: die unserer Patientinnen, die nie ganz in den Berechnungen und technischen

Darstellungen aufgehen wird, aber auch unsere eigene, an die wir mit unseren kognitiven Fertigkeiten notwendiger-, aber auch hilfreicherweise gebunden sind.

Technische Untersuchungen mögen helfen, den diagnostischen Prozess abzuschließen: Wir haben glücklicherweise den Krebs ausgeschlossen (einmal abgesehen davon, dass dies nur mit einer gewissen Wahrscheinlichkeit möglich ist), aber dies war gar nicht die Frage der Patienten. Denn sie wollten – positiv – wissen: Was ist mit mir los? So zwingen der Glaube an die Technik und die Unfähigkeit, im Prozess innezuhalten, die Beteiligten in eine neue Runde. Je mehr Laboruntersuchungen oder Bildgebung ich ungezielt anordne, desto eher ist da eine Normabweichung oder ein fraglicher Schatten – rein statistisch, ohne dass eine Pathologie dahinterstehen muss (siehe Kap. 3.1.4). Dies führt entweder zu einer Pseudodiagnose oder ein Inzidentalom führt zur nächsten Abklärung, die gar nichts aufklärt. Aber je mehr man investiert hat, desto schwerer ist es aufzuhören.

Wer jemals im ärztlichen Bereitschaftsdienst tätig gewesen ist, kennt den Teufelskreis der Blutdruckselbstmessung. Menschen wollen ihren Kopfschmerzen, ihrem Schwindel oder dem Gefühl von Schwäche auf den Grund gehen. Sie greifen zum Blutdruckmessgerät, der einzigen medizintechnischen Apparatur im Hause. Der erhöhte Wert ist jedoch nicht Ursache der Beschwerden, sondern ein Epiphänomen, Ausdruck von körperlichem Stress und seelischer Sorge. Durch wiederholte Messung wird es nicht besser, vielmehr werden Stress und Sorge weiter angeheizt. Dieser Spirale entkommen die Betroffenen nur durch eine persönliche Intervention und die geduldige, ausdrückliche Relativierung der Technik: „Was das Blutdruckmessgerät Ihnen anzeigt, ist nicht relevant.“ So wie bei Goethes „Zauberlehrling“ ist bei diesem alltäglichen Mikrobeispiel glücklicherweise eine Ärztin da, die dem Treiben Einhalt gebietet. Leider fehlt diese nur allzu häufig, wenn Patientinnen mit Oberbauch- oder Rückenschmerzen, die trotz negativer Befunde sich nicht legen wollen, durch unser System gondeln – das in Bezug auf seine technische Ausstattung hypertroph ist, dies jedoch nicht für die Bereitschaft zum klaren Wort und der Übernahme von Verantwortung von sich behaupten kann.

Das Thema ist Verantwortung, vor allem für das Ende des diagnostischen Prozesses: der Patientin zu sagen: „Jetzt ist gut – noch mehr Tests helfen uns jetzt nicht weiter.“ Die Maschinen weigern sich, uns das abzunehmen, sie können es auch gar nicht.

Die Metapher des Zauberbesens scheint zunächst unsere Ohnmacht zu demonstrieren: Technologien verbreiten sich, entwerten bisherige Erkenntnisse und drängen lange etablierte Lösungen an den Rand. Genauer betrachtet haben sie jedoch nur scheinbar ein Eigenleben. Tatsächlich werden sie durch uns entwickelt, propagiert und für unsere Zwecke eingesetzt.

Ich habe Kap. 1.10 die Unsicherheit als die „düstere Schwester“ der Diagnose erwähnt. Der Traum, dass durch Technik sich die Unsicherheiten eliminieren lassen, ist nur ein Traum. Unsere störrischen Körper setzen jeder theoretischen Erfassung und technischen Beherrschung ihren Widerstand entgegen. Technik hilft uns auf vielerlei Weise, auch beim Stellen einer Diagnose, aber sie reißt auf der anderen Seite neue Fragen auf und kreiert ihre ganz speziellen Unsicherheiten. Dies mag die Frage sein, wann und ob eine zusätzliche technische Methode – sei dies ein Laborwert, eine Bildgebung oder ein funktioneller Test – denn nun einzusetzen sein. Diese Frage ist umso quälender, je mehr Möglichkeiten zur Verfügung stehen und je größer die Erwartung bzw. der Druck ist, sie auch einzusetzen. Je sensitiver die eingesetzte Methode Veränderungen feststellt, desto eher wird sich die Frage nach der Relevanz von auffälligen Befunden stellen.

17.4.2 Gefährdungen – was bleibt

In dem Moment, wo eine Technologie zur Verfügung steht, scheint ein komplexes Problem überschaubar zu werden. Bei einem Menschen mit Brustschmerzen lässt sich eine Koronarangiografie durchführen, die Frage ist also: Ist es eine KHK, ja oder nein? Bei Oberbauchschmerzen greifen wir zum Ultraschallgerät, jetzt geht es um Gallensteine ja oder nein, einen morphologisch abgrenzbaren Pankreas- oder Leberprozess ja oder nein. Die oft vielschichtige Ätiologie hinter solchen Beschwerden lässt sich mit dem Technikeinsatz zeit- und (geistes-)kraftsparend ignorieren. Die in Kap. 14 beschriebene Hinterweltler-Medizin ist auch deshalb so verlockend, weil sie einen geringeren kognitiven Aufwand erfordert als das interessierte Gespräch mit der Patientin.

Diese Spirale ist inzwischen zu gefährlich geworden. Es ist nicht nur die Vergeudung von menschlichen und sachlichen Ressourcen, auch das Potenzial für Verletzungen ist zu groß geworden. Bei verschiedenfarbigen Wässerchen konnte man noch mit den Schultern zucken und hinnehmen, dass dies nun mal nötig seit für die symbolische Funktion des Heilers. Heute werden diagnostische Kaskaden nur allzu leicht invasiv, führen zu massiven Strahlendosen und/oder der Behandlung von unzureichend geklärten Risikozuständen. Hier ist immer die kritische Frage nach Testgenauigkeit und Nutzen neuer Tests zu stellen (siehe Kap. 4) und zu klären, ob der nächste Schritt noch im Interesse der Patientin ist (siehe Kap. 6)

Die Auseinandersetzung mit der Technik ist einer der roten Fäden, die Sie durch die ja sehr unterschiedlichen Kapitel dieses Buches geführt haben. Da ging es um die kritische Bewertung und Nutzung von Technik, aber auch um falsche Versprechungen, Illusionen und sogar Gefahren. Dem habe ich das Bild der Begegnung zweier Menschen entgegengehalten: eines Menschen in Sorgen und Not, und einer Person, die sich von Berufs wegen dieser Probleme annimmt. Die beiden sprechen miteinander. Soweit wir wissen, gibt es diese Beziehung, seit Menschen in Gesellschaften zusammenleben. Und ich bin mir ganz sicher: Das wird bleiben.

Weiterführende Literatur

Diese Literaturangaben sind nur eine Auswahl der benutzten Referenzen. Detaillierte Angaben finden sich online im ausführlichen Hintergrund-Text, siehe Seite 343.

1. Bainbridge L. Ironies of automation. Automatica. 1983;19(6):775–9. https://doi.org/10.1016/0005-1098(83)90046-8
2. Cassell EJ. The sorcerer's broom. Medicine's rampant technology. Hastings Cent Rep. 1993;23(6):32–9. https://doi.org/10.2307/3562922
3. Chambers D, Cantrell AJ, Johnson M, Preston L, Baxter SK, Booth A, et al. Digital and online symptom checkers and health assessment/triage services for urgent health problems: systematic review. BMJ Open. 2019;9(8):e027743. https://doi.org/10.1136/bmjopen-2018-027743
4. Fry H. Hello world: how to be human in the age of the machine. London: Black Swan; 2018.
5. Jewson ND. The disappearance of the sick-man from medical cosmology, 1770–1870. Int J Epidemiol. 2009;38(3):622–33. https://doi.org/10.1093/ije/dyp180
6. Levenson RM, Krupinski EA, Navarro VM, Wasserman EA. Pigeons (Columba livia) as trainable observers of pathology and radiology breast cancer Images. PloS One. 2015;10(11):e0141357. https://doi.org/10.1371/journal.pone.0141357
7. Lupton D. Digital health: critical and cross-disciplinary perspectives. Milton Park, New York, NY: Routledge; 2018. https://doi.org/10.4324/9781315648835
8. Morse KE, Ostberg NP, Jones VG, Chan AS. Use characteristics and triage acuity of a digital symptom checker in a large integrated health system: population-based descriptive study. J Med Internet Res. 2020;22(11):e20549. https://doi.org/10.2196/20549
9. Nettleton S. The emergence of e-scaped medicine? Sociol. 2004;38(4):661–79. https://doi.org/10.1177/0038038504045857
10. Noordman J, Verhaak P, van Beljouw I, van Dulmen S. Consulting room computers and their effect on general practitioner-patient communication. Fam Pract. 2010;27(6):644–51. https://doi.org/10.1093/fampra/cmq058

11. Perakyla A. Authority and accountability: the delivery of diagnosis in primary health care. Soc Psychol Q. 1998;61(4):301–20. https://doi.org/10.2307/2787032
12. Spiegelhalter DJ. A statistical view of uncertainty in expert systems. In: Gale WA, editor. Artificial intelligence and statistics. Reading, MA: Addison-Wesley; 1988. 17–55.
13. Stockl A. Complex syndromes, ambivalent diagnosis, and existential uncertainty: the case of Systemic Lupus Erythematosus (SLE). Soc Sci Med. 2007;65(7):1549–59. https://doi.org/10.1016/j.socscimed.2007.05.016
14. Szolovits P, Pauker SG. Categorical and probabilistic reasoning in medical diagnosis. Artif Intell. 1978;11(1):115–44. https://doi.org/10.1016/0004-3702(78)90014-0
15. Verghese A. Culture shock – patient as icon, icon as patient. N Engl J Med. 2008;359(26):2748–51. https://doi.org/10.1056/NEJMp0807461
16. Webster A. Innovative health technologies and the social: redefining health, medicine and the body. Curr Sociol. 2016;50(3):443–57. https://doi.org/10.1177/0011392102050003009
17. Whitaker P. The computer will see you now. New Statesman. 2019 May 02;39–43.
18. Wiesing U. Heilswissenschaft. Über Verheißungen der modernen Medizin. Frankfurt a.M.: S. Fischer; 2020.
19. Wyatt JC. Fifty million people use computerised self triage. BMJ. 2015;351:h3727. https://doi.org/10.1136/bmj.h3727
20. Zwart HAE. The obliteration of life: depersonalization and disembodiment in the terabyte era. New Genet Soc. 2014;35(1):69–89. https://doi.org/10.1080/14636778.2016.1143770

Abkürzungsverzeichnis

ÄBD	Ärztlicher Bereitschaftsdienst
ACS	Akutes Koronarsyndrom
ADA	American Diabetes Association
AiW, ÄiW	Arzt/Ärztin in Weiterbildung
ALT	Alanin-Aminotransferase
ASS	Acetylsalicylsäure
AST	Aspartat-Aminotransferase
AUC	Area under the Curve
BGB	Bürgerliches Gesetzbuch
CDC	Centers for Disease Control and Prevention
CFS	Chronic Fatigue Syndrome
CIDP	Chronisch-inflammatorische demyelinisierende Polyneuropathie
COPD	Chronisch obstruktive Lungenerkrankung
CRP	C-reaktives Protein
CT	Computer-Tomografie
DDS	Digitale(s) diagnostische(s) System(e)
DOR	Diagnostisches Odds Ratio
DSM	Diagnostic and Statistical Manual of Mental Disorders
EbM	Evidenzbasierte Medizin
EEG	Elektroenzephalogramm
EHEC	Enterohämorrhagische Escherichia coli
EKG	Elektrokardiogramm
GKV	Gesetzliche Krankenversicherung
GOT	Glutamat-Oxalacetat-Transaminase (siehe AST)
GPT	Glutamat-Pyruvat-Transaminase (siehe ALT)
HbA_{1C}	Hämoglobin mit Glukosebindung
HDL	High-density Lipoprotein
H-FABP	Heart-type fatty acid-binding Protein
HO	Hempel-Oppenheim
IFCC	International Federation of Clinical Chemistry and Laboratory Medicine
IGeL	Individuelle Gesundheitsleistung(en)
KHK	Koronare Herzkrankheit
LDL	Low-density Lipoprotein
+/– LR	Likelihood Ratio
MCS	Multiple chemical Sensitivity
MCQ	Multiple Choice Question
MFA	Medizine(r) Fachangestellte(r)
MRT	Magnetresonanz-Tomografie
ME	Myalgische Enzephalomyelitis
MHS	Marburger Herz-Score
MS	Multiple Sklerose
NNT	Number needed to treat
NVL	Nationale Versorgungsleitlinie
OR	Odds Ratio
PCI	Percutaneous coronary Intervention
PKV	Private Krankenversicherung
POC	Point of Care Testing
PSA	Prostataspezifisches Antigen
+/–PW	positiver/negativer prädiktiver Wert

RCT	Randomized-controlled Trial
RCV	Reference Change Value
SARS-CoV-2	Severe Acute Respiratory Syndrome – Corona Virus
SGB V	Fünftes Sozialgesetzbuch
SGOT	Serum-Glutamat-Oxalacetat-Transaminase (siehe AST)
SGPT	Serum-Glutamat-Pyruvat-Transaminase (siehe ALT)
Sn-out	Sensitivity out
SP	standardisierte Patientin
Sp-in	Spezifität in
TSH	Thyreoidea stimulierendes Hormon
V. a.	Verdacht auf
WHO	World Health Organization
Z. n.	Zustand nach
ZNS	Zentralnervensystem

Hinweise zum Zusatzmaterial

DOWNLOAD

Am Ende der jeweiligen Buchkapitel ist als weiterführende Literatur jeweils nur eine Auswahl der zitierten Referenzen genannt. Detaillierte Angaben zu den Referenzen sowie weitere umfangreiche Hintergrundtexte sind zum Download in der Mediathek verfügbar.

- Hintergrund-Wissen zum Werk

Sie können diesen Inhalt kostenfrei über unsere Internetseite nach erfolgter Registrierung abrufen. Nutzen Sie dazu bitte den angegebenen Link und melden Sie sich nach den dort beschriebenen Schritten an. Sie können auf den Inhalt über *Mein Konto* zugreifen, indem Sie unter *Meine Zusatzmaterialien* den Code eingeben. Sie werden dann automatisch in den Downloadbereich weitergeleitet.

Link: hgf.io/download
Code: **B-H9N7KJ**

Wir empfehlen Ihnen, sich den Hintergrund-Text auf Ihrem Rechner zu speichern, um ihn jederzeit und dauerhaft nutzen zu können.

Sachwortverzeichnis

A

B

C

D

E

F

G

K

Q

R

S

T

U